Endocrinologia
GINECOLÓGICA

3ª Edição

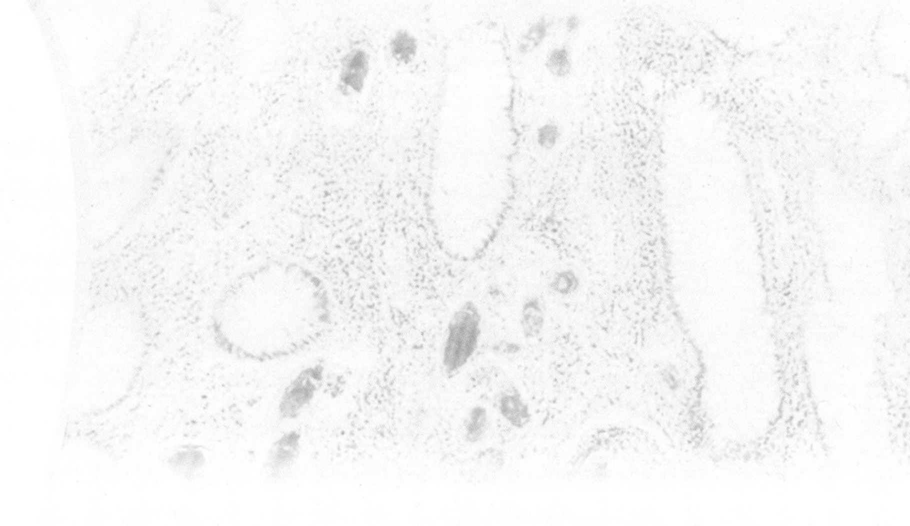

Endocrinologia
GINECOLÓGICA

3ª Edição

Lucas Vianna Machado

Professor Emérito de Ginecologia da Faculdade de Ciências Médicas de Minas Gerais

Membro Titular e Palmas Acadêmicas da Academia Mineira de Medicina

"Expert" Latinoamericano en Climatério y Menopausia

"Expert Latinoamericano en Climatério y Menopausia, concedido pela FLASCYM

Maestro de la Ginecologia y Obstetricia Latinoamericana concedido pela FLASOG

"Comendador da Reprodução Humana Brasileira" pela Sociedade Brasileira de Reprodução Humana – SBRH

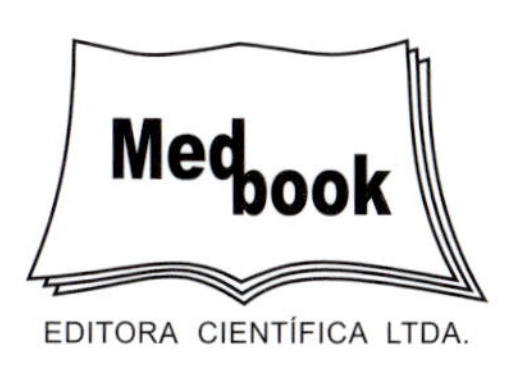

EDITORA CIENTÍFICA LTDA.

ENDOCRINOLOGIA GINECOLÓGICA – 3ª Edição
Direitos exclusivos para a língua portuguesa

Nota da editora: O autor desta obra verificou cuidadosamente os nomes genéricos e comerciais dos medicamentos mencionados; também conferiu os dados referentes à posologia, objetivando informações acuradas e de acordo com os padrões atualmente aceitos. Entretanto, em função do dinamismo da área de saúde, os leitores devem prestar atenção às informações fornecidas pelos fabricantes, a fim de se certificarem de que as doses preconizadas ou as contraindicações não sofreram modificações, principalmente em relação a substâncias novas ou prescritas com pouca frequência. O autor e a editora não podem ser responsabilizados pelo uso impróprio nem pela aplicação incorreta de produto apresentado nesta obra.

Apesar de terem envidado o máximo de esforço para localizar os detentores dos direitos autorais de qualquer material utilizado, o autor e os editores desta obra estão dispostos a acertos posteriores caso, inadvertidamente, a identificação de algum deles tenha sido omitida.

Editoração Eletrônica: REDB STYLE – Produções Gráficas e Editorial Ltda.
Capa: Adielson Anselme

ISBN 978-85-8369-008-5

MEDBOOK – Editora Científica Ltda.
Rua Professora Ester de Melo, 178 – Benfica – Cep 20930-010
Rio de Janeiro – RJ – Telefones: (21) 2502-4438 e 2569-2524
contato@medbookeditora.com.br – medbook@superig.com.br
www.medbookeditora.com.br

Dedicatória

À memória de meu querido pai, Lucas Monteiro Machado, médico, professor e cidadão. Exemplo maior de integridade.

A Leon Speroff, grande amigo e mestre, pelos preciosos ensinamentos e pela grande afinidade de pensamento que nos une.

À minha amada Iêda, pelo amor, segurança e inspiração que fizeram de mim uma pessoa realizada.

Aos queridos filhos, Lucas, Flávia, Luiza, Adriana e Gustavo, que me enchem de orgulho e de netos.

Prefácio da Primeira Edição

Os aspectos mais sofisticados da infertilidade, particularmente os ligados à reprodução assistida, não serão abordados neste livro, pois exigem uma tecnologia avançada, somente disponível em centros especializados, fugindo, portanto, dos objetivos propostos. Não há também uma lista bibliográfica, porque a obra enfatiza basicamente a experiência pessoal. As referências mais importantes e sobre aspectos polêmicos serão mencionadas no texto.

Gostaria especialmente de chamar a atenção para o fato de que, na maioria dos livros sobre endocrinologia ginecológica, os diversos temas são tratados em capítulos separados, como se fossem entidades distintas e, frequentemente, por autores diferentes. Se você prestar atenção, verá que a maioria dos temas apresenta um denominador comum, que é a anovulação. Essa anovulação se apresenta com roupagens diferentes, dependendo da ótica com que se focaliza o problema: ovários policísticos, anovulação crônica, hemorragia uterina disfuncional, hiperandrogenismo, hiperprolactinemia, amenorreia, oligomenorreia, infertilidade etc. Esse desmembramento de um fenômeno único muitas vezes confunde o clínico (e, o que é pior, às vezes o próprio autor), pensando tratar-se de patologias diferentes, com causas diferentes e com propedêutica e condutas terapêuticas próprias para cada uma delas.

A mensagem mais importante que gostaria de deixar aos colegas é a da *visão unitária da fisiopatologia ovariana*. Esta visão unifica, simplifica e facilita consideravelmente a compreensão dos distúrbios que interferem na função do eixo córtex-hipotálamo-hipófise-ovário, pois as causas, a propedêutica e o tratamento são frequentemente os mesmos, uma vez que se trata de etapas evolutivas de um mesmo processo. Ao longo dos capítulos ela será realçada e facilmente assimilada.

Por fim, gostaria de deixar registrado um carinhoso agradecimento a Iêda, minha guia e braço direito, pelo incentivo e apoio indispensáveis na realização deste livro. Também ao colega e amigo Manoel Mauro Ladeira Vilas, grande e atualizado ginecologista de Resplendor, o maior frequentador de congressos médicos que conheço, que há mais de 20 anos cobra com insistência a publicação desta obra. Até que enfim, Manoel, aí está.

Lucas Vianna Machado

Prefácio da Segunda Edição

Eu, por mim mesmo
Nem tudo que se questiona
pode ser modificado,
mas nada será modificado
até que se questione.
(James Baldwin)

Sempre que ensinares,
ensines também a duvidarem
do que ensinas.
(Jose Ortega Y Gasset)

O prefácio desta segunda edição pode soar como uma despedida. Talvez sim, talvez não. Sendo este livro o meu minifúndio, julguei que era o momento de fazê-lo.

Se me couber a honra de alguém lembrar-se de mim, deixo de próprio punho o resumo da minha formação ginecológica que, por circunstâncias hereditárias especiais, fugiu totalmente do currículo tradicional do curso médico.

Nasci e fui criado em ambiente ginecológico. Meu pai foi livre-docente de Ginecologia da Faculdade de Medicina da UMG desde 1929 e aprovado em concurso para catedrático da mesma faculdade em 1936. Chefiou a cadeira após a morte do grande mestre Hugo Werneck e foi chefe da Clínica Ginecológica da Santa Casa de Belo Horizonte, a primeira clínica ginecológica do Brasil. Naquela época não existia serviço ou enfermaria especializada, sendo os casos ginecológicos internados nas enfermarias de cirurgia de mulheres. A clínica foi criada em 1908 pelo Professor Hugo Furquim Werneck, filho de Francisco Furquim Werneck, famoso ginecologista e parteiro, que veio de Portugal para servir à Corte Imperial. Hugo Werneck veio do Rio de Janeiro para tratar, no clima puro das montanhas, de uma tuberculose pulmonar. Tendo adquirido uma sólida formação médica na Europa, e impressionado com o número enorme de jovens portadoras de fístulas urogenitais, consequentes à falta de assistência obstétrica no interior de Minas Gerais e nos estados vizinhos, criou a enfermaria exclusivamente para os casos ginecológicos. Meu pai foi seu dileto discípulo e primeiro assistente, assumindo, após sua morte, a enfermaria e a cadeira na Faculdade de Medicina.

A Santa Casa de Belo Horizonte, então reconhecida como o maior centro de ensino e aprendizado médico da capital, resolveu criar uma segunda escola de medicina. Como havia, também, a intenção de se criar uma faculdade de medicina na Universidade Católica, as duas entidades se uniram e fundaram, em 1950, a Faculdade de Ciências Médicas de Minas Gerais, incorporada à Universidade Católica. Meu pai foi o idealizador da Faculdade e um de seus fundadores, tendo sido o primeiro diretor até sua morte, em 1970. Foi fundador e ex-presidente da Sociedade de Ginecologia de Minas Gerais e fundador da FEBRASGO, criada durante a XI Jornada Brasileira de Ginecologia e Obstetrícia, realizada em Belo Horizonte em 1959. Foi também membro fundador da Sociedade Brasileira de Esterilidade, juntamente com Artur Campos da Paz e outros.

Quanto a mim, já na escola primária, ao receber a tarefa de fazer uma redação sobre uma figura que estampava uma menina carregando um cesto cheio de ovos, não tive nenhuma dúvida sobre o título: "O ovário da Maria", o que me custou uma repreensão por escrito na caderneta escolar. Daí para os "ovários policísticos" foi só um pulo.

Usando e abusando das prerrogativas de filho de professor, chefe da enfermaria de 52 leitos e diretor da Faculdade, comecei em 1956, no primeiro ano de medicina, a frequentar o serviço como fotógrafo dos casos clínicos, e logo já auxiliava algumas cirurgias. Tive o privilégio de assistir a todas as aulas do curso de ginecologia que foram ministradas pelo meu pai, durante os 6 anos em que cursei a faculdade. Paralelamente, "o chefe" mandou-me para o laboratório de anatomia patológica, por julgá-la indispensável na formação de uma base sólida em ginecologia clínica e cirúrgica. Lá permaneci por 8 anos e, nos 2 últimos, já fazia as necropsias do serviço. Meu Deus, como aprendi medicina geral e patologia ginecológica! Ainda sou capaz de diagnosticar, ao microscópio, um neurinoma do acústico pela identificação dos "corpos de Verocay" e descrever os nódulos sideróticos de Gandy-Gamna no baço. Lesões granulomatosas, como tuberculose, sífilis, esquistossomose, actinomicose e blastomicose então, nem se fala! Durante 3 anos fui monitor das cadeiras de Patologia Geral e Anatomia Patológica. Desde o primeiro ano da Faculdade, em cada matéria do currículo médico, centrava o interesse nos aspectos relacionados com a ginecologia e a obstetrícia, especialmente a fisiologia e a fisiopatologia. Como ainda não podia operar, fartava-me na biblioteca de meu pai, que era fantástica, com todos os clássicos da ginecologia alemã, austríaca, francesa e inglesa, além das principais revistas desses países. Eu não lia em alemão (meu pai, sim), mas folheava os livros e via as figuras. Mestres como Veit, Stoeckel, Halban, Schröder, Tandler, Robert Meyer, Hitschmann, Adler, Fraenkel, Peham, Amreich, Döederlein, Traut, entre tantos outros, povoaram minha curiosidade e meu aprendizado.

No quarto ano de Medicina, aconteceu um fato que foi decisivo para despertar minha paixão pela endocrinologia ginecológica. Fui escolhido para apresentar um caso de virilização por carcinoma da suprarrenal (síndrome adrenogenital) na cadeira de Clínica Médica. Isto me fez mergulhar na fisiologia endócrina e na esteroidogênese, a fim de bem desempenhar minha tarefa. Fiquei fascinado. Pouco tempo depois, por coincidência, surgiu na Clínica Urológica um caso de pseudo-hermafroditismo feminino por hiperplasia congênita da suprarrenal, que, por ser muito pouco conhecida na época, os médicos do serviço não sabiam como conduzir. Tampouco os endocrinologistas, pois eles se dedicavam, principalmente, aos problemas da tireoide, diabetes, obesidade e demais glândulas, e não se ocupavam dos aspectos ligados à fisiologia reprodutiva. Lembraram-se, então, do caso por mim apresentado na Clínica Médica, e a paciente foi-me encaminhada. Aí começou uma longa história, que iniciou com meu primeiro trabalho publicado, ainda como estudante (Hiperplasia suprarrenal congênita. Rev Ginecol e D'Obstet 1963; 6:179-

98), passando pelos ainda hoje lembrados "Deixemos o ovário em paz" (FEMINA 1986; 14:227) e "Deixemos o ovário em paz II" (FEMINA 1988; 16:1091).

Paralelamente, me envolvi tanto com a patologia mamária que, por pouco, não fui o primeiro ginecologista mineiro a se dedicar exclusivamente à mastologia, seguindo os conselhos do grande amigo e professor João Sampaio Góes Jr. Tive o privilégio de conhecê-lo em 1960, por ocasião do Curso de Férias dos Livre-Docentes do Hospital das Clínicas de São Paulo. Na época, havia completado o quarto ano de Medicina mas, pela estreita amizade que meu pai desfrutava junto à escola de São Paulo, recebi um convite especial do professor José Gallucci para fazer esse curso, que se destinava a ginecologistas. Só não me tornei um mastologista puro porque naquele tempo, início dos anos 1970, não poderia mais abandonar a Obstetrícia, que constituía uma parte substancial de minha clínica particular. Em 1956, ao iniciar a Faculdade, e já frequentando o laboratório de anatomia patológica, por sugestão do professor Roberto Alvarenga, realizei punções com agulha fina em todos os nódulos mamários encontrados no ambulatório e nas pacientes internadas, com a finalidade de fazer o exame citopatológico. Ele acabara de chegar dos EUA, onde trabalhou por 2 anos com Papanicolaou, e trouxera um artigo sueco, o primeiro publicado no mundo sobre o assunto. Em 1961, quando me formei, já colecionávamos mais de 400 casos, que foram apresentados no VI Congresso da Associação Médica de Minas Gerais. Nos 8 anos subsequentes, fui o único no Brasil a utilizar o método, sofrendo, inclusive, veementes críticas do grande patologista e saudoso amigo José Maria Barcelos, por praticar a mastectomia apenas com o diagnóstico citológico, sem a confirmação histopatológica através da clássica biópsia. Posteriormente, ele próprio aderiu incondicionalmente ao método. Só mais tarde o professor João Gomes da Silveira, em Porto Alegre, difundiu o método por meio de uma série de publicações em revistas nacionais.

A quantidade de pacientes internadas na clínica ginecológica com cânceres avançados e inoperáveis da mama era tamanha que, ao ler um trabalho de Sullivan, em que preconizava o tratamento quimioterápico nos casos de câncer das extremidades (membros, cabeça e pescoço), por via intra-arterial e em dose única, idealizei uma maneira de fazer o mesmo com esses casos avançados da mama. Essa técnica permitia uma concentração muito maior do medicamento na lesão e, associada ao garroteamento dos membros durante a administração, evitava o efeito citotóxico sobre a medula óssea. Em dezembro de 1964, levei à XIV Jornada Brasileira de Ginecologia e Obstetrícia, em São Paulo, o trabalho "Acesso às artérias subclávias-mamárias para o tratamento quimioterápico do câncer avançado da mama", em que se chegava à emergência da mamária interna através de um cateter introduzido no terço distal da artéria umeral. Após controle, por meio de uma radiografia de contraste, para verificar a extremidade do cateter e corrigir sua localização, o medicamento era injetado. Os resultados imediatos eram impressionantes, com rápida cicatrização de grandes úlceras e acentuada regressão do tumor, o que, entretanto, não modificava o tempo de sobrevida das pacientes, pois as lesões voltavam com a mesma velocidade. Minha atuação na área levou-me a ser membro do Conselho Consultivo do Comitê de Mastologia da FEBRASGO de 1977 a 1985, sob a presidência do professor José Aristodemo Pinotti. Faço estas divagações para deixar claro que não sou nenhum neófito em mama, e que minha experiência na área é vasta e ousada. Realizei uma longa caminhada na cirurgia mamária, desde as clássicas mastectomias à Halsted e Urban, passando pelas inovações de McWhirter, Patey e Veronesi. Por tudo isso, incomoda-me ser visto ou rotulado apenas como adepto da hormonioterapia, sem os devidos conhecimentos de mastologia, como também não gosto de ser identificado, ou referido, como um especialista em climatério. O climatério é apenas um tópico, o capítulo final de uma extensa, aparentemente difícil e apaixonante área da endocrinologia ginecológica, que se inicia no momento da fecundação e termina com a morte.

Caro leitor, esta segunda edição traz algumas modificações e atualizações dos capítulos da edição anterior, mantendo o mesmo estilo informal. Nela, foram acrescentados alguns capítulos sobre as bases fisiológicas da função ovariana, bioesteroidogênese, receptores hormonais, fitoestrogênios e, particularmente, uma revisão e ampliação do capítulo sobre climatério, devido a sua atualidade e à grande polêmica surgida após os recentes estudos clínicos, especialmente o estudo WHI e o *Million Women Study*. Foi também acrescentado um texto sobre sexualidade no climatério, um tema da maior importância e pouco abordado com as nossas clientes, escrito pela psicóloga e sexóloga Iêda Pinheiro Machado.

As citações dos dois filósofos que abrem este prefácio ilustram bem meu modo de ser. Elas alertam para que tenhamos nosso espírito crítico aguçado e equilibrado, especialmente nesta época de mídia eletrônica, em que publicações científicas de peso e credibilidade se mesclam a tantas outras de baixíssimo nível e frequentemente tendenciosas. E, cá entre nós, a quantidade de besteiras ditas, com ares magistrais e de sapiência, nos inúmeros eventos Brasil afora, merece uma desconfiança de mineiro. Portanto, questione; questione tudo e sempre. É por meio das dúvidas, questionamentos e críticas que nós aprendemos, crescemos e amadurecemos.

Lucas Vianna Machado

Prefácio da Terceira Edição

Caros colegas e amigos, fugindo dos padrões acadêmicos habituais, este livro é diferente, crítico e polêmico. Ele prioriza o raciocínio clínico, e não o conhecimento puramente científico. Trata dos temas de endocrinologia ginecológica de maneira prática e objetiva, logicamente sem abrir mão das bases científicas. Ele é fruto de uma grande paixão pela fisiologia e endocrinologia, enriquecida por uma intensa vivência, desde o primeiro ano de Faculdade, na enfermaria de Ginecologia e no laboratório de Anatomia Patológica da Santa Casa de Misericórdia, complementado, ao longo dos últimos 55 anos, no consultório particular.

Devo acrescentar que, infelizmente, trago comigo uma forte impressão de que, atualmente, as Faculdades estão formando técnicos e não médicos. Os milhares de eventos científicos em todo o mundo reforçam esta opinião. Dessa maneira, a arte da medicina vai cedendo lugar a um tecnicismo frio, desumano, mercantilista e desconectado do raciocínio lógico, que se adquire por meio de uma sólida base de conhecimentos da fisiologia, da patologia e da prática clínica.

De outra parte, gostaria de chamar a atenção para o fato de que na maioria dos livros de texto, incluindo os de endocrinologia ginecológica, vários autores dividem a autoria dos diversos capítulos, quebrando uma unidade de pensamento. Isso pode distorcer o conjunto da obra.

Se você prestar atenção, verá que a maioria dos tópicos deste livro apresenta um denominador comum, que é a anovulação. Ela se apresenta com roupagens diferentes, tais como: ovários policísticos, anovulação crônica, hemorragia uterina disfuncional, hiperandrogenismo, hiperprolactinemia, amenorreia, oligomenorreia, infertilidade etc., na dependência da ótica sob a qual o problema é focalizado.

Esse desmembramento de um fenômeno único muitas vezes confunde o leitor e, o que é pior, às vezes até os próprios autores, pensando tratar-se de patologias diferentes, com causas diferentes e com propedêuticas e condutas terapêuticas próprias para cada uma delas.

A mensagem mais importante que gostaria de deixar aos colegas é a da **"visão unitária da fisiopatologia ovariana"**. Esta visão unifica, simplifica e facilita consideravelmente a compreensão dos distúrbios que interferem no eixo córtex-hipotálamo-hipófise-ovário, pois as causas, a propedêutica e o tratamento são geralmente os mesmos, já que são **etapas evolutivas de um mesmo processo fisiopatológico.** Ao longo dos capítulos ela será realçada e facilmente assimilada.

Prezado colega que me honra com a leitura deste livro. Como deve ser de seu conhecimento, encerrei minha vida acadêmica no Congresso Brasileiro de Reprodução Humana realizado em São Paulo, no dia 17 de novembro de 2012, tendo na oportunidade recebido uma carinhosa e honrosa homenagem. Permaneço atuando somente no Curso de Pós-Graduação em Endocrinologia Ginecológica da Faculdade de Ciências Médicas de Minas Gerais e na clínica particular.

Foi uma decisão muito difícil e sofrida, mas julguei que, aos 78 anos de idade, merecia um descanso para desfrutar de minha família e aproveitarmos juntos o resto do tempo que me cabe.

Resolvi manter a mesma estrutura da edição anterior, agregando a cada tema atualizações importantes e acrescentando mais um capítulo, sobre "hormônios bioidênticos". Foram também incluídos, com as adaptações necessárias, os dois livros de minha autoria – "Ovários policísticos: Uma visão diferenciada", em substituição ao texto original da segunda edição, e "Hormônios e câncer de mama – Reflexões".

Dessa maneira, a presente edição representa, praticamente, o somatório das três obras anteriores.

Lucas Vianna Machado

Sumário

CAPÍTULO 3

Variantes da Visão Unitária da Fisiopatologia Ovariana, 115

CAPÍTULO 4

Climatério e Menopausa, 159

CAPÍTULO 5

Distúrbios da Cronologia, 221

CAPÍTULO 6

Distúrbios da Diferenciação Sexual, 237

ADENDO

Hormônios e Câncer de Mama – *Reflexões, 263*

Bibliografia, 353

Índice Remissivo, 355

Endocrinologia
GINECOLÓGICA

3ª Edição

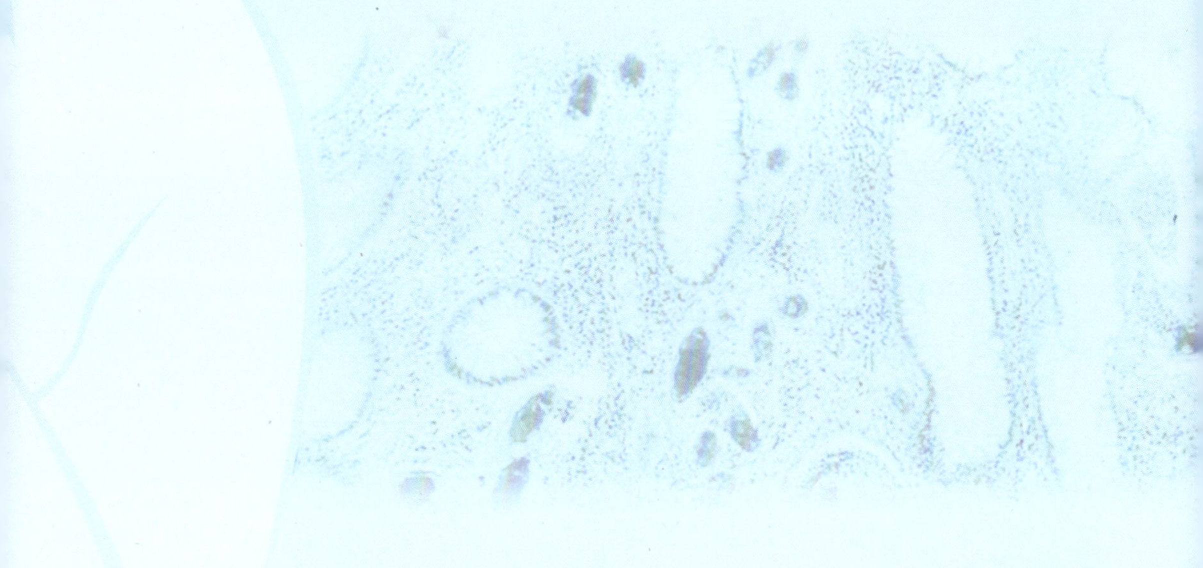

1 Bases Fisiológicas e Propedêutica em Endocrinologia Ginecológica

Se você não souber o ABC da fisiologia e fisiopatologia, não entenderá o XYZ.
(Lucas Vianna Machado)

INTRODUÇÃO

Francis S. Collins, MD, PhD, Diretor do National Institutes of Health dos EUA durante 15 anos, um dos responsáveis pelo projeto Genoma Humano e condecorado em 2007 com a Presidential Medal of Freedom, a principal condecoração civil dos EUA, por suas contribuições revolucionárias para a pesquisa genética, assinala em seu livro *A linguagem da vida – O DNA e a revolução na sua saúde:* "Presenciamos uma revolução científica e médica graças a centenas de laboratórios em todo o mundo que produzem estudos e pesquisas de vanguarda."

Nós clínicos, como simples operários da saúde feminina, não temos condições de conhecer em profundidade ou acompanharmos todos esses avanços, mas, já que não somos matemáticos, epidemiologistas, pesquisadores ou bioquímicos, devemos pelo menos adquirir os conhecimentos básicos da fisiologia reprodutiva.

Mas não desanime. Lembre-se desta famosa pérola de Albert Einstein: "Depois que os matemáticos entraram na Teoria da Relatividade, eu mesmo já não a entendo mais."

Para não complicarmos nossa mente nem desencapar os neurônios, vamos manter os conceitos científicos básicos e elementares que estão solidamente estabelecidos e que resistiram à prova do tempo.

Limitaremos, portanto, nosso enfoque à função ovariana, seus hormônios e mecanismos de ação, bem como aos fatores que interferem em sua fisiologia. É o ovário que delimita, por meio de sua população folicular e dos níveis séricos dos esteroides por ele secretados, as diversas etapas da vida da mulher e é ele que, em última análise, comanda toda a atividade do eixo córtex-hipotálamo-hipófise-ovário (C-H-H-O).

OVÁRIOS – ESTRUTURA ANATÔMICA E FISIOLOGIA*

A fisiologia ovariana é um tema vasto e aparentemente difícil, por lidar fundamentalmente com pesquisas de laboratório e experiências em animais e *in vitro*.

**Observação:* as referências bibliográficas citadas neste tópico são encontradas em FEMINA 2004; 322:405-13. Para reforçar sua importância, a parte referente à dinâmica do climatério encontra-se parcialmente repetida no Capítulo 4.

Envolve diretamente as ciências básicas e, especialmente, a medicina biomolecular, que são, para muitos, assuntos complexos e distantes da prática clínica diária.

Tentaremos sintetizar os conhecimentos atuais, enfatizando o que, no momento, parece ser aceito pela maioria dos pesquisadores. Por ser um texto dirigido aos ginecologistas, evitaremos, tanto quanto possível, entrar em detalhes técnicos, bioquímicos e experimentais. Lembremos, porém, que uma atualização não desqualifica os trabalhos pioneiros sobre os quais construímos os avanços atuais, mas tão-somente os revalidam e enriquecem.

Estrutura anatômica dos ovários

Destacam-se no ovário três regiões: córtex, medula e hilo. A região cortical é revestida em sua superfície por um epitélio composto por uma única camada de células cuboides, denominado epitélio germinativo, que se encontra assentado sobre a túnica albugínea. É desse epitélio que se originam as células da granulosa. Disseminados no estroma do córtex, que é formado por tecido conjuntivo e células intersticiais derivadas do mesênquima embrionário, encontram-se os folículos ovarianos. A medula ocupa a área central da gônada. Ela tem a mesma origem, junto com o córtex da suprarrenal, no blastema medial dos mesonefros. Ela fornece as células intersticiais que se diferenciarão em células da teca interna dos folículos. O hilo é a região em que o ovário se liga ao mesovário. Ele contém nervos, vasos sanguíneos e as células hilares, embriológica e funcionalmente semelhantes às células de Leydig do testículo. Na região hilar concentram-se os remanescentes embrionários da medula da gônada primitiva, de onde resultaria a diferenciação do testículo, caso o embrião fosse geneticamente XY. Esses remanescentes, por seu potencial embriológico, podem originar tumores virilizantes do ovário em qualquer época da vida da mulher, sendo o arrenoblastoma o mais conhecido.

Do ponto de vista funcional, o ovário pode ser dividido em três compartimentos distintos: (1) o folicular, cujo principal produto de secreção é o estrogênio; (2) o corpo lúteo, cujo principal produto é a progesterona; e (3) o estroma, de onde se originam os androgênios.

O estroma ovariano tem sido objeto de investigação desde 1941, quando, pela primeira vez, Smith relatou a ocorrência da chamada "hiperplasia do estroma cortical ovariano". A partir de então, o estroma deixou de ser um simples tecido conjuntivo de sustentação dos elementos nobres do ovário (folículo e corpo amarelo) para compartilhar com estes suas atividades esteroidogênicas, mostrando tratar-se de tecido especializado complexo e produtor de androgênios, que são utilizados como substratos para eventual conversão em estrogênios, mediante a atuação das aromatases.

Um rápido resumo da origem dos elementos que compõem o ovário facilita a compreensão de suas funções. As células germinativas têm origem extragonadal, sendo identificadas em torno da quarta semana de vida embrionária junto ao epitélio do saco vitelino. Por meio de movimentos ameboides, migram para a crista genital, completando a formação da gônada e induzindo sua diferenciação, que se inicia em torno da sexta ou sétima semana. As células germinativas são indispensáveis à organização gonadal, pois sem elas não se diferenciariam testículos ou ovários (uma das causas de disgenesia gonadal). As células epiteliais que recobrem os corpos mesonéfricos e a gônada primitiva darão origem às células de Sertoli do testículo, ou às células da granulosa dos folículos ovarianos, enquanto o mesênquima subjacente formará a medula da gônada, da qual derivam as células intersticiais de Leydig, ou o estroma ovariano, do qual as células da teca se diferenciam dos folículos.

Tendo a mesma origem embriológica, ou seja, o mesênquima gonadal, não seria estranho que as células do estroma ovariano e as células intersticiais do testículo compartilhassem as mesmas potencialidades na síntese dos esteroides androgênicos. A atividade secretora do estroma ovariano durante os ciclos ovulatórios normais é desprovida de significância clínica perceptível, pela predominância das ações estrogênicas na fase folicular e da associação estrogênio-progesterona na fase luteínica. É, contudo, nos distúrbios anovulatórios (ovários policísticos), onde a maturação folicular é perturbada, ou no ovário pós-menopausa, que o estroma ovariano assume importância como fonte de esteroides capazes de provocar manifestações clínicas androgênicas detectáveis.

Dinâmica folicular nas diversas etapas da vida

Para entendermos melhor a dinâmica folicular é necessário lembrarmos alguns dados básicos. O ovário é um órgão dinâmico que nunca se encontra em repouso absoluto. Desde a vigésima semana de vida intrauterina até a pós-menopausa tardia, ele apresenta sinais de intensa e ininterrupta atividade. Os fenômenos mais marcantes dessa atividade são a maturação parcial e a subsequente atresia folicular, as quais não dependem da presença de gonadotrofinas hipofisárias. Estas atuarão somente nos folículos secundários, a partir do início da puberdade. Portanto, a partir da vigésima semana da vida intrauterina até a menopausa, haverá sempre centenas de folículos em processo de maturação parcial e outros tantos em regressão.

No embrião de 20 semanas, aproximadamente sete milhões de células germinativas estarão presentes. Cada folículo primordial contém um oócito arrestado na prófase da primeira divisão meiótica. Esse *pool* inicial vai reduzindo drasticamente, até que, ao nascer, restarão cerca de 1,5 milhão de oócitos. Por ocasião da menarca, eles se restringirão a um total aproximado de 350 a 500 mil óvulos. Durante a menacme, a depleção folicular ocorre em uma média de 1.000 folículos/mês. Esse processo se dá pela atresia folicular ou pela entrada na fase de crescimento. Essa média aumenta após a idade de 35 anos até a menopausa, quando o estoque de folículos cairá para cerca de 1.000, o que representaria o limite inferior necessário para manter os ciclos menstruais, ou apenas um resíduo de folículos funcionalmente incompetentes. A imensa maioria dos folículos é consumida por um processo de morte celular programada, denominado apoptose. Da população folicular inicial, somente cerca de 400 folículos serão fadados a atingir a maturação completa e a subsequente ovulação.

Interação folículo/eixo hipotálamo-hipófise

Na vida intrauterina e na infância

O eixo hipotálamo-hipófise do feto torna-se funcionalmente ativo durante o segundo trimestre da gestação, o que possibilita a secreção das gonadotrofinas fetais sob o comando do GnRH (Figura 1.1).

Por sua vez, o *feedback* negativo dos esteroides sexuais sobre o hipotálamo torna-se operante próximo ao termo da gestação, causando a diminuição da secreção

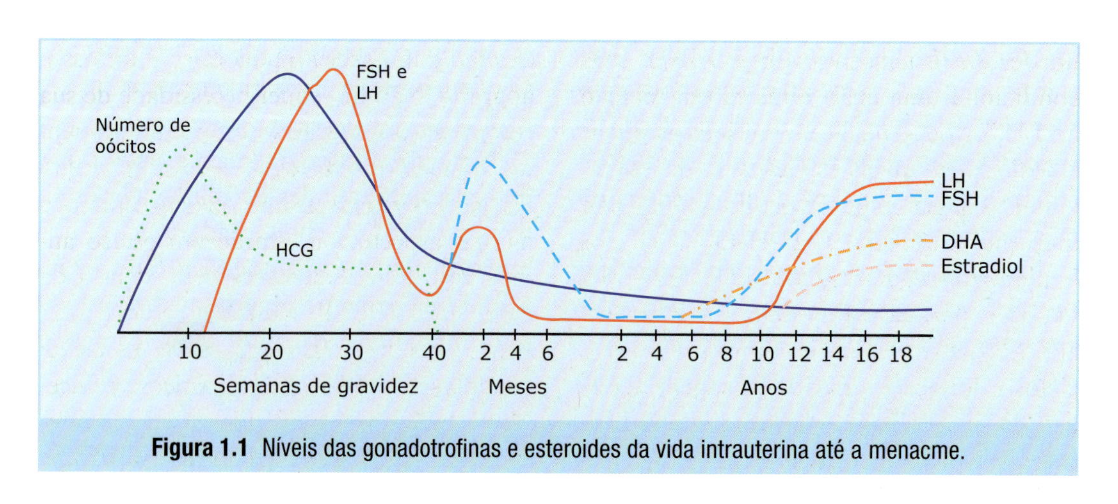

Figura 1.1 Níveis das gonadotrofinas e esteroides da vida intrauterina até a menacme.

das gonadotrofinas. Após o parto, o efeito supressivo dos esteroides placentários é removido, e a secreção das gonadotrofinas é novamente ativada. Nos primeiros 4 meses de vida, o LH sérico encontra-se em torno de 1UI/L, mas os níveis de FSH estão bem acima, excedendo àqueles observados na idade reprodutiva da mulher. Esses níveis elevados causam a ativação da gônada e uma elevação na secreção dos esteroides ovarianos. Este efeito, entretanto, é de curta duração e, 4 meses após, as concentrações de gonadotrofinas e esteroides caem dramaticamente, atingindo níveis basais no primeiro ou segundo ano de vida. Na presença desses níveis extremamente baixos de gonadotrofinas, a secreção de estradiol é suprimida. Apesar disso, a síntese dos esteroides ovarianos permanece residualmente ativa, produzindo maiores concentrações de estradiol (2,2pmol/L) na meia-infância feminina, comparada com a que se observa no sexo masculino (0,3pmol/L).

Folículos medindo até 5mm de diâmetro são observados na infância, apesar dos baixos níveis de gonadotrofinas.

Após os 7 anos de idade, o número de folículos maiores aumenta significativamente. Apesar de ocorrer uma secreção noturna pulsátil, de baixa amplitude e baixa frequência de gonadotrofinas na meia-infância, as concentrações séricas de FSH não são suficientes para sustentar o desenvolvimento além desse estágio, e esses folículos são fadados à atresia.

Na adolescência

Por ocasião da puberdade, a remoção de um fator de restrição sobre o sistema nervoso central (SNC) ainda não definido (referido por alguns como gonadostato) possibilita a completa reativação do gerador pulsátil do GnRH. À ultrassonografia, os ovários aparecem repletos de folículos medindo entre 5 e 12mm, com escasso estroma entre eles. À medida que a puberdade progride, a amplitude da pulsatilidade das gonadotrofinas e a produção dos hormônios esteroides aumentam, resultando no avanço da maturação folicular. Antes de ocorrer a primeira ovulação, a hipófise terá de desenvolver a habilidade de responder ao pico de estradiol circulante. Isso requer uma diminuição na sensibilidade do sistema de *feedback* negativo para o LH, possibilitando que os níveis de GnRH e LH se elevem, em vez de caírem, em resposta aos níveis crescentes de estradiol. Assim, o estradiol exercerá sempre um *feedback* negativo sobre o FSH, mas condiciona uma ação bifásica em relação ao LH, ou seja, negativo em baixos níveis e positivo em níveis elevados. O desenvolvimento dessa resposta positiva sinaliza a maturação do eixo C-H-H-O. Os ciclos ovulatórios regulares, contudo, podem levar anos para se estabelecer. No primeiro ano após a menarca, o comprimento dos ciclos é longo e variado. Dosagens seriadas de progesterona plasmática em adolescentes indicam que somente 15% dos ciclos são ovulatórios no primeiro ano pós-menarca, subindo para 41% no terceiro ano. Por volta do sexto ano pós-menarca, 25% dos ciclos ainda são anovulatórios. Aproximadamente 33% das mulheres entre 11 e 24 anos de idade permanecem anovulatórias 5 anos após a menarca. A anovulação na adolescência parece ser um fenômeno limitado na maioria dos casos e, nos 9 a 12 anos subsequentes à menarca, cerca de 80% das mulheres terão ciclos ovulatórios regulares.

Obesidade e resistência periférica à insulina encontram-se associadas a prolongamento do período anovulatório na adolescência. Essas meninas também mostram frequentemente os ovários aumentados à ultrassonografia, hiperandrogenismo ovariano e LH sérico elevado. Em algumas adolescentes, essas anormalidades endócrinas desaparecem espontaneamente, mas persistem em outras, tornando, inevitavelmente, os ovários de aspecto policístico.

Esses dados nos levam a uma conclusão óbvia: se os ovários se encontram em constante atividade desde a vida embrionária, exibindo uma maturação parcial de folículos, seguida de atresia, em dado momento eles mostrarão invariavelmente dezenas de folículos em estágios iniciais de desenvolvimento e outros tantos em regressão. Na puberdade, enquanto não ocorrer a ovulação, eles terão um aspecto policístico à ultrassonografia. Não há sequer necessidade de sua comprovação, bastando esses conhecimentos básicos da fisiologia. Se a anovulação persistir por mais tempo, eles manterão o mesmo aspecto, ou estarão um pouco aumentados de tamanho, na dependência da duração da anovulação e dos níveis de LH atuando sobre o estroma, daí a equação: anovulação = ovários policísticos, e vice-versa. Acrescente-se o fato de que as células da teca interna, provenientes do estroma ovariano, contêm apenas receptores para o LH que, por sua vez, encontra-se aumentado na maioria dessas pacientes. A elevação do LH, que por si só já aumentaria a produção de testosterona e androstenediona pelo estroma ovariano, seria coadjuvada pela hiperinsulinemia, potencializando ainda mais a produção desses androgênios.

Qual o resultado inevitável dessa situação? Anovulação crônica, infertilidade, ovários policísticos e bilateralmente aumentados, hiperplasia do estroma (hipertecose), hiperandrogenismo, frequente obesidade, com eventual surgimento de *acanthosis nigricans*. Este é o quadro que alguns autores ainda referem como síndrome dos ovários policísticos. É importante enfatizar que os ovários, nesses casos, encontram-se absolutamente normais, tanto anatômica como funcionalmente. Eles simplesmente respondem aos estímulos que atuam sobre eles. Qualquer patologia ou interferência em qualquer nível do eixo C-H-H-O poderá resultar em anovulação crônica e consequente formação de ovários policísticos. A resistência periférica à insulina, embora frequente nesses casos, é apenas uma delas.

Na menacme

A maturação completa de um folículo primordial leva pelo menos 85 dias. O início do crescimento folicular ocorre continuamente, e os folículos são selecionados aleatoriamente. Entretanto, os fatores que determinam quando um folículo primordial entrará em desenvolvimento e o levará a ovulação ou atresia não são ainda bem conhecidos. O primeiro estágio da fase de crescimento envolve o aumento no tamanho do oócito e a proliferação das camadas de células da granulosa que o envolvem, para formar o folículo primário. Após desenvolver seu suprimento sanguíneo próprio, o estroma perifolicular se diferencia, formando a camada da teca interna. Esse estágio de desenvolvimento, denominado folículo secundário, é ainda caracterizado pela expressão dos receptores para o LH nas células da teca interna. As células da granulosa, por sua vez, começam a expressar receptores para o FSH, quando se inicia a formação da cavidade antral. A duração do período de desenvolvimento do folículo primordial até o pré-antral é de vários meses, e o período subsequente do desenvolvimento folicular, da fase antral inicial até a do folículo pré-ovulatório, é de aproximadamente 3 meses. Apesar de o crescimento inicial do folículo ser regulado independentemente da estimulação gonadotrófica, os estágios finais do desenvolvimento são FSH-dependentes. O número de folículos que se desenvolverão até o estágio pré-ovulatório é determinado pela duração e pela magnitude do estímulo pelo FSH. Somente nos estágios mais avançados de desenvolvimento folicular é que as células da granulosa tornam-se sensíveis ao FSH e aptas a converter, pela ação das aromatases, a androstenediona e a testosterona produzidas pela teca em estradiol. O envolvimento dos dois tipos de células (teca e granulosa) e dos dois hormônios (LH e FSH) introduziu o conceito da "teoria das duas células, duas gonadotrofinas" na produção dos estrogênios. Além de estimular a formação das aromatases, o FSH induz também a síntese dos receptores de LH e um maior aumento dos receptores do próprio FSH, ao mesmo tempo que estimula a síntese de DNA, proteínas e receptores intracelulares dos esteroides sexuais.

No ciclo ovariano normal, o folículo continuará crescendo, apesar da queda do FSH no plasma, devido à sensibilidade aumentada, em função do maior número de receptores de FSH contidos nas células da granulosa do folículo dominante. Os demais folículos daquele ciclo irão entrar em atresia, devido à queda do FSH.

A duração da elevação do FSH desempenha um papel crucial na determinação do número de folículos que irão continuar seu desenvolvimento. Foi proposto um conceito da "janela do FSH", acentuando a importância da duração da elevação do FSH acima do limiar de estímulo, maior do que o nível para a seleção de um único folículo dominante. Este conceito é consubstanciado pela demonstração de que, elevando-se os níveis de FSH bem acima do limiar de estímulo, por um curto período de tempo na fase folicular inicial, não haverá aumento do número de folículos dominantes. Inversamente, quando a diminuição fisiológica do FSH em um ciclo normal é prevenida pela administração de FSH na fase folicular tardia, a sensibilidade aumentada ao FSH possibilita que vários folículos alcancem a dominância, fato largamente utilizado em reprodução assistida.

A diminuição dos níveis de FSH, coincidindo com a seleção e o desenvolvimento do folículo dominante, pode ser devida ao efeito de *feedback* negativo do estradiol sobre o eixo hipotálamo-hipófise, coadjuvado pela grande elevação da inibina B, observada na fase folicular. Esse rápido aumento da inibina B ocorre logo após a elevação do FSH entre os ciclos. Foi proposto que a inibina B limita a duração da elevação do FSH (estreitando a janela do FSH) através do *feedback* negativo sobre a hipófise e pode ser crucial para o desenvolvimento monofolicular.

Apesar de os folículos vizinhos poderem exercer influências recíprocas, o crescimento de um folículo individual não é claramente sincronizado, e vários folículos no mesmo estágio de crescimento não terminam necessariamente da mesma maneira. O número de folículos que iniciam o crescimento a cada ciclo está relacionado com o número de folículos primordiais que permaneceram quiescentes até aquele momento. Passados o período pré-natal e a infância, em que a atividade ovariana é pontuada pela redução do número de folículos através da apoptose, o ovário da adolescente responde ao estímulo inicial do FSH por meio do crescimento de um número pequeno de folículos antrais que escaparam da atresia apoptótica. Esses folículos crescem sob o estímulo das gonadotrofinas e da estimulação hormonal local. Poucos folículos pré-antrais eventualmente alcançam o estágio pré-ovulatório e ovulam em resposta ao pico pré-ovulatório do LH. Após a liberação do oócito maduro, as células somáticas do folículo se luteinizam e transformam-se no corpo lúteo, que secretará os hormônios essenciais para a manutenção da gravidez.

Papel potencial do oócito no desenvolvimento folicular

Os oócitos têm uma vida média prolongada; alguns podem sobreviver por décadas antes de ovularem, como aqueles pertencentes aos folículos pré-ovulatórios, ou, mais provavelmente, degenerarem, como é caso dos folículos atrésicos. Eles permanecem dormentes durante a maior parte de suas vidas médias e encontram-se detidos no estágio dictiado da prófase da meiose, até o início do pico pré-ovulatório das gonadotrofinas.

Durante o desenvolvimento folicular, a célula germinativa sofre um tremendo crescimento, alcançando 100 vezes seu volume inicial. Associadas a esse crescimento, ocorrem pronunciadas mudanças bioquímicas e morfológicas. O grande tamanho dessas células necessita, provavelmente, de uma simbiose metabólica com as células foliculares vizinhas. Estudos anteriores demonstraram uma comunicação íntima entre o oócito e as células vizinhas do *cumulus oophorus* através das *gap junctions*, que permitem a troca de pequenas moléculas, como o AMP cíclico e íons. Essas *gap junctions* são essenciais para o crescimento do oócito. As células do *cumulus* que cercam o oócito são menos diferenciadas do que as células altamente diferenciadas da granulosa próximas à lâmina basal e mostram menor produção de hormônios esteroides, bem como quantidades menores de receptores para o LH. Esse estado menos diferenciado das células do *cumulus* é provavelmente necessário para um ótimo desenvolvimento do oócito, ao passo que as células granulosas murais, altamente diferenciadas, são essenciais para a esteroidogênese, bem como para a rotura folicular induzida pelo LH. Foi sugerido que fatores ovulares poderiam inibir a diferenciação das células da granulosa e, portanto, seriam responsáveis pela formação dessas duas subpopulações de células da granulosa. Estudos morfológicos mostraram que a remoção do oócito leva à luteinização das células da granulosa vizinhas e à consequente produção de progesterona.

Inúmeros estímulos hormonais, fatores de crescimento locais e citocinas exercem um papel importante no crescimento folicular e servem de base para a formulação dos atuais protocolos de estimulação ovariana, para a indução da ovulação. O fator 9 de diferenciação de crescimento (GDF-9), um membro da família dos fatores de crescimento de transformação beta (TGF-β), mostrou ser expresso exclusivamente no oócito, sugerindo seu papel específico no desenvolvimento folicular. Esses achados indicam que o oócito, via secreção do GDF-9, pode favorecer o crescimento folicular, aumentando o número de células da granulosa, por meio da inibição da diferenciação das células do *cumulus* que o cercam, levando à formação das duas populações distintas de células da granulosa.

No climatério/transição menopausal

Apesar de o esgotamento folicular ovariano ser o destino final do envelhecimento reprodutivo, na realidade todo o eixo hipotálamo-hipófise-ovário (H-H-O) está envolvido. O envelhecimento de um órgão envolve um declínio em sua função fisiológica ao longo do tempo.

A função primária do eixo H-H-O é a reprodução. Nas duas últimas décadas de seu período reprodutivo, a mulher tem sua fertilidade de leve a severamente comprometida. As mudanças endócrinas (na circulação e no folículo dominante) que acompanham a diminuição do potencial de fertilidade são muito sutis até os últimos estágios do envelhecimento reprodutivo. Em uma mulher ovulatória de 40 anos de idade, a perda da fertilidade é muito mais dramática do que as alterações endócrinas. Nessa fase, o eixo H-H-O procura compensar a perda da fertilidade com o aumento do FSH, até que essa compensação não seja mais viável, devido à quase total depleção folicular. O pensamento atual considera o oócito a principal causa da limitação reprodutiva, à medida que a mulher envelhece. Os oócitos não são mais tão sadios, conforme refletido no aumento das aneuploidias, malformações congênitas e dramático aumento de abortos espontâneos. Essas alterações ocorrem quando há somente pequenas mudanças no ambiente endócrino.

Esgotado o *pool* folicular do ovário, a mulher entrará na menopausa, que será precoce ou tardia, em função dessa população folicular inicial.

Verifica-se que, com o correr dos anos, há diminuição progressiva do número de folículos e, consequentemente, aumento relativo do estroma ovariano, o que irá determinar as alterações da dinâmica hormonal do climatério. As células da teca interna dos folículos atrésicos, que são células diferenciadas do estroma ovariano, se reincorporam a este e continuarão a secretar, sob estímulo do LH, os hormônios que são próprios desse compartimento, ou seja, testosterona e androstenediona.

A redução numérica dos folículos resulta em diminuição gradual da produção da inibina B (uma substância produzida pelas células da granulosa dos folículos que atua especificamente inibindo a liberação do FSH hipofisário). A diminuição da inibina B e, consequentemente, do efeito de *feedback* negativo resultará na elevação do FSH, sendo esta *a primeira indicação laboratorial do climatério inicial.*

O FSH elevado propiciará um desenvolvimento acelerado dos folículos, provocando um encurtamento da primeira fase do ciclo menstrual, *a primeira evidência clínica do climatério inicial.* À medida que a mulher se aproxima da menopausa, a habilidade dos folículos produzirem níveis adequados de estradiol e do corpo lúteo produzir progesterona é comprometida. Nesse estágio, os ciclos tornam-se mais irregulares e a fertilidade é praticamente nula. Cessadas as ovulações, o LH começa a se elevar, porém sem atingir os níveis do FSH.

O conhecimento da fisiopatologia da "transição menopausal", definida por Burger como o período da perimenopausa compreendido entre o aparecimento das primeiras irregularidades menstruais e a última menstruação – cuja duração média gira em torno de 4 anos – é fundamental para se consolidar o diagnóstico de uma eventual falência ovariana prematura ou orientar medidas terapêuticas visando à obtenção de uma gestação.

Com relação à dinâmica folicular, verifica-se uma redução numérica dos folículos primordiais de maneira mais ou menos constante, do nascimento até os 37 anos de idade, quando restarão cerca de 25 mil folículos. Nos anos subsequentes, até a menopausa, ocorrerá uma aceleração da depleção folicular e, por ocasião da menopausa, eles estarão reduzidos a cerca de 1.000 folículos, o que representaria o limite inferior necessário para manter os ciclos menstruais, ou apenas um resíduo de folículos funcionalmente incompetentes.

Nos 2 a 3 anos subsequentes à menopausa, os folículos praticamente se esgotam, permanecendo apenas alguns folículos degenerados, apresentando uma pobre camada de células da granulosa, sem o *cumulus oophorus* e o respectivo oócito, e, eventualmente, alguns cistos de inclusão, frequentemente detectados à ultrassonografia e sem nenhum significado clinicopatológico.

A diminuição acelerada da população folicular após os 37 anos de idade irá alterar a dinâmica hormonal do climatério, pois tanto o estradiol como a inibina são produtos das células da granulosa dos folículos. O folículo dominante é a principal fonte do estradiol circulante, e a inibina é produzida pelos demais folículos. É interessante observar que a elevação do FSH começa em torno dos 40 anos de idade, coincidindo com o período de aceleração da atresia folicular. Como 90% do pico ovulatório de estradiol são produzidos pelo folículo dominante, enquanto a mulher estiver ovulando não haverá uma deficiência estrogênica e, por conseguinte, a elevação do FSH não se deve à falta do *feedback* negativo em razão da queda do estrogênio, mas reflete, provavelmente, a diminuição acelerada do número de folículos e, consequentemente, da inibina. Essa elevação do FSH pode, por sua vez, fornecer um estímulo adicional à maturação folicular e à manutenção do estradiol circulante em níveis fisiológicos, possibilitando a ocorrência de ciclos ovulatórios até próximo aos 50 anos de idade.

Pelo exposto, admitindo que a secreção de inibina pelo folículo permaneça inalterada, ela seria um marcador biológico mais sensível do que o FSH na indicação do envelhecimento ovariano. Contudo, esses critérios podem ser enganosos, e a ciclicidade, algumas vezes, pode retornar após longo período de refratariedade. O FSH é fundamentalmente um indicador indireto da atividade secretora de estradiol dos grandes folículos e não é afetado pelo número dos pequenos folículos, que estão endocrinologicamente silenciosos.

O fato de o ovário ter esgotado sua população folicular e a mulher ter entrado na menopausa não significa que não exista mais função ovariana. Na verdade, o ovário continua ativo, só que de maneira diferente daquela observada na menacme. A menopausa sinaliza apenas o fim da função ovulatória (reprodutiva). Ao contrário do que muitos imaginam, o ovário na pós-menopausa não é um órgão falido, depositário apenas das cicatrizes remanescentes de uma intensa atividade ovulatória durante a menacme.

O exame histológico do ovário na pós-menopausa revela um número reduzido de folículos primordiais inativos. Folículos em fase de crescimento são raros, porém é comum encontrar alguns folículos císticos, sem o *cumulus oophorus* e as respectivas células germinativas, apresentando uma camada de células da granulosa delgada e atípica e uma teca fibrosada. A histologia desses ovários sugere que a maioria, senão todas as estruturas produtoras de estrogênios estão ausentes. Permanece apenas o estroma, que é um tecido produtor de androgênios. Portanto, o ovário na pós-menopausa continua ativo, secretando fundamentalmente testosterona e androstenediona.

Do ponto de vista clínico, é fundamental identificar o padrão endócrino da paciente na pós-menopausa, pois é exatamente esse perfil que irá ditar a conduta clínica e terapêutica (veja o Capítulo 4).

ESTEROIDOGÊNESE

Os esteroides são compostos orgânicos de baixo peso molecular, tendo como núcleo básico o ciclopentanoperidrofenantreno (Figura 1.2).

Esse núcleo é formado por três anéis (A, B e C) completamente hidrogenados (peridro) de seis átomos de carbono cada, denominados fenantreno, e pelo anel D de cinco átomos de carbono (ciclopentano). Apesar de os esteroides apresentarem uma estrutura básica semelhante, uma pequena alteração química, como a redução de um átomo de carbono, a introdução de uma dupla ligação, ou a conversão de um radical oxidrila em cetona, por exemplo, poderá provocar uma mudança radical em sua atividade biológica.

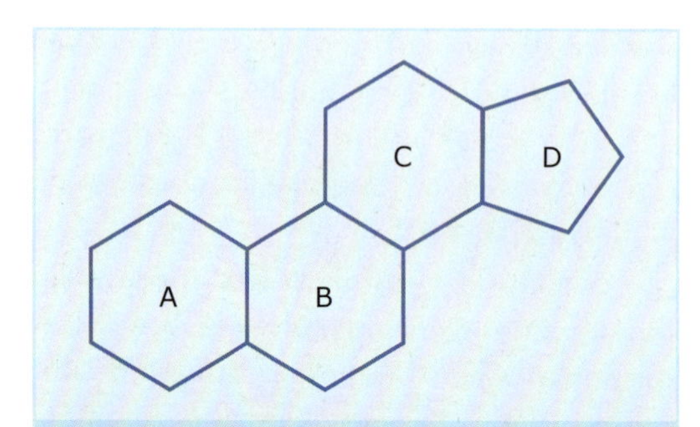

Figura 1.2 Ciclopentanoperidrofenantreno: estrutura básica dos esteroides.

Os esteroides derivam do colesterol, cuja estrutura contém 27 átomos carbono, e seu núcleo básico é chamado colestano. São reunidos em três grandes grupos, de acordo com o número de átomos de carbono (Figura 1.3):

1. Os que contêm 21 átomos de carbono (C21-esteroides), cuja estrutura básica é o pregnano, são representados pelos corticoides e progestogênios.
2. Os que contêm 19 átomos de carbono (C19-esteroides), cuja estrutura básica é o androstano, são representados pelos androgênios.
3. Os que contêm 18 átomos de carbono (C18-esteroides), cuja estrutura básica é o estrano, são representados pelos estrogênios.

A simples menção do número de átomos de carbono do esteroide já nos antecipa se sua atividade é progestogênica, androgênica ou estrogênica.

Alguns dados básicos devem ser mencionados para facilitar a compreensão da nomenclatura dos esteroides. A maioria dos esteroides ativos tem uma configuração achatada horizontalmente, e os grupos funcionais que se situam acima do plano da molécula são identificados pela letra grega β (beta) e representados graficamente por uma linha sólida ligando ao átomo de carbono. Os grupos funcionais que se acham abaixo do plano da molécula são indicados

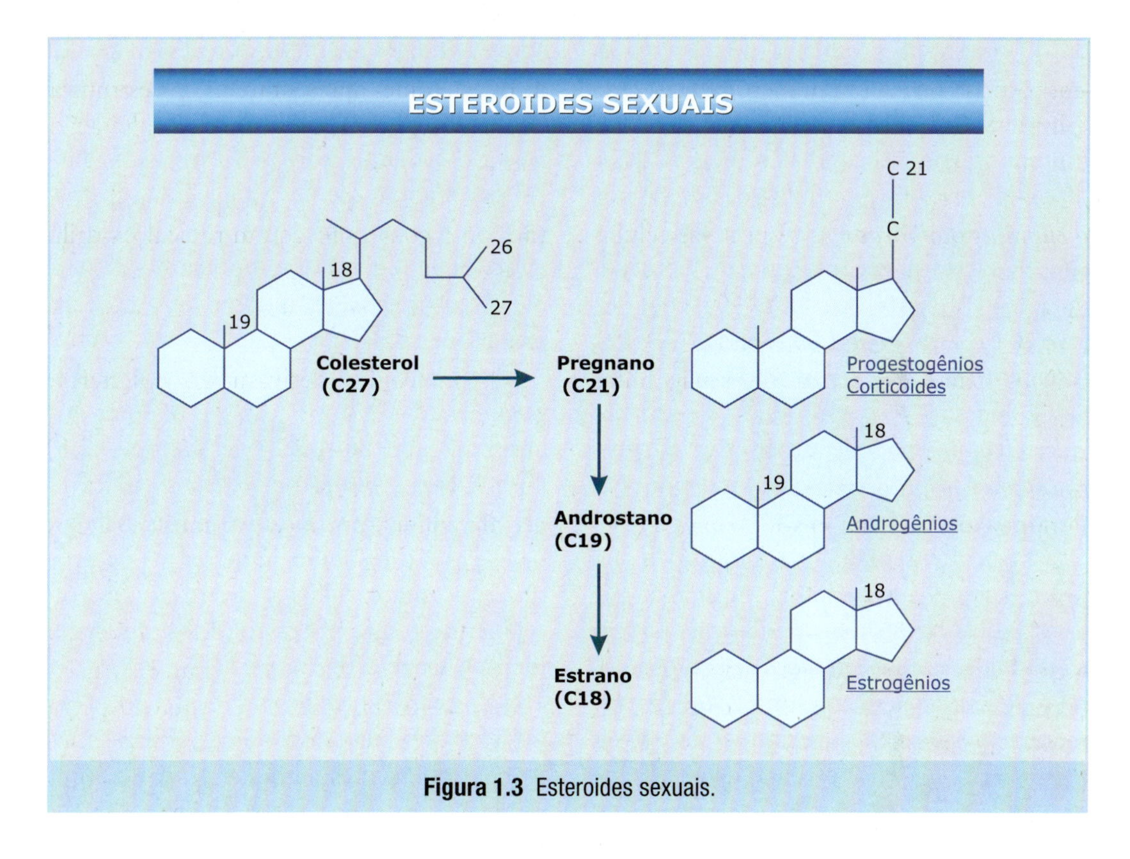

Figura 1.3 Esteroides sexuais.

pela letra α (alfa) e representados graficamente por uma linha pontilhada.

O símbolo Δ (delta) indica uma dupla ligação. Assim, Δ5 significa uma dupla ligação entre os carbonos 5 e 6. A ocorrência de uma, duas ou três duplas ligações é referida pelo nome do núcleo básico (pregnano, androstano ou estrano), com as terminações eno, dieno e trieno, respectivamente.

Seguindo-se o nome básico, os radicais oxidrilas são indicados pelo número do átomo do carbono a que estão ligados e são denominados ol, diol e triol, se houver um, dois ou três radicais "OH". Os grupos cetônicos são mencionados por último e, de acordo com o número de radicais de oxigênio (=O), serão designados como ona, diona e triona. Assim, a progesterona, a testosterona e o estradiol serão designados, respectivamente, por Pregn-4-ene-3,20 diona, 17β hidroxiandrost-4-en-3 ona e estra-1,3,5 triene-3,17β diol.

Bioesteroidogênese

A biossíntese dos hormônios esteroides é crucial para a reprodução humana. Além dos clássicos órgãos produtores de esteroides (gônadas, suprarrenais e placenta), outros tecidos também sintetizam ou modificam hormônios esteroides em uma grande variedade de produtos finais que atuam por intermédio dos receptores nucleares clássicos e dos receptores não clássicos da membrana celular.

Quase todas as células do organismo são capazes de sintetizar o colesterol via acetato → acetil coenzima-A → ácido mevalônico → esqualeno → lanosterol e, finalmente, colesterol. Porém, somente determinadas células são capazes de reduzir a cadeia lateral do colesterol, produzindo os esteroides pertencentes aos grupos do pregnano, androstano e estrano. Essas células se encontram nas glândulas suprarrenais, gônadas e placenta. Embora as células desses órgãos sejam capazes de sintetizar o colesterol *in situ*, via acetato, elas utilizam preferencialmente o colesterol que lhes chega por via sanguínea, através do LDL-colesterol. Mais recentemente, foi demonstrada uma nova via de biossíntese de esteroides, a partir do colesterol, nos oligodendrócitos, e as substâncias assim produzidas foram denominadas neuroesteroides.

Os neuroesteroides se acumulam no SNC, independentemente do suprimento pelas glândulas endócrinas periféricas. Graças a essa fonte, as concentrações de pregnenolona e de-hidroepiandrosterona (DHEA) presentes no cérebro são superiores a seus níveis plasmáticos. A DHEA cerebral não é afetada pela estimulação do ACTH ou pela inibição da dexametasona, e os dois esteroides persistem no cérebro mesmo após a castração e a adrenalectomia; contudo, o real significado, as implicações e as aplicações clínicas ainda são desconhecidos.

Esses achados abriram um vasto e fascinante campo de investigação, a psiconeuroendocrinologia, que tem contribuído enormemente para a compreensão de inúmeras patologias, abrindo novas perspectivas terapêuticas.

A biossíntese dos esteroides foi extensamente estudada por Ryan, e a maioria dos autores segue, em linhas gerais, suas diretrizes. Ryan admite um conceito unitário da esteroidogênese, no qual a suprarrenal, o ovário e o testículo são capazes de produzir as quatro classes de esteroides, ou seja, corticoides, progestogênios, androgênios e estrogênios (Figura 1.4).

O principal produto secretado por cada órgão é determinado pela capacidade funcional das enzimas contidas dentro de suas células. A maioria dessas enzimas é membro do grupo citocromo P450 de oxidases. Citocromo P450 é um termo genérico para

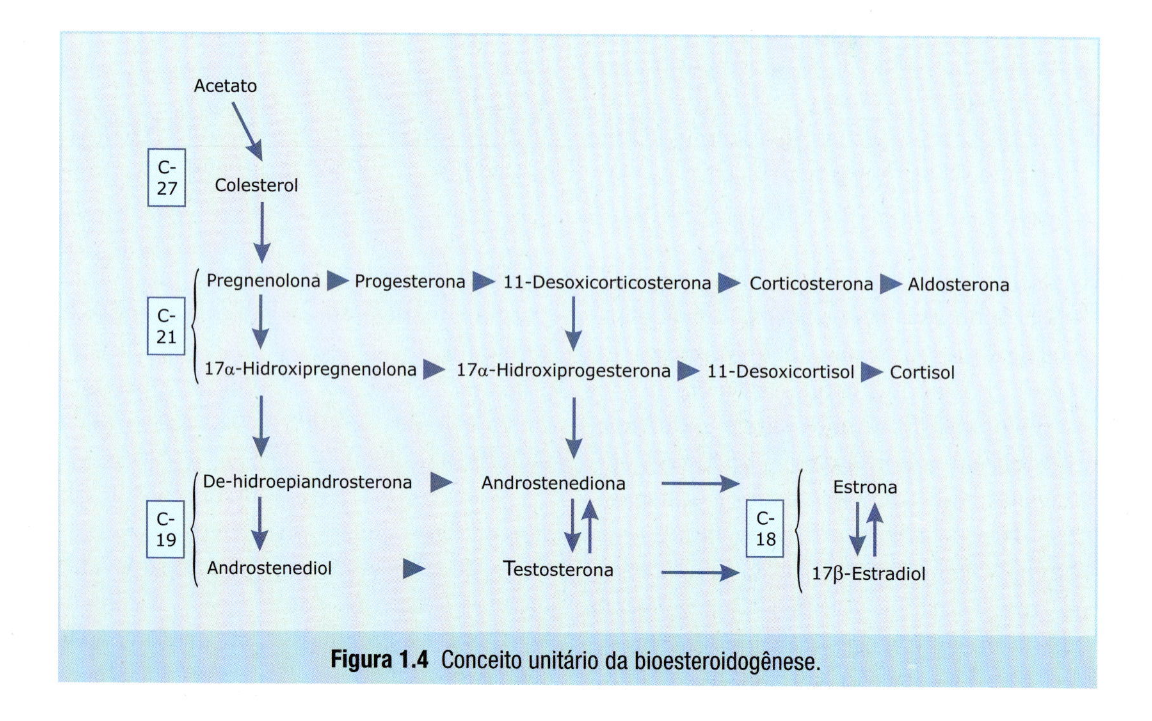

Figura 1.4 Conceito unitário da bioesteroidogênese.

um grande número de enzimas oxidativas, todas elas contendo cerca de 500 aminoácidos e um único grupo heme. Elas são chamadas P450 (pigmento 450) porque absorvem luz a 450nm em seus estados reduzidos.

Seis diferentes enzimas P450 estão envolvidas na esteroidogênese:

- A P450scc (*side chain clivage*), encontrada na mitocôndria, é a enzima da clivagem da cadeia lateral do colesterol que catalisa a série de reações antigamente denominadas "20,22 desmolases".
- Duas isoenzimas distintas da P450c11 (P450c11β e P450c11AS), também encontradas na mitocôndria, catalisam as atividades da 11β-hidroxilase adrenal, da 18-hidroxilase e da 18-metil oxidase.
- O citocromo P450c17, encontrado no retículo endoplasmático das células das suprarrenais, gônadas e cérebro embrionário, catalisa as atividades da 17α-hidroxilase e da 17,20-liase.
- A P450c21, encontrada no retículo endoplasmático das células da suprarrenal, catalisa a C21-hidroxilação dos glicocorticoides e mineralocorticoides.
- Nos ovários e em outros locais, a P450aro, presente no retículo endoplasmático, catalisa a aromatização dos androgênios em estrogênios.

Outras enzimas que participam da esteroidogênese são as hidroxiesteroides de-hidrogenases (HSD tipos 1 e 2). Enquanto a maioria das reações catalisadas pelas enzimas P450 são decorrentes da ação de uma única forma de P450, cada reação promovida pelas HSD pode ser catalisada por duas ou mais isoenzimas, que são frequentemente diferentes. Há duas famílias de HSD: a das desidrogenases de cadeia curta, que incluem a 3β-hidroxiesteroide de-hidrogenase, as duas 11β-hidroxiesteroides de-hidrogenases, e uma série de 17β-hidroxiesteroides desidrogenases, e a das aldo-cetorredutases, que incluem a 3α e 20α-hidroxiesteroides desidrogenases e a tipo 5 17β-HSD.

Assim, o ovário e o testículo não secretam mineralo e glicocorticoides porque suas células não contêm as enzimas C21 e C11β-hidroxilases. A suprarrenal, por sua vez, não converte normalmente androstenediona em testosterona nem aromatiza esses androgênios em estrona e estradiol. Em situações anômalas, como nos tumores da suprarrenal, este órgão poderá produzir e secretar tanto testosterona como estradiol, indicando que os sistemas de 17β-redução e aromatização encontram-se inibidos na célula suprarrenal normal. O testículo, por sua vez, é deficiente em aromatases, o sistema enzimático que converte os C19 em C18-esteroides, e por isso os níveis de estrogênios nos homens são baixos, enquanto nas mulheres os androgênios servem como precursores dos estrogênios.

Durante a esteroidogênese, o número de átomos de carbono do esteroide poderá ser reduzido, mas nunca aumentado, ou seja, aqueles com 18 átomos de carbono (estrogênios) derivam dos esteroides com 19 átomos de carbono (androgênios), que derivam dos esteroides com 21 átomos de carbono (progestogênios), que derivam do colesterol (27 átomos de carbono).

O primeiro passo na síntese dos esteroides é a clivagem da cadeia lateral do colesterol, transformando-o em pregnenolona. Dependendo da concentração das enzimas, dos cofatores, dos substratos, dos receptores, dos estímulos gonadotróficos e corticotróficos e de outros fatores, a suprarrenal e as gônadas utilizarão diferentes vias, a partir da pregnenolona, para a síntese de corticoides, progestogênios, androgênios e estrogênios.

No ovário, a esteroidogênese poderá seguir duas vias: uma denominada Δ-5-3-β-hidroxiesteroide, ou simplesmente Δ5, quando a configuração Δ5-3β-ol da pregnenolona é mantida durante a conversão até a DHEA, e outra chamada Δ4-3-cetona, ou simplesmente Δ4, que envolve a conversão da pregnenolona em progesterona e que possui a configuração Δ4-3-cetona. Esta segunda via é a preferencial após a transformação do folículo em corpo lúteo, e é por isso que a progesterona é produzida em grandes quantidades após a ovulação.

Sendo o folículo e o corpo lúteo estruturas formadas por diferentes tipos de células, como células da teca, granulosa e tecaluteínicas, procurou-se identificar a origem celular dos diversos esteroides. O conceito de uma relação funcional entre as células da teca interna e as da granulosa do folículo na síntese dos estrogênios foi inicialmente introduzido por Falck, em 1959.

Ryan e Petro, em 1966, demonstraram a existência de aromatases nas células da granulosa humana, obtidas de folículos secundários maiores. Essas enzimas catalisam a conversão dos androgênios em estrogênios. Posteriormente constatou-se, em ratas hipofisectomizadas, que as células da granulosa adquirem as aromatases no início do desenvolvimento do folículo secundário e que o aparecimento dessas enzimas era induzido pela ação do FSH, fato que foi confirmado logo depois em ovários humanos.

Armstrong e cols., em 1979, mostraram que as células da teca humana têm a capacidade de produzir testosterona *in vitro* e de responder à estimulação pelo LH e pelo HCG, com aumento da produção de androgênios, enquanto o FSH não provocava essa resposta.

Vários outros trabalhos confirmaram que as células da teca contêm receptores somente para o LH ou o HCG e que o FSH é capaz de se ligar somente às células da granulosa. As células da granulosa dos folículos imaturos contêm apenas receptores para o FSH; contudo, à medida que eles amadurecem e se transformam em folículos secundários, essas células gradualmente adquirem receptores para o LH e a capacidade de sintetizar o AMP cíclico em resposta à estimulação por essa gonadotrofina.

Colocando os achados experimentais em perspectivas fisiológicas, as células da granulosa podem levar a cabo a reação enzimática final na biossíntese dos estrogênios, ou seja, a aromatização, quando estimuladas pelo FSH, mas elas não podem sintetizar os substratos hormonais para essa reação. Portanto, a síntese dos estrogênios pelo folículo ocorre por meio da cooperação dos dois tipos diferentes de células: as células da teca interna, sob estímulo do LH, produzem os substratos androgênicos testosterona e androstenediona, que se difundem para a camada das células da granulosa, onde são aromatizadas em estrogênios sob o estímulo do FSH.

Conhecendo as linhas gerais da esteroidogênese, as enzimas que nela atuam e sua origem em níveis celular e subcelular, podemos ter uma noção global de sua dinâmica e dos mecanismos que a regulam. O primeiro passo na síntese dos esteroides é o acoplamento dos hormônios tróficos hipofisários a seus respectivos receptores, localizados na membrana bilipídica do citoplasma das células produtoras de esteroides. Os receptores de gonadotrofinas são moléculas proteicas assimétricas, de peso molecular entre 200 mil e 300 mil dáltons. Cada receptor se liga a uma única molécula do hormônio trófico hipofisário. As células-alvo dos tecidos gonadais contêm de 2.000 a 10 mil receptores localizados na membrana de cada uma; contudo, somente

1% a 5% desses receptores são necessários para uma estimulação máxima. Os outros 95% a 99% são poupados. É possível que esse grande número de receptores de reserva aumente a habilidade celular de reconhecer o hormônio trófico em sua concentração fisiológica diluída.

Uma vez ocupado o receptor pela gonadotrofina, o complexo inteiro é internalizado na membrana e protegido da degradação pelas enzimas extracelulares. Seguirá então a ativação da enzima adenilciclase, presente na face interna da membrana celular, que catalisará a formação do AMP cíclico a partir do ATP intracelular. Este atuará como segundo mensageiro, transmitindo a mensagem do hormônio trófico hipofisário para que se iniciem os processos bioquímicos dentro das células.

O AMP cíclico interage com dois tipos de enzimas. Ele poderá se ligar à molécula da proteinoquinase para continuar sua ação normal, ou poderá ser degradado em 5-AMP pela fosfodiesterase, perdendo assim sua função como segundo mensageiro. A proteinoquinase é constituída por duas subunidades: uma reguladora, outra catalítica. O AMP cíclico se liga à subunidade reguladora dessa enzima, resultando na ativação da subunidade catalítica e na subsequente dissociação desse complexo enzimático.

A ativação do complexo proteinoquinase passa a ser o principal mecanismo pelo qual o AMP cíclico atua como segundo mensageiro. A proteinoquinase é capaz de fosforilar uma variedade de proteínas, e estas fosfoproteínas ativam e desativam as várias funções celulares. Acredita-se que o aumento da atividade esteroidogênica das diversas células gonadais seja o resultado da fosforilação de certas proteínas, mediadas pela proteinoquinase. Essas fosfoproteínas provavelmente participarão da transcrição genética nuclear e, de algum modo, afetarão as enzimas envolvidas na esteroidogênese.

Secreção, produção e transporte plasmático

Os hormônios esteroides presentes na circulação podem ser provenientes de uma única fonte, como, por exemplo, o cortisol e a aldosterona, que são secretados exclusivamente pela suprarrenal. Nesses casos, o índice de secreção do hormônio na circulação pela glândula é igual ao índice de produção. Outros hormônios, como o estradiol, a estrona e a testosterona, são secretados pelas gônadas e são também produzidos nos tecidos periféricos pela conversão de precursores hormonalmente menos ativos ou inativos, denominados pré-hormônios ou substratos.

O índice de produção (PR – do inglês, *Production Rate*) é a medida da quantidade do esteroide que entra na circulação por unidade de tempo, seja através da secreção glandular, seja através da conversão periférica de outros esteroides precursores. Ele pode ser calculado como o produto do índice de depuração metabólica (MCR) do hormônio multiplicado por sua concentração plasmática (C): $PR = MCR \times C$.

O índice de depuração metabólica é definido como o volume de sangue irreversivelmente depurado do hormônio por unidade de tempo. Se o esteroide for secretado por duas glândulas, como a androstenediona, que é produzida pelo ovário e pela suprarrenal, torna-se necessário suprimir a secreção de uma delas e medir a produção residual do hormônio para determinar a contribuição de cada glândula.

Após sua síntese, os hormônios esteroides são secretados na circulação periférica, onde se ligam, em sua quase totalidade, a uma proteína plasmática denominada proteína carreadora de esteroides. Cerca de 75% da progesterona e dos corticoides ligam-se a uma glicoproteína plasmática denominada "transcortina", ou CBG (globulina carreadora de cortisol). Outros 15% acham-se fracamente ligados à albumina e 10% encontram-se livres. Noventa e nove por cento da testosterona total encontram-se ligadas fortemente a uma globulina denominada proteína carreadora de testosterona e estradiol (TeBG), ou proteína carreadora de hormônios sexuais (SHBG), com apenas 1% permanecendo na forma livre. O estradiol tem afinidade menor pela TeBG (de aproximadamente 38%), porém também se liga de maneira mais instável à albumina (aproximadamente 60%), permanecendo 2% a 3% livres. A estrona liga-se de maneira instável à albumina. É possível que essa conjugação dos esteroides regule sua atividade biológica, impedindo sua rápida eliminação, bem como uma ação intensa e rápida nos órgãos efetores. A importância dessa conjugação deve-se ao fato de que somente os esteroides que se encontram livres são capazes de exercer o efeito biológico. A fração conjugada é biologicamente inativa.

RECEPTORES HORMONAIS E DISRUPTORES HORMONAIS

Receptores hormonais

Receptores hormonais são macromoléculas proteicas que, ao se ligarem aos hormônios, formam um complexo ativo hormônio-receptor e se acoplam a elementos reguladores (promotores) do DNA, iniciando e influenciando a transcrição genética.

Para entendermos o mecanismo de ação dos esteroides sexuais, é indispensável um conhecimento básico de biologia molecular e, particularmente, dos receptores hormonais. Em 1905, Langley já dizia: "O efeito das drogas e hormônios se faz através de sua ligação com os receptores celulares dos órgãos." Clark e Gadum mostraram, em 1937, que a intensidade da resposta é proporcional ao número de receptores ocupados pela droga. Os receptores têm alta afinidade por um hormônio específico ou classe de hormônios. Essa especificidade possibilita que uma célula-alvo responda a um sinal hormonal sem interferência dos outros sinais. Assim, hormônios de uma mesma classe, bem como seus agonistas e antagonistas, devem competir efetivamente para ocupar um determinado tipo de receptor, enquanto não afetam outros sistemas de receptores. É importante assinalar que o receptor de esteroide não possui uma estéreo e fármaco-especificidade, isto é, o *site* de reconhecimento ou de ligação do receptor tem capacidade limitada de reconhecer e diferenciar as várias estruturas esteróideas. Esta "miopia" do receptor possibilita que ele se acople a substâncias parecidas com o hormônio específico, potencializando ou bloqueando a resposta do órgão-alvo.

Hormônios esteroides, hormônio tireoidiano, ácido retinoico e a 1,25-di-hidróxido vitamina D_3 compartilham de um grupo de receptores de estrutura semelhante e, por isso mesmo, são chamados de superfamília dos receptores nucleares (Figura 1.5).

Os receptores estrogênicos α e β, assim como os demais membros dessa superfamília, são divididos em seis regiões ou domínios, rotulados de A a F. O receptor estrogênico β é 97% homólogo na sequência de aminoácidos ao receptor α em seu domínio de ligação ao DNA, 59% homólogo no domínio de ligação hormonal, mas somente 17,5% homólogo no domínio regulador A/B (Figura 1.6).

Os diversos domínios desempenham funções específicas e fundamentais na ativação da transcrição genética.

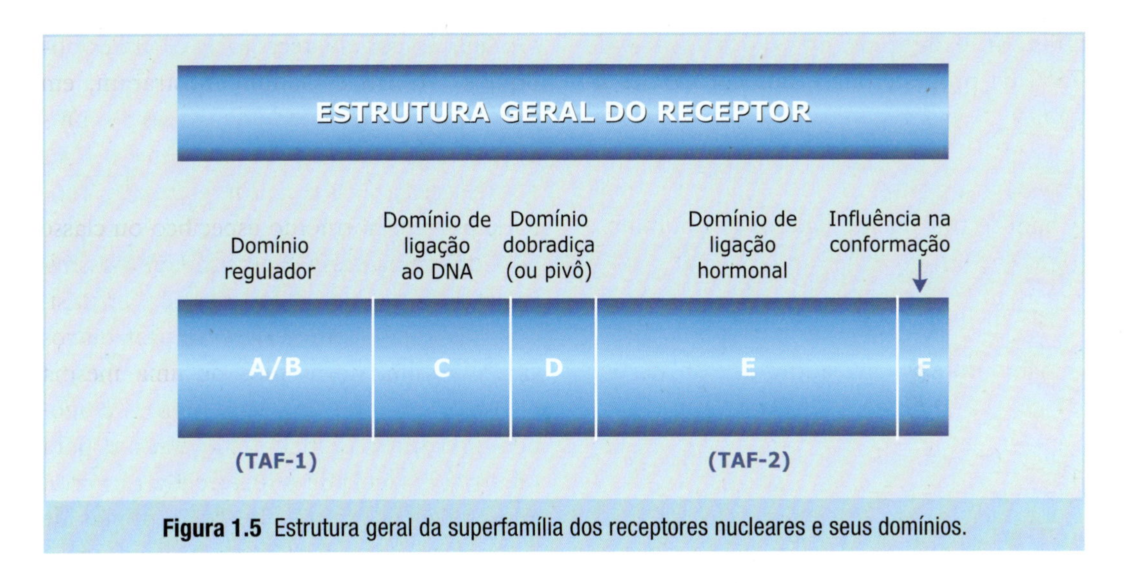

Figura 1.5 Estrutura geral da superfamília dos receptores nucleares e seus domínios.

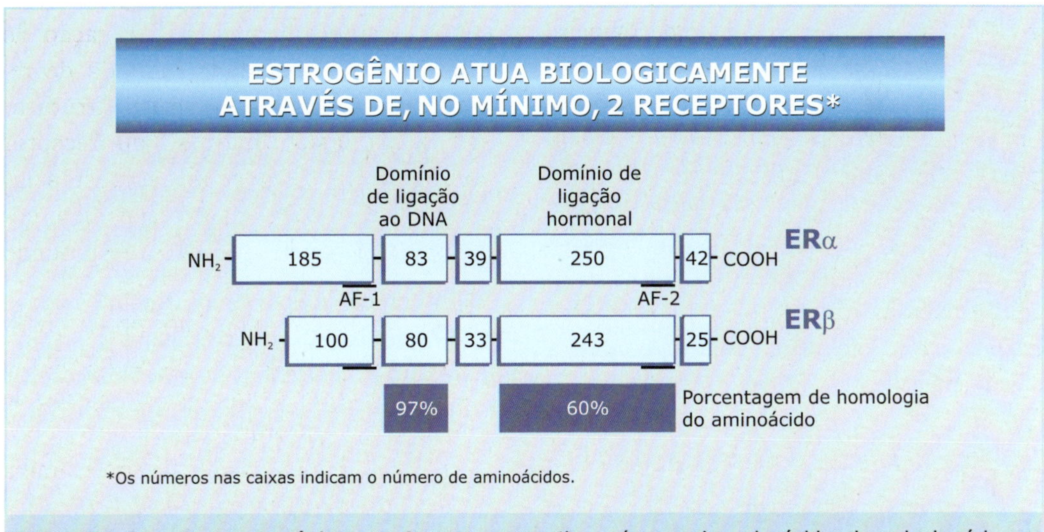

Figura 1.6 Receptores estrogênicos α e β com os respectivos números de aminoácidos de cada domínio e a porcentagem de homologia dos aminoácidos nos domínios de ligação ao DNA e de ligação hormonal.

Domínio regulador (região A/B)

O terminal amino é o mais variável quanto ao número de aminoácidos da superfamília dos receptores, com tamanhos que variam de 20 aminoácidos, no receptor da vitamina D, a 600 aminoácidos, no receptor de mineralocorticoides. No receptor estrogênico α, esse domínio contém vários locais de fosforilação e o TAF-1 (*função de ativação de transcrição-1*). O TAF-1 pode ativar a transcrição genética na ausência da ligação do estrogênio a seu receptor. No receptor estrogênico β, o TAF-1 encontra-se ausente, e essa diferença pode modificar acentuadamente as ações de ambos os receptores, como veremos adiante.

Domínio de ligação ao DNA (região C)

Esse domínio é essencial para a ativação da transcrição e liga-se, através dos chamados dedos de zinco (*zinc fingers*), a um *locus* específico do DNA, denominado *steroid response element* (SRE). No caso específico do receptor estrogênico, *estrogen response element* (ERE). O domínio de ligação ao DNA controla qual gene será regulado pelo complexo receptor-esteroide e é responsável pela especificidade do gene-alvo, bem como pela alta afinidade de ligação ao DNA.

Domínio Hinge – dobradiça ou pivô (região D)

Essa é a região localizada entre o "domínio de ligação ao DNA" e o "domínio de ligação hormonal". Contém um sinal importante para orientar o movimento do receptor para dentro do núcleo após sua síntese no citoplasma. Essa região é também o local de rotação das hélices do receptor, indispensável para permitir a alteração conformacional do complexo receptor-esteroide, o que, em última análise, conferirá a ação específica do hormônio.

Domínio de ligação hormonal (região E)

O terminal carbóxi do receptor α é o local da ligação hormonal tanto dos estrogênios como dos antiestrogênios. Além da ligação hormonal, formando o complexo hormônio-receptor, essa região é responsável, também, pela dimerização do receptor e contém ainda o TAF-2 (*função de ativação de transcrição-2*). *Ao contrário da atividade do TAF-1, que pode iniciar a transcrição genética sem a presença do complexo receptor-estrogênio ligado ao ERE, o TAF-2 depende dessa ligação do receptor com o estrogênio para exercer sua atividade.* É também o local de acoplamento das *heat shock proteins* (especialmente a hsp 90). Essa ligação com as *heat shock proteins* impede a dimerização, a ativação e a ligação do complexo receptor-esteroide ao DNA.

Até certo ponto, as diferenças nas funções dos receptores α e β são influenciadas pela ativação do TAF-1 e do TAF-2. Os agentes que são capazes de ações mistas, agonistas e antagonistas, produzem mensagens agonistas via TAF-1 nos receptores α, mas, pelo fato de os receptores β não possuírem o TAF-1, esses agentes podem ser antagonistas puros nos tecidos que contêm apenas receptores β.

Região F

Consiste no segmento terminal. Essa região modula a transcrição genética pelos estrogênios e antiestrogênios de acordo com sua modificação conformacional. Ela não é necessária na transcrição genética induzida pelos estrogênios, mas afeta a magnitude da atividade do complexo hormônio-receptor.

A interação dos diversos domínios do receptor com os hormônios (ligantes) e o tipo de ligação do complexo hormônio-receptor ao DNA das células-alvo irão influenciar a transcrição genética por meio de dois mecanismos principais:

1. **Elemento de resposta simples:** é a maneira clássica, específica para cada esteroide, ao ligar-se diretamente, sem intermediários, ao SRE do DNA (Figura 1.7). É a mais importante e confere especificidade a cada hormônio. No caso dos estrogênios, é denominada *elemento de resposta estrogênica simples* e tem alta afinidade pelo estradiol. É dessa maneira que os diversos esteroides promovem suas mensagens específicas, ou seja, estrogênicas, androgênicas, progestacionais, mineralo ou glicocorticoides.

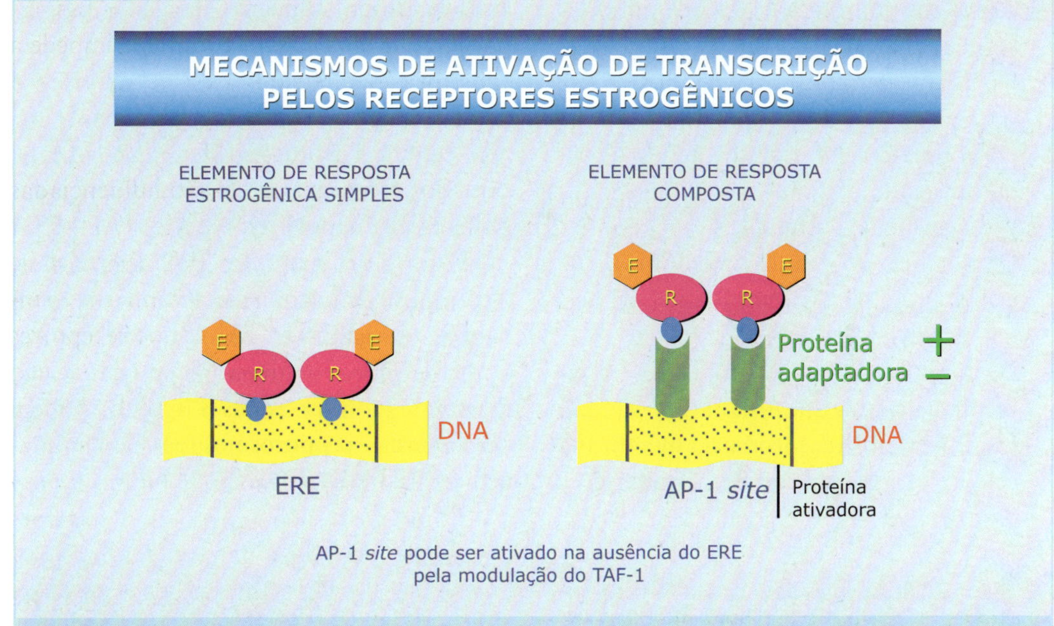

Figura 1.7 Mecanismos de ativação da transcrição genética pelo complexo estrogênio-receptor no ERE e no *AP-1 site.*

2. **Elemento de resposta composto (*AP-1 site*):** atua via TAF-1 e TAF-2. Para que ele seja ativado é necessária a presença de proteínas intermediárias entre o complexo receptor-esteroide e o DNA, denominadas ERAP (*estrogen receptor associated proteins*) no caso dos estrogênios, ou simplesmente *adaptors* (proteínas adaptadoras). Essas proteínas são específicas para cada tipo de célula do organismo e poderão modificar a resposta fisiológica ao hormônio, ampliando ou limitando, ao produzirem uma mensagem coativadora ou correpressora.

Podemos resumir a sequência dos mecanismos da transcrição genética pelos estrogênios nas seguintes etapas:

- Acoplamento do hormônio ao domínio de ligação hormonal do receptor que se encontra inativo pela presença das *heat shock proteins.*
- Ativação do complexo hormônio-receptor pela sua alteração conformacional (transformação halostérica), provocada pela separação das *heat shock proteins.*
- Dimerização do complexo receptor-esteroide.
- Acoplamento do dímero ao ERE do DNA através dos "dedos de zinco" do domínio de ligação ao DNA.
- Iniciação da transcrição, influenciada pelos TAF e pelo contexto das proteínas adaptadoras.

A resposta celular, por sua vez, dependerá:

1. Da natureza do receptor estrogênico (α ou β).
2. Da prevalência de cada tipo de receptor nos diversos tecidos.
3. Da dimerização do receptor, formando homodímeros (dois receptores α ou dois receptores β) ou heterodímeros (um re-

ceptor α e um receptor β), cada um deles induzindo mensagens diferentes.
4. Do ERE e promotores vizinhos (*AP-1 sites*).
5. Do contexto celular das proteínas adaptadoras, que podem atuar como coativadoras ou correpressoras.
6. Da potência do ligante (hormônio), que é proporcional ao tempo em que permanece ligado ao DNA.
7. Da modulação pelos fatores de crescimento e agentes que atuam (por via não genômica) nos receptores da membrana celular através das proteinoquinases e da fosforização.

Esses diversos mecanismos que influenciam ou modificam a resposta ao estímulo hormonal introduziram um conceito muito importante, denominado *contexto celular*, no qual o mesmo hormônio poderá produzir respostas diferentes em células diferentes, de acordo com o contexto celular das proteínas adaptadoras, da homo ou heterodimerização, e da presença e prevalência dos receptores α e β.

Um fato curioso é que o receptor estrogênico apresenta uma característica que o diferencia dos demais receptores de esteroides. Seu domínio de ligação hormonal é dobrado em sua forma helicoidal, produzindo uma concavidade tipo dobra de sanduíche, para receber a molécula do estrogênio. Apesar de o arranjo em forma de pinça em volta do anel A dos esteroides impor um pré-requisito absoluto aos ligantes, qual seja, o de conter um anel fenólico aromatizado em sua molécula, o restante da cavidade pode aceitar um número variado de compostos esteroides e não esteroides, contendo diferentes grupos hidrofílicos. Essa "promiscuidade" geral pode ser atribuída ao tamanho da concavidade do receptor (quase o dobro da molécula do estradiol), que poderá ser ocupado por outros compostos de tamanhos espaciais menores ou maiores que a molécula do estradiol, desde que contenham um anel fenólico aromatizado, com um radical oxidrila em um de seus carbonos (veja *Disruptores hormonais*, abaixo).

Assim, ao ocupar o receptor de estradiol, o composto poderá exercer uma potente mensagem agonista, como o estilbestrol e o dietilestilbestrol; uma mensagem totalmente antagonista, como o ICI-182780; ou uma mensagem mista (agonista e antagonista), como o tamoxifeno. Este último exerce a ação *agonista* nos receptores α, via formação do complexo tamoxifeno-receptor que se liga ao TAF-1 através das proteínas adaptadoras, ativando-o, mesmo na ausência do estradiol. Sua ação *antagonista* é exercida ao acoplar-se ao receptor estrogênico e ocupar o ERE, impedindo que o estradiol o faça, o que, por sua vez, impossibilita também a ativação via TAF-2, já que para tanto é necessária a ligação do complexo receptor-estradiol ao ERE (Figura 1.8).

Disruptores hormonais

Evidências acumuladas sugerem que a saúde reprodutiva dos homens no mundo ocidental tem declinado nas últimas décadas. Apesar de ainda existirem controvérsias, as evidências indicam diminuição na qualidade do sêmen, frequência aumentada de malformações da genitália externa, como hipospadia e criptorquidismo, e frequência aumentada de câncer do testículo. Esse conjunto de alterações é conhecido como *síndrome de disgenesia testicular*.

Observações biológicas mostram que substâncias químicas sintéticas (não produzidas pela natureza), especialmente os pesticidas, são liberadas no meio ambiente

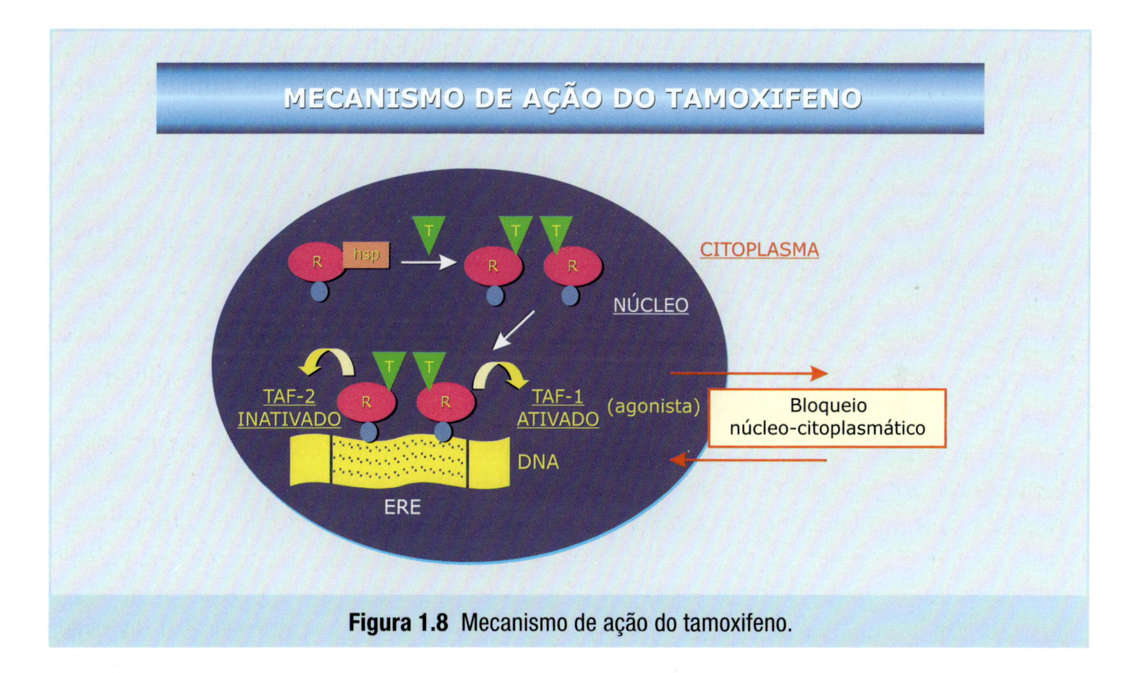

Figura 1.8 Mecanismo de ação do tamoxifeno.

e podem provocar efeitos adversos na saúde humana e causar doenças, inclusive o câncer. A constatação de que muitas substâncias sintéticas exercem uma atividade hormonal intrínseca reabriu um grande debate. Nessa área altamente contenciosa, predominam opiniões polarizadas entre os ambientalistas e a indústria química. Existe uma enorme dificuldade em estabelecer se a exposição a um produto químico isolado ou a misturas químicas causa malefícios, pois os efeitos adversos podem não se manifestar até muitos anos após a exposição (por exemplo, surgir na vida adulta, após exposição no período fetal).

Disruptor hormonal é uma substância química com o potencial de alterar a ação biológica do hormônio no organismo. Ele confunde os receptores esteroides, levando-os a uma ativação ou supressão.

Os primeiros disruptores endócrinos identificados apresentaram uma fraca atividade hormonal ou anti-hormonal intrínseca, geralmente estrogênica ou antiandrogênica. Eles têm o potencial de interagir com os mecanismos de transcrição genética dos estrogênios e androgênios. Algumas substâncias, como os bifenil policlorados (PCB) e certos hidrocarbonetos aromáticos poli-halogenados (PAH), que são produzidas pela combustão, são potentes supressoras da sulfotransferase-1. Esta enzima conjuga o estradiol livre ao sulfato, tornando-o biologicamente inativo para, a seguir, ser excretado. A supressão dessa enzima possibilita um aumento da fração livre do estradiol, aumentando, portanto, sua bioatividade. Outras, ao competirem com os receptores androgênicos, impedem a completa virilização da genitália externa de um embrião masculino.

À medida que a vida fetal vem sendo reconhecida como um período em que a suscetibilidade a doenças na vida adulta pode ser induzida como resultado da dieta ou de hábitos de vida da gestante, mais efeitos da exposição química poderão emergir.

A atividade dos disruptores endócrinos tem sido demonstrada em uma variedade de substâncias químicas utilizadas na indústria, agricultura e nos próprios lares, e as vias de exposição podem ser múltiplas, incluindo a dieta, a água que bebemos, o ar que respiramos, a pele e o líquido amniótico. Eles estão presentes em produtos alimentares, resinas, obturadores dentários, latas de conserva, detergentes, tintas, herbicidas, pesticidas, material plástico, borracha, laquês, colas, desodorantes, purificadores de ar, cremes cosméticos, sabonetes e perfumes, ou emanam da exaustão das chaminés, dos cigarros e da fumaça de combustão. Mais ainda, os seres humanos são constantemente expostos a uma complexa mistura de agentes químicos que têm efeitos aditivos ou mesmo sinérgicos, os quais podem agir conjuntamente com os hormônios endógenos.

O exemplo mais sinistro de exposição acidental ocorreu no período de 1947 a 1971, quando milhões de mulheres grávidas foram tratadas com um potente agente estrogênico, o dietilestilbestrol (DES), para prevenir o aborto espontâneo. Foram registrados inúmeros eventos colaterais, tanto na mãe como no concepto. Nos fetos masculinos, houve aumento na frequência de criptorquidismo, hipospadia e outras malformações da genitália e, possivelmente, redução na qualidade do sêmen. Nos fetos femininos, houve grande e surpreendente aumento na incidência do adenocarcinoma de células claras da vagina em crianças e adolescentes, bem como inúmeras anomalias dos canais de Müller, como malformações uterinas, eversão do epitélio endocervical, septos vaginais transversos e adenose vaginal.

Uma evidência consistente dos efeitos adversos sobre o desenvolvimento embriológico é observada na vida selvagem. Peixes, moluscos, anfíbios, aves, animais terrestres e plantas são as sentinelas desses efeitos nocivos. As águas de vários rios contêm substâncias químicas estrogênicas, inclusive o etinilestradiol das pílulas anticoncepcionais e o dicloro-difenil-tricloroetano (DDT), que podem ser responsáveis pela alta incidência de intersexos observada nos peixes desses rios. Feminização, genitália ambígua, hipospadia e níveis alterados de hormônios sexuais em jacarés do Lago Apopka, na Flórida, são um exemplo bem conhecido. O lago é um dos mais poluídos da região, devido a um acidente ecológico, quando foi extensamente contaminado com o DDT, um composto estrogênico fraco que é metabolizado em um antiandrogênio, dicloro-difeniletileno (DDE). Os efeitos sobre os jacarés foram consistentes com a exposição a um antiandrogênio, uma vez que efeitos semelhantes podem ser produzidos experimentalmente pela exposição à flutamida, um potente antiandrogênio.

A lista de substâncias químicas com ações estrogênicas fracas ou potentes, ação inibidora das aromatases e ações antiandrogênicas a que estamos expostos inclui o DES, Zeranol, Genisteína, Coumestrol, Biochanina A, Bisfenol A, Fitalatos, Tributiltin, Dieldrin, Endosulfan, DDT, Vincozolin e muitas outras. O denominador comum de praticamente todas essas substâncias é o fato de apresentarem um anel fenólico aromatizado em sua fórmula química. Aquelas que apresentam um radical OH no carbono 3 são reconhecidas pelo receptor estrogênico como substâncias estrogênicas e se ligam a ele, formando um complexo disruptor-receptor, produzindo ações coativadoras ou cossupressoras dos estrogênios. As que não contêm uma oxidrila no anel fenólico podem ser reconhecidas pelo receptor androgênico, atuando, por competição, como um antiandrogênio.

Por essas ações, fica bem claro que os fitoestrogênios não são tão inócuos quanto se propaga. A distribuição específica dos receptores androgênicos bem como estrogênicos α e β nos diversos tecidos não se faz de maneira aleatória. A interferência em suas ações, por meio dos disruptores hormonais, poderá provocar repercussões clínicas e morfológicas imprevisíveis. Devido à ativação/inibição dos receptores estrogênicos α e β, estes compostos podem induzir ou inibir as ações estrogênicas e, portanto, ter o potencial de romper a sinalização estrogênica.

Vale a citação:
Compostos classificados como disruptores endócrinos são considerados substâncias tóxicas e presume-se tenham efeitos deletérios na fisiologia dos mamíferos. Apesar de a maioria dos disruptores endócrinos estar associada a graves previsões a respeito do declínio da função reprodutiva e do aumento do risco de câncer, a um grupo desses compostos – *os fitoestrogênios* – é inadequadamente alardeada uma gama de efeitos benéficos, incluindo ações preventivas ou terapêuticas na carcinogênese, na aterosclerose e na osteoporose (Patisaul HB. Phytoestrogen action in the adult and developing brain. J Neuroendocrinology. 2005;17[1]:57-64).

Os fitoestrogênios podem ter um impacto ainda maior no cérebro jovem. O desenvolvimento cerebral inicia-se na vida embrionária e continua através da puberdade em uma sequência de eventos bem orquestrados e finamente cronometrados, controlados por genes, hormônios, neurotransmissores e fatores de crescimento. A quebra dessa sequência pelos fitoestrogênios e outros disruptores hormonais pode resultar em efeitos permanentes tanto na fisiologia como no comportamento. O cérebro é sexualmente dimórfico, e a diferenciação sexual inicia-se precocemente, mediante um processo amplamente governado pelos hormônios. Alterações arquiteturais e funcionais hormônio-dependentes que ocorrem durante uma série de períodos críticos do desenvolvimento são permanentes e terminam por afetar a fisiologia e o comportamento do animal adulto.

Em humanos, o consumo de soja mostrou um efeito depressor sobre a função tireoidiana. O consumo de 30g/dia aumenta significativamente os níveis de TSH, e muitos pacientes apresentam sintomas consistentes com hipotireoidismo. A ação disruptora dos fitoestrogênios pode manifestar-se também, possivelmente, na antecipação da puberdade (veja *Puberdade precoce e tardia*, no Capítulo 5), bem como no aumento da incidência da doença de Alzheimer. O consumo de grandes quantidades de tofu, um alimento rico em genisteína e daidzeína, muito apreciado pelos japoneses, foi associado a risco aumentado em um grande estudo de coorte de homens idosos nipo-americanos (White L et al. Association of mid-life consumption of tofu with late life cognitive impairment and dementia: the Honolulu-Asia Study. Neurobiol Aging 1996; 17[suppl]:S121).

ANÁLISE CRÍTICA DOS EXAMES PROPEDÊUTICOS COMPLEMENTARES

Quem não sabe o que procura,
não compreende o que encontra.
(Claude Bernard – 1813-1878)

O estado da arte em medicina é atingido quando as três bases da formação médica encontram-se harmonicamente equilibradas. Essas bases são: a *formação acadêmica* (conhecimento clínico e científico), a *prática clínica* (na sala de cirurgia, enfermaria, ambulatório e consultório) e a *tecnologia*, que nos permite utilizar uma complexa, sofisticada e avançadíssima parafernália técnica eletrônica, nos ajudando a executar tarefas e esclarecer diagnósticos até então inimagináveis. Essas são as bases da medicina baseada em evidência.

A *medicina baseada em evidência (MBE)* consiste no uso consciente, explícito e judicioso da melhor evidência atual na tomada de decisões sobre a conduta individualizada para determinado paciente. A prática da MBE significa a integração da habilidade clínica individual com a melhor evidência clínica externa disponível das pesquisas sistemáticas.

Por habilidade clínica individual entendem-se a competência e o julgamento que o clínico adquire por meio da experiência e da prática profissional.

Por melhor evidência clínica externa disponível entende-se a pesquisa clinicamente relevante, muitas vezes das ciências básicas, mas especialmente na pesquisa clínica centrada no paciente. Saber integrar esses requisitos básicos da MBE é fundamental, pois mesmo uma evidência externa excelente pode ser inaplicável ou imprópria para um paciente individual. A MBE constrói e reforça, mas nunca substitui a habilidade, o julgamento clínico e a experiência clínica (Sackett DL, Richardson WR, Rosenberg W, Haynes RB. Evidence-based medicine. How to practice & teach EBM. New York: Churchill Livingstone, 1997).

Quando esse equilíbrio se rompe, privilegiando uma ou duas dessas bases, certamente estaremos diante de uma medicina mal exercida. Por exemplo, se valorizarmos a formação acadêmica e o emprego da tecnologia, o que é comum nos centros universitários (compreensível pelas facilidades técnicas e pelo caráter de pesquisa e ensino ali presentes), estaremos sujeitos ao que chamamos de risco acadêmico. Nessa situação ocorre, geralmente, um exagero de exames complementares (pelo hábito das pesquisas), muitas vezes redundantes e desnecessários, e que podem complicar ou desviar o foco do diagnóstico, além de onerarem o atendimento. Em síntese, muita teoria e pouca prática. Por outro lado, encontramos aqueles que só valorizam a prática e consideram secundário o conhecimento científico e tecnológico. Com o tempo vão adquirindo a experiência na base do ensaio e do erro (geralmente errando mais do que ensaiando). Estes correm um sério risco médico-legal e, mais cedo ou mais tarde, poderão ser chamados aos Conselhos de Medicina ou à Justiça comum. Finalmente, existe um tipo de medicina que valoriza exageradamente a tecnologia em detrimento das outras bases. Considero-a um dos grandes problemas da medicina contemporânea, ou seja, substituir o conhecimento científico e o raciocínio clínico pela tecnologia fria e desconectada. Há nessa situação um forte risco mercantilista. Nós, clínicos, devemos ter a sensibilidade de colocar a tecnologia à disposição do paciente, e não o paciente à disposição da tecnologia. Tenho uma forte impressão de que, atualmente, as faculdades estão formando técnicos, e não médicos. Desse modo, a arte da medicina vai cedendo lugar a um tecnicismo frio, desumano, mercantilista e desconectado do raciocínio lógico, adquirido a partir de uma sólida base de conhecimentos da fisiologia, da patologia e da clínica.

Felizmente, está havendo uma forte e generalizada reação contra esse tipo de medicina. O Conselho Federal de Medicina tem publicado em seu jornal inúmeros artigos sobre o tema, e julgo oportuno mencionar dois deles, um de Aldo da Cunha Medeiros, professor Cirurgia Gastroenterológica (*Jornal do CFM 121*, setembro de 2000):

Deve-se ter em mente que nenhum resultado laboratorial substitui um bom exame clínico, nem contraria um raciocínio médico correto. A mania tecnicista inicia-se nas faculdades, passa pelos congressos médicos, clínicas e hospitais que anunciam equipamentos de 'primeiro mundo' como chamariz, e termina com os usuários dos planos de saúde que são instigados pela propaganda que só valoriza os exames mais sofisticados, ditos de última geração.

O outro, do neurologista Paulo Cesar Trevisol Bittencourt (*Jornal do CFM*, maio de 1998):

Nos dias de hoje, aparentemente não se precisa de cérebro para exercer uma boa prática médica; as máquinas fazem tudo, sugerem os arautos da *economicina*. Esta é uma nova e bizarra ciência patrocinada por empresários travestidos de médicos, com marcante e pessimamente dissimulado interesse pecuniário exclusivo. Tais profissionais difundem na sociedade o conceito de que, para o exercício de uma boa medicina, são essenciais os recursos tecnológicos que oferecem. E esta é uma assertiva absolutamente falsa; mais um sofisma, dentre os vários a que somos obrigados a aturar diuturnamente.

O professor Mario López escreve em seu livro *Semiologia médica – As bases do diagnóstico clínico:*

A indicação de qualquer exame complementar de diagnóstico é a de responder a uma questão específica que surgiu como consequência do exame clínico ou para atender a exigência de natureza terapêutica. A falta de discernimento na aplicação desses recursos terapêuticos, assim considerada quando são utilizados sem uma indicação criteriosa, associada aos erros cometidos na realização e interpretação desses exames, fatos comuns na medicina atual, constituem grave problema pelas despesas que acarretam e pelo potencial Iatrogênico que encerram.

Compete, portanto, a nós, uma atualização constante, o estudo e o domínio das bases fisiológicas e fisiopatológicas das doenças e o conhecimento dos recursos técnicos e laboratoriais que nos permitam chegar a um diagnóstico correto, sem nos perdermos em meio a exames complicados, sofisticados, onerosos e muitas vezes dispensáveis. O fato de um determinado aparelho utilizar uma tecnologia de ponta e fornecer resultados com precisão absoluta não o torna necessariamente superior aos métodos mais simples e já consagrados pela experiência clínica.

Aqui cabe também um alerta: o avanço tecnológico dos últimos anos é tão fantástico e a acuidade dos métodos de imagem tão sensível, que corremos o risco de adoecer nossas pacientes. Isso ocorre quando pedimos um exame para comprovar uma hipótese diagnóstica e recebemos, por acréscimo, um laudo – correto, diga-se de passagem – identificando outras patologias que, embora silenciosas, assintomáticas, sem significado clínico e sem necessidade de tratamento, podem desviar nosso raciocínio clínico e o foco da queixa da paciente. Quantas mulheres foram histerectomizadas ou submetidas a uma miomectomia videolaparoscópica desnecessariamente, diante de um achado ultrassonográfico ocasional de miomas subserosos? Quantas mulheres tiveram seus ovários removidos devido a um inocente cisto folicular, identificado aleatoriamente em uma ultrassonografia?

Bertha Van Hoosen, autora do livro *The peticoat surgeon*, com fina ironia escreve:

> Os cirurgiões masculinos nunca acham um ovário suficientemente bom para ser conservado, nem um testículo suficientemente ruim para ser retirado.

Costumo referir-me à moderna propedêutica ginecológica como "a fantástica fábrica de diagnósticos". Cito um exemplo pessoal: ao ser submetido à ultrassonografia para avaliação da próstata, foi constatada que esta se encontrava pequena e simpática, porém saí com uma suspeita de esteatose hepática, além de pequenos cistos renais, sendo aconselhado a procurar um especialista em aparelho digestivo. Pensei comigo mesmo: se coca-cola *light* provocar esteatose, eu estou liquidado, pois é o único vício alimentar que tenho. Se não, às favas com a minha esteatose, pois as provas de função hepática, glicemia, colesterol e a pressão arterial estão rigorosamente normais. Se procurasse um clínico daqueles acadêmicos, correria o risco, quem sabe, dentre outros exames, de ser submetido a uma biópsia hepática. A bem da verdade, nesta terceira edição do livro, devo admitir que na última revisão da próstata minha glicose foi a 104mg/dL. No teste após dextrosol, atingiu 245mg/dL. Conclusão: toque retal é fator de risco para diabetes tipo II.

Mais triste e socialmente dramático, ilustrando fielmente a epígrafe de Claude Bernard no início deste tópico, é o caso que atendi em meu consultório: jovem de 15 anos de idade, amenorreia primária, fenótipo feminino-infantil, escassos pelos pubianos, 1,39m de altura, pesando 45kg. Sua mãe resolveu trazê-la ao consultório particular porque, depois de 2 anos passando por vários médicos e inúmeros exames dispendiosos, ainda não haviam chegado a uma conclusão. Cada médico e cada exame apontavam para um diagnóstico diferente. O último exame solicitado foi o cariograma.

A essa altura, o casal já havia vendido um terreno, o único bem que possuíam, para custear as despesas. Tinham em seu poder as seguintes dosagens: T4, ITL, TSH normais; prolactina normal, estradiol, progesterona e testosterona (nem vou revelar o resultado). Imagine pedir esses hormônios a paciente de aspecto infantil, sem nenhum sinal de hiperandrogenismo e, pior, dosar progesterona, produto do corpo lúteo, em paciente que nunca ovulou. Entre as dosagens havia um FSH de 90,2mUI/mL e um LH de 28,3mUI/mL. Para eles, isso não era suficiente, afinal estamos no terceiro milênio e a tecnologia colocada a nossa disposição permite diagnósticos de alta precisão e confiabilidade.

Qual seria o próximo exame? Acertaram: a ultrassonografia. Resultado: canal vaginal presente; útero não visualizado (agenesia?); ovários não visualizados. Curioso, conseguiu identificar uma vagina, mas não visualizou o útero. Seria o primeiro caso na literatura mundial de uma disgenesia gonadal sem útero.

Confuso com o resultado, o ginecologista, que já provara não conhecer nada de fisiologia ginecológica (vide as dosagens das gonadotrofinas em seu poder), resolve aprofundar a propedêutica, solicitando uma laparoscopia. Aí não teria erro. Resultado: não evidenciada qualquer estrutura que sugerisse existência uterina. Também não visualizadas as tubas. Presença de duas estruturas nas laterais da pelve que sugeriam ovários em fita (biopsiado). Impressão diagnóstica: Rokitansky? Testículo feminizante? A conclusão da biópsia revelou: não observamos características morfológicas de tecido ovariano ou testicular. Que belo laudo! Descreveu, também pela primeira vez na literatura mundial, um "Rokitansky" com disgenesia gonadal ou um quadro de feminização testicular sem feminização nem testículos.

Esse caso ilustra muito bem uma realidade que está se tornando frequente. O que se pode esperar de um ginecologista que não sabe nada de embriologia e endocrinologia ginecológica, pedindo ajuda a outros especialistas, que podem ser excelentes e habilidosos técnicos, com aparelhagem de última geração, mas que também não têm o lastro do conhecimento clínico necessário. Um ignorante pedindo ajuda a outro ignorante não pode dar certo.

Para não deixar nenhuma dúvida sobre a presença do útero, devo acrescentar que essa paciente com síndrome de Turner menstruou após a primeira série de estrogênio mais progestogênio cíclico.

Mencionaremos a seguir alguns exames complementares utilizados na propedêutica endócrina ginecológica, ressalvando que a análise crítica se refere ao emprego específico desses exames na elucidação dos quadros endócrinos, e não ao método em si, ou a outras indicações específicas.

Dosagens hormonais – a mulher como instrumento de dosagem biológica

Quem está dosando muito,
está sabendo pouco.
(Lucas Vianna Machado)

As dosagens hormonais são indispensáveis ao esclarecimento de inúmeras patologias e disfunções endócrinas. Saber quais dosagens pedir e como interpretá-las exige um sólido conhecimento de endocrinologia reprodutiva.

Dois aspectos devem ser destacados:

1. Existe uma infinidade de dosagens utilizadas em pesquisas e trabalhos científicos com a finalidade de comprovar e documentar efeitos ou respostas que, na prática clínica, são perfeitamente dispensáveis, exatamente em razão de já terem sido feitas, repetidas e confirmadas exaustivamente em outros centros; portanto, o resultado é previsível, não havendo necessidade de repeti-las. Por exemplo, já foi demonstrado, e todos sabem que, após os 40 anos, em decorrência da diminuição da população folicular e, consequentemente, da inibina, o FSH começa a elevar-se, atingindo níveis elevados por ocasião da menopausa. Portanto, dosar gonadotrofinas para diagnosticar climatério ou menopausa é simplesmente ridículo, a menos que seja para confirmar uma suspeita de menopausa prematura. O que devemos esperar dessa dosagem em uma paciente amenorreica de 54 anos de idade? Se ela estiver normal (níveis da menacme), certamente a dosagem estará errada. A fisiologia não falha, o que falha são os exames.
2. Em inúmeras situações, a própria paciente se presta como um valioso instrumento de dosagem biológica, de altas sensibilidade e especificidade, à semelhança dos animais de laboratório, dispensando com frequência a dosagem hormonal clássica. As diversas etapas da vida da mulher exemplificam bem esta afirmação, pois elas são delimitadas pela função ovariana. Assim, enquanto os ovários permanecerem funcionalmente inativos, os indivíduos cursarão sua infância. A partir do momento em que os estrogênios começarem a ser produzidos, surgirão as modificações somáticas que denun-

ciam a presença desse hormônio: o aparecimento do botão mamário e o subsequente crescimento das mamas; o aparecimento da secreção vaginal; o crescimento dos pelos pubianos de distribuição feminina e dos pelos axilares (em sinergismo com os esteroides da suprarrenal); a distribuição feminina da gordura corporal; o estirão da altura, culminando com a menarca. Essas modificações assinalam o período da puberdade, e elas são tão específicas, que o aparecimento desses sinais em crianças antes dos 8 anos de idade nos autoriza, com absoluta segurança, firmar um diagnóstico de puberdade precoce isossexual. Isossexual porque essas modificações são estrogênio-dependentes e, portanto, dosar estrogênios é redundância. Basta olhar para a paciente. O que devemos dosar é o FSH e o LH, a fim de separar uma puberdade precoce verdadeira (idiopática) da pseudopuberdade precoce. Se, ao contrário, a criança desenvolver uma forte massa muscular, um crescimento exagerado e precoce da altura, barba, bigode, distribuição de pelos pubianos em forma de losango e hipertrofia de clitóris, estaremos certamente diante de uma puberdade precoce heterossexual, pois essas alterações são específicas da ação dos hormônios androgênicos, e o passo seguinte será identificar sua fonte de produção.

A transição da puberdade para a menacme ocorre com a primeira ovulação, e o aparecimento de sinais e sintomas como a filância do muco cervical, a dor no baixo-ventre no meio de ciclo (quando presente), o aparecimento da dismenorreia primária ou da tensão pré-menstrual denuncia indiretamente a ovulação e, consequentemente, a presença da progesterona. Ela pode também ser comprovada pelo aumento da temperatura basal.

A transição menopausal é definida, segundo Burger, como o período compreendido entre o aparecimento das primeiras alterações menstruais e/ou sintomas vasomotores e a última regra. A menstruação é o espelho da função ovariana: se a mulher estiver menstruando regularmente, seu ovário estará funcionando normalmente, o que implica, indiretamente, gonadotrofinas, estrogênios, progesterona, androgênios (se não houver sinais de hiperandrogenismo) e, provavelmente, prolactina normais. Se a menstruação estiver falhando, é sinal de que o ovário também está falhando.

Outro belo exemplo de dosagem biológica encontra-se na avaliação dos estados hiperandrogênicos. Existe uma óbvia correlação entre os níveis séricos crescentes de testosterona ou DHEA-S e sinais clínicos progressivos de virilização. Estes se apresentam, pela sequência, através de aumento do pelo corporal, pelo facial, distúrbios menstruais, hipertrofia do clitóris, aumento da massa muscular, alopecia frontal e engrossamento da voz, o que significa dizer: a dosagem dos androgênios está visualmente exposta (Figura 1.9).

Alguns sinais e sintomas são indicativos de alterações hormonais. A ocorrência de fogachos, na ausência de hipertireoidismo ou feocromocitoma, é suficiente para nos dizer que os níveis de estrogênio estão baixos, suplicando pela reposição hormonal. A presença de amenorreia e galactorreia informa sobre uma hiperprolactinemia.

Outras formas de dosagens biológicas executadas no consultório podem fornecer informações preciosas, como a colpocitologia funcional, a cristalização e fiabilidade do muco cervical, o teste de

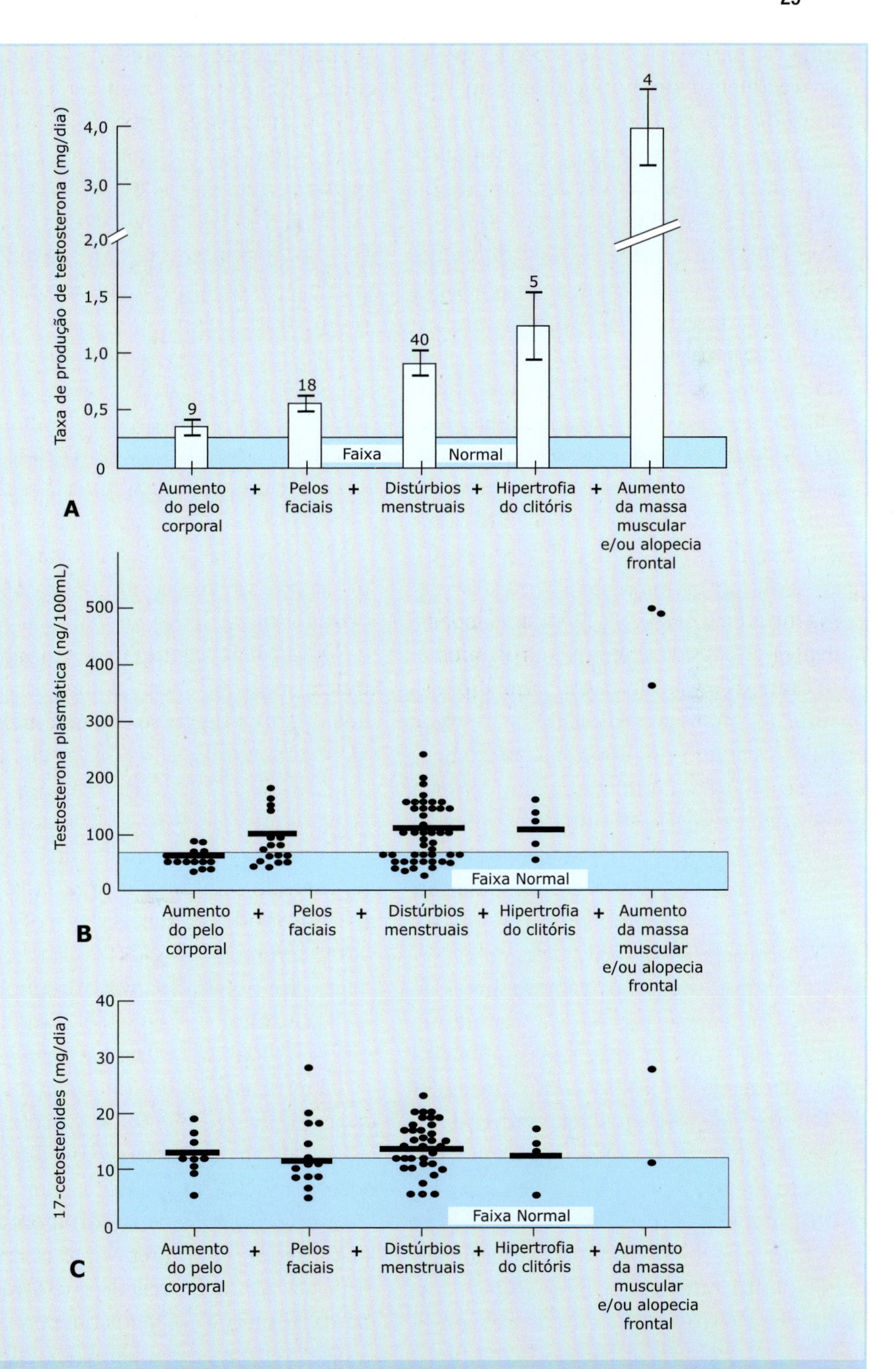

Figura 1.9 A Correlação entre níveis plasmáticos de testosterona e sinais clínicos progressivos de virilização. **B** Níveis de testosterona plasmática em grupo de pacientes com sinais de virilização. **C** Níveis de excreção dos 17-cetoesteroides urinários em grupo de pacientes com sinais de virilização. (Adaptada de Kirschner MA. Virilism in the female. *In: Gold JJ et al. Gynecologic Endocrinology.* Harper & Row Publishers, 1980.)

Schiller, a biópsia do endométrio, a altura, o peso, a envergadura, o índice de massa corpórea e o tipo de distribuição de gordura. Portanto, um bom conhecimento da fisiologia e da fisiopatologia endócrina poderá levar a uma redução considerável do número das dosagens hormonais, resultando em menos despesas para a paciente, sem prejuízo para o diagnóstico correto.

Dosagens de determinados metabólitos hormonais, como, por exemplo, 3-α--Diol-G, que é o produto do metabolismo intracelular da di-hidrotestosterona e revela com precisão a atividade da 5α-redutase na unidade pilossebácea, embora representem um avanço no campo da investigação científica, não são necessariamente mais importantes ou mais esclarecedoras do que as dosagens tradicionais ou uma cuidadosa avaliação da mulher como instrumento de dosagem biológica, motivo pelo qual compete ao clínico ter o bom senso e saber individualizar quando e quais exames poderão conduzir ao diagnóstico correto. Devemos escolher, dentre as inúmeras dosagens disponíveis, aquelas que informem objetiva e conclusivamente, evitando exames redundantes, de informação imprecisa e, especialmente, aqueles cujos resultados são previsíveis pelos dados já obtidos, como dosagem de FSH e LH, testosterona, androstenediona, DHEA-S, estradiol e estrona em paciente amenorreica que sangra ao teste do progestogênio. Certamente, o FSH estará normal ou ligeiramente diminuído, o LH estará normal ou ligeiramente aumentado, a testosterona estará normal ou ligeiramente aumentada, assim como a androstenediona e o DHEA-S, o estradiol estará normal ou ligeiramente diminuído e a estrona aumentada – e, pelo amor de Deus, não peçam ultrassonografia para procurar o ovário policístico. Ele certamente estará lá.

A seguir, estão relacionadas as dosagens hormonais mais utilizadas na clínica, com algumas considerações pessoais sobre sua importância ou necessidade. Os valores citados podem apresentar pequenas variações, dependendo do padrão utilizado por cada laboratório.

Prolactina

- **Método:** imunofluorimetria.
- **Valor de referência:** 5,0 a 20ng/mL.

Devido à grande frequência da hiperprolactinemia associada a distúrbios reprodutivos, é indispensável na avaliação da insuficiência lútea, anovulação crônica, amenorreia, infertilidade e, obviamente, nos quadros de galactorreia (veja o tópico *Hiperprolactinemia*, no Capítulo 3).

FSH

- **Método:** imunofluorometria.
- **Valores de referência:**
  - **Criança:** < 3,0UI/L
  - **Pré-puberal:** < 5,0UI/L
  - **Adulto:**
    - Fase folicular: 2,4 a 9,3UI/L.
    - Fase ovulatória: 3,9 a 13,3UI/L.
    - Fase lútea: 0,3 a 8,0UI/L.
    - Menopausa: > 20,0UI/L.

Sua dosagem é obrigatória em casos de puberdade precoce, para diferenciar uma puberdade precoce verdadeira da pseudopuberdade precoce, e para diferenciação das amenorreias hiper ou hipogonadotróficas. É valiosa quando suspeitamos de menopausa prematura, quando houver sintomas sugestivos de falência ovariana em pacientes histerectomizadas, ou quando existirem dúvidas na transição entre o período fértil e o não fértil em pacientes em uso de pílula anticoncepcional. Obviamente, sua dosagem para comprovar a necessidade ou não de anticoncepção deverá ser solicitada pelo menos 1 mês após a suspensão da pílula, e medidas anticoncepcionais deverão ser adotadas para que a paciente não seja surpreendida por uma gravidez extemporânea e indesejada. Sua dosagem é absolutamente dispensável nos quadros de irregularidades menstruais, ou nos casos em que ocorre sangramento após o teste do progestogênio, pois em ambos está implícita uma produção endógena de estrogênio; caso contrário, a paciente estaria em amenorreia ou não sangraria após o teste. Se há produção endógena de estrogênio, certamente há produção de FSH e LH.

LH

- **Método:** imunofluorometria.
- **Valores de referência:**
  - **Criança:** < 0,20UI/L.
  - **Pré-puberal:** 0,02 a 3,0UI/L.
  - **Adulto:**
    - Fase folicular: 1,6 a 9,3UI/L.
    - Fase ovulatória: 13,8 a 71,8UI/L.
    - Fase lútea: 0,2 a 12,8UI/L.
    - Menopausa: > 15,0UI/L.

Excetuando-se o pico pré-ovulatório, encontra-se normalmente abaixo dos níveis do FSH e, portanto, é indicador menos sensível. Pode ser dispensável na maioria das vezes. Sua dosagem com a finalidade de identificar uma relação LH/FSH > 1 ou 2 em casos suspeitos de ovários policísticos (anovulação crônica) é tão inútil quanto a ultrassonografia. É, contudo, fundamental no diagnóstico de uma amenorreia por deficiência isolada de LH e nos raros casos de tumor de hipófise secretor de LH.

TSH (ultrassensível)

- **Método:** quimioluminescência automática.
- **Valor de referência:** 0,3 a 5,0µUI/mL.

T4 Livre

- **Método:** quimioluminescência automática.
- **Valor de referência:** 0,75 a 1,80ng/dL.

Essas duas dosagens são importantes na avaliação do hipotireoidismo, especialmente o TSH, que poderá indicar um quadro de hipotireoidismo compensado (subclínico) quando estiver elevado e o T4 estiver normal. Deve ser solicitado nos casos de infertilidade ou distúrbios menstruais que se apresentam em pacientes com tendência a engordar ou outros sinais de disfunção tireoidiana. O hipotireoidismo é frequente na pós-menopausa, e devemos estar atentos a essa possibilidade.

Estradiol

- **Método:** imunofluorimetria.
- **Valores de referência:**
  - Fase folicular: 20 a 215pg/mL.
  - Fase lútea: 20 a 230pg/mL.
  - Fase ovulatória: 190 a 570pg/mL.
  - Menopausa: até 25pg/mL.

Dosagem perfeitamente dispensável. Tem valor somente em pesquisas e na monitorização folicular em serviços de fertilização assistida. Na prática, nada acrescenta aos sinais clínicos ou às dosagens biológicas de consultório, como a colpocitologia funcional. Atente para os valores mencionados acima. Em um curto espaço de 2 semanas, seus níveis variam de 20 a 570pg/mL. Que informação nos poderão fornecer medidas de 50, 80, 100, 130pg/mL? Nenhuma. Não importa a quantidade de hormônio dosado no sangue periférico da paciente. Importa é o que este hormônio está induzindo em seus órgãos efetores. Se a mulher estiver menstruando ou sangrar após o teste do progestogênio, certamente terá níveis adequados de estrogênio; caso contrário, estaria em amenorreia. Se não sangrar após o teste do progestogênio, é porque seus níveis de estradiol estão < 20pg/mL, evidentemente se não estiver grávida.

Estrona

- **Método:** radioimunoensaio.
- **Valores de referência:**
  - Fase folicular: 15 a 100pg/mL.
  - Fase ovulatória: 100 a 200pg/mL.
  - Fase lútea: 15 a 130pg/mL.
  - Menopausa: 15 a 65pg/mL.

Se não houver necessidade de dosar o estradiol, com mais razão não deveremos dosar a estrona, exceto, logicamente, por motivos acadêmicos. Alguns autores recomendam dosá-lo nos casos de ovários policísticos, porque seus níveis costumam estar mais elevados do que os do estradiol (razão $E_1/E_2 > 1$). Se você encontrar um caso de ovários policísticos com níveis de estrona inferiores aos de estradiol, ou a dosagem está errada ou não se trata de ovários policísticos. Melhor não dosar nenhum dos dois.

Progesterona

- **Método:** imunofluorimetria.
- **Valores de referência:**
  - Fase folicular: 0,25 a 0,85ng/mL.
  - Fase lútea: 3,0 a 20ng/mL.
  - Menopausa: até 0,94ng/mL.

Tem pouco valor no diagnóstico da insuficiência lútea, pois, no curto espaço de 1 hora, seu resultado poderá variar de 8 a 40ng/mL, devido a sua secreção pulsátil, acompanhando os pulsos do LH. É também inferior à biópsia do endométrio na avaliação de uma insuficiência de progesterona, pois, embora nos forneça os níveis séricos da progesterona, não informa sobre a resposta endometrial, fato que, em última análise, é o mais importante e fundamental para a nidação (mais uma vez, não importa a quantidade de hormônio encontrada no plasma; o que importa é o que este hormônio está realizando no órgão-alvo). Como método de diagnóstico de ciclo ovulatório, é oneroso e não superior à curva de temperatura basal.

17-Hidroxiprogesterona

- **Método:** radioimunoensaio.
- **Valores de referência:**
  - Pré-puberal: < 200ng/dL.
  - Fase folicular: 20 a 150ng/dL.
  - Fase lútea: 50 a 300ng/dL.
  - Menopausa: 10 a 100ng/dL.

Observação: nas formas tardias de hiperplasia congênita da suprarrenal, os valores podem estar normais ou ligeiramente aumentados, porém mostram hiper-resposta ao ACTH, > 1.500ng/dL.

Indica com precisão um bloqueio da suprarrenal por deficiência da C21-hidroxilase. Pode ser solicitada para comprovar formas leves de hiperplasia congênita da suprarrenal, porém não é indispensável, pois o resultado não modificará a conduta clínica.

Testosterona (total)

- **Método:** imunofluorimetria.
- **Valores de referência:**
  - 0 a 3 meses: 50 a 160pg/mL;

- 4 a 12 meses: 40 a 120pg/mL;
- 1 a 10 anos: 30 a 200pg/mL;
- Pré-puberal: 100 a 300pg/mL;
- Adulta: 200 a 800pg/mL.

É o marcador fisiológico da atividade androgênica do ovário. Deverá ser dosada nos casos de hirsutismo acentuado ou virilização, para comprovar ou afastar um tumor ovariano produtor de testosterona, o que, diga-se de passagem, é extremamente raro. Níveis > 2ng/mL (2.000pg/mL) são fortemente sugestivos dessa possibilidade e devem ser investigados. Não havendo suspeita de virilização, as dosagens biológicas são mais do que suficientes.

Testosterona livre

- **Método:** radioimunoensaio.
- **Valores de referência:**
  - Fase folicular: 0,4 a 3,6pg/mL.
  - Fase lútea: 0,5 a 3,8pg/mL.
  - Em uso de anticoncepcional: 0,3 a 2,9pg/mL.
  - Menopausa: 0,3 a 2,5pg/mL.

Deve ser utilizada somente em pesquisas. Na prática, se uma mulher apresenta-se hirsuta e sua testosterona total e o DHEA-S encontram-se em níveis normais, ou existe uma hiperatividade da 5α-redutase no folículo piloso ou a fração livre estará aumentada. Mas, para que dosá-la? Não basta a barba? O tratamento será exatamente o mesmo, independente da causa.

Di-hidrotestosterona

- **Método:** radioimunoensaio.
- **Valores de referência:**
  - Recém-nascido: < 0,15ng/mL.
  - 3 a 14 anos: < 0,20ng/mL.
  - Adulto: 0,05 a 0,35ng/mL.

Representa o produto da transformação intracelular da testosterona pela 5α-redutase nas células dos órgãos-alvo. É 300% mais potente do que a própria testosterona. Apesar de representar uma sofisticação na investigação do hirsutismo e dos estados intersexuais, não há nenhuma necessidade em dosá-la. Basta olhar para o rosto da paciente. Paciente hirsuta, com níveis normais de testosterona, testosterona livre e DHEA-S, só pode ter aumento da atividade da 5α-redutase. O mesmo pode ser dito em relação à dosagem do glicoronídeo de 3α-androstenediol (3α Diol-G), que é o produto do metabolismo intracelular da di-hidrotestosterona. São requintes acadêmicos que fogem à necessidade clínica do dia a dia.

Sulfato de de-hidroepiandrosterona (DHEA-S)

- **Método:** quimioluminescência automática.
- **Valores de referência:**
  - Até 4 anos: 30 a 150ng/mL.
  - 4 a 8 anos: 130 a 600ng/mL.
  - 9 a 11 anos: 200 a 1.100ng/mL.
  - 12 a 15 anos: 400 a 2.300ng/mL.
  - 16 a 20 anos: 800 a 2.550ng/mL.
  - 21 a 40 anos: 800 a 3.300ng/mL.
  - 41 a 50 anos: 500 a 1.800ng/mL.
  - 51 a 80 anos: 200 a 1.500ng/mL.

É o marcador fisiológico da função androgênica da suprarrenal. Por ser um androgênio quase que exclusivamente de origem suprarrenal (90% a 95%) e produzido em grandes quantidades em relação aos outros esteroides adrenais, é de grande valor na identificação dessa glândula como provável fonte do hiperandrogenismo. Portanto, diante de quadro moderado ou acentuado de hiperandrogenismo, as dosagens da testosterona e DHEA-S podem ser realizadas simultaneamente a fim de indicar o ovário, as suprarrenais ou ambos como a fonte da produção anormal, embora um raciocínio clínico bem elaborado aponte a suprarrenal, caso a testosterona esteja normal (se não for uma fonte, só pode ser a outra).

Voltemos novamente à mulher como instrumento de dosagem biológica. A pele, mais especificamente a unidade pilossebácea, é um marcador biológico específico da atuação androgênica. Conforme mencionado anteriormente, existe uma óbvia correlação entre graus progressivos de androgenização e níveis séricos crescentes de testosterona ou DHEA-S. A experiência clínica mostrou (e isso pode ser comprovado pelos inúmeros exames que foram solicitados nessas eventualidades) que a imensa maioria dessas dosagens, em casos leves a moderados de hirsutismo e irregularidades menstruais, encontra-se normal ou ligeiramente aumentada (Figura 1.9). Se o resultado é sempre este, para que pedir um exame cujo resultado é previsível? Do mesmo modo, a conduta clínica será quase sempre a mesma, pois iremos, na maioria das vezes, atuar no órgão efetor (unidade pilossebácea), bloqueando o receptor androgênico ou inibindo a 5α-redutase, não importando se esse excesso de androgênio venha da suprarrenal ou do ovário. Ora, se na maioria das vezes não vamos bloquear o ovário ou a suprarrenal com pílula anticoncepcional ou corticoide, qual a importância prática de saber a origem exata do androgênio?

Existe, entretanto, uma situação em que o DHEA-S deve ser solicitado. Referimos-nos às pacientes que desejam engravidar e nas quais não sabemos se os discretos sinais de hiperandrogenismo são devidos à forma adulta (ou de manifestação tardia) de uma hiperplasia congênita da suprarrenal. Nesses casos especiais, a confirmação do diagnóstico possibilitará um tratamento precoce com corticoide durante a gravidez, a fim de evitar que um eventual concepto do sexo feminino nasça com virilização da genitália externa.

Se, contudo, a paciente se apresenta com amenorreia e/ou sinais acentuados de hiperandrogenismo ou virilização, as dosagens serão obrigatórias, pois é imperioso identificar se o provável tumor é de origem ovariana ou suprarrenal. Pela sua experiência, você já percebeu que essas são patologias extremamente raras. Provavelmente, você passará a vida inteira sem ter a oportunidade de fazer um diagnóstico deste.

O que quero dizer com isso? Que não há necessidade de solicitar essas dosagens na grande maioria das vezes, pois o diagnóstico está literalmente na cara (oleosidade, espinhas e pelos). Prescreva logo a medicação. Deixemos esses exames para os casos mais “cabeludos”, em que haja sinais de virilização, associados ou não a distúrbios menstruais.

De-hidroepiandrosterona

- **Método:** radioimunoensaio.
- **Valores de referência:**
  - Criança: 0,5 a 3,5ng/mL.
  - Adulto: 0,5 a 6ng/mL.

Não é necessária sua dosagem. Basta dosar o DHEA-S, que é quase que exclusivamente produzido pela suprarrenal e encontra-se em quantidades muito maiores no plasma, o que aumenta a sensibilidade da dosagem.

Androstenediona

- **Método:** radioimunoensaio.
- **Valores de referência:**
  - Pré-puberal: 0,4 a 2,0ng/mL.
  - Mulher: 0,4 a 3,0ng/mL.

Ainda não encontrei quem pudesse explicar-me a necessidade de dosar esse hormônio. E como gostam de dosar! Ele é produzido em partes iguais pelas suprarrenais e pelos ovários. Se assim são produzidos, qual a importância de dosá-los nos estados hiperandrogênicos? Em que irá contribuir para o esclarecimento do quadro? Se a androstenediona estiver aumentada, permanecerá a dúvida: de onde vem este excesso? Iremos cair fatalmente nas dosagens de testosterona e do DHEA-S.

Cortisol

- **Método:** quimioluminescência automática.
- **Valor de referência:** 5 a 25μg/dL.

Amostra retirada às 8h00.

Importante na investigação de casos suspeitos de síndrome de Cushing, hiper ou hipofunção da suprarrenal.

Outras dosagens menos utilizadas na prática clínica, bem como testes de supressão e estimulação que podem ajudar no esclarecimento de alguns casos mais raros, não serão aqui abordadas. O colega deverá consultar os livros de texto clássicos.

Densitometria óssea

A medida da massa óssea por aparelhos de dupla emissão de raios X nos informa, com grande precisão e confiabilidade, o grau de mineralização óssea, permitindo um diagnóstico precoce de osteopenia ou osteoporose.

Entretanto, o conceito de osteoporose evoluiu de um simples critério de baixa massa mineral óssea para uma mais ampla consideração de força óssea, baseada tanto na quantidade como na qualidade. A nova definição de osteoporose, emitida pela Conferência de Consenso do National Institutes of Health no ano 2000, é referida como:

> Uma desordem esquelética caracterizada por comprometimento da resistência óssea, predispondo o indivíduo a um risco aumentado de fratura. Resistência óssea, primariamente, reflete a integração entre qualidade óssea e densidade mineral óssea.

Este conceito emergiu da observação de que pequenos incrementos da massa óssea, obtidos pelos medicamentos antirreabsortivos disponíveis, promovem uma nítida diminuição do número de fraturas, sugerindo fortemente que esse resultado não se explica somente pelo aumento da densidade mineral óssea. A qualidade do osso é tão importante quanto a quantidade, e este fato limita um pouco o valor da densitometria óssea, que avalia apenas a quantidade.

Existem critérios para indicação da densitometria óssea, e inúmeras entidades e sociedades internacionais os divulgam como uma orientação básica.

A Sociedade Brasileira de Densitometria Clínica estabeleceu como diretriz para orientar quando ela deve ser solicitada em pacientes do sexo feminino:

- Mulheres com idade ≥ 65 anos.
- Mulheres na pós-menopausa, ainda que < 65 anos, com fatores de risco para osteoporose. São eles:
  - Evidência radiográfica de osteopenia ou deformidade vertebral.
  - Perda de altura, cifose torácica.

Fatores de risco maiores:

- Anorexia nervosa.
- Síndromes disabsortivas.
- Hipogonadismo.
- Insuficiência renal crônica.
- Imobilização prolongada.
- Síndrome de Cushing.
- Hiperparatireoidismo.
- Em uso prolongado de corticoide.
- Menopausa antes dos 45 anos de idade.
- História pessoal de fratura espontânea ou em parentes de primeiro grau.
- Amenorreia primária.
- IMC < 19.
- Hiperparatireoidismo.

Por tratar-se de um exame relativamente caro, deve ser restrito a essas circunstâncias mencionadas.

A realidade, entretanto, não é esta. Existe um exagero na solicitação da densitometria óssea, que pode ser reduzida consideravelmente, se conhecermos bem a fisiologia óssea e a fisiopatologia da osteoporose.

Antes de tudo, devemos ter em mente que, quando o osso sadio se torna osteoporótico, ele é primariamente uma vítima de circunstâncias adversas. Não se trata de uma doença própria do osso, nem de uma resposta anormal a estímulos e influências externas. Mesmo na osteoporose avançada, ele é formado por uma matriz de colágeno normalmente constituída e completamente mineralizada. Ocorre apenas muito pouco de cada.

Sabemos que a construção da massa óssea se faz a partir da vida intrauterina e da infância, através de uma dieta rica em cálcio e exercícios físicos. Por ocasião da puberdade, em virtude do aparecimento dos esteroides sexuais, ocorre grande incremento da massa óssea, até atingir o pico, por volta dos 30 a 35 anos de idade, que coincide também com o pico de atividade física e sexual. A partir dessa idade, geralmente ocorre um arrefecimento dessas atividades, e não há mais necessidade de um osso tão resistente. Inicia-se então um discreto declínio da massa óssea, que irá acentuar-se dramaticamente após a menopausa. O osso cortical começa a perder cerca de 0,3% a 0,5% de sua massa a cada ano até a menopausa e, a partir daí, perde cerca de 2% a 3% ao ano nos próximos 8 a 10 anos. Com relação ao osso trabecular, a perda é inicialmente lenta, semelhante à que ocorre no homem, mas, a partir da menopausa ou do momento em que a função ovariana é suprimida, ocorre uma perda rápida, de cerca de 4% a 8% ao ano, que se estende pelos próximos 6 a 8 anos. Em seguida, a perda desacelera e se assemelha novamente à do homem. Esta é a história natural do osso, e que pôde ser acompanhada graças, exatamente, às medidas acuradas obtidas pelos aparelhos de densitometria.

Essas medidas foram repetidas e confirmadas em todo o mundo, de maneira que nos permite deduzir com segurança, sem o auxílio da densitometria, que uma paciente de 60 anos de idade, menopausada há 10 anos e sem reposição hormonal, já pode ter perdido cerca de 20% a 30% de sua massa óssea, ou talvez mais, se for uma paciente de risco elevado para osteoporose.

Se conhecermos esses fatos e considerarmos que a osteoporose tipo I (pós-menopausa) é o tipo mais frequente, e é especificamente provocada pela perda do estímulo estrogênico, o raciocínio lógico é que, se iniciarmos a reposição hormonal nos primeiros sinais da falência ovariana, não haverá perda significativa de massa óssea. É exatamente por esse motivo que a TH é considerada a primeira opção no tratamento da osteoporose e superior a todos os outros fármacos, pois atua diretamente na causa. Frisemos: osteoporose tipo I é devida à falência estrogênica; se não houver deficiência estrogênica, não haverá osteoporose tipo I. Isso quer dizer simplesmente que a densitometria não é obrigatória para todas as mulheres no climatério. Pacientes que não apresentam fatores de risco para osteoporose e que estão em uso de terapia de reposição hormonal (TRH) não necessitam desse exame. Segundo Robert Lindsay, um dos grandes estudiosos do assunto, a densitometria óssea estará indicada somente quando a decisão clínica for influenciada pela informação obtida.

Ultrassonografia

A grande indicação desse exame em endocrinologia ginecológica, excetuando-se naturalmente seu fundamental papel na fertilização assistida, está na avaliação do sangramento uterino anormal, em que, pela exclusão de uma causa orgânica, aponta matematicamente para uma causa hormonal. Outra situação em que pode ser útil é na suspeita de endometriose ou endometrioma ovariano. É também de grande valia na confirmação da síndrome do folículo luteinizado não roto (LUF), quando, paralelamente, se constatam os sinais clínicos da ação da progesterona através da temperatura basal ou da dosagem da progesterona plasmática e, à ultrassonografia, não se identificam a rotura folicular e a subsequente formação do corpo lúteo.

Embora solicitada quase que automaticamente para firmar um diagnóstico de ovários policísticos, a ultrassonografia é totalmente dispensável nesses casos, pois irá simplesmente confirmar o que a história clínica, o exame físico e o teste do progestogênio já nos apontaram.

Um recurso que ampliou enormemente a eficiência diagnóstica da ultrassonografia foi a introdução de um meio líquido na cavidade uterina (hidro-histerossonografia). A técnica é extremamente simples e, embora existam no comércio *kits* com sonda, seringa e contraste descartáveis, ela pode ser realizada com uma sonda uretral de recém-nascido e uma seringa com soro fisiológico ou água bidestilada. Em razão da finura e maleabilidade da sonda, não há necessidade de pinçar o colo do útero, o que diminui muito o incômodo para a paciente. Basta firmar a sonda com a pinça de Scheron, deixando aproximadamente 2cm de sua extremidade livres, e introduzi-la através do canal cervical, para que ela ache naturalmente seu caminho até a cavidade. A presença do líquido na cavidade irá fornecer um excelente meio de contraste, idêntico ao contraste iodado utilizado na histerossalpingografia. Dessa maneira, o diagnóstico de anormalidades estruturais, como pólipos, miomas submucosos, aderências e septos, torna-se tão apurado quanto pela histeroscopia, podendo ser utilizada em qualquer local que disponha de um aparelho de ultrassom e tornando-se menos dispendiosa para a paciente (Figura 1.10).

Widrich e cols., no maior estudo publicado até 1996, examinaram 113 pacientes com sangramento anormal utilizando, simultaneamente, a histeroscopia e a hidrossonografia e compararam os resultados. Um fato surpreendente, que chamou a atenção dos autores, foi que a hidrossonografia mostrou-se mais sensível do que a histeroscopia na detecção de hiperplasia endometrial, comprovada pela histopatologia. Ela se igualou à histeroscopia na detecção de miomas submucosos e, adicionalmente, foi capaz de avaliar a parede uterina e determinar o componente intramural do mioma submucoso e localizar outros miomas intramurais. Informações importantes foram também obtidas pela avaliação dos anexos

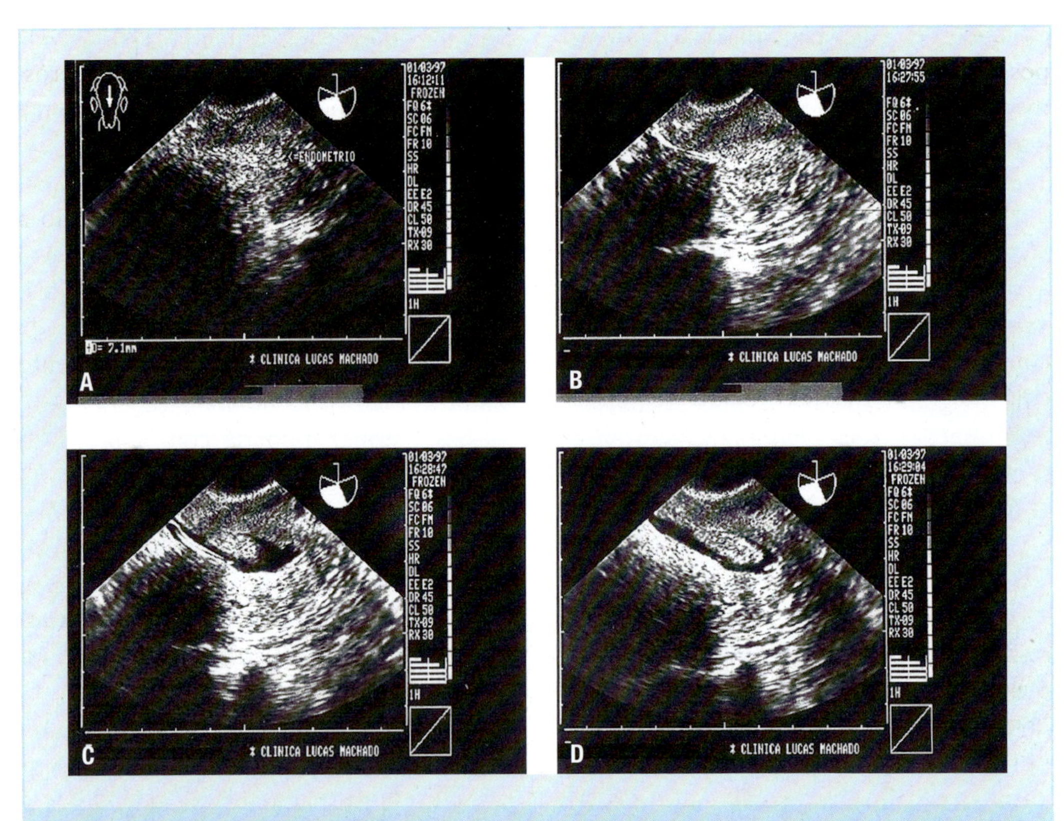

Figura 1.10 A Endométrio aparentemente normal. **B** Extremidade da sonda uretral entrando na cavidade. **C** Imagem da sonda e de um pólipo endometrial. **D** Pólipo isolado.

(Comparison of saline infusion sonography with office hysteroscopy for evaluation of the endometrium. Am J Obstet Gynecol 1996; 174:1327-34).

O perigo da ultrassonografia reside no grande número de mulheres desnecessariamente ooforectomizadas devido ao achado ocasional de um cisto funcional do ovário. É bom lembrar que os cistos funcionais são unilaterais, uniloculares, com até 8cm de diâmetro, e ocorrem em mulheres na idade reprodutiva e regridem espontaneamente em 2 meses após o achado. O conhecimento dessas características dos cistos funcionais, cujo mais frequente é o cisto folicular, irá limitar a cirurgia a apenas 30% dos cistos de ovário detectados, pois 70% deles são funcionais e certamente regredirão ou diminuirão. Os que persistirem ou aumentarem certamente não são funcionais e deverão ser retirados.

O mesmo pode ser dito em relação às inúmeras histerectomias executadas, em decorrência de um simples achado ultrassonográfico de um mioma intramural ou subseroso assintomático. Para quem quiser operar, especialmente por meio da videolaparoscopia, trata-se de uma bela oportunidade. Para aqueles que procuram fazer uma ginecologia ética e séria, melhor não fazer nada, apenas acompanhar, pois não se deve tratar o mioma em si, mas o que este mioma está fazendo com a paciente. Se não estiver fazendo nada, não faremos nada com ele. Mais uma vez, é absolutamente imprescindível um sólido conhecimento da clínica, da fisiologia e da fisiopatologia para que possamos extrair os benefícios dos diversos métodos propedêuticos, sem comprometer a saúde ou as economias da paciente.

Laparoscopia

É um excelente recurso cirúrgico, com várias possibilidades terapêuticas, porém, como método propedêutico, limita-se praticamente à investigação do fator peritoneal na infertilidade feminina, aqui incluída a endometriose.

Histeroscopia

À semelhança da laparoscopia, tem muito mais indicações, e vantagens, no tratamento cirúrgico das patologias uterinas do que na propedêutica. Sem dúvida, é um método que diagnostica com precisão patologias da cavidade uterina, como anomalias de desenvolvimento dos canais de Müller, pólipos endometriais, miomas submucosos e atrofia da mucosa endometrial. Essas patologias, no entanto, podem ser identificadas, com a mesma precisão, por outros métodos mais simples, menos onerosos e disponíveis em centros de poucos recursos técnicos, como a histerossalpingografia e a ultrassonografia endovaginal ou, melhor ainda, a hidrossonografia. A ultrassonografia, com ou sem contraste hídrico, possibilita também a identificação de outras patologias não cavitárias, como miomas intramurais, patologias anexiais, adenomiose (nem sempre) e espessamento do endométrio. Tenha cuidado ao mencionar um achado de hiperplasia do endométrio por qualquer desses métodos de imagem, pois ela é um diagnóstico histopatológico. Não tenhamos tanta pretensão; espessamento do endométrio já está de bom tamanho. Da mesma maneira, não podemos diagnosticar hiperplasia de endométrio pela simples visualização histeroscópica. Aliás, o espessamento do endométrio é mais seguramente identificado pela ultrassonografia do que pela histeroscopia. O primeiro método mede com precisão a espessura em milímetros, enquanto o outro apenas sugere, pois está tendo uma visão superficial. Obviamente, após identificada uma patologia da cavidade, o tratamento cirúrgico deve ser realizado, preferencialmente, por via histeroscópica.

Colpocitologia funcional

Por tratar-se de excelente método de dosagem biológica, pode substituir, com vantagens, a dosagem radioimunológica do estradiol sérico na prática clínica, pois nos fornecerá a medida direta da resposta do órgão efetor. Mais importante do que quantificar o hormônio circulante no plasma é verificar sua ação específica nos órgãos-alvo, pois a mesma quantidade de hormônio encontrada no plasma pode provocar respostas diferentes em indivíduos diferentes, dependendo do metabolismo periférico e do número de receptores hormonais presentes nos núcleos das células do epitélio vaginal. Entretanto, as mesmas informações obtidas por meio da colpocitologia poderão ser obtidas por métodos mais simples e menos onerosos, como a cristalização e a filância do muco cervical (*spinbarkeit*), que seguem fielmente a curva do índice de eosinofilia e cariopicnose. Lembre-se também que o teste do progestogênio positivo nos informa da presença de níveis estrogênicos, no mínimo, iguais aos da fase proliferativa média.

O que desejo enfatizar é que, embora a colpocitologia funcional seja um ótimo método de avaliação endócrina, seu emprego pode ser dispensável na clínica de consultório. Deverá ficar restrito aos casos suspeitos de puberdade precoce, onde se deseja afastar uma pubarca ou telarca precoce, quando em tais circunstâncias mostraria um esfregaço vaginal atrófico, correspondendo à idade cronológica e aos casos de puberdade precoce verdadeira, para monitorar se a resposta terapêutica do bloqueio da hipófise é adequada.

Biópsia de endométrio

À semelhança da colpocitologia funcional, presta-se como excelente método de dosagem biológica. Já foi dito que o ovo se implanta no endométrio, e não na progesterona plasmática. A afirmação jocosa faz sentido por chamar a atenção para o órgão ao qual toda a função lútea se destina. De nada adianta encontrar níveis plasmáticos de progesterona normais, se ela não for capaz de induzir uma resposta secretora adequada. Nesse sentido, a biópsia nos poderá revelar inclusive os raros casos cujo defeito básico é a deficiência de receptores de progesterona nas células endometriais, quando níveis normais de progesterona estiverem associados a uma resposta secretora incompleta. A biópsia deverá se feita, de preferência, 2 a 3 dias antes da data provável da menstruação, calculada pela análise da temperatura basal e confirmada pelo início do sangramento menstrual 2 a 3 dias após a coleta. O material deverá ser obtido na parede anterior ou posterior da região fúndica, utilizando-se uma cureta de aspiração plástica e maleável, e analisado pelos critérios de datação do endométrio estabelecidos por Noyes e cols. ou modificados por Dallembach. Nessas condições, toda a função esteroidogênica do corpo lúteo estará refletida no padrão histológico do endométrio. Se houver uma defasagem de 2 dias ou mais em relação à data esperada, isto é, se o material coletado 2 dias antes da regra corresponder a um endométrio do 22º ou 23º dia de um ciclo padrão de 28 dias, estará caracterizada uma insuficiência lútea (veja o tópico *Insuficiência lútea*, no Capítulo 2).

Mamografia

Pela grande importância e recentes questionamentos, o tema é abordado como adendo na última parte do texto *Hormônios e câncer de mama – Reflexões* (incluído nesta terceira edição).

2 Visão Unitária da Fisiopatologia Ovariana

INTRODUÇÃO

A ovulação constitui o epifenômeno da fisiologia reprodutiva e tem como objetivo final a perpetuação da espécie. Para que ela aconteça, é necessária uma função ovariana adequada, na qual a ovulação e a secreção de esteroides sexuais ocorram de maneira regular, pulsátil e finamente sincronizada. Esses eventos dependerão da presença de uma população folicular adequada, que obedecerá a estímulos específicos de outros centros que integram o chamado eixo C-H-H-O (Figura 2.1).

Esse eixo, por sua vez, é modulado e sincronizado por delicados mecanismos de interação, que envolvem emoções; neurotransmissores como dopamina, noradrenalina, serotonina, GABA, endorfinas e outros menos importantes; fatores liberadores ou inibidores hipotalâmicos, como GnRH, TRH, PIF; hormônios hipofisários, como gonadotrofinas, prolactina, ACTH, TSH, GH; insulina, IGF-I e IGF-II; proteínas car-

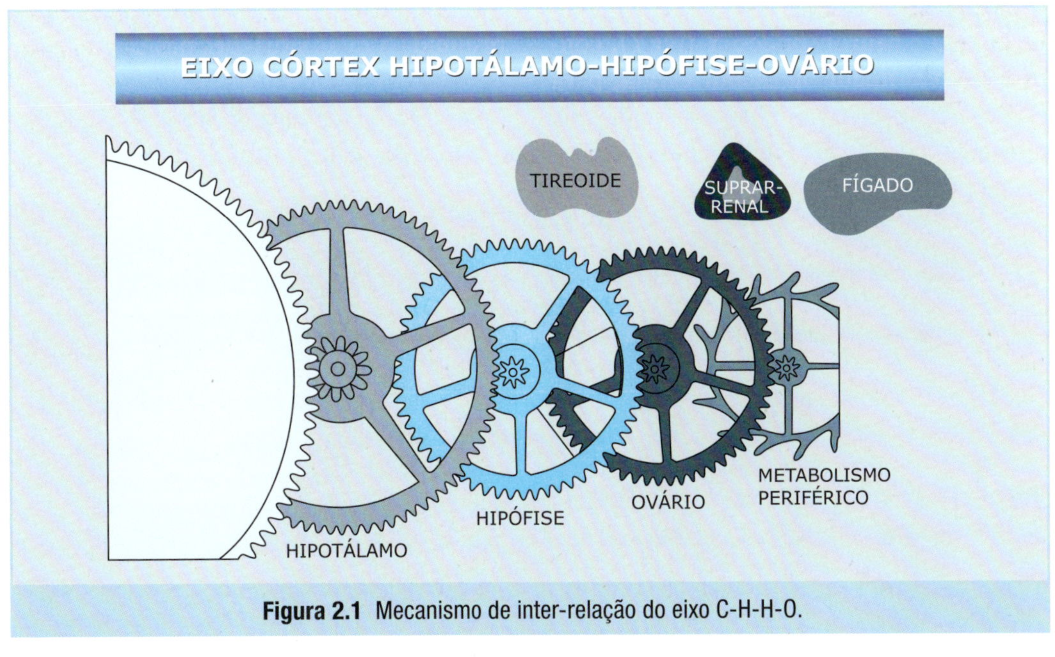

Figura 2.1 Mecanismo de inter-relação do eixo C-H-H-O.

readoras tipo SHBG e IGFBP-1; esteroides ovarianos e da suprarrenal; enzimas específicas que atuam em cada passo da esteroidogênese; receptores hormonais; proteínas adaptadoras específicas de cada tecido, e que atuarão como coativadoras ou correpressoras nos "fatores de ativação de transcrição" (TAF-1 e TAF-2); prostaglandinas; relações intrácrinas, autócrinas e parácrinas mediadas por diversos fatores de crescimento e de transformação; activinas e inibinas; citocinas, além de uma adequada função hepática e de um peso corporal próximo do ideal, não muito magro, nem muito gordo. Veja como (na teoria) é complicado ovular!

Essa enorme lista de fatores que interferem, direta ou indiretamente, na função do eixo reprodutivo é certamente incompleta. Muitos não foram citados, e outros tantos não foram ainda identificados. À medida que as ciências básicas forem avançando, novos conhecimentos da fisiologia reprodutiva serão incorporados e novos mecanismos de atuação serão descritos. Por exemplo, fatores que regulam o apetite, o metabolismo e a distribuição das gorduras, como leptinas, polimorfismos da proteína G, grelina e neuropeptídeo Y (NPY), contribuem, em maior ou menor escala, para favorecer, desencadear ou perpetuar uma disfunção do eixo C-H-H-O.

Uma alteração em qualquer desses elementos poderá resultar na função inadequada do eixo, levando a secreção inadequada dos esteroides, com eventuais manifestações clínicas, como insuficiência lútea, anovulação, distúrbios menstruais, amenorreia, hiperandrogenismo, hiperprolactinemia etc.

É importante salientar que as funções específicas do ovário – ovulação e secreção – não são independentes ou autônomas. Ao contrário, são absolutamente integradas e coordenadas, pois para que ocorra a ovulação será necessária a secreção do estradiol pelo folículo dominante em um momento preciso, em quantidades e duração adequadas, que possibilitem, por meio dos mecanismos de *feedback*, a liberação do pico ovulatório do LH. É, portanto, o folículo dominante – mais precisamente, o estradiol por ele secretado – que irá reger a sincronização do ciclo reprodutivo. Da mesma maneira, não ocorrendo a ovulação, não haverá secreção adequada da progesterona (Figura 2.2).

Essa visão unitária é fundamental porque delimita e simplifica a compreensão da fisiopatologia da reprodução, que estará resumida a duas situações básicas:

1. Secreção inadequada de esteroides, representada pela insuficiência lútea.

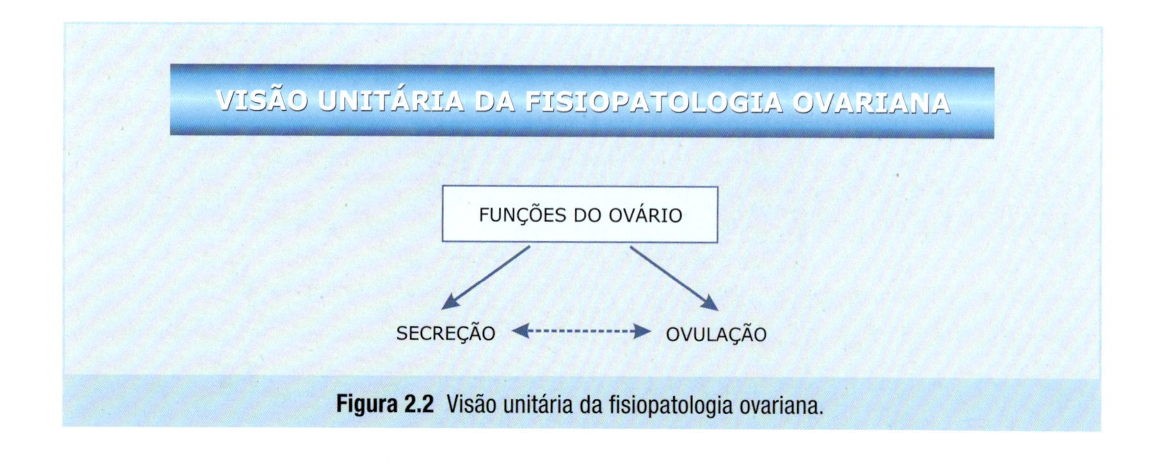

Figura 2.2 Visão unitária da fisiopatologia ovariana.

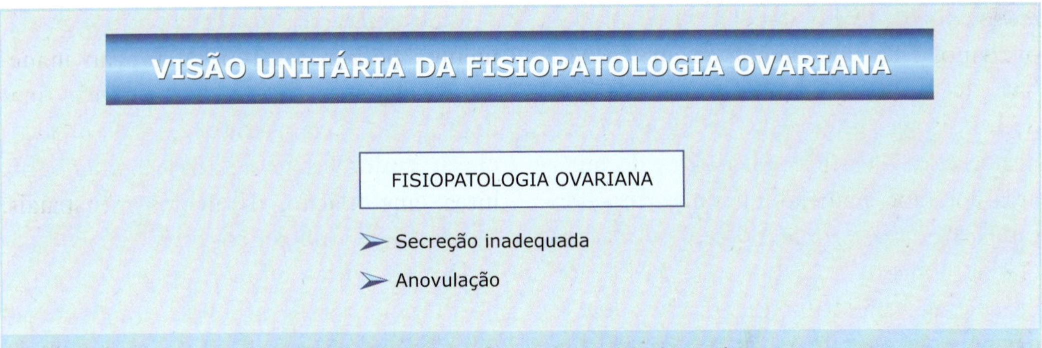

VISÃO UNITÁRIA DA FISIOPATOLOGIA OVARIANA

FISIOPATOLOGIA OVARIANA

- Secreção inadequada
- Anovulação

Figura 2.3 Visão unitária da fisiopatologia ovariana.

2. Anovulação, aqui incluída a discutível síndrome de LUF (*luteinized unruptured follicle*) (Figura 2.3).

Se tomarmos, por exemplo, uma mulher com ciclos ovulatórios regulares e criarmos artificialmente uma elevação progressiva da prolactina, por meio da administração de sulpirida, ou a submetermos a uma atividade física intensa e prolongada, ou a um regime drástico de perda de peso, ou ainda administrarmos doses suprafisiológicas de androgênios, veremos que ela iniciará um quadro de insuficiência lútea, evoluindo para anovulação, irregularidades menstruais e, finalmente, para a amenorreia (Figura 2.4).

Esses quadros representam as etapas evolutivas de um mesmo processo fisiopatológico: o bloqueio progressivo da função ovariana, que irá interferir, em grau maior ou menor, com a adequada sincronização e função do eixo C-H-H-O.

O quadro clínico, qualquer que seja a causa, será proporcional à intensidade do bloqueio e, com exceção da insuficiência lútea, na qual a ovulação está implícita, o denominador comum a todos é a anovulação crônica, que se irá expressar, morfologicamente, pela presença de ovários policísticos.

A anovulação crônica, por sua vez, poderá apresentar-se com várias roupagens, dependendo da ótica sob a qual é focalizada.

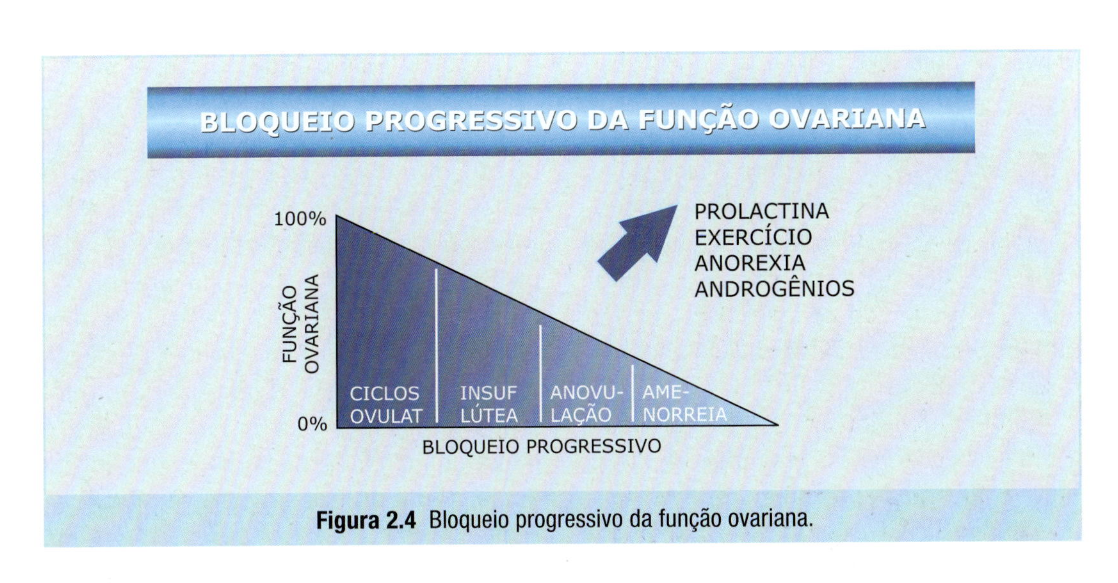

Figura 2.4 Bloqueio progressivo da função ovariana.

Assim, poderá manifestar-se com o rótulo de anovulação, de oligomenorreia, de amenorreia, de hirsutismo ou hiperandrogenismo, de hemorragia uterina disfuncional, de síndrome(?) dos ovários policísticos, de hiperprolactinemia ou de infertilidade. Isso deve ficar bem claro, porque todos esses quadros, que são tratados em textos e congressos médicos como se fossem entidades nosológicas distintas, são, na realidade, enfoques diferentes de um mesmo fenômeno, a anovulação crônica. É exatamente essa diversidade de rótulos e capítulos que confunde muitos colegas, levando-os à falsa impressão de que a fisiopatologia endócrina é ampla e complicada.

Tendo em mente que os títulos dos tópicos subsequentes referem-se a aspectos específicos de uma mesma situação clínica, o que já nos antecipa o fato de que as causas também são as mesmas, variando somente a intensidade, abordaremos a sequência do bloqueio progressivo da função ovariana, conforme ilustrado na Figura 2.4.

INSUFICIÊNCIA LÚTEA

Sob a ótica da visão unitária da fisiopatologia ovariana, a insuficiência lútea é a manifestação mais discreta ou inicial das disfunções que levam a um bloqueio progressivo da função ovariana. O que é difícil na clínica é estabelecer com segurança o diagnóstico de uma síndrome recorrente, com repercussões na capacidade reprodutiva da paciente, e não confundi-la com uma variável biológica, que ocorre esporadicamente, sem contudo comprometer sua fertilidade, à semelhança de um ciclo anovulatório esporádico.

Embora descrita em 1949 por Georgeanna Seegar Jones, permanece, ainda hoje, como uma síndrome controversa e questionável. Por exemplo, se avaliarmos o endométrio de pacientes comprovadamente férteis, pelos critérios clássicos de Noyes, Hertig e Rock para identificar a data do ciclo, encontraremos uma incidência de endométrios defasados semelhante à verificada entre as pacientes ditas portadoras de insuficiência lútea. Do mesmo modo, pacientes submetidas a tratamento hormonal a fim de preparar o endométrio para receber oócitos doados podem apresentar, à biópsia, endométrios tipicamente defasados e excelentes índices de gestação. Mais ainda, em pacientes que foram submetidas a biópsia de endométrio durante a investigação da infertilidade e que, por coincidência, haviam engravidado naquele ciclo, o número de gestações a termo entre as que apresentavam o endométrio compatível com a data do ciclo e aquelas com o endométrio defasado foi semelhante.

Uma outra questão importante refere-se ao real impacto da síndrome nos casos de infertilidade e na perda gestacional recorrente. Até o momento, não foi possível demonstrar claramente que o tratamento tenha beneficiado as pacientes inférteis, aumentando o número de gestações; entretanto, nos casos de abortamento habitual, o tratamento parece resultar em um número maior de gestações a termo. O fato de não existirem estudos clínicos randomizados, placebo-controlados, que comprovem inequivocamente a eficácia do tratamento nos casos de infertilidade não exclui a possibilidade de tal ocorrência. A experiência clínica nos mostra, com certa frequência, casos que se arrastam sem solução durante anos em vários serviços e consultórios, cuja identificação da insuficiência lútea e seu tratamento são seguidos de gestação. Isso fala a favor da existência da síndrome, e o êxito terapêutico, embora cientificamente difícil de comprovar, sugere uma relação de causa e efeito.

Conceituação

Insuficiência lútea é definida como uma produção de progesterona e/ou estrogênios em quantidades ou duração inadequadas pelo corpo amarelo, para resultar na iniciação ou na manutenção da gravidez.

Alguns autores ampliam a definição de insuficiência lútea até os defeitos de origem uterina que resultam em prejuízo da interação do corpo lúteo com o endométrio. Nesses casos, uma vascularização inadequada do endométrio, ou anormalidades locais alterando a resposta endometrial normal, poderia ser provocada por presença de malformações uterinas (septos), pólipos, endometrites, miomas submucosos, sinéquias, o primeiro ciclo após o uso de danazol ou pílula anticoncepcional e a deficiência de receptores celulares de progesterona.

Incidência

A incidência relatada da insuficiência lútea é muito variável, dependendo de fatores como a natureza da população investigada e os métodos utilizados no diagnóstico. Os números mostram uma incidência relativamente baixa, se considerarmos a população infértil geral (3% a 7%), e alta (35% a 67%), se considerarmos as pacientes com quadro de abortamento habitual.

É importante acentuar que existem grupos de pacientes nos quais a insuficiência lútea é mais frequente e, portanto, devem ser considerados como grupos de risco, a saber:

1. Quadros de perda gestacional recorrente.
2. Pacientes tratadas com clomifeno e outros agentes indutores da ovulação.
3. Hiperprolactinêmicas.
4. Pacientes nos extremos da vida reprodutiva (pós-menarca e com mais de 35 anos de idade).
5. Pacientes em atividade física intensa e crônica (atletas).
6. Pacientes de baixo peso ou obesas.
7. Pacientes com esterilidade sem causa aparente (ESCA).
8. Pacientes com fase folicular longa ou curta.
9. Pacientes hiperandrogênicas de causa suprarrenal.
10. Pacientes submetidas a aspiração folicular para fertilização assistida.
11. Pacientes em uso de progestacionais orais ou estrogênios na fase lútea.
12. Portadoras de tetralogia de Fallot.
13. Portadoras de endometriose.

Etiologia/fisiopatologia

O corpo lúteo é constituído fundamentalmente por células da granulosa luteinizadas e, portanto, uma continuação do folículo. Qualquer interferência na maturação folicular poderá resultar no desenvolvimento anormal da função lútea.

O FSH exerce várias ações no desenvolvimento folicular que são fundamentais para a posterior função do corpo lúteo:

- Em sinergismo com o estradiol, induz a proliferação das células da granulosa do folículo, que se transformarão, após a ovulação, nas células granulosa-luteínicas produtoras de estrogênios e progesterona do corpo lúteo.
- Estimula a síntese de seu próprio receptor na membrana das células da granulosa.
- É responsável pela indução das aromatases, que transformam androgênios em estrogênios.
- Estimula a síntese dos receptores de prostaglandinas, prolactina, androgênios, estrogênios e, o que é importantíssimo, receptores de LH nas células da granulosa.

Assim, uma secreção inadequada de FSH resultaria em uma estimulação inadequada das células da granulosa, uma síntese inadequada de receptores de FSH e LH nas células da granulosa e uma indução inadequada das aromatases e, consequentemente, menor produção de estradiol.

Uma secreção inadequada de LH, por sua vez, causaria menor secreção de androstenediona e testosterona pelas células da teca interna e do estroma ovariano e, consequentemente, menos substratos para a aromatização. A produção de um pico inadequado de LH poderia ser insuficiente para induzir o ato físico da ovulação ou, alternativamente, causar uma luteinização inadequada das células da granulosa, resultando na secreção inadequada de progesterona. A secreção pulsátil e a estimulação do LH durante a segunda fase são também necessárias para a função do corpo lúteo até a fase lútea média e, depois, para provocar a dessensibilização (*down regulation*) de seus receptores, como mecanismo de controle da regressão do corpo amarelo. Portanto, uma secreção inadequada de FSH, uma resposta defeituosa das células da granulosa, um pico insuficiente de LH ou uma secreção de LH deficiente na segunda fase podem resultar na formação ou na função inadequada do corpo lúteo.

Diagnóstico clínico

Frequentemente assintomática, a insuficiência lútea deve ser suspeitada em pacientes inférteis (especialmente nas que apresentam história de abortos recorrentes), pacientes com ciclos curtos devido à diminuição da segunda fase do ciclo (11 dias ou menos) e nas pacientes referidas anteriormente como grupo de risco.

Diagnóstico complementar

A função do corpo lúteo é tradicionalmente avaliada pela curva da temperatura basal, pela dosagem da progesterona plasmática e pela biópsia do endométrio.

Apesar de a avaliação histológica seguindo os critérios de Noyes, Hertig e Rock ser considerada o padrão-ouro nos últimos 65 anos, ela não avalia completamente a função endometrial. Recentes conhecimentos da biologia molecular do endométrio, associados aos avanços da ultrassonografia pélvica, oferecem novas estratégias para o estudo do endométrio e a mensuração de sua capacidade funcional. Acumulam-se evidências de que o endométrio pode exibir um comportamento aberrante, não correlacionado com uma defasagem histológica, levando à diminuição da fertilidade. Esses defeitos potenciais passam geralmente despercebidos, devido à falta de marcadores apropriados, e podem ser responsáveis por um percentual razoável de casais com infertilidade inexplicável.

São promissores os estudos sobre os marcadores bioquímicos da fase lútea. A imuno-histoquímica fornece instrumentos que avaliam a presença de proteínas endometriais específicas, entre elas as integrinas e a PEP (proteína endometrial dependente da progesterona), também conhecida como proteína placentária 14, que podem ser detectadas no plasma, possibilitando uma maneira fácil e não invasiva de avaliar o desenvolvimento do endométrio.

Em outra linha, pesquisadores que trabalham na área da fertilização assistida têm procurado estabelecer relação entre espessura endometrial medida pela ultrassonografia transvaginal e índices de fertilização, mas ainda não existe consenso sobre a espessura mínima que possibilite a implantação normal.

Temperatura basal

A temperatura basal fornece dados importantes, mas não conclusivos. Níveis de progesterona > 4ng/mL são capazes de provocar elevação máxima da temperatura sem provocar, entretanto, resposta endometrial adequada. Contudo, uma curva térmica mostrando uma segunda fase com duração inferior a 12 dias, uma elevação lenta, uma queda precoce e lenta ou uma segunda fase irregular com ascensões e quedas sem formar um platô alertam para o quadro. Seu registro gráfico é, entretanto, indispensável na monitorização da época em que deverá ser praticada a biópsia do endométrio, bem como na orientação do início da terapia com progesterona e na avaliação de sua resposta.

Dosagem da progesterona

A dosagem da progesterona plasmática, embora preferida por muitos, apresenta inúmeras falhas. Em que pese a denominação do quadro referir-se à produção inadequada de progesterona, sua dosagem, em amostra única ou múltipla, não se presta para o diagnóstico de certeza. Podem ser detectadas diferenças estatísticas entre grupos de pacientes normais e com deficiência lútea, mas são absolutamente questionáveis em casos individuais.

A própria secreção padrão da progesterona em um ciclo normal é representada por uma curva parabólica e, por conseguinte, uma, duas ou três dosagens não indicam que o hormônio atuou adequadamente no momento, na quantidade e na duração ideal para produzir uma resposta endometrial satisfatória. Também não irá identificar aqueles quadros cuja deficiência é de receptores de progesterona no endométrio.

Mais importante, a secreção da progesterona se faz de maneira pulsátil, obedecendo aos pulsos do LH. No curto espaço de 1 hora, no período de maior atividade funcional do corpo lúteo, ela poderá variar entre 6 e 35ng/mL, ou seja, uma mesma paciente, em um mesmo dia, poderá ser rotulada como portadora de grave insuficiência lútea ou absolutamente normal, dependendo do momento em que foi coletado o sangue (Figura 2.5).

Vale repetir que o ovo se implanta no endométrio, e não no plasma.

Biópsia de endométrio

Ainda é considerado o melhor método para o diagnóstico. Foi através da biópsia do endométrio que Seegar Jones descreveu pela primeira vez o quadro de insuficiência lútea. Ela representa uma dosagem biológica de altas especificidade e confiabilidade, pois, afinal de contas, é sobre o endométrio que a atividade do corpo lúteo se manifesta, e é nele que o ovo se implantará. De nada adianta encontrar níveis normais de progesterona plasmática, se eles não forem capazes de induzir uma resposta secretora adequada. Pela biópsia, poderemos também identificar os casos em que o defeito básico é a deficiência de receptores de progesterona nas células endometriais, bem como as respostas inadequadas decorrentes de causas orgânicas locais.

Classicamente, a biópsia deve ser praticada ambulatorialmente, 2 a 3 dias antes da data prevista da menstruação, calculada pela análise da temperatura basal ou pela ultrassonografia transvaginal, e confirmada pelo início da regra, 2 a 3 dias depois. A rigor, deveríamos reter o material até o início da perda menstrual, para podermos nos certificar de que ele foi realmente coletado na época programada, e então enviá-

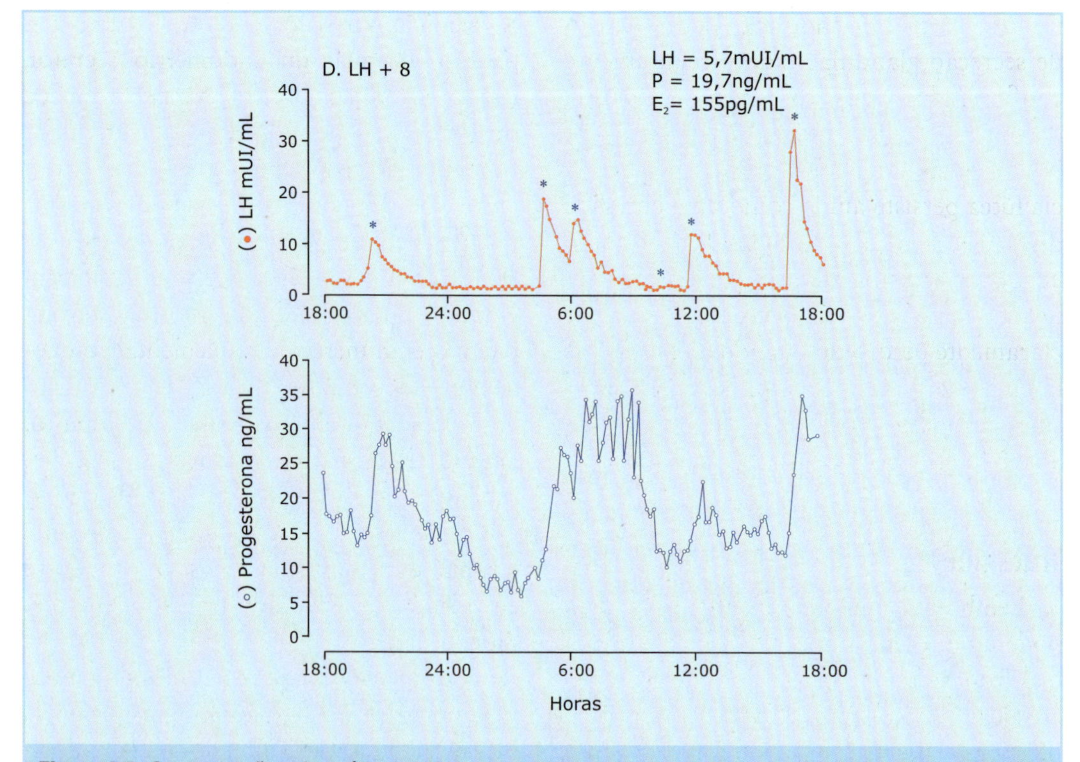

Figura 2.5 Concentrações plasmáticas de LH e progesterona durante 24 horas, coletadas a cada 10 minutos de intervalo, no oitavo dia após o pico de LH (fase lútea média). A cada pulso de LH, segue-se um pulso de progesterona. (Filicori et al. J Clin Invest June 1984; 73:1638-47.)

-lo à histopatologia. O material deverá ser retirado da parede anterior ou posterior da região fúndica do útero (onde as alterações secretoras são mais evidentes), colocado em fixador e analisado segundo os critérios de Noyes, Hertig e Rock. Nessas condições, toda a função esteroidogênica do corpo lúteo estará refletida no padrão histológico do endométrio. Se houver uma defasagem de 2 dias ou mais em relação à data esperada, isto é, se o exame do material coletado 2 dias antes da regra corresponder a um endométrio do 22º ou 23º dia de um ciclo padrão de 28 dias, estará caracterizada a insuficiência lútea.

Pessoalmente, prefiro praticar a biópsia nas 12 primeiras horas do início da menstruação. Esse procedimento facilita a identificação da fase do ciclo, pois corresponderá seguramente ao último dia deste, e o padrão histológico do endométrio ainda não se encontra suficientemente alterado pela necrobiose e a descamação inicial, a ponto de impedir uma boa e confiável avaliação do mesmo. O achado de glândulas em fase de secreção inicial ou média e a presença de vacúolos infranucleares junto a glândulas com secreção avançada ou já esgotadas caracterizam com segurança a defasagem do endométrio. A não identificação de outros parâmetros, como infiltração leucocitária, edema do estroma e reação pseudodecidual, que seriam prejudicados pelo início da descamação, poderia fazer passar despercebido um quadro discreto de insuficiência lútea, porém um diagnóstico firmado pelo padrão misto de secreção glandular estaria seguramente confirmando o quadro e não necessitaria de um patologista afeito aos critérios de Noyes e cols. Aliás, se a própria insuficiência lútea persiste ainda como uma entidade discutível, a adesão a critérios sutis, como edema de estroma etc., só tornaria o diagnóstico mais questionável. Isso pode ser claramente percebido quando a revisão das lâminas pelo mesmo patologista, em ocasiões distintas, mostra uma concordância absoluta em apenas 24% dos casos.

Tratamento

Lembremos que uma insuficiência lútea poderá representar uma etapa inicial de um quadro que pode evoluir para anovulação crônica e amenorreia; portanto, em princípio, a investigação e o tratamento seriam semelhantes. Assim, uma paciente obesa deveria, antes de mais nada, chegar ao peso ideal. Uma paciente de baixo peso ou com sintomas sugestivos de uma bulimia ou anorexia nervosa deve ser tratada, multidisciplinarmente, por terapias adequadas. Se estiver sob estresse intenso ou exercícios físicos extenuantes, deverá modificar seus hábitos de vida. Um hipotireoidismo, uma hiperprolactinemia ou um hiperandrogenismo de origem suprarrenal implicam, necessariamente, o emprego de medicações específicas. Causas locais, como pólipos, miomas submucosos, septos uterinos e sinéquias endometriais, devem ser tratadas da maneira apropriada.

A insuficiência lútea propriamente dita deverá ser tratada pela estimulação de sua produção hormonal endógena ou complementando-se sua produção. A primeira abordagem tenta melhorar a foliculogênese, uma vez que a função lútea é a continuação da função folicular e por ela predeterminada. A segunda abordagem tenta modificar o padrão anormal do endométrio secretor, agindo diretamente sobre ele por meio da suplementação de progesterona.

Progesterona

Como a insuficiência lútea é, em princípio, uma ação deficiente da progesterona sobre o endométrio, a suplementação exógena desse hormônio deve ser o tratamento natural, primário e específico. Entretanto, apesar de se constituir na melhor opção terapêutica, os resultados não são os que se poderiam esperar em se tratando de uma terapia de complementação, e situam-se em torno de 50% de gestações bem-sucedidas.

A progesterona deve ser administrada em forma de supositórios de 25mg, via retal ou vaginal, de 12/12 horas, ou injetável, 12,5mg intramuscular, de 24/24 horas. Essas doses não são aleatórias, mas frutos de exaustivas dosagens séricas de progesterona realizadas por Seegar Jones, que demonstrou ser esse esquema o que reproduz fielmente os níveis fisiológicos do hormônio em um ciclo normal. Com a comercialização da progesterona cristalizada, níveis adequados podem ser obtidos com 300mg diários.

O supositório terá de ser aviado em farmácia de manipulação segundo a seguinte fórmula: progesterona em pó 25mg, polietilenoglicol em base hidrossolúvel – USP 60% – e polietilenoglicol 6.000 – USP 40%.

O tratamento deverá ser iniciado tão logo se constate, por meio da temperatura basal, a ovulação. Esse detalhe é muito importante porque, se iniciado antes da ovulação, irá provocar uma elevação artificial da temperatura, que poderá ser confundida com a própria ovulação, além de atuar negativamente sobre o muco cervical ou mesmo inibir a ovulação. Assim, aguardamos até o terceiro dia da elevação térmica, para nos certificarmos de que realmente ocorreu a ovulação, e mantemos o tratamento até o início da próxima menstruação, ou a confirmação de uma gravidez pela dosagem do HCG. Caso esta ocorra, o tratamento deverá ser mantido até a nona ou a 11ª semana, quando a produção de progesterona já estará assumida pela placenta. O emprego da progesterona iniciado após o atraso menstrual não irá beneficiar a paciente, pois a finalidade do tratamento é preparar o endométrio para a nidação. Depois da implantação, o ovo já estará condenado, pois se aninhou em terreno impróprio, e a medicação não reverterá o processo.

Clomifeno

O uso do citrato de clomifeno na insuficiência lútea é controverso. Alguns o consideram a melhor opção, enquanto outros afirmam que ele agrava ainda mais o quadro. Segundo relata a própria Seegar Jones, Allan Barnes, editor durante muitos anos do *American Journal of Obstetrics and Gynecology*, dizia que ela passou a primeira metade de sua vida tratando da insuficiência lútea e a última metade produzindo-a, referindo-se ao período em que ela começou a empregar o clomifeno para induzir a ovulação. Na verdade, o clomifeno tanto pode melhorar como provocar a insuficiência lútea, sendo esta última situação mais frequente. Ao mesmo tempo que ajuda, induzindo um aumento do FSH endógeno no início do ciclo (o que é desejável), provoca, paralelamente, um aumento maior e extemporâneo do LH. Esta gonadotrofina elevada atuará no folículo, perturbando sua maturação, bloqueando a proliferação das células da granulosa e levando a uma luteinização precoce ou mesmo à atresia folicular, devido ao aumento dos androgênios da teca interna, que são naturalmente por ela estimulados. Devemos considerar também seu efeito antiestrogênico sobre o muco cervical e sobre os receptores de progesterona das células do endométrio que são estrogênio-dependentes (Figura 2.6).

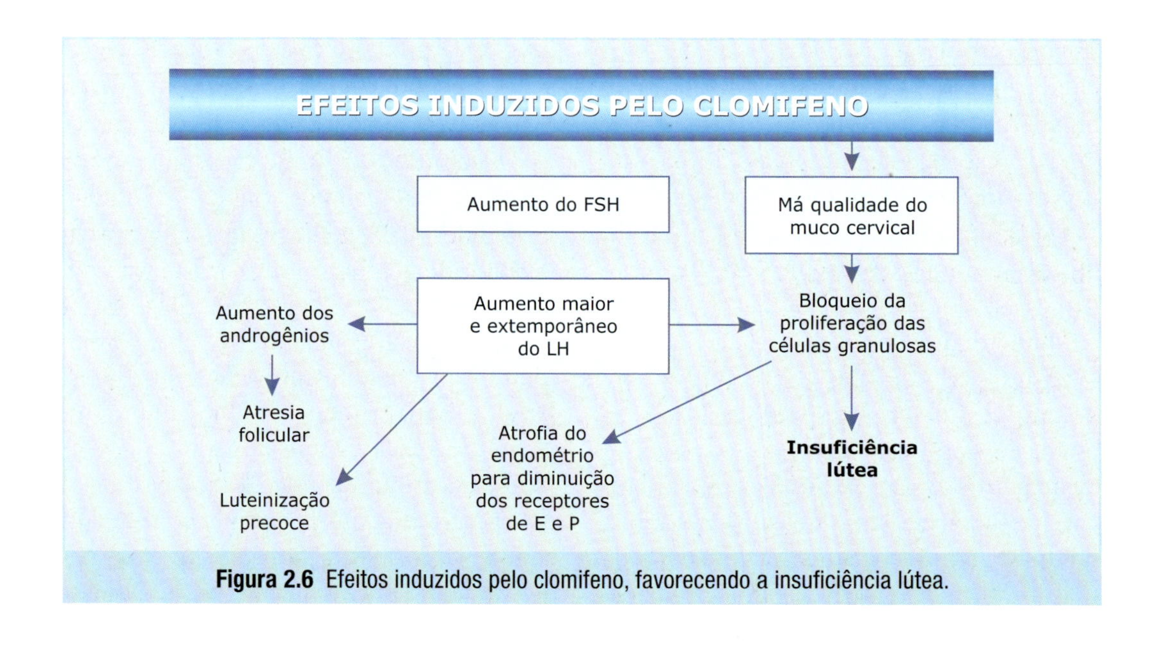

Figura 2.6 Efeitos induzidos pelo clomifeno, favorecendo a insuficiência lútea.

Por essas ações, se optarmos por esse medicamento, ele deverá ser administrado em doses menores (50mg), durante 3 a 5 dias, começando no segundo ou terceiro dia do ciclo.

Gonadotrofina coriônica

A gonadotrofina coriônica humana tem sido utilizada com a finalidade de estimular a produção de progesterona pelas células teca-luteínicas do corpo lúteo. Não é um bom método, pois se trata de uma maneira indireta de estimular a produção de progesterona, e não obterá resultado, se houver uma deficiência de receptores de LH nas células do corpo lúteo que, por sua vez, são FSH-dependentes.

Recomenda-se a dosagem de 2.500 a 5.000UI intramuscular a cada 2 ou 3 dias após a elevação térmica, até o aparecimento da regra, que poderá atrasar alguns dias devido ao tratamento. Ocorrendo a gravidez, a medicação poderá ser mantida até a décima semana ou substituída pelo supositório de progesterona. Devemos ter cuidado ao interpretar uma dosagem positiva de β-HCG após um eventual atraso menstrual, o que poderá representar tão-somente a própria droga administrada.

Gonadotrofina humana e FSH puro

O emprego de gonadotrofinas de mulheres menopausadas e do FSH puro ou recombinante pode corrigir a insuficiência lútea em algumas pacientes. Entretanto, essa terapia exige uma constante e cuidadosa monitorização do crescimento folicular, por meio de frequentes exames ultrassonográficos e dosagens de estradiol. A medicação e a monitorização são dispendiosas e ainda carregam o risco de uma hiperestimulação ovariana, que é uma intercorrência grave, motivo pelo qual só devem ser empregadas em situações especiais e por pessoas acostumadas com esse tipo de terapia.

Nossa experiência clínica mostra que a suplementação com a progesterona é o método mais eficiente para corrigir a insuficiência lútea, embora os resultados não sejam excelentes. Ao tentarmos solucionar um problema clínico, devemos deixar de lado o academicismo e empregar todos os recursos disponíveis para ajudar a paciente, desde que sejam apoiados em bases sólidas de conhecimento científico. Portanto, se a resposta à progesterona não for satisfatória, podemos associá-la ao clomifeno, ou mesmo ao uso empírico da bromocriptina ou similar. Mas não tão empírico, pois Aksel, estudando pacientes com defeitos de fase lútea recorrentes, demonstrou uma pequena elevação dos níveis de prolactina durante o período periovulatório, correlacionando-a inversamente com níveis decrescentes de progesterona. Encontrou também uma ausência do pico ovulatório do FSH e uma razão FSH/LH inadequada (Aksel S. Sporadic and recurrent luteal phase defects in cyclic women: comparison with nomal cycles. Fertil Steril 1980 apr; 33(4):372-7). O uso da bromocriptina nesses casos restaura o pico ovulatório do FSH, e essa elevação é fundamental para a função normal do corpo lúteo, ao preparar as células da granulosa para sua atividade esteroidogênica subsequente, aumentando a quantidade de receptores de LH para que respondam adequadamente ao estímulo tônico dessa gonadotrofina. Nos ciclos em que não ocorre a elevação do FSH junto com a de LH, haverá diminuição dos receptores de LH no corpo lúteo, favorecendo a insuficiência lútea.

Outra intervenção por nós utilizada em quase todos os casos consiste em administrar doses crescentes de estrogênios conjugados da seguinte maneira: 0,3mg na manhã do 12º dia do ciclo, 0,6mg à noite, 1,2mg na manhã seguinte e 1,8mg à noite (um, dois, quatro e seis comprimidos de 0,3mg), reproduzindo e potencializando a fisiologia normal da ovulação, ao mimetizar o pico pré-ovulatório do estradiol. Esse esquema foi testado em pacientes na pós-menopausa, e a dosagem sérica do estradiol atingiu níveis de 400 a 500pg/mL (Figura 2.7).

Acreditamos que esse esquema corrigiria o efeito desfavorável do clomifeno sobre o muco cervical, aumentaria o número de receptores de progesterona nas células do endométrio, potencializando a ação dos supositórios de progesterona, e coincidiria com o pico endógeno do estradiol, reforçando-o, que é, em última análise, o responsável direto pela liberação hipofisária do pico ovulatório do LH.

Até o momento, persistem mais dúvidas do que certezas. Continuamos sem a convicção de que esse quadro realmente exista como uma síndrome recorrente bem definida, sem saber qual o melhor método para diagnosticá-lo e a melhor maneira de tratá-lo. Contudo, acreditamos que a insuficiência lútea exista, embora muito menos do que imaginamos (toda glândula endócrina pode funcionar para mais ou para menos, e o corpo lúteo não seria exceção). Hoje, depois de centenas de biópsias de endométrio, milhares de curvas de temperatura basal e nenhuma dosagem de progesterona, assumimos a seguinte postura: pacientes com quadro de perda gestacional recorrente, qualquer que seja a idade, pa-

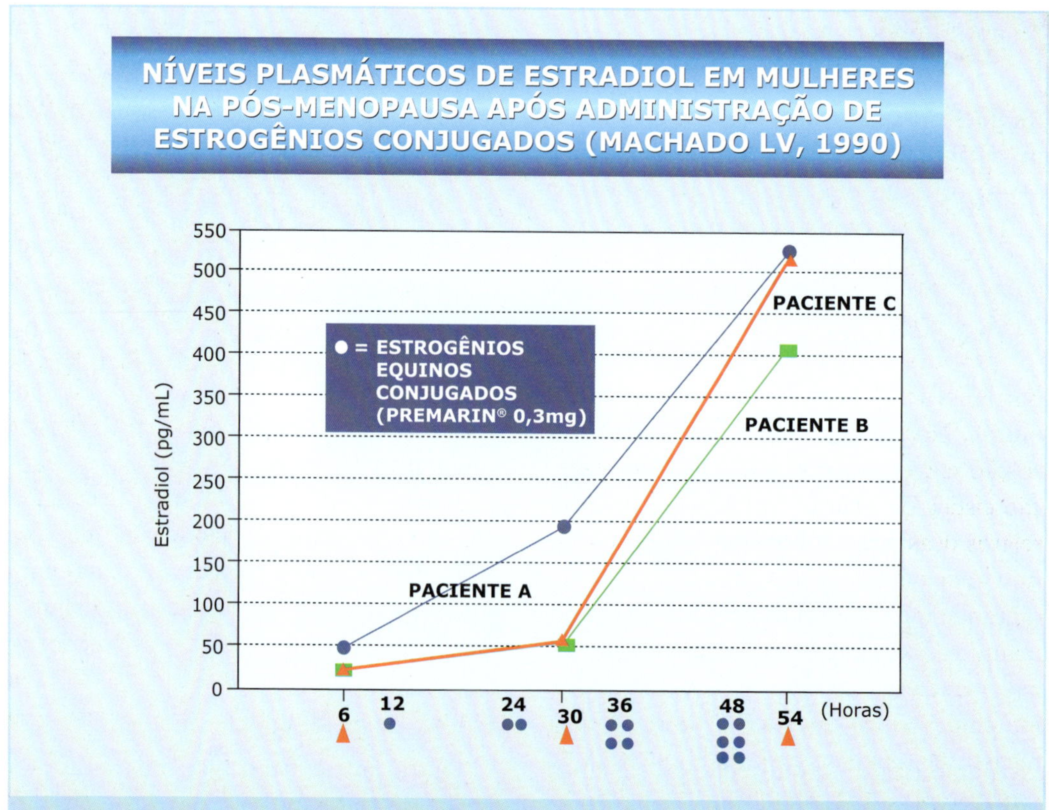

Figura 2.7 Níveis séricos de estradiol, coletados 6 horas após doses progressivas de estrogênios conjugados.

cientes acima de 35 anos com quadros de esterilidade sem causa aparente e pacientes que apresentam um ou mais dos fatores de risco são tratadas como se houvesse uma insuficiência lútea associada, independente de uma confirmação diagnóstica. O incômodo da biópsia, aliado às dificuldades de interpretação, juntamente com as despesas de dosagens repetidas, justifica essa atitude. Alguns casos mostraram resultados surpreendentes, porém, se foram devidos ao tratamento ou apesar do tratamento, só Deus saberá, mas as pacientes penhoradamente agradecem.

Nesta terceira edição, poderíamos acrescentar muitas pesquisas e trabalhos recentes publicados em revistas de alto a baixo impacto; estas, porém, se prestam mais a alimentar currículos e titulações acadêmicas do que a esclarecer o quadro. Decidi não incorporá-los porque nada acrescentariam em nossa conduta prática.

ANOVULAÇÃO E OVÁRIOS POLICÍSTICOS – UMA VISÃO DIFERENCIADA

Alterações esclerocísticas no ovário humano foram descritas por Chereau, em 1844, e a ressecção parcial desses ovários foi praticada antes de 1897, na Europa, por Gusserow, Martin, Wiedow, Zweifel e outros. Nos EUA, Findley descreveu a ressecção em cunha nos casos de "degeneração cística do ovário" em 1904. Apesar de relatos ocasionais sobre essa condição continuarem a aparecer nos anos subsequentes, o grande interesse foi despertado em 1935, quando Stein e Leventhal relacionaram essa anormalidade anatômica a uma síndrome clínica consistindo em "irregularidade menstrual (oligo/amenorreia), esterilidade, hirsutismo e, menos consistentemente, desenvolvimento mamário retardado e obesidade". A delimitação de uma suposta síndrome, e especialmente o relato de ótimos resultados obtidos pela ressecção em cunha, fez do ovário policístico um campo fértil para as fantasias dos teóricos e, particularmente, para os cirurgiões, que naturalmente se deliciaram com um distúrbio funcional passível de uma solução cirúrgica plenamente satisfatória.

Em 1949, Jo Vincent Meigs homenageou os autores, atribuindo ao quadro o nome de "síndrome de Stein-Leventhal".

Poucos questionamentos foram levantados para modificar essa situação até os anos 1950/1960, quando reavaliações críticas da chamada "síndrome de Stein-Leventhal", ou dos "ovários policísticos", começaram a ser divulgadas, motivadas pelos fantásticos avanços no conhecimento das complexas relações do eixo C-H-H-O, do metabolismo periférico e da biologia molecular. A partir de então, novas luzes foram acrescentadas ao quadro.

Acontece que, ao lado de tantos avanços científicos e da descoberta de intricados processos genéticos e metabólicos envolvidos na fisiologia da reprodução, a suposta síndrome permanece, nos dizeres de Shearman e Cox (em 1966), como "o enigmático ovário policístico".

Será que essa síndrome realmente existe? Estamos até hoje procurando desvendar a causa definitiva dessa misteriosa e enigmática síndrome.

Quem sabe não estaríamos seguindo um caminho errado? Não existe uma maneira mais simples, lógica e racional para entendermos esse quadro tão frequente e que diariamente aparece em nossos consultórios? Na minha lógica existe, e é o que eu chamo de "visão unitária da fisiopatologia ovariana".

Nos tópicos a seguir, procurarei mostrar as bases históricas e contemporâneas do conhecimento do ovário e de sua fisiologia, assim como as diversas críticas e opiniões acerca da síndrome, para finalmente adequá-las à visão unitária.

Ovário nos primórdios da civilização

Aqueles que ignoram a história estão fadados a repeti-la.
(George Santayana – filósofo, poeta e crítico literário e cultural norte-americano)

As respostas às questões presentes e futuras estão, muitas vezes, escondidas nas lições do passado. A evolução dos conceitos é um processo inexorável, levado adiante por um crescente número de pesquisadores utilizando uma tecnologia cada vez mais sofisticada e, geralmente, trabalhando sem uma integração formal dos esforços e, muitas vezes, chegando a resultados não percebidos originariamente.

Tudo tem sua história, e para entendermos completamente um problema temos de conhecer como ele se originou e desenvolveu para que tenhamos a perspectiva de sua solução. Grande parte dos dados históricos, abaixo citados, foram retirados da obra de John G. Gruhn e Ralph R. Kaser *Hormonal regulation of the menstrual cycle – The evolution of concepts.*

A descoberta do ovário como uma unidade anatômica é atribuída a Herophilus da Calcedônia, que o chamou de "testículo feminino", cerca de 300 anos antes de Cristo. Ele forneceu apenas informações esparsas referentes à estrutura do órgão. Foi Soranus de Éfeso quem forneceu a primeira descrição macroscópica detalhada do ovário, no século 2 d.C.

Apesar de Herophilus e Soranus terem claramente reconhecido o "testículo feminino" como a contrapartida anatômica do testículo masculino, somente quase dois séculos mais tarde foi que os trabalhos de Graaf (1672) e von Baer (1827) demonstraram que ele produzia "ovos". O fato de o ovário ser também um órgão de secreção interna não foi claramente afirmado até 1900.

Andreas Vesalius é creditado como o primeiro anatomista a ter descrito os folículos ovarianos. O ovário, no desenho de sua obra *De humani corporis fabrica* (1543), é referido como "o testículo do útero" (Figura 2.8). Hieronymus Fabricius, discípulo e sucessor de Fallopius, usou o

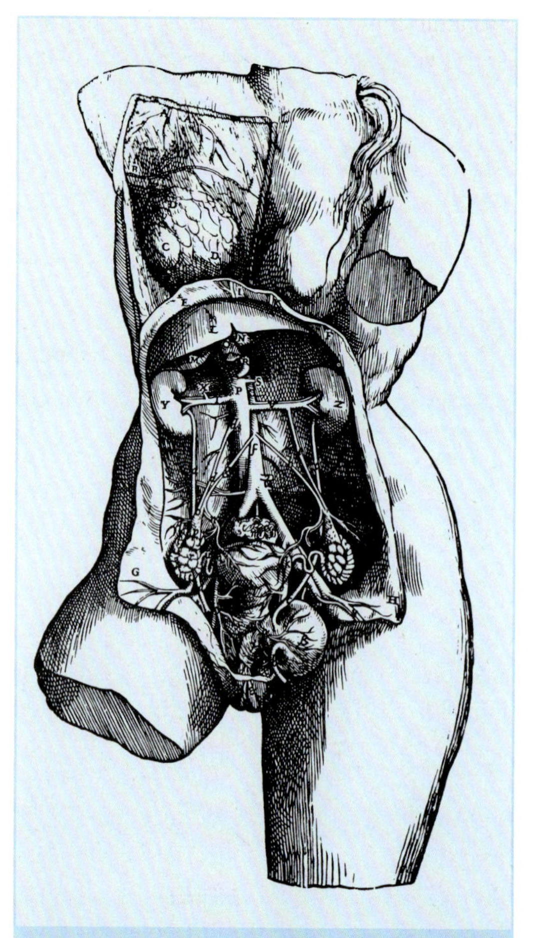

Figura 2.8 Ilustração do trato genital feminino feita por Vesalius. Observe que um epidídimo foi desenhado no "testículo feminino".

termo "ovarium" em sua descrição do que é reconhecido como o ovário da galinha em seu texto *De Formatione ovi et Pulli* (1621). Entretanto, ele não usou o mesmo termo para o ovário humano.

É atribuído a Regnier De Graaf (1641-1673) o crédito de ter estabelecido o papel do ovário como produtor de "ovos" (Figura 2.9).

Sua obra magna, *De mulierum organis generationi*, publicada em Leyden no ano de 1672, contém a primeira descrição completa da gônada feminina dos mamíferos e estabelece que este órgão produz o ovo (Figura 2.10). Ele assumiu, incorretamente, o folículo inteiro como o ovo, um erro compreensível na era pré-microscópica. Além de descrever o folículo, o que vários autores já haviam previamente assinalado, ele descreveu o corpo lúteo pela primeira vez. Assim, a função geral do testículo feminino seria gerar o ovo, nutri-lo e trazê-lo à maturidade. Dessa maneira, ele teria a mesma função do ovário das aves. Eles deveriam, então, ser chamados ovários, e não testículos. Veja, na Figura 2.10, a semelhança com o clássico e didático desenho do ovário feito por Netter, em sua famosa coleção de ilustrações, e que todos nós frequentemente utilizamos.

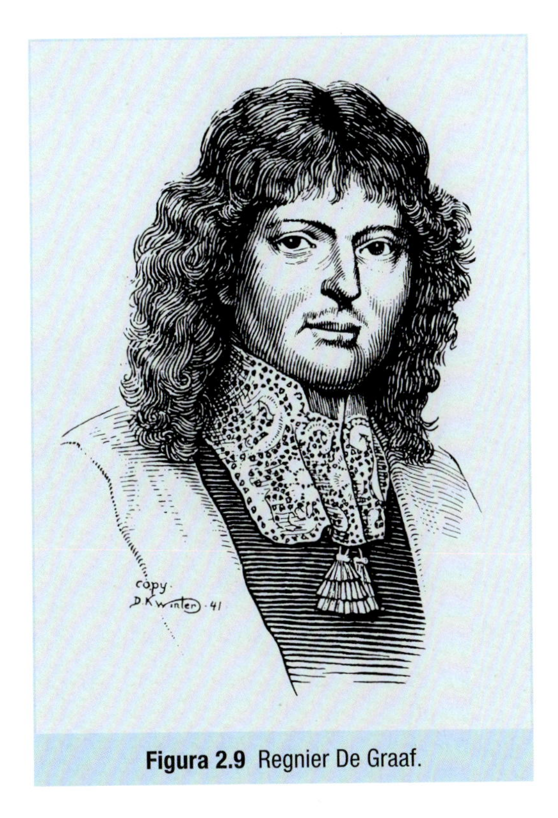

Figura 2.9 Regnier De Graaf.

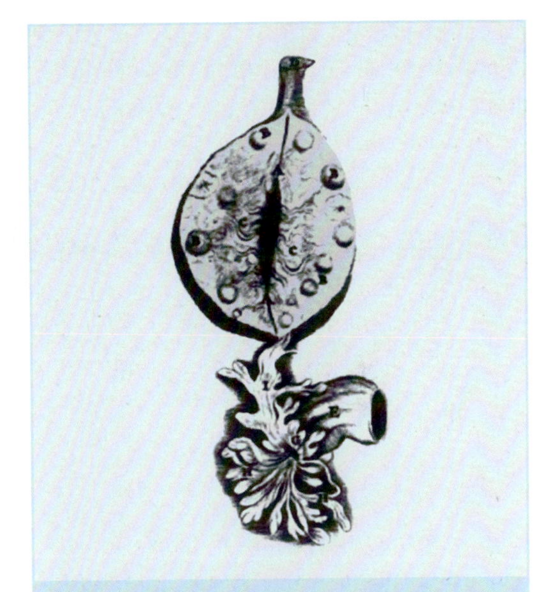
Figura 2.10 Ovário humano seccionado com os folículos e corpos lúteos, ao lado da parte terminal da trompa. Ilustração do livro de Regnier De Graaf.

Cerca de 100 anos depois de Graaf, von Haller designou o folículo ovariano como o folículo de Graaf.

Hermann Boerhaave, de Leyden, sugeriu que o ovo escaparia do ovário, deixando para trás um corpo lúteo, e que esse ovo deveria ser fertilizado pelo esperma antes de entrar no útero.

O discípulo de Boerhaave, Albrecht von Haller, considerado o maior fisiologista de sua época, em 1744 rejeitou a hipótese de seu mestre. Em sua obra, ele escreveu:

> As vesículas ovarianas não são ovos, elas não contêm os rudimentos do animal.

Negrier, em 1840, e Rivelle, em 1893, demonstraram que um folículo se rompe a cada mês, que a mulher que nasce sem os ovários não menstrua e que a ovulação não ocorre antes da menarca ou após a menopausa.

Durante o século XIX, a ooforectomia tornou-se uma operação relativamente comum. Por volta de 1858, Karl Ludwig, um renomado fisiologista da época, afirmava que a perda dos ovários humanos interromperia os ciclos menstruais e resultaria em atrofia uterina.

Em 1863, Edward Friedrich Wilhelm Pflüger forneceu a primeira teoria integrada para explicar a menstruação. Segundo ele, o aumento do folículo de Graaf distenderia o ovário, que enviaria impulsos nervosos à medula, que reflexamente causaria a dilatação dos vasos sanguíneos uterinos e ovarianos e o ingurgitamento pélvico, levando à proliferação do endométrio e, finalmente, à menstruação. Naquela época, os fisiologistas não estavam familiarizados com os hormônios, e os conceitos neurofisiológicos eram invocados para explicar inúmeros fenômenos.

A demonstração por Knauer, e a seguir por Halban, de que ovários transplantados poderiam prevenir a atrofia do útero que se seguia à castração estabeleceu o fato de que o ovário é um órgão de secreção interna. Em 1900, Josef Halban afirmava:

> Nós devemos assumir que uma substância é produzida pelo ovário, que quando tomada pela circulação é capaz de exercer uma influência específica sobre os órgãos genitais; a presença dessa substância é absolutamente necessária para a manutenção e para o desenvolvimento dos outros órgãos genitais e da glândula mamária.

Por volta de 1928, a ideia da existência de duas gonadotrofinas separadas foi proposta por Zondek e Ascheim, mas somente em 1931 Fevold, Hisaw e Leonard publicaram evidências convincentes desta hipótese. A nomenclatura empregada por Zondek reflete a confusão inicial acerca das inter-relações entre as gonadotrofinas. A gonadotrofina hipofisária responsável pelo desenvolvimento folicular foi chamada Prolan A, e a luteinização ocorria sob a influência do Prolan B. O grupo da Universidade de Berkeley, comandado por Herbert Evans, subsequentemente descreveu a degeneração do tecido intersticial das gônadas de ambos os sexos após a hipofisectomia. Esse processo poderia ser revertido pela administração do hormônio gonadotrófico chamado por Evans de hormônio estimulante das células intersticiais (ICSH). Ele julgou esse nome mais apropriado do que hormônio luteinizante (LH), pois a luteinização ocorre somente nas mulheres.

Ovário na era contemporânea

O ovário é uma glândula de secreção interna altamente complexa e exigente. Não é para menos, pois dele depende a perpetuação da espécie. É, portanto, a mais nobre das glândulas endócrinas femininas. Para entendermos suas intricadas inter-relações e alterações funcionais é necessário um conhecimento mínimo de sua embriologia e fisiologia.

Formação e diferenciação do ovário

Até a quinta semana de seu desenvolvimento intrauterino, o embrião permanece fenotipicamente indiferenciado. O que irá comandar sua diferenciação no sentido masculino ou feminino é a presença ou ausência de um cromossomo Y. Sua presença fará com que as células germinativas, ao penetrarem a gônada indiferenciada, se dirijam para a região medular, dando início à diferenciação do testículo. A ausência do cromossomo Y fará com que as células germinativas permaneçam na região cortical, orientando a diferenciação em ovário. Até então, a gônada indiferenciada é bipotente, possuindo uma região cortical e uma medular, constituídas por células germinativas, células epiteliais (que darão origem às células da granulosa do ovário ou de Sertoli no testículo), pelo mesênquima embrionário (do qual se originam as células da teca ou de Leydig) e o sistema de canais dos mesonefros.

Nas células germinativas reside toda a potencialidade reprodutiva da mulher. De uma origem extragonadal – são identificadas inicialmente no endoderma primitivo do saco vitelino, em torno da quarta semana de vida intrauterina – migram, por meio de movimentos ameboides, para a crista genital da cavidade celômica, dando início a sua diferenciação. São indispensáveis à organização gonadal, pois sem elas não se diferenciam os testículos ou ovários. Se elas se perderem no meio do caminho até a gônada primitiva, não haverá o desenvolvimento gonadal (agenesia gonadal), permanecendo apenas um cordão fibroso (gônadas em estria).

O epitélio celômico, mais tarde denominado epitélio germinativo – uma denominação equivocada, pois as células germinativas não se originam dele –, condensa-se na região medial dos mesonefros. À medida que as células epiteliais proliferam, elas invadem o mesênquima subjacente, produzindo uma proeminência conhecida como crista genital ou gonadal.

As células epiteliais que recobrem os corpos mesonéfricos darão origem, respectivamente, às células de Sertoli do testículo e da granulosa dos folículos ovarianos. As células do mesênquima subjacente formarão a medula da gônada primitiva, da qual se diferenciam o sistema tubular testicular e as células intersticiais de Leydig do embrião masculino, ou o estroma ovariano, de onde se originam as células da teca dos folículos.

Tendo a mesma origem embriológica, ou seja, o mesênquima gonadal, não seria estranho as células do estroma ovariano e as células intersticiais do testículo compartilharem as mesmas potencialidades na síntese dos esteroides. O conhecimento desse fato fisiológico é absolutamente fundamental para os que pretendem interpretar os mecanismos envolvidos na gênese e sintomatologia do ovário policístico.

A diferenciação do ovário inicia-se aproximadamente 2 semanas mais tarde do que a testicular. A presença de dois heterocromossomos X íntegros e funcionalmente ativos é necessária para um desenvolvimento ovariano normal. A ausência ou perda de um fragmento de um dos cromossomos X implicará a formação de um ovário rudimentar, quase que desprovido de oócitos. Quando as células germinativas não portadoras do cromossomo Y penetram a gônada, os cordões sexuais primários se fragmentam e envolvem os oócitos, formando os folículos primordiais. Essas células germinativas passam, então, por um processo ativo de multiplicação através de mitoses, atingindo um pico de aproximadamente 7 milhões de ovogônias por volta da 20ª semana de vida embrionária. Os elementos medulares da gônada primitiva regridem e condensam-se na região medular (Figura 2.11).

A partir da 20ª semana, o número de oócitos diminui drasticamente, por um processo de esfoliação através da superfí-

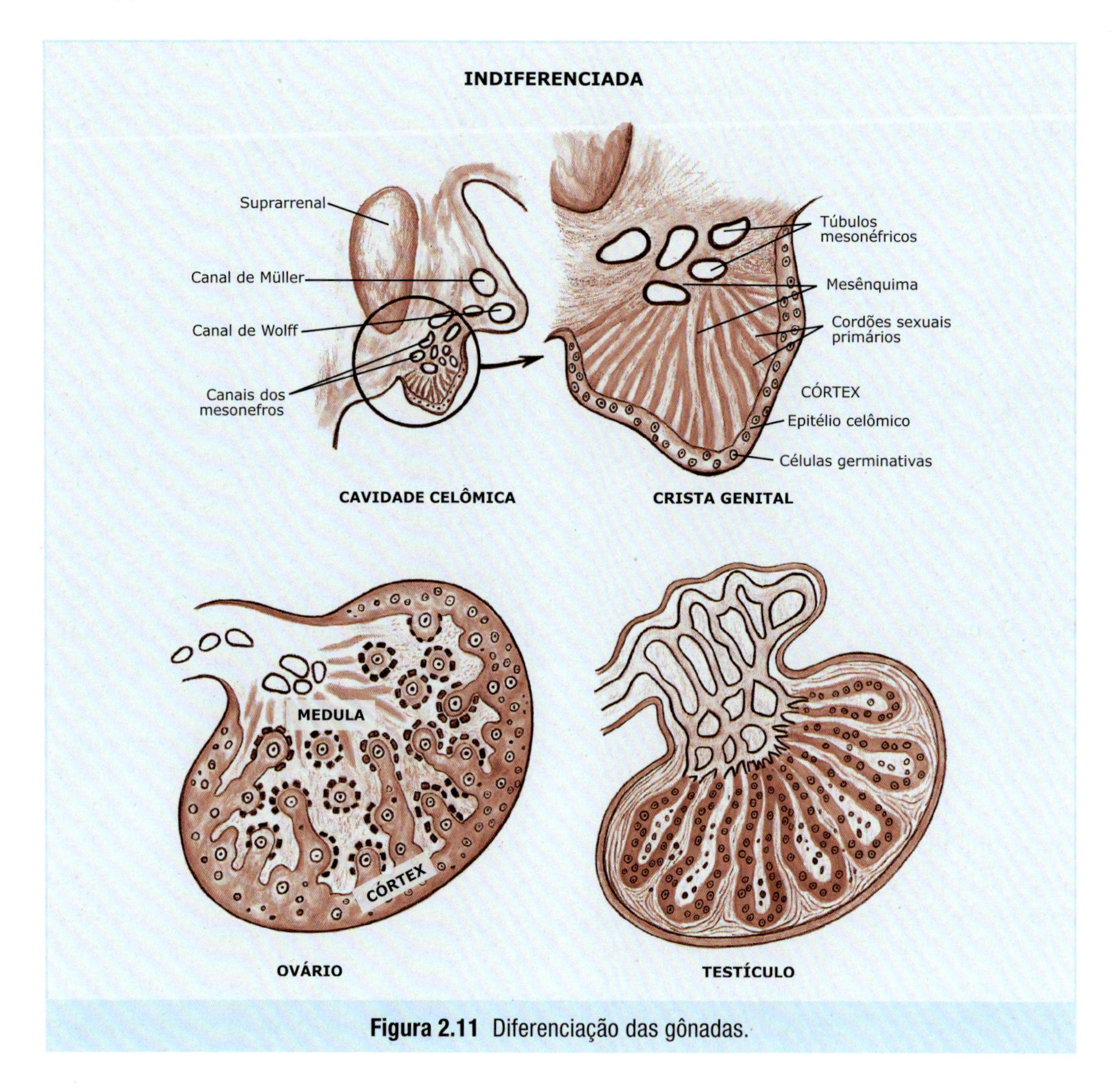

Figura 2.11 Diferenciação das gônadas.

cie ovariana para a cavidade abdominal ou por uma maturação parcial seguida pela atresia folicular. Por ocasião do nascimento, a população folicular estará reduzida a cerca de um milhão e meio de folículos. Essa espoliação se prolonga até a puberdade, quando restarão 350 mil a 500 mil óvulos.

Ovário na puberdade

Por ocasião da puberdade, a remoção de um fator de restrição sobre o SNC ainda não definido (referido por alguns como gonadostato) possibilita a completa reativação do gerador pulsátil do GnRH. À ultrassonografia, os ovários aparecem repletos de folículos medindo entre 5 e 12mm, com escasso estroma entre eles. À medida que a puberdade avança, a amplitude dos pulsos das gonadotrofinas e a produção dos hormônios esteroides aumentam, resultando no avanço da maturação folicular. Antes de ocorrer a primeira ovulação, a hipófise terá de desenvolver a habilidade de responder ao pico de estradiol circulante. Isso exige uma diminuição na sensibilidade do sistema de *feedback* negativo para o LH, possibilitando que os níveis de GnRH e LH se elevem em vez de caírem, em resposta aos níveis crescentes de estradiol. Assim, o estradiol exercerá sempre um *feedback* negativo sobre o FSH, mas condiciona uma ação bifásica em relação ao LH, ou seja, negativo em baixos níveis e positivo em níveis elevados. O desenvolvimento dessa resposta positiva sinaliza a maturação do eixo C-H-H-O. Os ciclos ovulatórios regulares, contudo, podem levar anos para se estabelecer. No primeiro ano após a menarca, o comprimento dos ciclos é longo e variado. Dosagens seriadas de progesterona plasmática em adolescentes indicam que somente 15% dos ciclos são ovulatórios no primeiro ano pós-menarca, subindo para 41% no terceiro ano. Por volta do sexto ano pós-menarca, 25% dos ciclos ainda são anovulatórios. Aproximadamente um terço das mulheres entre 11 e 24 anos de idade permanecem anovulatórias 5 anos após a menarca. A anovulação na adolescência parece ser um fenômeno limitado na maioria dos casos, e nos 9 a 12 anos subsequentes à menarca, cerca de 80% das mulheres terão ciclos ovulatórios regulares.

Obesidade e resistência periférica à insulina encontram-se associadas ao prolongamento do período anovulatório na adolescência. Essas meninas também mostram frequentemente os ovários aumentados ao ultrassom, hiperandrogenismo ovariano e LH sérico elevado. Em algumas adolescentes, essas anormalidades endócrinas desaparecem espontaneamente; em outras persistem, tornando os ovários de aspecto policístico.

Os dados mencionados nos levam a uma conclusão óbvia: se os ovários se encontram em constante atividade desde a vida embrionária, exibindo uma maturação parcial de folículos seguida de atresia, em determinado momento, tomado aleatoriamente, eles mostrarão invariavelmente dezenas de folículos em estágios iniciais de desenvolvimento e outros tantos em regressão. Na puberdade, enquanto não ocorrer a ovulação, eles terão um aspecto policístico à ultrassonografia. Não há nem necessidade de sua comprovação, bastam esses conhecimentos básicos da fisiologia e a história menstrual da paciente. Se a anovulação persistir por mais tempo, eles manterão o mesmo aspecto, um pouco aumentados de tamanho, na dependência do tempo em que permanecerão em anovulação e dos níveis de LH atuando sobre o estroma. Daí, a equação anovulação crônica = ovários policísticos, e vice-versa. Acrescente-se o fato de que as células da teca interna, provenientes do estroma ovariano, contêm apenas receptores para o LH, que, por sua vez, encontra-se aumentado na maioria dessas pacientes. A elevação do LH, que por si só já aumentaria a produção de testosterona e androstenediona pelo estroma ovariano, seria coadjuvada pela hiperinsulinemia, potencializando ainda mais a produção desses androgênios. Qual o resultado inevitável dessa situação? Anovulação crônica, infertilidade, ovários policísticos e bilateralmente aumentados, hiperplasia do estroma (hipertecose), hiperandrogenismo, obesidade frequente, com eventual surgimento de *acanthosis nigricans*. Esse é o quadro que alguns autores ainda referem como "síndrome dos ovários policísticos". É muito importante enfatizar que os ovários nesses casos encontram-se absolutamente normais, tanto anatômica como funcionalmente. Estão simplesmente respondendo aos estímulos externos e internos que atuam sobre eles, naquele momento. Qualquer patologia ou interferência em qualquer nível do eixo C-H-H-O poderá resultar em anovulação crônica e consequente formação de ovários policísticos. A resistência periférica à insulina, embora frequente nesses casos, é apenas uma delas.

Esteroidogênese ovariana

Do ponto de vista funcional, o ovário pode ser dividido em três compartimentos distintos: (1) o folicular, cujo principal produto de secreção é o estrogênio; (2) o corpo lúteo, cujo principal produto é a progesterona; e (3) o estroma, onde são produzidos os androgênios.

A atividade secretora do estroma ovariano durante os ciclos ovulatórios normais é desprovida de significância clínica perceptível, em razão da predominância das ações estrogênicas na fase folicular e da associação estrogênio + progesterona na fase luteínica. É, contudo, nos distúrbios anovulatórios (ovários policísticos), onde a maturação folicular é perturbada, e no ovário pós-menopausa, que o estroma ovariano assume importância como fonte de esteroides capazes de provocar manifestações clínicas androgênicas detectáveis.

O estroma ovariano tem sido objeto de investigação desde 1941, quando, pela primeira vez, Smith relatou a ocorrência da chamada "hiperplasia do estroma cortical ovariano". A partir de então, ele deixou de ser um simples tecido conjuntivo de sustentação dos elementos nobres do ovário (folículo e corpo amarelo) para compartilhar com estes suas atividades esteroidogênicas. Trata-se, pois, de tecido especializado complexo, produtor de androgênios, que serão utilizados como tal, ou servirão como substratos para eventual conversão em estrogênios nas células da granulosa ou nos tecidos periféricos, mediante a ação das aromatases.

Quase todas as células do organismo são capazes de sintetizar o colesterol via acetato → acetil coenzima-A → ácido mevalônico → esqualeno → lanosterol e, finalmente, colesterol. Porém, somente determinadas células são capazes de reduzir a cadeia lateral do colesterol, produzindo os esteroides pertencentes aos grupos do pregnano, androstano e estrano. Essas células se encontram nas glândulas suprarrenais, gônadas e placenta. Embora as células desses órgãos sejam capazes de sintetizar o colesterol *in situ*, via acetato, elas utilizam preferentemente o colesterol que lhes chega por via sanguínea, através do LDL-colesterol. Vale lembrar que o uso de uma estatina, por sua ação redutora do LDL-colesterol plasmático e intracelular, poderá interferir na esteroidogênese ovariana, diminuindo a produção de seus esteroides.

Recentemente, foi demonstrada uma nova via de biossíntese de esteroides, a partir do colesterol, nos oligodendrócitos, e as substâncias assim produzidas foram denominadas neuroesteroides.

Elas se acumulam no SNC, independentemente do suprimento pelas glândulas endócrinas periféricas. Graças a essa fonte, as concentrações de pregnenolona e DHEA presentes no cérebro são superiores a seus níveis plasmáticos. A DHEA cerebral não é afetada pela estimulação do ACTH ou pela inibição da dexametasona, e os dois esteroides persistem no cérebro mesmo após a castração e a adrenalectomia; contudo, o real significado, as implicações e as aplicações clínicas ainda são desconhecidos. Esses achados abriram um vasto e fascinante campo de investigação, a psiconeuroendocrinologia, que tem contribuído enormemente para a compreensão de inúmeras patologias, abrindo novas perspectivas terapêuticas (para maiores informações, veja o tópico *Bioesteroidogênese*, no Capítulo 1.)

Sendo o folículo e o corpo lúteo estruturas formadas por diferentes tipos de células, como células da teca, granulosa e teca-luteínicas, os cientistas procuraram identificar a origem celular dos diversos esteroides. O conceito de uma relação funcional entre as células da teca interna e as da granulosa do folículo na síntese dos estrogênios foi inicialmente introduzido por Falck, em 1959. Ryan e Petro, em 1966, demonstraram a existência de aromatases nas células da granulosa humana, obtidas de folículos secundários maiores. Armstrong e cols., em 1979, mostraram que as células da teca humana têm a capacidade de produzir testosterona *in vitro* e de responder à estimulação pelo LH e pelo HCG, com aumento da produção de androgênios, enquanto o FSH não provocava essa resposta. As células da teca contêm receptores somente para o LH ou o HCG.

As células da granulosa dos folículos imaturos contêm apenas receptores para o FSH; contudo, à medida que eles amadurecem e se transformam em folículos secundários, essas células gradualmente adquirem receptores para o LH e a capacidade de sintetizar o AMP cíclico em resposta à estimulação por essa gonadotrofina.

Colocando os achados experimentais em perspectivas fisiológicas, as células da granulosa podem levar a cabo a reação enzimática final na biossíntese dos estrogênios, ou seja, a aromatização, quando estimuladas pelo FSH, mas não podem sintetizar os substratos androgênicos para essa reação. Portanto, a síntese dos estrogênios pelo folículo ocorre por meio da cooperação dos dois tipos diferentes de células: as células da teca interna, sob estímulo do LH, produzem os substratos androgênicos, testosterona e androstenediona, que se difundem para a camada das células da granulosa, onde são aromatizadas em estrogênios sob a ação do FSH. Não havendo folículos com as respectivas células da granulosa (como na menopausa), a produção hormonal ovariana ficará limitada apenas à produção androgênica do estroma (Figura 2.12).

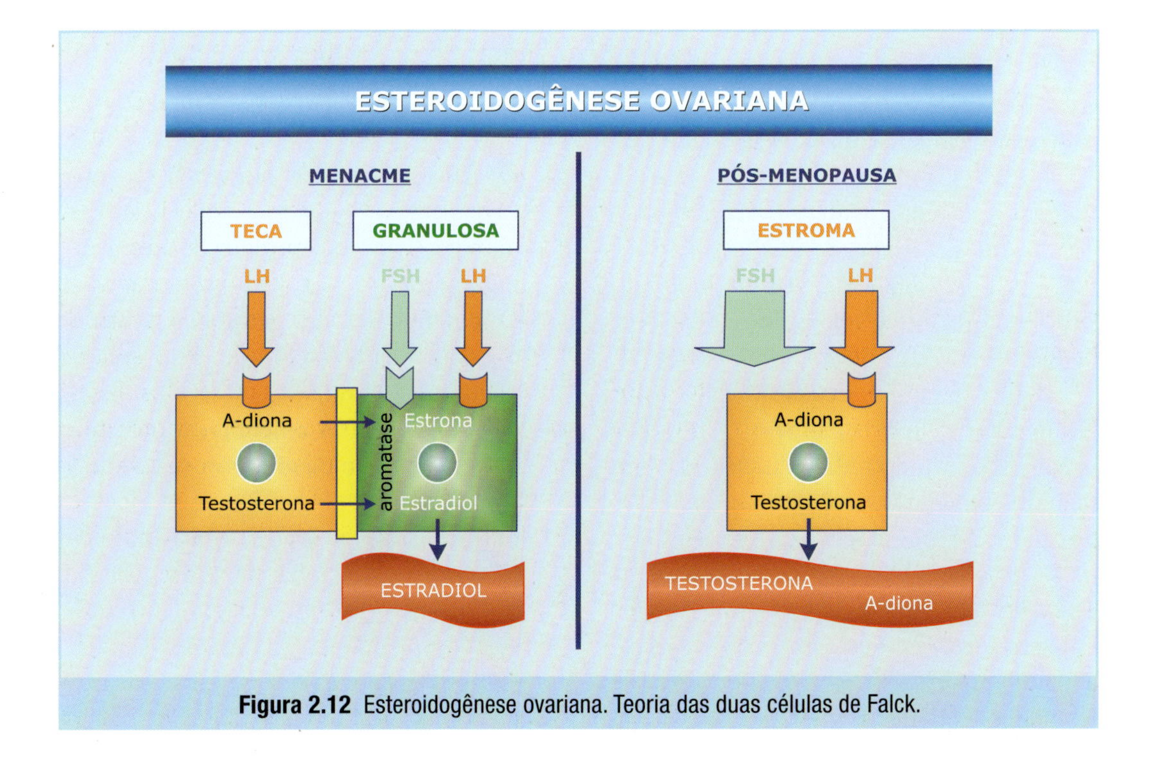

Figura 2.12 Esteroidogênese ovariana. Teoria das duas células de Falck.

Ovários policísticos antes e depois de Stein-Leventhal

Um dos grandes problemas do aprendizado médico é querer entender a fisiologia partindo da doença. Esta tendência é particularmente observada na chamada "síndrome dos ovários policísticos". O lógico e racional é procurar compreender a patologia partindo dos conhecimentos da fisiologia. Com uma sólida base de fisiologia, a fisiopatologia e o quadro clínico serão naturalmente antecipados. É por falta desse raciocínio lógico que até hoje ecoa a expressão de Shearman "o ***enigmático ovário policístico****", ao se referir ao quadro. Um quadro tão comum e tão cheio de controvérsias. Mas serão mesmo controvérsias ou muitos autores não estão sabendo discriminar, assimilar os recentes avanços e adequá-los ao quadro que é eminentemente funcional?*

(Lucas Vianna Machado)

Em 1844, Chereaux descreveu a "doença esclerocística do ovário", chamando a atenção para a cápsula espessada. Em 1876, Battey publicou um texto intitulado *Extirpação dos ovários funcionalmente ativos como remédio de doença incurável por outra maneira*. Essa cirurgia mutiladora foi muito difundida e praticada, recebendo o nome de "operação de Battey".

Alguns cirurgiões mais críticos se insurgiram contra um procedimento tão radical e, em 1895, Waldo reduziu a cirurgia, praticando somente a ressecção de uma parte de cada ovário. Samuel Pozzi, em seu *Traite de Gynecologie Clinique et Operatoire*, de 1896, faz menção de que Martin, Zweifel, Gusserow e Wiedow praticavam ressecção em cunha na doença esclerocística do ovário. Faure e Siredey, em 1928, descreveram o quadro da "degenerescência esclerocística dos ovários" e mencionaram que muitos cirurgiões já preconizavam ressecções parciais, entre os quais Walther, que em cerca de 26% dos casos obteve gestações após a cirurgia.

Entretanto, coube a Stein-Leventhal, em 1935, o mérito da delimitação de um quadro clínico razoavelmente definido, com características histopatológicas dos ovários relativamente típicas, bem como a comprovação dos resultados favoráveis mediante uma conduta cirúrgica uniforme.

Esse trabalho foi publicado no *American Journal of Obstetrics and Gynecology* e tornou-se um clássico da literatura especializada.

Nele, os autores mencionam:

> O sangramento nessas pacientes é prontamente explicado pelo fato de que o aumento no número de folículos forrados por células da granulosa produz um excesso de secreção do hormônio estrogênico.

Em suas conclusões, assinalam que:

1. Ovários policísticos bilaterais são provavelmente o resultado de influências hormonais, e não o resultado de alterações inflamatórias.
2. O diagnóstico da patologia ovariana é grandemente facilitado pelo uso da pneumopelvigrafia.
3. O tratamento da amenorreia com hormônio estrogênico mostrou-se insatisfatório.
4. O tratamento cirúrgico, consistindo em ressecção em cunha da córtex cística dos ovários, foi um sucesso em restaurar completamente a função fisiológica. A menstruação, em todos os casos, tornou-se normal e permaneceu assim

durante o período de observação. A gravidez ocorreu em duas pacientes.

5. Nós acreditamos que um acúmulo mecânico da córtex pelos cistos interfere com a progressão dos folículos de Graaf para a superfície do ovário. Este fator mecânico pode ser responsável pelos sintomas de amenorreia e esterilidade.

Alguns comentários pertinentes ao trabalho de Stein-Leventhal merecem ser pontuados.

Na época em que foi publicado, pouco se conhecia sobre a fisiologia reprodutiva e os complexos mecanismos envolvidos na regulação do eixo C-H-H-O. Sabia-se que a atividade ovariana era comandada pela hipófise, mediante uma ação gonadotrófica exercida, respectivamente, pelos Prolan A, responsável pelo desenvolvimento folicular, e o Prolan B, responsável pela luteinização do folículo. A dosagem biológica da atividade estrogênica foi descrita por Allen e Doisy em 1923, e a descoberta da progesterona, por Allen e Corner, ocorreu em 1929. O isolamento do estradiol foi conseguido somente em 1936 por McCorquodale, Thayer e Doisy. Era natural portanto que, na ausência dos modernos conhecimentos da regulação neuroendócrina do eixo C-H-H-O, Stein-Leventhal se fixassem nos aspectos histopatológicos dos ovários, onde alterações bem definidas achavam-se invariavelmente presentes, como aumento bilateral, múltiplos cistos subcapsulares, ausência ou raridade de estigmas de ovulação, espessamento da túnica albugínea, luteinização da teca interna dos folículos e hiperplasia do estroma ovariano.

Diante desses achados, os autores tentaram explicar o desenvolvimento dos ovários policísticos pelo espessamento da cápsula, que se apresentava como um fator de impedimento mecânico à livre ascensão dos folículos à superfície do ovário e sua subsequente postura ovular. Nada mais lógico, então, do que atribuir a um problema do próprio ovário a origem do quadro.

Em minhas falas e textos sobre essa suposta síndrome, tentando descaracterizá-la como tal, dizia que havia descrito uma nova síndrome, a qual atribuí o nome de "síndrome do endométrio em proliferação persistente" ou, pomposamente, "síndrome de Lucas Machado". Ela era muito frequente e caracterizava-se por irregularidade menstrual (oligo/amenorreia), infertilidade, hirsutismo e, frequentemente, obesidade. Sua comprovação era feita pela biópsia do endométrio, mostrando um endométrio proliferado, hiperplásico ou, até mesmo, um adenocarcinoma. Seu tratamento poderia ser feito pela administração cíclica de um progestogênio, pelo uso da pílula anticoncepcional, pela indução da ovulação ou por um antiandrogênio, dependendo do objetivo da paciente. Evidentemente, tratava-se de uma "brincadeirinha", tentando mostrar o quadro típico das pacientes descritas por Stein-Leventhal, só que, em vez de focalizar os ovários, focalizei o endométrio.

Pois não é que, curiosamente, reforçando a citação de George Santayana: "Aqueles que ignoram a história estão fadados a repeti-la", em trabalho publicado exatamente no mesmo ano de 1935, Robinson descreve o caminho inverso, ou seja, pacientes com hiperplasia de endométrio e irregularidades menstruais com alterações ovarianas semelhantes às descritas por Stein-Leventhal. Ou seja, a minha síndrome não passa de uma apropriação indébita do trabalho de Robinson.

Essa dicotomia endócrina dos ovários policísticos foi repetidamente citada por vários autores e por vários anos, até que a característica do estímulo estrogênico persistente do distúrbio foi ampliada para incluir o desenvolvimento da hiperplasia atípica e do adenocarcinoma do endométrio.

Ainda sobre o texto original de Stein-Leventhal, uma análise mais detalhada dos sete casos por eles apresentados sugere fortemente que um deles poderia ter sido identificado, à luz dos conhecimentos atuais, como um quadro de hiperplasia congênita da suprarrenal em sua manifestação tardia ou adulta e outro, como um caso de resistência periférica à insulina. Vejamos: o caso número 3 menciona: "o exame revela uma jovem baixa e bem-proporcionada; mamas normais, pelos pubianos masculinos, pequenos lábios crescidos e hipertrofia do clitóris". O caso número 6 destaca: "paciente de 33 anos. Crescimento de pelos na face, nas costas, nos braços e nas pernas que tem progredido nos últimos 3 anos. Ganhou 15 libras no ano passado. Peso atual: 175 libras". Lembram-se do "diabetes da mulher barbada", descrito por Archard e Thiers em 1921?

O grande interesse despertado pelo trabalho de Stein-Leventhal fez com que surgissem milhares de publicações lançando novos enfoques, questionamentos, críticas e controvérsias acerca do "enigmático ovário policístico".

Em 1960, quando ainda acadêmico, foi-me enviado um caso de pseudo-hermafroditismo feminino por hiperplasia congênita da suprarrenal. Sendo filho do professor de ginecologia e chefe da enfermaria da Santa Casa, tive o privilégio de dispor de todos os métodos propedêuticos disponíveis naquela época. Abusando da situação de "filho do chefe", cheguei a fazer uma laparotomia, que sabia ser totalmente desnecessária, para examinar histologicamente os ovários da paciente. Eles haviam se revelado policísticos pela pneumopelvigrafia. Do estudo desse caso resultou a minha primeira publicação científica. No fim do artigo foi destacado:

> Chamamos particularmente a atenção para o exame histológico do ovário, que se enquadra perfeitamente no quadro do ovário micropolicístico de Stein-Leventhal. A este respeito, julgamos que muitos casos rotulados como síndrome de Stein-Leventhal não passam de uma hiperplasia suprarrenal moderada e que o exame histológico dos ovários, nestes casos, não confirma o diagnóstico. Acrescente-se o fato de que em muitos casos de Stein-Leventhal terem sido achados os 17-KS ligeiramente elevados e nos quais o tratamento pela cortisona era seguido de cura. Para se fazer então um diagnóstico certo de síndrome de Stein-Leventhal, temos de excluir inicialmente a hiperplasia suprarrenal. É pelo desconhecimento desta que alguns casos de Stein-Leventhal regridem com a cortisonoterapia, e outros não.

Naquele tempo eu acreditava que existia a síndrome de S-L, mas já admitia o que mais tarde veio a ser conhecido como forma adulta ou de manifestação tardia da hiperplasia suprarrenal congênita.

Particularmente desafiador foi o trabalho de Greenblatt sobre a retirada de apenas um dos ovários, publicado em março de 1961 no *Maryland Medical Journal:* "The polycystic ovary syndrome". Sobre esta experiência o autor declarou, por ocasião de um painel no III Simpósio Anual de Endocrinologia Ginecológica realizado na Universidade do Tennessee em 1978:

> Na época em que todos clamavam que o espessamento da cápsula era um empecilho para a ovulação, nós removemos um ovário, permitindo que a cápsula espessada permanecesse no outro ovário. O fato de a paciente

começar a ovular e engravidar provou que a cápsula espessada não tinha nada a ver com a anovulação. Fizemos isso, como um exercício acadêmico, em seis pacientes; cinco ovularam e menstruaram regularmente. Pelo menos uma coisa é certa: as aderências entre a trompa contralateral e o ovário são evitadas. Vinte por cento das pacientes não conseguem conceber após a ressecção em cunha, devido a aderências peritubárias, apesar da restauração dos ciclos ovulatórios.

Esse relato, feito por um dos gigantes da endocrinologia ginecológica mundial, derruba completamente o conceito do ovário policístico como uma síndrome bem definida. Mas, como dizia Einstein:

Triste mundo em que vivemos. É mais fácil quebrar um átomo do que um preconceito.

Estamos até hoje tentando descobrir a causa definitiva do ovário policístico.

Ovários policísticos: o que aparece na literatura?

Reforçando a ideia de que uma "síndrome dos ovários policísticos" como uma entidade nosológica é altamente questionável e que ovários policísticos nada mais representam do que a expressão morfológica da anovulação crônica, citaremos alguns trabalhos que assumem essa posição e outros que, em vez de esclarecer, só contribuíram para confundir ainda mais a compreensão do quadro. Não é nosso objetivo fazer uma extensa revisão bibliográfica, mas, tão-somente, enfocar a questão sob uma ótica dirigida que permita levantar a questão em pauta.

A presença de ovários policísticos já foi relatada em praticamente todas as patologias nas quais, paralelamente, a anovulação achava-se presente. Podemos citar:

- Tumores funcionantes no ovário contralateral, como arrenoblastoma e tumor de células da granulosa.
- Tumores com estroma funcionante. Nesses casos, a neoplasia estimula mecanicamente as células do estroma subjacente a produzirem seu esteroide específico, no caso, androgênios. Já foram descritos em cistadenomas e cistadenocarcinomas serosos e pseudomucinosos, tumores de Brenner, miomas, teratomas, disgerminomas, carcinoma endometrioide e tumores metastáticos do estômago, ceco e sigmoide.
- Hermafroditismo verdadeiro (Figura 2.13).

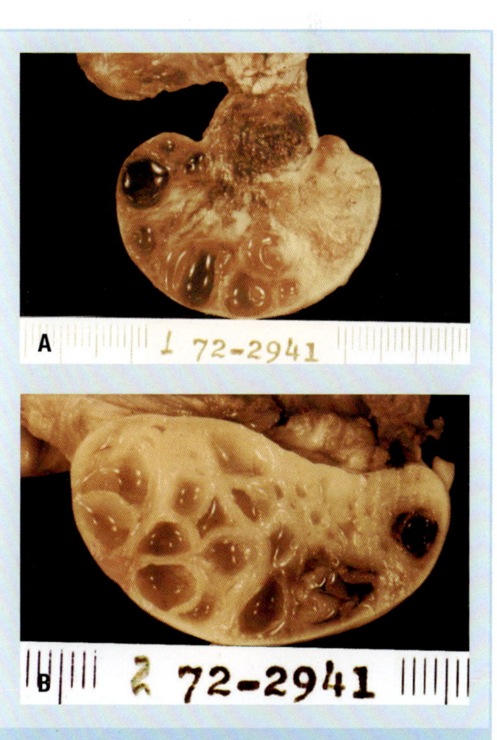

Figura 2.13 Ovários policísticos em paciente com *ovotestis* (**A**) e ovário contralateral (**B**). Os androgênios produzidos pela estrutura testicular interferiram na ciclicidade do eixo C-H-H-O, levando à formação policística na porção ovariana. (Caso do Prof. Mauri Piazza.)

- Adenomas e carcinomas da suprarrenal.
- Síndrome de Cushing.
- Hiperplasia congênita da suprarrenal na forma clássica (pseudo-hermafroditismo feminino) ou de manifestação tardia (Figura 2.14).
- Síndromes hiperprolactinêmicas (prolactinoma e antigas síndromes de Forbes-Albright, de Chiari-Frommel e de Argonz Del Castillo).
- Adenomas eosinófilos da hipófise secretores de GH (responsáveis pelos quadros de acromegalia e gigantismo).
- Adenomas secretores de LH.
- Obesidade.
- Diabetes melito tipo II.
- Hipotireoidismo.
- Distúrbios hipotalâmicos.
- Epilepsia de lobo temporal.

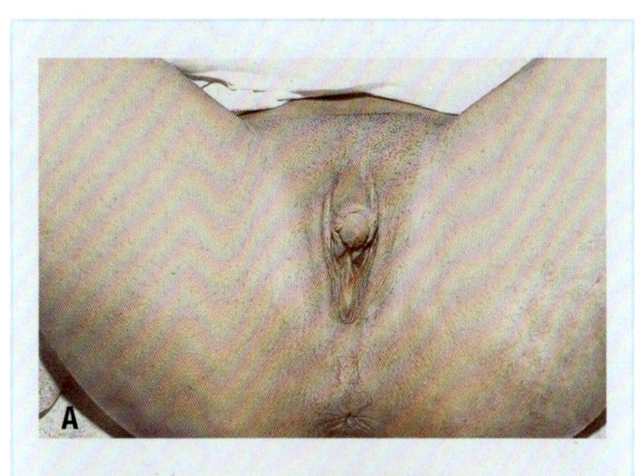

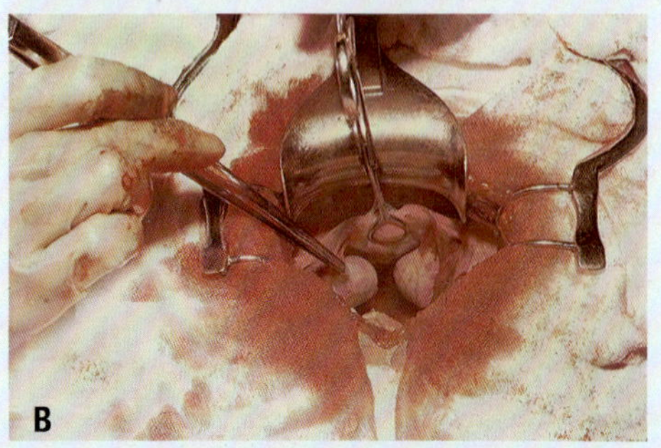

Figura 2.14 A Genitália externa de caso de hiperplasia suprarrenal congênita. **B** Seu respectivo ovário policístico.

Nesta última situação, as pacientes mostram alta prevalência de disfunções reprodutivas, com ocorrência em torno de 20% de ovários policísticos. A relação entre epilepsia do lobo temporal e a resposta ovariana se deve a fatores anatômicos. O lobo temporal envolve a amígdala, que faz parte do sistema límbico e apresenta conexões neuronais extensas e diretas com os núcleos pré-óptico e ventromedial. As crises desencadeadas no lobo temporal interferem, via amígdala, com a liberação pulsátil do GnRH por esses núcleos.

Acontece que, nas patologias supracitadas, o aspecto morfológico dos ovários é fator secundário e irrelevante. Ninguém os procura, pois a atenção clínica estará voltada para os sinais e sintomas específicos dos diversos quadros clínicos, bem como para a propedêutica própria de cada um, não havendo, pois, indicação nem necessidade de se avaliar a morfologia ovariana. Mas, se procurarmos, certamente iremos encontrá-los! O conhecimento da frequente associação dos ovários policísticos com esses quadros é da maior importância, pois, se não ficarmos atentos a essa possibilidade, as pacientes correrão um sério risco de terem seus ovários normais parcialmente ressecados ou cauterizados, o que, além de constituir uma grave mutilação, não resolverá o problema primário da paciente.

Por outro lado, poderemos induzir experimentalmente ovários policísticos por diversos meios. Por exemplo, fazendo com que uma paciente ganhe uma quantidade excessiva de peso, ou submetendo-a a uma atividade física intensa e por período prolongado, ou dando-lhe substâncias anabolizantes ou mesmo testosterona, como ocorre com os transexuais femininos.

Do mesmo modo, se administrarmos, de maneira prolongada, medicamentos tipo sulpirida, metoclopramida ou drogas psicoativas, elevaremos os níveis endógenos da prolactina, que irá alterar a pulsatilidade do GnRH, podendo provocar um bloqueio progressivo da função ovariana, levando à anovulação e, consequentemente, ao ovário policístico.

A metyrapone é uma substância utilizada como teste para medir a habilidade da hipófise em secretar o ACTH, em resposta à diminuição do cortisol sérico. É usada para avaliar a reserva de ACTH no diagnóstico diferencial da síndrome de Cushing. Se administrarmos a metyrapone a uma mulher fértil por tempo prolongado, ela irá provocar artificialmente um bloqueio da C21 hidroxilase, reproduzindo um quadro semelhante à hiperplasia congênita da suprarrenal, em sua forma mais comum. A resposta ovariana será a mesma verificada nesses quadros: tornar-se-ão policísticos, pois estarão apenas respondendo fisiologicamente aos estímulos androgênicos que atuam sobre eles.

Experimentalmente, Witsch, em 1934, conseguiu produzir ovários policísticos em ratas ligadas em parabiose, em que um dos animais, castrado, e consequentemente produzindo maiores quantidades de gonadotrofinas, induzia a formação de ovários policísticos na outra rata hipofisectomizada (Figura 2.15).

Mahesh, em seu laboratório de endocrinologia do Medical College da Geórgia, induziu experimentalmente em ratas a formação de ovários policísticos mediante a administração contínua de DHEA, mostrando que um insulto androgênico em um animal com eixo C-H-H-O e suprarrenal

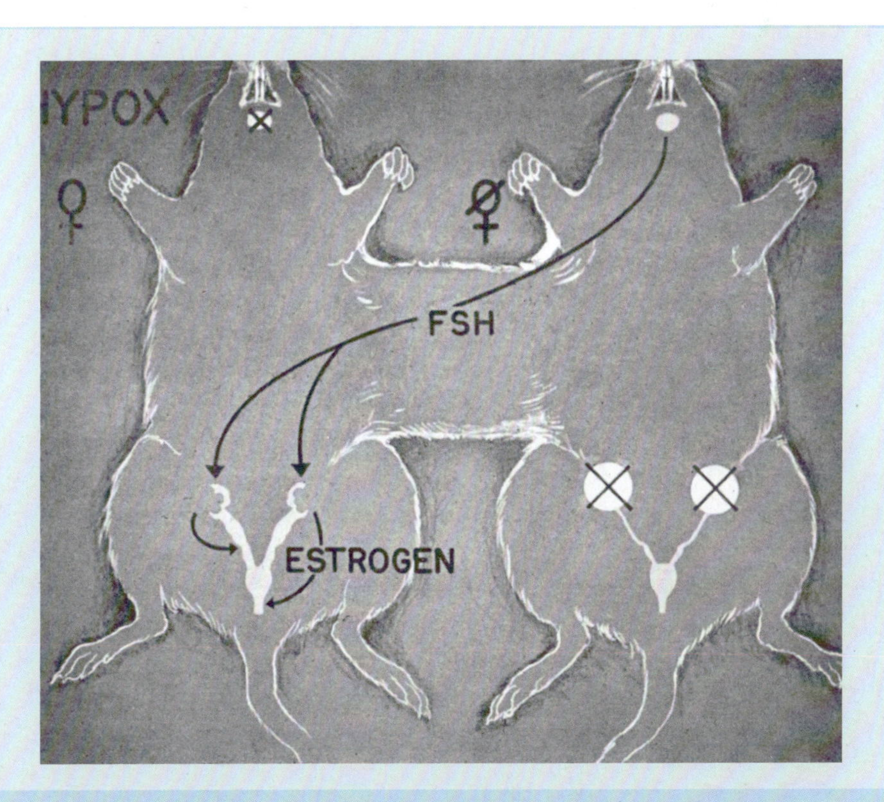

Figura 2.15 Ratos respectivamente castrado e hipofisectomizado ligados em parabiose. As gonadotrofinas do rato castrado produziram ovários policísticos no animal hipofisectomizado.

normais pode causar um distúrbio no padrão das gonadotrofinas, uma esteroidogênese ovariana anormal e anovulação.

Pelo exposto, existem inúmeras situações e circunstâncias que poderão interferir, direta ou indiretamente, no eixo C-H-H-O. Dependendo da intensidade dessa interferência, a paciente poderá ter sua função ovulatória suprimida. Portanto, a anovulação em si poderá resultar de um simples distúrbio funcional temporário do eixo ou traduzir uma manifestação inicial de outras patologias, algumas graves, que podem colocar em risco a vida da paciente, como tumores cerebrais, hipofisários e ovarianos, adenoma e carcinoma da suprarrenal, síndrome de Cushing e a síndrome metabólica.

Uma vez estabelecida a anovulação, qualquer que seja a causa, na presença de quantidades basais ou pouco aumentadas de LH, e de uma população folicular adequada, a resposta ovariana será invariavelmente a mesma: o ovário irá tornar-se policístico e passará a produzir maiores quantidades de androgênios, pois este é o selo da anovulação crônica.

Como explicar essas alterações ovarianas? Sabemos que o perfil hormonal das pacientes anovuladoras crônicas mostra, quase sempre, o FSH pouco diminuído ou normal e o LH um pouco aumentado ou normal. Consequentemente, a relação LH/FSH poderá encontrar-se elevada, tipo 2:1 ou 3:1 (o que não tem a menor importância clínica nem é condição indispensável para se fazer o diagnóstico), a androstenediona, a testosterona e a estrona pouco elevadas e a SHBG baixa. Os baixos níveis de FSH farão com que haja um crescimento limitado de folículos primários, atingindo 2 a 10mm de diâmetro, que não chegarão ao estágio de folículo maduro. Esses folículos se acumularão abaixo da albugínea, dando ao ovário o aspecto policístico. Tais folículos permanecerão subcapsulares por certo tempo, até que entrem em atresia. À medida que esses folículos regridem, outros irão crescer parcialmente e substituir os que entraram em atresia, mantendo, assim, o aspecto policístico dos ovários. As células da teca desses folículos atrésicos serão reincorporadas ao estroma, de onde se originaram, e sob o estímulo tônico do LH, potencializado pela hiperinsulinemia frequentemente associada ao quadro, continuarão secretando os esteroides que são próprios desse compartimento, ou seja, androstenediona e testosterona. Esses androgênios, por sua vez, exercerão efeitos intraovarianos, provocando o espessamento da albugínea e acelerando a atresia folicular. Exercerão, também, efeitos extraovarianos, como as manifestações clínicas de hiperandrogenismo, a diminuição da SHBG (permitindo maiores quantidades de androgênios e estrogênios livres), a conversão periférica dos androgênios em estrogênios que, por sua vez, irão interferir nos mecanismos de *feedback*, aumentando a sensibilidade e a resposta da hipófise ao GnRH, fazendo com que haja maiores quantidades de LH e inibindo, por *feedback* negativo, o FSH (potencializado pela inibina produzida pelos diversos folículos subcapsulares). Eis por que a relação LH/FSH frequentemente está alterada. O FSH baixo não conseguirá promover o crescimento folicular aos estágios mais avançados, incapazes de produzir o pico pré-ovulatório de estradiol, perpetuando, assim, o estado anovulatório (*steady state*). Por outro lado, o estímulo crônico, e frequentemente aumentado, do LH provocará uma hiperplasia do estroma ovariano, resultando no aumento de seu volume. O resultado morfológico final será ovário bilateralmente aumentado (o tamanho será proporcional ao tempo de duração do estado anovulatório e à quantidade do LH circulante), hipertecose, superfície lisa e brilhante, ausência de corpo lúteo e espessamento da cápsula (Figura 2.16). Portanto, falar de anovulação crônica é falar de ovários policísticos, e vice-versa. Em outras palavras, ovários policísticos resultam de um estado anovulatório crônico, seja por alteração dos mecanismos de retrocontrole do eixo C-H-H-O, seja por qualquer distúrbio ou patologia que nele possa interferir. Para ser curto e objetivo: anovulação é fator desencadeante, ovário policístico é consequência.

Essa visão não é recente. Entre muitos outros autores, Evans, em 1968, escreveu:

> Um importante desenvolvimento foi o reconhecimento clínico de categorias específicas de pacientes com anovulação associadas a graus variados de anormalidades da função ovariana. Qualquer período prolongado de alteração das relações recíprocas normais pituitária-ovarianas pode resultar em hiperplasia folicular ovariana e anovulação com eventual desenvolvimento de ovários policísticos.

O artigo é acompanhado de várias ilustrações, dentre elas, duas aqui reproduzidas, que mostram um raciocínio bem contemporâneo, tanto da fisiopatologia como do tratamento (Figuras 2.17 e 2.18).

Mahesh, Phil e Greenblatt, nesse mesmo livro, reforçam:

> É evidente, da discussão acima, que a sintomatologia clínica da Stein-Leventhal é vaga, e a associação dos chamados sintomas cardinais da síndrome pode existir em uma ampla variedade de distúrbios suprarrenais e/ou ovarianos. Nos anos recentes, a questão tem sido repetidamente levantada: é a síndrome de Stein-Leventhal uma entidade?

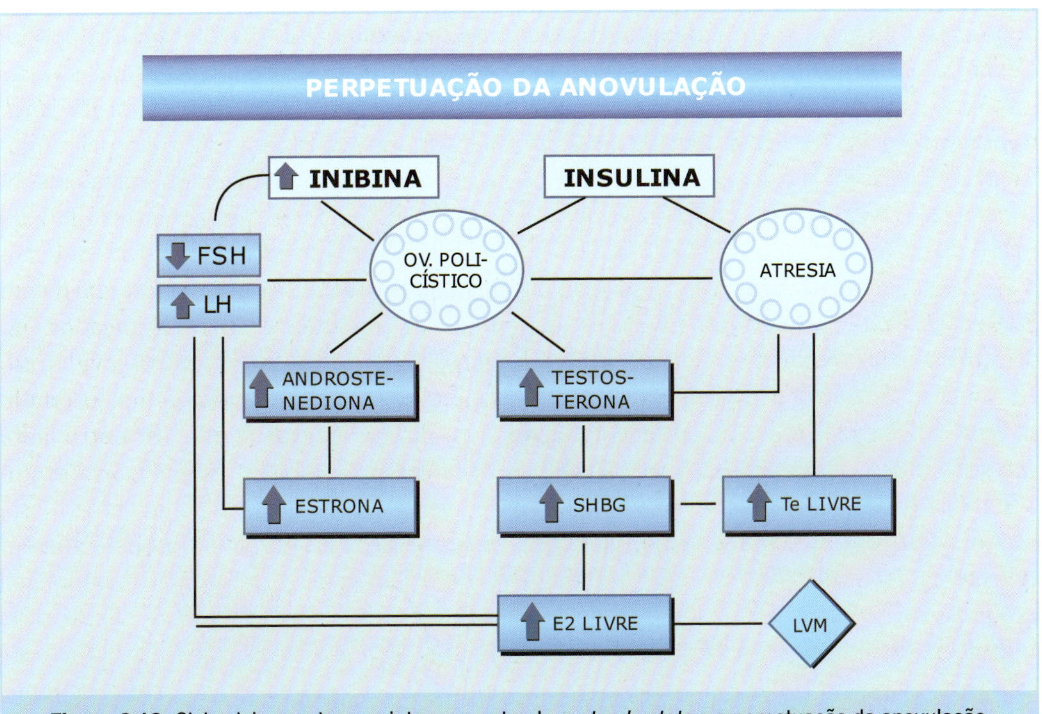

Figura 2.16 Ciclo vicioso externo e interno mantendo o *steady state* e a perpetuação da anovulação.

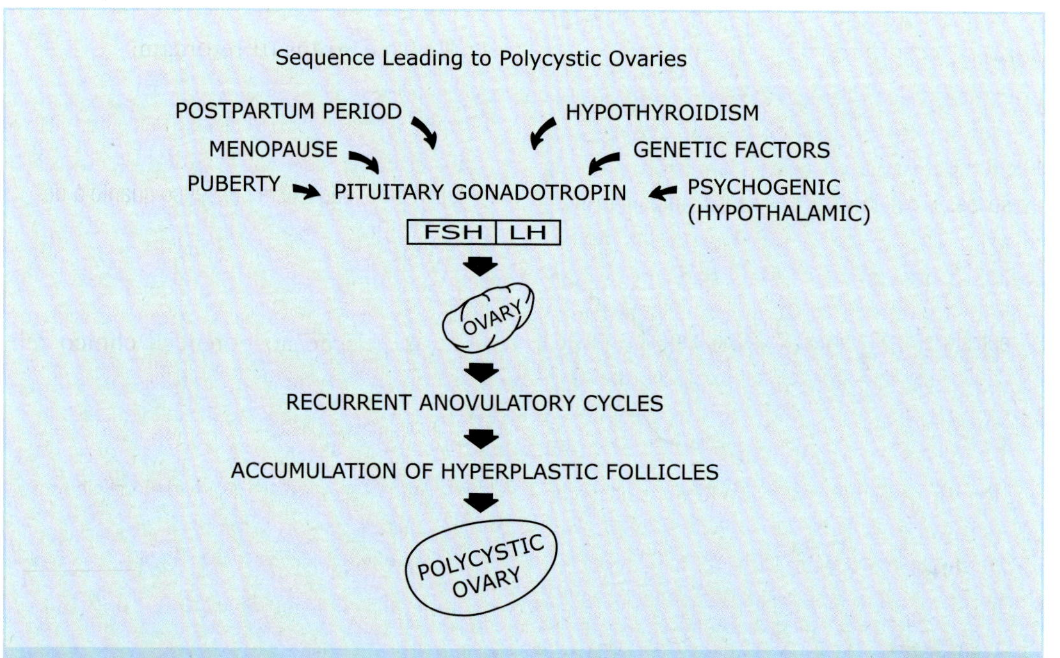

Figura 2.17 Múltiplos fatores levando a anovulação e hiperplasia folicular ovariana. (Retirada de Evans TN, Riley GM. Int J Fertil 1962; 7:131.)

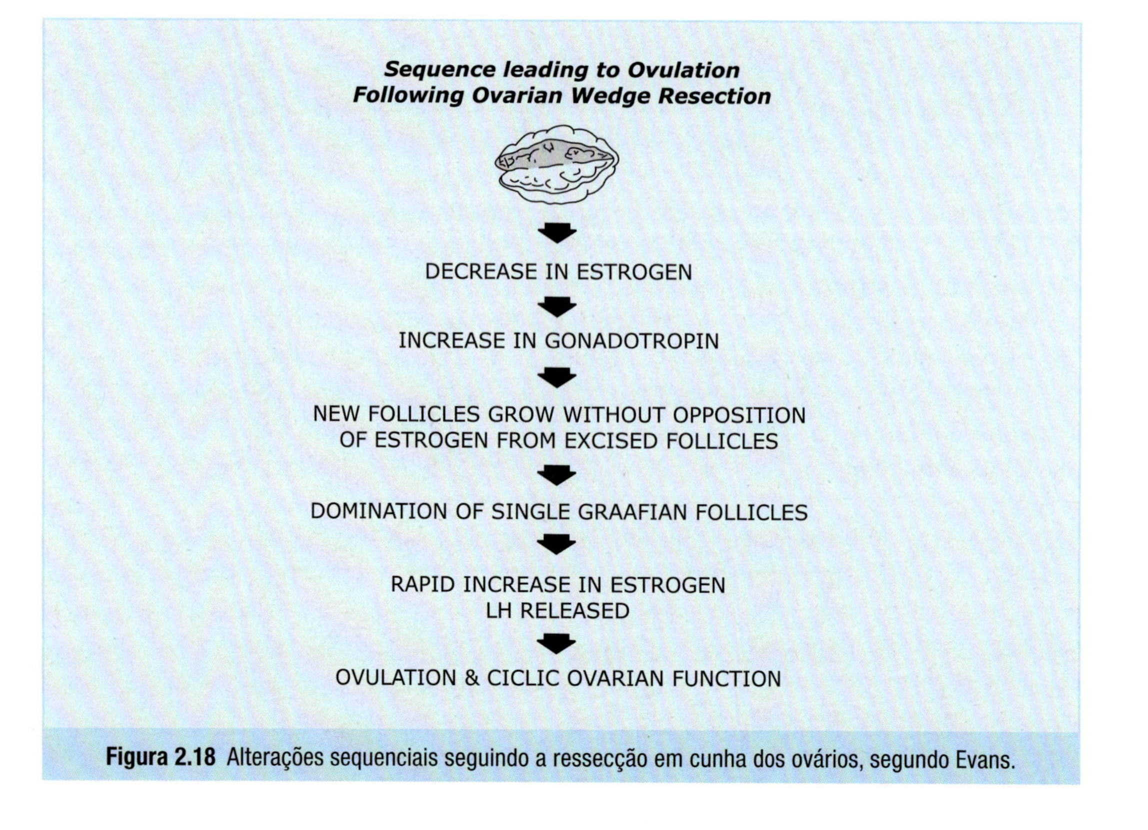

Figura 2.18 Alterações sequenciais seguindo a ressecção em cunha dos ovários, segundo Evans.

Redmond, em seu livro *Androgenic disorders*, acentua:

> O termo mais confuso atualmente em uso é doença policística ovariana (DPCO). O abuso deste rótulo diagnóstico tem impedido a compreensão dos distúrbios androgênicos. Doença policística ovariana é um termo anatômico e refere-se a uma anormalidade da estrutura dos ovários. Contudo, as pacientes que se apresentam com eles o fazem por causa de alterações fisiológicas.

Rogerio Lobo questiona em seu texto *Androgen excess in women – The enigma of the hirsute female:*

> O que é PCO? É uma doença? Como ele deve ser diagnosticado? Não há dúvidas de que a prevalência de PCO é muito alta e varia, dependendo de como ele é diagnosticado. A marca registrada do PCO (e as únicas facetas necessárias para o diagnóstico) são anovulação crônica e hiperandrogenemia.

Em outro artigo, Lobo critica as diversas denominações da suposta síndrome, o que dá bem uma ideia sobre as controvérsias que a cercam:

> A disorder without identity: "HCA", "PCO", "PCOD", "PCOS", "SLS". What are we to call it?

Com relação à ultrassonografia, Yen menciona em seu livro:

> A alta incidência (25%) de ovários policísticos detectados ao ultrassom na população adulta complica o diagnóstico da forma clássica de SOPC.

Em recente e volumoso livro, onde se discutem os fundamentos moleculares, celulares e genéticos da medicina reprodutiva, Legro e Straus III reforçam:

> SOPC é provavelmente a mais comum, mas a menos compreendida endocrinopatia. Infelizmente, não existe consenso quanto à definição da SOP, o que confunde a seleção de indivíduos para estudos clínicos.

Com relação ao potencial clínico relevante desses estudos, concluem:

> Não existe atualmente nenhum teste genético ou marcador que seja de utilidade clínica no diagnóstico e manejo da SOP.

E o que diz Leon Speroff em seus textos?

> - Porque há muitas causas de anovulação, há muitas causas de ovários policísticos.
> - Em outras palavras, o ovário policístico é o resultado de um distúrbio funcional, não um defeito central ou local específico.
> - Não perca de vista o fato de que o ovário policístico é um sinal, não uma doença.
> - Insistir em um critério endócrino ou clínico para o diagnóstico de ovários policísticos resulta na inclusão de uma coleção de pacientes que representam um segmento focalizado, isolado do largo espectro clínico ao qual estas pacientes pertencem.
> - Independente da natureza inicial do problema, o resultado clínico final da disfunção é previsível e facilmente diagnosticado e controlado.

Uma análise das sete edições do consagrado livro-texto de Speroff mostra que em nenhuma delas, no capítulo pertinente, ele se refere ao quadro como "síndrome", mas como anovulação e ovários policísticos. Preste atenção! São dois termos claros, descritivos e objetivos: ausência de ovulação e aspecto morfológico dos ovários.

Em sua última edição, ele reforça:

> É clinicamente muito mais útil evitar o uso de epônimos e mesmo o termo síndrome ou doença dos ovários policísticos. É melhor considerar este problema como uma anovulação persistente com um espectro de etiologias e manifestações clínicas que agora inclui a resistência insulínica e a hiperinsulinemia, bem como o hiperandrogenismo. Naturalmente, condições específicas devem ser perseguidas e excluídas, tais como hiperplasia de suprarrenal, doença tireoidiana, síndrome de Cushing, hiperprolactinemia e tumores produtores de androgênios.

Que fique muito claro: quem achar que descobriu finalmente a causa definitiva da "síndrome dos ovários policísticos", estará descrevendo sua síndrome particular e deverá guardá-la somente para si.

Mas, se podemos complicar, para que simplificar?

Ao lado de posições claras e racionais como as aqui citadas, encontramos outras tantas que provocam fogachos e curtos-circuitos neuronais.

Para quem não compreende as alterações morfológicas baseadas na fisiologia, a primazia diagnóstica ainda está voltada especificamente para a procura de um ovário policístico.

Imaginem: na casa dos folículos – os ovários – o quê, quantos e de que tamanho deve ser considerado o normal ou o anormal? Daí, a busca obsessiva por critérios numéricos e milimétricos na ultrassonografia para caracterizar o "verdadeiro" ovário policístico. Chegou-se à sofisticação de propor a dopplerfluxometria para um diagnóstico mais apurado. O resultado não poderia ser outro: chegamos ao refinamento de diagnosticar ovários policísticos em pacientes ovulatórias. Vejam, por exemplo, o trabalho de Hassan e Killick, publicado no *Fertility and Sterility* de 2003: *Asymptomatic polycystic ovaries not associated with infertility.* A brilhante conclusão assinala:

> Mulheres assintomáticas com Síndrome do Ovário Policístico (SOP) têm um tempo médio para engravidar semelhante ao daquelas mulheres com ovários normais, e elas não são menos férteis do que as mulheres com ovários normais.

Que beleza! Qual o problema dessas mulheres sem problemas? Uma afirmação dessas, além de um insulto à inteligência do leitor, derruba todos os conhecimentos acumulados na área da fisiopatologia da reprodução. Substitui o raciocínio pela imagem, e é bom não esquecermos de que as aparências enganam.

Como diagnosticar "síndrome dos ovários policísticos"

Já se passaram 80 anos desde a publicação do trabalho de Stein-Leventhal, e até hoje não sabemos ainda como diagnosticar a "síndrome dos ovários policísticos".

Sempre que se discutem ovários policísticos, esbarra-se em sua conceituação como uma verdadeira síndrome. Em 1935 era aceitável considerá-la como tal. Havia uma explicação fisiopatológica (errada, é bem verdade) para justificar o aspecto policístico, qual seja, o espessamento da cápsula ovariana interpondo-se como um obstáculo à extrusão do óvulo. Havia inclusive uma comprovação histopatológica, na qual se descreviam alterações facilmente identificáveis. Finalmente, mostrava resultados favoráveis mediante uma conduta cirúrgica uniforme: a ressecção cuneiforme dos ovários.

Nos dias de hoje é inconcebível persistir com a denominação "síndrome dos ovários policísticos". Ela foi uma síndrome, na época de sua descrição. Atualmente, ela deve ser referida simplesmente como "anovulação crônica" ou, se preferirem, "anovulação crônica hiperandrogênica". Os nomes já dizem tudo. A Organização Mundial de Saúde (OMS), embora mantendo o termo "síndrome", classifica-a como disfunção ovulatória tipo 2 ou anovulação normoestrogênica/normogonadotrófica, também clara e objetiva. Perceba, sempre "anovulação". Devemos, portanto, considerar o quadro como uma anovulação crônica. Simples, não?

Se não considerarmos mais os ovários policísticos como uma síndrome, como iremos diagnosticar uma síndrome que não existe? A ocorrência frequente de ovários policísticos é uma realidade; síndrome dos ovários policísticos, hoje, é uma falácia. Esta é a causa de tanta confusão. É impossível diagnosticar o que não existe. Mas os *experts* teimam em não abandonar as velhas ideias e procuram achar uma maneira acadêmica de defini-la. Só que até hoje não conseguiram chegar a um consenso. E tome consensos. Esta é uma palavra mágica que pretende nos fazer acreditar em algo que nem os próprios membros do consenso estão de pleno acordo. Considero-os o resultado de uma meta-análise de opiniões emitidas por indivíduos que se situam ao longo de um espectro entre iluminados e oligofrênicos. Jamais será a expressão da realidade ou da verdade científica.

Vejamos os consensos mais valorizados e difundidos na literatura internacional, e que assumiram o *status* de diretrizes oficiais. De permeio, acrescentaremos observações e críticas pessoais.

No primeiro, emitido pelo National Institutes of Health (NIH) em abril de 1990, foram estabelecidos três critérios básicos:

- Anovulação crônica (irregularidade menstrual).
- Excesso clínico e/ou laboratorial de androgênios.
- Exclusão de outras etiologias.

Dignos de atenção foram alguns tópicos como:

- Resistência insulínica, hiperinsulinemia, relação LH/FSH aumentada e imagem ultrassonográfica de microcistos não são imprescindíveis para o diagnóstico.
- Houve um baixo grau de concordância entre os debatedores. Nenhum critério foi considerado por mais de 64% dos 58 participantes.
- Essas observações reforçam a minha visão sobre "consensos". Imagine, se nem os *experts* se entendem, o que dirá os pouco afeitos ao problema!

Esse consenso, entretanto, representou um grande passo rumo a uma melhor compreensão do quadro. Ao relacionar o excesso clínico e/ou laboratorial de androgênios, já está dispensando a obrigatoriedade da dosagem dos mesmos, bastando a presença do hirsutismo, ou outros sinais de hiperandrogenismo, pois eles representam, por si, uma dosagem biológica de maiores sensibilidade e especificidade.

Ao mencionar que a imagem ultrassonográfica de microcistos não é imprescindível para o diagnóstico, está também dispensando a ultrassonografia.

Permita-me, a esta altura, transcrever um trecho do artigo de minha autoria publicado em *Femina*, 1986:

> Se compreendermos a fisiopatologia da anovulação, torna-se irrelevante diagnosticar o ovário policístico, pois ele representa ape-

nas a consequência morfológica do quadro anovulatório. Sua comprovação por laparoscopia, ultrassonografia ou ginecografia nada esclarece, e representa riscos e despesas inúteis para se comprovar o óbvio. O mesmo pode ser dito para as dosagens do LH e de androgênios. Fundamental será identificar a causa precisa da anovulação. Atrevo-me a afirmar que o diagnóstico de ovários policísticos não deveria nem ser feito, pois poderia induzir o ginecologista a praticar a ressecção cuneiforme ou, o que é pior, praticar a cirurgia e ignorar um adenoma hipofisário, ou da suprarrenal, ou uma síndrome de Cushing.

Esta afirmação já havia sido exposta em trabalho anterior, de 1979, o que motivou, inclusive, um inquérito promovido pela revista.

Curioso, não? Parece que o consenso está repetindo o que foi escrito e publicado há quase 45 anos. De qualquer modo, Legro encerra seu artigo sobre os critérios diagnósticos da SOP com a seguinte frase:

Assim, parece estar emergindo um consenso, não somente dos *experts*, mas das trincheiras da pesquisa clínica, em direção à anovulação crônica hiperandrogênica inexplicável como um critério diagnóstico da SOP.

As coisas pareciam estar caminhando para, finalmente, deixarmos os ovários em paz, quando o mesmo grupo do NIH publicou, em 2004, um novo "consenso", conhecido como "o consenso de Roterdã". Ele reafirma que a SOP é uma síndrome de disfunção ovariana junto com os aspectos cardinais de hiperandrogenismo e morfologia policística do ovário (mais uma vez atribuindo ao ovário a causa, e não a consequência).

Foram ratificados os três critérios mencionados no consenso de 1990, porém acrescido de um quarto, referente à presença obrigatória de ovários policísticos, comprovados pela ultrassonografia. Textualmente assinalam:

Participantes do *workshop* sentem que o ovário policístico deve agora ser considerado um possível critério para a SOP.

Veja bem, "sentem", "deve agora" e "possível critério".

Surpreendente, patético e inusitado. Isso significa que antes de 2003 havia síndrome dos ovários policísticos sem a presença de ovários policísticos. Veja como um raciocínio primário, desprovido de uma visão apoiada na fisiologia reprodutiva, gera mais confusão do que esclarecimento. É o mesmo que dizer:

A presença de um pênis rígido deve agora ser considerada um possível critério para o diagnóstico da ereção. Mas, por via das dúvidas, é aconselhável pedir uma dopplerfluxometria para sua confirmação. Pode ser que o paciente esteja de cabeça para baixo.

São afirmações desse tipo que dão margem a aberrações como o trabalho mencionado de Hassan.

Com referência às dosagens de LH e dos androgênios, o grupo de Roterdã assinala:

1. Baseado nos dados citados, o consenso sente que a medida dos níveis do LH sérico não deve ser considerada necessária para o diagnóstico clínico da SOP.

2. A maioria dos participantes sente que o indicador clínico primário do excesso de androgênios é a presença do hirsutismo.
3. As limitações em definir excesso de androgênios pelos níveis circulantes são, em parte, devidas à inacurácia e à inabilidade dos métodos de laboratório. Dosar somente a testosterona total pode não ser um marcador sensível do excesso de androgênios. Uma pequena fração de pacientes com SOP pode ter elevações isoladas de DHEA-S. Alguns acham que a medida da testosterona total e da DHEA-S tem algum valor na detecção de um tumor secretor de androgênios; contudo, dados mais recentes sugerem que o melhor preditor destas neoplasias é a apresentação clínica.

Não é esta uma afirmação *déjà-vu*? De qualquer maneira, dispensar a dosagem dos androgênios ovarianos e suprarrenais na maioria dos casos já é um ousado avanço. Se você lembrar das dosagens que já foram solicitadas na clínica, com quase toda a certeza deve ter encontrado valores dentro dos limites normais ou ligeiramente aumentados. Se os resultados são sempre os mesmos, para que continuar pedindo esses exames? Reserve essas dosagens para os casos absolutamente excepcionais de virilização acentuada com os quais porventura venha a deparar-se, o que, por si só, já nos sugere fortemente tratar-se de um tumor virilizante do ovário ou da suprarrenal. Nesses casos, as dosagens irão apontar o órgão sede do tumor. Contudo, o mais provável é você passar a vida inteira sem encontrar um desses tumores.

O curioso é que no primeiro consenso a ultrassonografia foi dispensada, e no consenso de Roterdã ela voltou como algo imprescindível. Certamente, falta conhecimento básico, ou existem interesses econômicos e comerciais por trás dessa posição.

Para completar, um critério, publicado em agosto de 2006 no *Journal of Clinical Endocrinology and Metabolism*, pela inusitada "Task Force on the Phenotype of the Policistic Ovary Syndrome of the Androgen Excess Society", sob o título *Position statement: Criteria for defining polycystic ovary syndrome as a predominantly hyperandrogenic syndrome: an Androgen Excess Society Guideline.*

Mais uma sociedade esdrúxula. Lembra-me a SOBRAMULEP (Sociedade Brasileira das Mulheres com Episiotomia), uma inteligente e bem-humorada crítica do saudoso Jean Claude Nahoun, criador e redator-chefe de Femina e um dos maiores responsáveis pelo grande sucesso alcançado pela FEBRASGO, referindo-se à criação de novas sociedades médicas.

Foi solicitado à tal força-tarefa rever todos os dados disponíveis na literatura, e recomendada uma definição baseada em evidências para a síndrome, já em uso ou não, para guiar o diagnóstico clínico e pesquisas futuras.

Para não perder tempo com um festival de repetições e obviedades, transcrevo apenas as conclusões:

Baseado nos dados disponíveis, a visão da Androgen Excess Society Task Force sobre o fenótipo da SOP é a de que devem ser aceitos os critérios do National Institutes of Health com algumas modificações, levando em consideração as preocupações expressadas nos *Proceedings* da conferência de 2003 de Roterdã. A principal conclusão é que a SOP deve ser primariamente considerada uma desordem do excesso de androgênio ou hiperandrogenismo, apesar de uma minoria considerar a possibilidade de que possa haver formas de SOP sem uma evidência clara de hiperandrogenismo, mas reconhecendo que mais dados são necessários antes de validar esta suposição. Finalmente, a força-tarefa reconheceu e espera plenamente que a definição desta síndrome evolua ao longo do tempo, para incorporar novos achados das pesquisas.

Quer dizer: a definição ainda não está definida.

Mas a novela não para por aqui:

GRÉCIA 2007: Thessaloniki ESHRE/ASRM sponsored PCOS Consensus Workshop Group. Consensus on infertility treatment related to polycystic ovary sindrome. Fertil Steril 2008; 89:505-22.
AMSTERDÃ 3º Consenso. Outubro, 2010 – A discussão de todos os itens associados ao quadro clínico foi realizada e os conceitos atribuídos como: AGREEMENT ou DISAGREEMENT? (Observação pessoal: "CONSENSO OU PAR OU ÍMPAR???)

Quanta sabedoria e quantas novidades! Nunca a definição da Medicina Baseada em Evidência de O'Donnel, em seu *Sceptic's Medical Dictionary*, coube tão bem como no enunciado da Task Force Position Paper: "A perpetuação dos erros dos outros em vez dos seus próprios."

O termo *steady state* é mais bem aplicado para esses consensos do que na anovulação crônica.

Rittmaster, um estudioso do metabolismo dos androgênios, questionava:

Será importante saber a contribuição relativa dos ovários e suprarrenais numa mulher hiperandrogênica? Geralmente não. Se um antiandrogênio está sendo usado como uma terapia médica e o nível de testosterona é normal ou próximo do normal, não importa qual órgão é primariamente responsável pela secreção do androgênio.

Mais adiante ele interroga:

Qual, então, é a utilidade clínica da mensuração dos compostos androgênicos? Mesmo que eles sejam marcadores do hirsutismo, eles apenas confirmariam o que é óbvio no exame clínico: se uma mulher é hirsuta com um padrão androgênio-dependente, o hirsutismo então é androgênio-dependente.

Ainda Rittmaster:

No momento, a medida dos androgênios tem pouca valia na avaliação de rotina da mulher hiperandrogênica.

Lógico, coerente e sensato, não?

Quer dizer, estamos no mínimo há 77 anos pedalando sem sair do lugar, repetindo e reforçando a denominação de Shearmann: "o enigmático ovário policístico".

Não existe um critério para definir objetivamente a síndrome dos ovários policísticos. Pudera, é absolutamente impossível definir uma síndrome que não existe. Não adianta aguardar novas pesquisas ou novos consensos, pois cairemos no mesmo lugar. As novas pesquisas apontarão apenas novos achados que eventualmente poderiam interferir na fisiologia do eixo C-H-H-O, levando a uma disfunção anovulatória e, consequentemente, aos ovários policísticos. Ou seja, mais uma causa que se acrescentaria às inúmeras já descritas.

Como exemplo citemos apenas dois trabalhos já publicados: "Diminuição da atividade do citocromo P450C17alfa e testosterona plasmática livre após redução da secreção de insulina na síndrome do ovário policístico" e "Níveis circulantes de beta-endorfina imunorreativa na síndrome dos ovários policísticos". E daí? Simplesmente mais dois possíveis fatores que podem contribuir para desencadear ou perpetuar a anovulação.

Se fizermos um pequeno esforço acadêmico, poderemos atribuir a uma das isoformas do polimorfismo da proteína G (o tipo TT, responsável por um metabolismo econômico) uma das possíveis causas de anovulação, na medida em que os portadores desse genótipo têm tendência à obesidade. Da mesma maneira, alterações do neuropeptídeo Y, um potente estimulador do apetite, provocam aumento da insulina e do cortisol, o que favorece o ganho de peso. Também a grelina, um hormônio complexo, secretado na porção alta do estômago, quando administrada a roedores, aumenta a ingesta de alimentos e causa obesidade. Alterações em qualquer desses fatores poderiam provocar as mesmas respostas ovarianas, culminando com a anovulação e a formação dos ovários policísticos.

Veja apenas duas brilhantes citações que demonstram, com absoluta fidelidade, a total ignorância de indivíduos que "se acham":

1. Hassan MAM, Killick SR. Asymptomatic polycystic ovaries not associated with infertility. Fertil Steril 2003; 80:966-75.

   Mulheres assintomáticas com PCO têm um tempo médio para engravidar semelhante àquelas mulheres com ovários normais e elas não são menos férteis do que as mulheres com ovários normais.

Diga-me, qual o problema destas mulheres sem problemas.

2. Hartman A. Polycystic ovary syndrome distinctive when unilateral. Presented at the "American Institute of Ultrasound in Medicine (AIUM) 2012 Annual Convention.".

   Mulheres que mostraram, à ultrassonografia, terem "SOP" envolvendo apenas um ovário têm menores índices de irregularidades menstruais do que as que apresentam o envolvimento bilateral dos ovários.

O estudo é considerado o primeiro a comparar a SOP unilateral e bilateral nas pacientes inférteis. BRILHANTE!!! FANTÁSTICO!!! ME POUPEM!!!

Pelo visto, os critérios diagnósticos sugeridos não levaram a lugar nenhum, permanecendo a síndrome uma entidade nebulosa. É evidente que devemos analisar os ovários policísticos sob uma nova ótica, senão eles continuarão eternamente enigmáticos.

Mas a novela não para por aqui.

Enrico Carmina, Diretor Executivo da "Sociedade Excesso de Androgênios e PCOS", no Simpósio Internacional de Estados Hiperandrogênicos: SOP, realizado em Buenos Aires, 4 e 5 de maio de 2009, destaca mais uma definição:

Critérios da Reunião da ESHRE/ASRM (2003):

1. Hiperandrogenismo clínico ou bioquímico, anovulação crônica e ovários policísticos.

2. Hiperandrogenismo clínico ou bioquímico, anovulação crônica sem ovários policísticos.
3. Hiperandrogenismo clínico ou bioquímico, ovários policísticos com ciclos ovulatórios (denominado SOP ovulatório).
4. Anovulação crônica, ovários policísticos, mas sem evidências clínicas e/ou bioquímicas de hiperandrogenismo.

Esta dispensa comentários, mas tem mais:

THE TASK FORCE ON THE PHENOTYPE OF THE POLYCYSTIC OVARY SYNDROME OF THE ANDROGEN EXCESS SOCIETY.

POSITION STATEMENT: Criteria for defining Polycystic Ovary Syndrome as a predominantly hyperandrogenic syndrome: an Androgen Excess Society Guideline. J Clin Endocrin Metab. Agosto 2006.

Conclusões: a SOP deve ser primariamente considerada uma desordem do excesso de androgênio ou hiperandrogenismo.

A Força-Tarefa reconheceu e espera plenamente que a definição dessa síndrome evolua ao longo do tempo, para incorporar novos achados das pesquisas.

Ovários policísticos: uma visão diferenciada

A OMS define a SOP como uma anovulação normoestrogênica/normogonadotrófica. Basta! A definição não inclui a imagem ovariana nem o hiperandrogenismo. Ele está implícito. Faz parte do quadro anovulatório. Partamos de dois fatos fisiológicos fartamente comprovados pelas investigações científicas:

1. Ovário com uma população folicular normal, sob estímulo crônico de LH e FSH e que não ovula, obrigatoriamente será policístico.
2. O estroma do ovário policístico, cronicamente estimulado pelo LH, potencializado, ou não, pela hiperinsulinemia, obrigatoriamente produzirá quantidades mais elevadas de testosterona e androstenediona.

Em outras palavras, sempre que uma pessoa, em seu período reprodutivo, deixar de ovular, seus ovários automaticamente tornar-se-ão policísticos e passarão a produzir maiores quantidades de androgênios.

Quanto ao primeiro item, lembremos que o ovário nunca se encontra em completo repouso. Desde a 20ª semana de vida intrauterina até a menopausa, em dado momento, haverá sempre dezenas de folículos em desenvolvimento parcial e outros tantos em regressão. Esse fenômeno obedece a um determinismo inerente ao próprio folículo e é induzido pela presença do oócito. Esse processo reduzirá o número de folículos de 7 milhões para cerca de 450 mil, por ocasião do início da puberdade, época em que o órgão se torna funcionalmente ativo e regido pela ação das gonadotrofinas.

Uma vez estabelecido um quadro de anovulação crônica, qualquer que seja a causa, pela falta de um estímulo adequado de FSH, não ocorrerá a diferenciação do folículo dominante nem, consequentemente, a produção do pico pré-ovulatório de estradiol. Sem esse pico estrogênico, não haverá a virada do *feedback* negativo para positivo em relação ao LH, o que irá impedir que ocorra o pico de LH, responsável pelo ato físico da ovulação e a subsequente formação do corpo lúteo. Inevitavelmente, os folículos parcialmente desenvolvidos se acumularão abaixo da albugínea, dando ao ovário o aspecto policístico.

É óbvio que no início do quadro clínico, ao se estabelecerem os primeiros ciclos anovulatórios, os ovários se encontrarão de tamanho normal, porém certamente policísticos. Com o correr do tempo e da quantidade de LH ofertada aos ovários, eles naturalmente aumentarão de volume, à custa da hiperplasia do estroma (as células do estroma contêm receptores somente para o LH) e dos diversos folículos acumulados abaixo da cápsula. Portanto, o volume ovariano não é um dado importante a ser avaliado. Ovários policísticos aumentados de volume significam apenas um período de anovulação crônica de longa duração. Da mesma maneira, o número e o diâmetro dos folículos também são irrelevantes. Na presença de baixos níveis de FSH, em consequência do *feedback* negativo cronicamente exercido pelos estrogênios, não haverá a seleção do folículo ovulatório (dominante), permanecendo, portanto, somente folículos de 2 a 10mm de diâmetro.

Que dúvida terrível terá o ultrassonografista ao emitir um laudo de uma paciente anovuladora na qual foram contabilizados somente 10 folículos subcapsulares, em vez de 12 ou mais. Será ou não será SOP? Ficar atrelado a um determinado critério propedêutico para confirmar ou excluir uma hipótese diagnóstica é perigoso e criticável. Imagine um laudo ultrassonográfico de uma paciente em anovulação crônica excluir a possibilidade de ovários policísticos pelo fato de terem sido identificados apenas 10 folículos entre 2 e 9mm de diâmetro.

Um fato precisa ficar claramente estabelecido: não há possibilidade de ocorrerem ovários policísticos associados a ciclos ovulatórios, nem anovulação crônica sem ovários policísticos.

O que pode ocorrer é uma ovulação esporádica em paciente com ovários policísticos, ou erro de interpretação da imagem ultrassonográfica em pacientes ovulatórias. Este último fato é o que leva muitos autores a relatarem ovários policísticos em mulheres férteis. Qual a contribuição efetiva do método senão confundir o diagnóstico? Ovários policísticos são uma "doença" ultrassonográfica ou apenas a consequência de um distúrbio funcional? E o que dizer dos frequentes laudos relatando a presença de ovário policístico unilateral? Como explicá-lo à luz da fisiopatologia? Provavelmente assim:

> Senhoras gonadotrofinas, desculpem o transtorno. Estamos temporariamente em obras. Favor utilizar somente a artéria hipogástrica esquerda.

Não seria melhor, simplesmente, não pedir a ultrassonografia?

Com relação ao segundo item, basta conhecer o papel fisiológico do estroma na esteroidogênese ovariana. A produção de androgênios desse compartimento encontra-se particularmente aumentada em duas situações: nos ciclos anovulatórios e no climatério. Não há como ignorar esse fato. Mesmo que a causa primária da anovulação seja devida a um excesso de androgênios produzidos pela suprarrenal, uma vez estabelecidos os ciclos anovulatórios, o estroma ovariano passará a secretá-los em maior quantidade, potencializando e contribuindo para manter o *steady state*.

Vamos tentar enxergar os ovários policísticos sob uma outra perspectiva:

Visão unitária da fisiopatologia ovariana

Toda a fisiologia da reprodução está voltada para a liberação periódica de um óvulo, cuja finalidade é a perpetuação da espécie. Para que isso aconteça, é necessária uma função ovariana normal, em que a secreção dos esteroides sexuais e a ovulação ocorram de maneira regular, cíclica, pulsátil e finamente sincronizada. Esses eventos dependerão da presença de uma população folicular adequada, que obedecerá a estímulos específicos de outros centros que integram o chamado eixo C-H-H-O.

Esse eixo, por sua vez, é modulado e sincronizado por delicados mecanismos de interação, que envolvem emoções; neurotransmissores como dopamina, noradrenalina, serotonina, GABA, endorfinas e outros; fatores liberadores ou inibidores hipotalâmicos, como GnRH, TRH e PIF; hormônios hipofisários, como gonadotrofinas, prolactina, ACTH, GH e TSH; insulina, IGF-I e IGF-II; proteínas carreadoras tipo SHBG e IGFBP-I; hormônios tireoidianos; esteroides ovarianos e da suprarrenal; enzimas específicas que atuam em cada passo da esteroidogênese ovariana e suprarrenal; receptores hormonais; proteínas adaptadoras específicas de cada tecido, que atuarão como coativadoras ou correpressoras nos "fatores de ativação de transcrição" (TAF-1 e TAF-2); prostaglandinas; relações intrácrinas, autócrinas e parácrinas mediadas por diversos fatores de crescimento e de transformação; activinas, inibinas e citocinas; além de uma adequada função hepática e de um peso corporal próximo do ideal, não muito magro, nem muito gordo.

Podemos imaginar o eixo C-H-H-O como se fosse um mecanismo de relógio. Uma alteração em qualquer um dos fatores aqui listados poderia atuar como uma pedrinha que interromperia, em seus respectivos níveis, o delicado mecanismo pendular, provocando sua paralisação (anovulação) (Figura 2.19).

Essa enorme lista de fatores que interferem, direta ou indiretamente, na função de eixo reprodutivo é certamente incompleta. Muitos não foram citados, e outros tantos não foram ainda identificados. À medida que as ciências básicas forem avan-

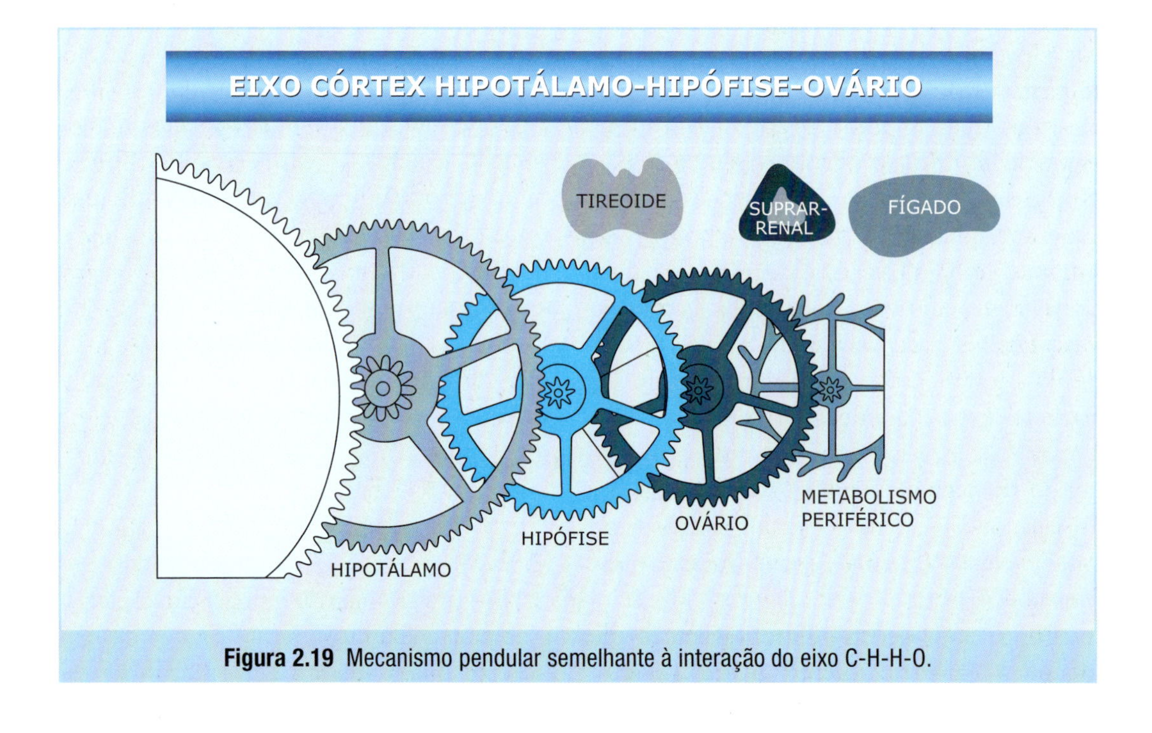

Figura 2.19 Mecanismo pendular semelhante à interação do eixo C-H-H-O.

çando, novos conhecimentos da fisiologia reprodutiva serão incorporados e novos mecanismos de atuação serão descritos. Consequentemente, novas causas de anovulação e (adivinhe!) de ovários policísticos surgirão.

Por exemplo, sabemos da estreita relação entre massa corpórea, tecido adiposo e anovulação. Fatores que regulam o apetite, o metabolismo e a distribuição das gorduras, como leptinas, polimorfismos da proteína G, grelina e neuropeptídeo Y (NPY), atuam, via obesidade, para favorecer, desencadear ou perpetuar uma disfunção do eixo C-H-H-O, contribuindo certamente para um estado anovulatório. Uma alteração em qualquer desses fatores acima mencionados poderá resultar na função inadequada do eixo, com repercussões que podem levar a secreção inadequada dos esteroides e manifestações clínicas do tipo insuficiência lútea, anovulação crônica (ovários policísticos), distúrbios menstruais, amenorreia, hiperandrogenismo, hiperprolactinemia e obesidade, entre outras.

Evidências recentes indicam que a história de vida dos indivíduos pode sofrer impactos em razão de eventos pré-natais. Essa possibilidade foi aventada por Barker e conhecida como a "hipótese de Barker". Nela, as mudanças na história de vida são previstas no nascimento. As respostas da unidade fetoplacentária aos estresses durante a gravidez resultam em disfunção vascular pós-natal que pode se manifestar desde a infância até o climatério. Segundo Barker, o crescimento retardado durante a vida fetal e a infância é seguido por um ganho de peso acelerado na adolescência. Distúrbios que predispõem a doença coronariana, diabetes tipo 2 e hipertensão são precedidos por tipo semelhante de crescimento. Mecanismos subjacentes parecem incluir o desenvolvimento de resistência insulínica *in utero*, número reduzido de nefros, associados a baixo peso ao nascer e programação alterada da microarquitetura e função hepática.

Leon Speroff, em sua edição de 2005, menciona a "*Teenage Syndrome*", destacando que durante a puberdade desenvolve-se a resistência insulínica, provavelmente devido ao aumento dos esteroides sexuais e do hormônio do crescimento, resultando em aumento secundário da insulina e do IGF-I. Essa síndrome é caracterizada por baixo peso ao nascer, hiperinsulinemia, perfil lipídico e lipoproteico anormal, anovulação, hiperandrogenismo e ovários policísticos após a adrenarca.

É importante salientar que as funções específicas do ovário (ovulação e secreção) não são independentes ou autônomas. Ao contrário, são absolutamente integradas e coordenadas, pois para que ocorra a ovulação será necessária a secreção do estradiol pelo folículo dominante em um momento preciso, em quantidade e duração adequadas, que possibilitem, por meio dos mecanismos de *feedback*, a liberação do pico ovulatório do LH. É, portanto, o folículo dominante – mais precisamente, o estradiol por ele secretado – que irá reger a sincronização do ciclo reprodutivo. Do mesmo modo, não ocorrendo a ovulação, não haverá secreção cíclica adequada de estradiol e, especificamente, não haverá produção de progesterona.

Essa visão unitária é extremamente útil, pois delimita e simplifica a compreensão da fisiopatologia endócrina da reprodução, que ficará resumida, em última análise, a duas situações básicas:

1. Secreção inadequada de esteroides, representada, em sua forma típica, pela insuficiência lútea.
2. Anovulação.

Se tomarmos como exemplo uma mulher com ciclos ovulatórios regulares e criarmos artificialmente uma elevação progressiva da prolactina, por meio da administração de sulpirida, ou a submetermos a uma atividade física intensa e prolongada, ou a um regime drástico de perda de peso, ou ainda administrarmos doses suprafisiológicas de androgênios, veremos que ela desenvolverá, progressivamente, um quadro de insuficiência lútea, evoluindo para anovulação, irregularidades menstruais e, finalmente, amenorreia. Esses quadros representam as etapas evolutivas de um mesmo processo fisiopatológico: o bloqueio progressivo da função ovariana (Figura 2.20).

O quadro clínico, qualquer que seja a causa, será proporcional à intensidade do bloqueio e, com exceção da insuficiência lútea, na qual a ovulação está implícita, o denominador comum a todos é a anovulação crônica, que irá se expressar, morfologicamente, pela presença de ovários policísticos.

A anovulação crônica, por sua vez, poderá apresentar-se clinicamente com várias roupagens, dependendo da ótica sob a qual é focalizada. Assim, poderá manifestar-se com o rótulo de anovulação, de oligomenorreia, de amenorreia, de hirsutismo ou hiperandrogenismo, de hemorragia uterina disfuncional, de síndrome (?) dos ovários policísticos, de hiperprolactinemia ou de infertilidade. Essa visão deve ficar bem clara, porque todos esses quadros, que são tratados em textos e congressos médicos como se fossem capítulos ou entidades nosológicas distintas, são, na realidade, enfoques diferentes de um mesmo fenômeno: a anovulação crônica. É exatamente essa diversidade de rótulos e capítulos que nos confunde, levando-nos à falsa impressão de que a fisiopatologia endócrina é extensa e complicada.

O que devemos ter sempre em mente diante de uma paciente que não ovula? Em primeiro lugar, o fato de que, se ela não ovula, estará sob o estímulo crônico, principalmente, da estrona, mas também do estradiol. Isso trará consequências a longo prazo, como hiperplasia do endométrio, hemorragia uterina disfuncional e, eventualmente, hiperplasia atípica ou adenocarcinoma do endométrio. Em segundo lugar, a frequente associação a resistência periférica à insulina. A hiperinsulinemia resultante contribuirá para maior produ-

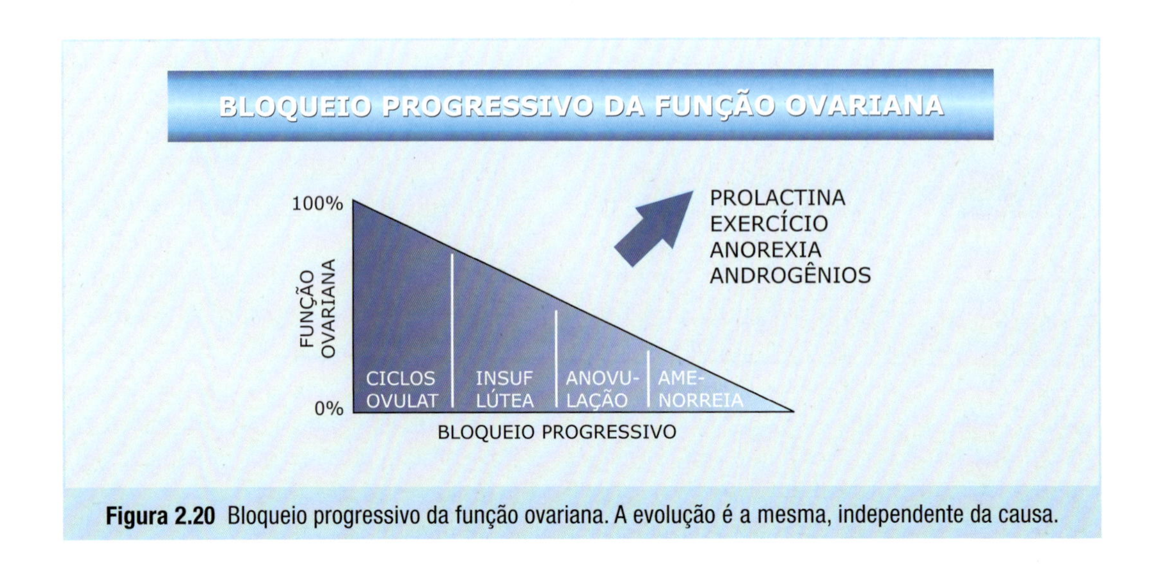

Figura 2.20 Bloqueio progressivo da função ovariana. A evolução é a mesma, independente da causa.

ção de androgênios pelo estroma ovariano. Esse estado hiperandrogênico favorecerá alterações metabólicas negativas no perfil lipídico, que se somará ao próprio risco cardiovascular do diabetes. Mas é bom ter em mente que a resistência à insulina e o diabetes ocorrem também em pacientes não obesas. Daí pensarmos sempre na possibilidade dessa associação e providenciarmos uma avaliação da glicose de jejum e, se necessário, 2 horas após a ingestão de 75g de dextrosol. Mas, lembre-se, a hiperinsulinemia está para os ovários policísticos assim como a candidíase está para o diabetes, ou seja, a hiperinsulinemia não provoca necessariamente a anovulação (ovários policísticos) nem o diabetes provoca necessariamente a candidíase.

Como diagnosticar ovários policísticos?

Não diagnostique! O que você fará com eles? Cortar? Queimar? Puncionar? Essas intervenções significam uma inaceitável agressão a um órgão anatômica e funcionalmente sadio. Elas não irão corrigir um distúrbio da fisiologia nem uma patologia cuja etiologia encontra-se em outros sítios extraovarianos. Além da mutilação, irão destruir ou remover milhares de folículos, resultando, certamente, na antecipação da menopausa, e favorecer a formação de aderências. Deixe os ovários em paz! Se eles representam a expressão morfológica da anovulação crônica, o que se deve fazer é verificar se a paciente está ovulando ou não.

Identificar uma anovulação é muito simples. A história de irregularidades menstruais e o registro da temperatura basal são suficientes. O padrão menstrual é o espelho fiel da função ovariana. Se as menstruações estiverem regulares, os ovários provavelmente estarão funcionando adequadamente, e os ciclos provavelmente serão ovulatórios. Se as menstruações estiverem irregulares, os ovários estarão funcionando irregularmente e, muito provavelmente, em anovulação. O registro da temperatura basal confirmará ou afastará a anovulação.

A simples visão da paciente ao entrar no consultório nos pode alertar para essa possibilidade. Ela pode apresentar-se obesa ou magra demais, muito alta ou baixa demais. A presença de acne, oleosidade cutânea e hirsutismo é um sinal inequívoco de excesso de androgênios, mas a ausência deles não afasta o hiperandrogenismo. Fatores raciais, níveis aumentados da SHBG e atividade reduzida da 5α-redutase nas células da unidade pilossebácea podem restringir esses sinais. Não é fácil identificar um quadro de hiperandrogenismo em chinesas ou japonesas, pois elas apresentam geneticamente uma densidade muito menor de unidades pilossebáceas por milímetro quadrado de pele, se comparadas com outras raças. Nessas pacientes, níveis aumentados de androgênios plasmáticos coexistem com uma pele aparentemente normal.

Suspeite de anovulação crônica toda vez que uma paciente jovem, com espinhas no rosto e discreto hirsutismo, entrar no consultório com uma pilha de exames ultrassonográficos e outros tantos de dosagens hormonais. Se ela estiver acompanhada pela mãe com fisionomia preocupada, então, é quase certo. Pode antecipar-se e ir dizendo: "Já sei. Você tem ovários policísticos." Uma olhará assustada para a outra e provavelmente dirá: "Mas, como o senhor sabe? Já consultamos vários especialistas, e cada um propõe um tipo diferente de cirurgia e pede mais exames. Estamos cada vez mais confusas e não sabemos mais o que fazer, ou em quem acreditar. Por isso viemos ouvir sua opinião." Mas, por educação, não deixe de olhar com suposta atenção todos os exames.

Se a paciente não estiver ovulando, vamos identificar sua origem. Existem inúmeras circunstâncias e patologias que se podem expressar através da anovulação crônica. Cabe ao clínico procurar, no limite de sua competência, a exata etiologia, pois somente assim será possível instituir um tratamento racional, elegante, preciso e coerente.

Se tivermos em mente a visão unitária da fisiopatologia ovariana e compreendermos o bloqueio progressivo da função ovariana, veremos que a anovulação representa a etapa que se segue à insuficiência lútea, e geralmente se expressa pela oligomenorreia ou amenorreia. Se a amenorreia é o quadro final dessa falência, a propedêutica será, basicamente, a mesma propedêutica da amenorreia, pois as causas dos quadros intermediários serão as mesmas, variando somente em sua intensidade.

Pelos motivos mencionados em capítulos anteriores, na grande maioria das vezes não haverá necessidade de pedir dosagens de androgênios, pois a anovulação já implica automaticamente seu aumento. Sua dosagem deverá estar restrita aos raros casos em que houver sinais evidentes de virilização. Nesses casos, as dosagens são imprescindíveis para identificar a origem ovariana ou suprarrenal do provável tumor. Bastam, entretanto, a testosterona total, que é o marcador biológico da atividade androgênica do ovário, e o DHEA-S, que é o marcador biológico da atividade androgênica da suprarrenal.

Nos casos de hiperplasia congênita da suprarrenal, a dosagem da 17-hidroxiprogesterona, quando elevada, informará que o bloqueio na síntese do cortisol ocorre por deficiência da C21-hidroxilase, a enzima que catalisa sua transformação em 11-desóxi-hidrocortisona e responsável pela grande maioria dos casos de pseudo-hermafroditismo feminino. A 17-OH-progesterona acumulada será então metabolizada em pregnanetriol e nos androgênios androsterona e etiocolanolona.

Dosar androstenediona? Nem pensar! Ela é produzida em partes iguais pelo ovário e pela suprarrenal. O que ela irá acrescentar para o esclarecimento do caso?

Dosar estrogênios, FSH e LH também não trará dados importantes, nem influenciará a conduta. O conhecimento da fisiopatologia já nos antecipa o resultado.

E o que dizer da dosagem da progesterona nos casos suspeitos de anovulação crônica? É perigosa, pois tanto pode ajudar como confundir. Sua elevação confirmará a ovulação, mas, por exemplo, se a paciente apresentar ciclos ovulatórios regulares, com intervalos de 45 dias (oligomenorreia), uma dosagem feita entre o 16º e 28º dia do ciclo não detectará a elevação da progesterona, pois a ovulação ocorre mais ou menos 14 dias antes da menstruação, resultando em um falso diagnóstico de ciclo anovulatório. Melhor não pedir.

O que fazer então?

Seguir a sequência do diagnóstico etiológico das amenorreias, começando pela dosagem de prolactina, TSH e T4 livre (Figura 2.21). Cerca de um terço das mulheres amenorreicas apresenta prolactina elevada. Daí a importância de se solicitar sua dosagem no início da investigação. Se estiver aumentada, nossa atenção será dirigida para diagnóstico e tratamento de um eventual prolactinoma. TSH e T4 livre serão solicitados na suspeita de um hipotireoidismo, mesmo que discreto.

A seguir, o teste do progestogênio, um teste antigo e geralmente pouco valori-

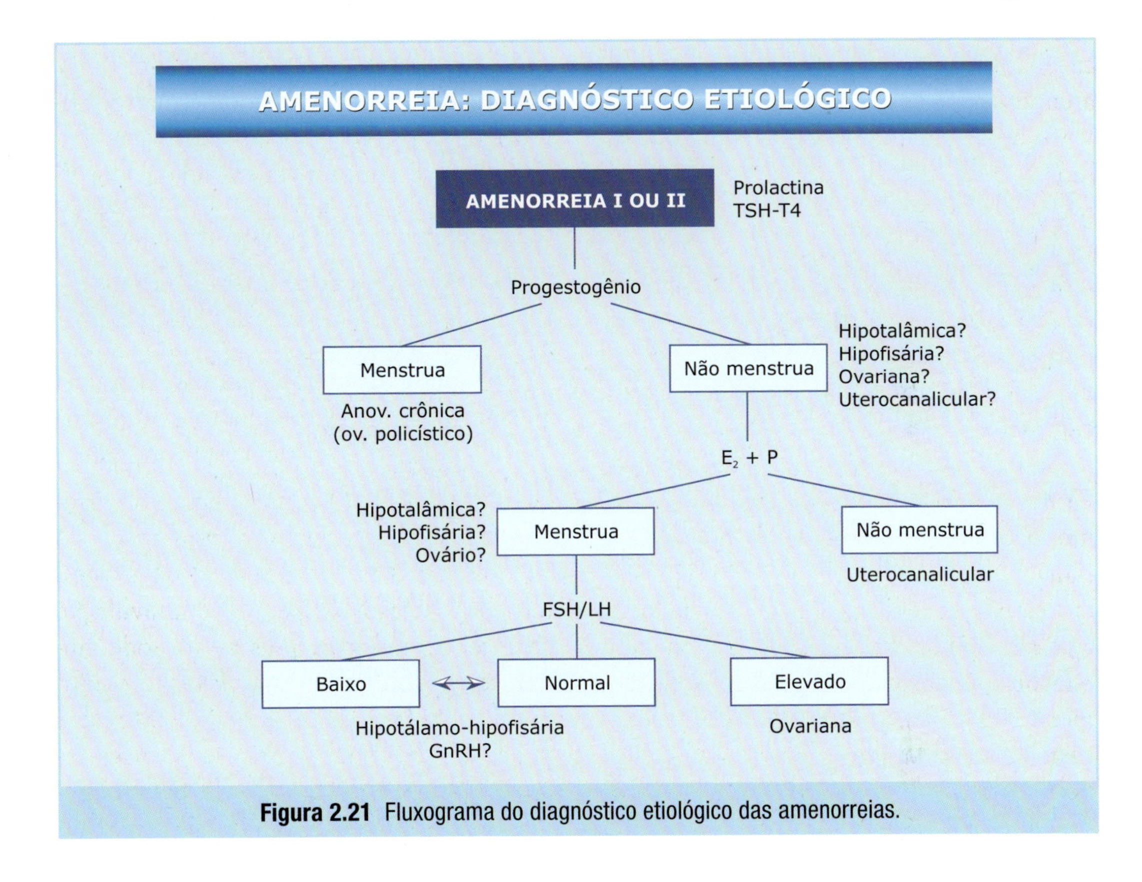

Figura 2.21 Fluxograma do diagnóstico etiológico das amenorreias.

zado, mas rico em informações valiosas. Caso a menstruação ocorra, podemos concluir seguramente que: a paciente não está grávida; não há uma obstrução do trato genital inferior; o endométrio foi estimulado por níveis adequados de estrogênios; se os ovários produziram estrogênios, é porque houve um estímulo adequado de FSH e LH pela hipófise que, por sua vez, foi adequadamente estimulada pelo GnRH hipotalâmico, ou seja, todo o eixo hipotálamo-hipófise-ovário encontra-se íntegro e funcionante, porém de maneira acíclica.

Isso implica dizer que o ovário estará policístico? Sim, estará! E daí? Isso é óbvio, mas ao mesmo tempo perigoso, pois poderia sugerir que a investigação foi concluída. O teste do progestogênio é apenas uma das etapas iniciais da investigação. Ele não nos informa se a anovulação se deve a uma obesidade, a uma resistência periférica à insulina, a uma combinação das duas, a uma epilepsia do lobo temporal, a um tumor ou demais patologias nas quais a anovulação é apenas um dos comemorativos clínicos. Continue com a sequência do roteiro do diagnóstico etiológico das amenorreias.

É importante assinalar que causas hipotalâmicas ou hipofisárias, em suas fases iniciais, podem não impedir imediatamente a função ovariana, e que uma atividade residual pode ser o suficiente para que o ovário produza pequenas quantidades de estrogênios, o que tornaria o teste do progestogênio positivo. Nesses casos, apesar de a causa ser hipotálamo-hipofisária, os ovários poderão encontrar-se transitoriamente policísticos.

Há um aspecto didático no teste do progestogênio, que é o seguinte: nos casos de hipogonadismo hipogonadotrófico (por exemplo, síndrome de Kallman e anorexia nervosa), existe uma população folicular ovariana normal, mas não há gonadotrofinas suficientes para induzir o crescimento dos folículos; portanto, não haverá produção de estrogênios nem a consequente proliferação do endométrio. A paciente, por conseguinte, não sangrará após o teste, e seus ovários obviamente não poderão estar policísticos (Figura 2.22).

Nos casos de hipogonadismo hipergonadotrófico (por exemplo, menopausa prematura, disgenesia gonadal), existem níveis elevados de gonadotrofinas, mas não existem folículos ou, se existem, eles não respondem a elas, por falta de receptores (síndrome de Savage ou dos ovários resistentes); portanto, não haverá produção de estrogênios nem proliferação do endométrio. A paciente também não sangrará após o teste, e seus ovários também não poderão estar policísticos.

Nos casos de anovulação crônica normogonadotrófica (por *feedback* inadequado), que representam a imensa maioria dos casos de anovulação crônica, existem gonadotrofinas às vezes com uma relação alterada, não importa. Existe também uma população folicular adequada, com produção tônica de estrogênios, o que fatalmente fará o endométrio proliferar e a paciente menstruar após o progestogênio. Seus ovários, obviamente, estarão policísticos. Não há outra alternativa.

Por que é absolutamente indispensável afastar todas as patologias nas quais os ovários policísticos podem estar presentes? Pelo simples fato de a anovulação coexistir com elas. Felizmente, a imensa maioria das anovulações se deve a um *feedback* inapropriado, o que não torna o quadro destituído de riscos a longo prazo. Basta lembrar das alterações metabólicas associadas que podem aumentar o risco cardiovascular e de câncer do endométrio.

Se formos orientar a conduta clínica apenas pela presença dos ovários policísticos, correremos o risco de intervir fisicamente sobre os ovários e ignorar uma patologia muito mais grave, que poderá, inclusive, custar a vida da paciente.

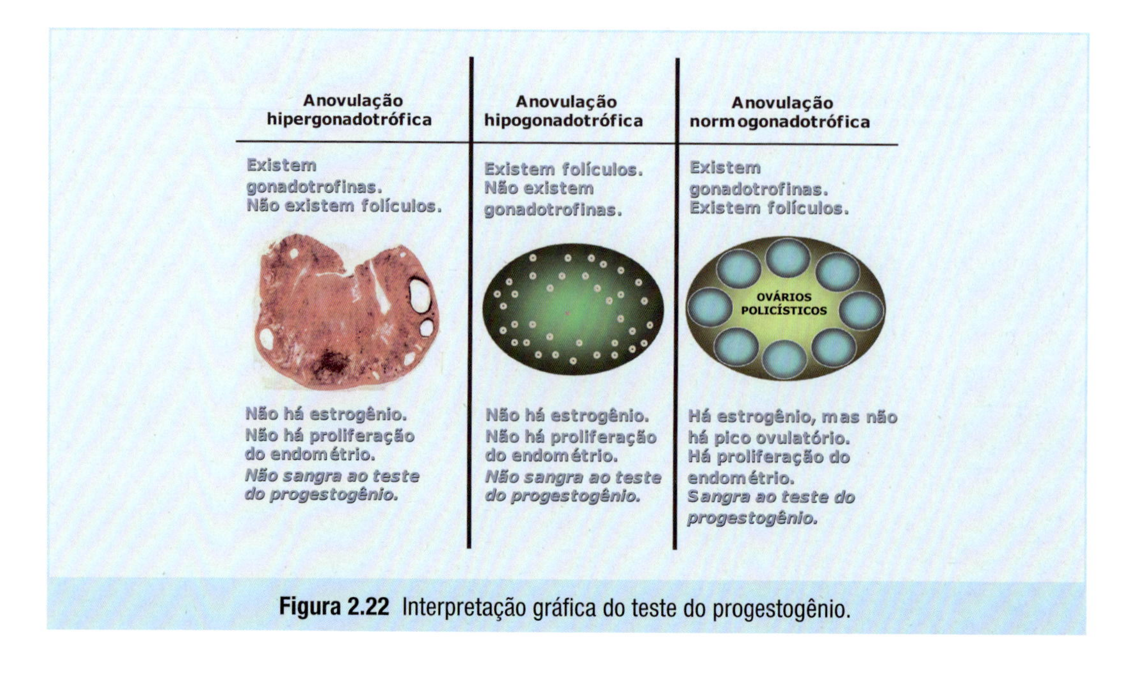

Figura 2.22 Interpretação gráfica do teste do progestogênio.

O que fazer com a paciente?

A questão básica ao lidarmos com uma paciente em anovulação crônica é afastarmos as demais patologias nas quais a anovulação pode, paralelamente, se manifestar. Se for identificada uma causa cujo tratamento está na alçada do ginecologista, vamos em frente. Se não for de nossa competência, ou não estivermos seguros quanto à conduta, encaminhemos a outro colega ginecologista, ao endocrinologista, ao nutricionista, ao neurologista ou especialista afim.

Imagine praticar a ressecção em cunha do ovário ou induzir a ovulação, obter uma gestação e ignorar uma resistência periférica à insulina, uma síndrome de Cushing, um tumor cerebral ou da suprarrenal, um prolactinoma ou uma epilepsia do lobo temporal. Por outro lado, imagine quão elegante é obter uma gestação mediante uma simples redução do peso, ou do uso de um agonista da dopamina, ou da hidantoína, nos casos de anovulação devida, respectivamente, à obesidade, a uma hiperprolactinemia ou a uma epilepsia de lobo temporal.

Afastadas as patologias que podem estar associadas aos ovários policísticos e identificada a anovulação crônica normogonadotrófica ou por retrocontrole inapropriado, vamos nos ater à queixa da paciente. Tratar o quê? A infertilidade? A amenorreia? A oligomenorreia? A hemorragia uterina disfuncional? O hirsutismo ou acne? A obesidade?

Se esse não for nosso foco, muito provavelmente iremos tratar o que não precisa ser tratado ou, eventualmente, criar uma iatrogenia.

De início, independente da queixa da paciente, se ela for obesa, o primeiro passo será reduzir seu peso por meio de dieta e exercícios físicos. A metformina, nessa situação, também é bem-vinda, devido à associação frequente da obesidade com a resistência periférica à insulina e pelo fato de a medicação também diminuir a quantidade de androgênios circulantes. Conseguindo reduzir o peso, o que não é tarefa fácil, a ovulação retornará espontaneamente em mais da metade das pacientes e, obviamente, os ovários deixarão de ser policísticos.

Se a queixa for infertilidade, a indução da ovulação será o objetivo. Como atingi-lo?

Comecemos pela discussão da ressecção em cunha dos ovários. Afinal de contas, foi ela, com seus resultados plenamente satisfatórios, que deu origem à famosa síndrome dos ovários policísticos. Já que a hipótese da barreira mecânica impedindo a ascensão do folículo de Graaf à superfície ovariana foi derrubada por Greenblatt, como explicar, então, essa mágica?

Lembremos que todo ovário cronicamente estimulado pelo LH produzirá quantidades elevadas de androgênios pelo seu estroma.

Howard Judd e Lasley, em 1979, diziam:

> Uma variedade de tratamentos médicos resultam em um evento ovulatório isolado ou persistente. Esses tratamentos incluem a administração de gonadotrofinas, terapia com citrato de clomifeno e ressecção em cunha dos ovários. Todas essas modalidades têm algo em comum: elas mudam a relação gonadotrofinas/androgênios. É bem reconhecido que uma ótima foliculogênese e subsequente ovulação não são uma simples função de estimulação gonadotrófica, mas são influenciadas pela esteroidogênese intraovariana. Qualquer manobra que aumente as gonadotrofinas circulantes ou diminua a produção dos androgênios ovarianos deve promover a ovulação.

É exatamente isso o que ocorre quando se pratica a ressecção em cunha dos ovários ou a destruição de parte de seu estroma pela cauterização. Ambos os procedimentos são seguidos de acentuada, porém transitória, redução da produção da androstenediona ovariana e de diminuição mais prolongada da testosterona. A remoção brusca desse insulto androgênico ao eixo C-H-H-O permite a retomada de sua função cíclica e, consequentemente, da ovulação. Mas é bom termos em mente que esse resultado é geralmente transitório. Se não corrigirmos os eventuais desvios metabólicos, dentro de alguns meses o quadro anovulatório retornará. E aí? Mais ressecção em cunha?

De qualquer modo, os procedimentos cirúrgicos são agressivos e dispendiosos, além dos riscos inerentes ao ato cirúrgico e da possibilidade de formação de aderências peritubárias, que resultarão em novo fator de esterilidade. Podemos obter os mesmos ou melhores resultados, intervindo de maneira mais fisiológica e elegante sobre o próprio eixo C-H-H-O.

A cirurgia foi o recurso terapêutico exclusivo e de bons resultados, em uma época em que não se sabia praticamente nada sobre os complexos mecanismos de regulação da função ovariana. Portanto, no estágio atual do conhecimento científico, essa conduta deve ser banida, e somente em casos muito especiais, quando todos os outros métodos tiverem fracassado, poderá ser utilizada. Mas, contenha-se. Se os outros métodos falharam, provavelmente a cirurgia também falhará. Será melhor investigar mais atentamente a paciente. Quem sabe não descobriremos um daqueles fatores coadjuvantes que passaram despercebidos, tipo epilepsia de lobo temporal ou uma forma de manifestação tardia da hiperplasia suprarrenal congênita.

As condutas descritas a seguir representam a opinião ou preferência pessoal do autor, não sendo, necessariamente, melhores ou isentas de críticas e restrições. Podem, entretanto, ser utilizadas por qualquer ginecologista, mesmo que não seja um especialista em infertilidade. Tente-as, antes de encaminhar a paciente a um serviço de reprodução assistida.

Atualmente, a indução da ovulação tem no citrato de clomifeno a medicação de primeira escolha. Entretanto, seu uso deve ser atentamente controlado, pois, em razão da própria característica morfológica do ovário policístico, sua resposta poderá levar a um quadro de hiperestimulação ovariana e suas possíveis e graves complicações. Deve-se iniciar com doses mais baixas (50mg) e observar a resposta. Se não responder depois de dois ciclos, a dose poderá ser aumentada. Caso não se obtenha a ovulação, podem ser associadas 5.000 a 10.000UI de HCG no 12º dia do ciclo, para reforçar a ação do pico pré-ovulatório endógeno do LH. O resultado, contudo, não é dos melhores em termos de gestação, pois o clomifeno, ao mesmo tempo que induz eficientemente a ovulação, favorece também a formação de um corpo lúteo inadequado. Ele induz o aumento do FSH endógeno no início do ciclo, que é o objetivo desejado, mas provoca paralelamente um aumento maior e extemporâneo do LH no início do ciclo. Essa gonadotrofina, precocemente elevada, atuará no folículo em crescimento, perturbando sua maturação, inibindo a proliferação adequada das células da granulosa e levando a uma luteinização precoce, ou mesmo à atresia folicular, devido ao aumento dos androgênios produzidos pela teca interna, que são, simultaneamente, por ela estimulados. Como o corpo lúteo é a continuidade do folículo, um mau folículo resultará em um mau corpo lúteo. Há que se considerar também o efeito antiestrogênico do clomifeno sobre o muco cervical e sobre os receptores de progesterona das células do endométrio. O receptor de progesterona é estrogênio-dependente, sendo, portanto, produzido em menor quantidade sob o efeito da medicação. Com um número reduzido de receptores de progesterona, a suplementação desse hormônio não produzirá o efeito desejado.

Pequenas intervenções podem melhorar os resultados. Dentre elas, a criação artificial de um pico farmacológico de estrogênios, mimetizando e potencializando o pico fisiológico pré-ovulatório de estradiol. Isso se consegue administrando doses crescentes de estrogênios conjugados, de 12 em 12 horas, nos dias 12 e 13 do ciclo (Figura 2.23). Acreditamos que esse esquema corrigiria o efeito desfavorável do clomifeno sobre o muco cervical, aumentaria o número de receptores de progesterona nas células do endométrio, favoreceria a ação de uma eventual complementação pela progesterona micronizada oral ou supositório e coincidiria com o pico endógeno do estradiol, reforçando-o, que é, em última análise, o responsável direto pela liberação hipofisária do pico ovulatório do LH.

Se ainda assim não obtivermos a ovulação ou a gravidez, lembremos das palavras de Howard Judd e abaixemos os androgênios circulantes de origem suprarrenal com pequenas doses de corticoide ao deitar (0,5mg de dexametasona ou 5mg de prednisona), acrescentadas aos esquemas mencionados. A metformina, se já não estiver sendo empregada, atua reduzindo os níveis séricos do LH, que em geral estão cronicamente um pouco elevados, e da testosterona. Ela diminui também a atividade do citocromo P450c17alfa e aumenta a SHBG. Seu emprego só pode favorecer uma melhor resposta.

Impossível documentar cientificamente a eficácia desses procedimentos ou compro-

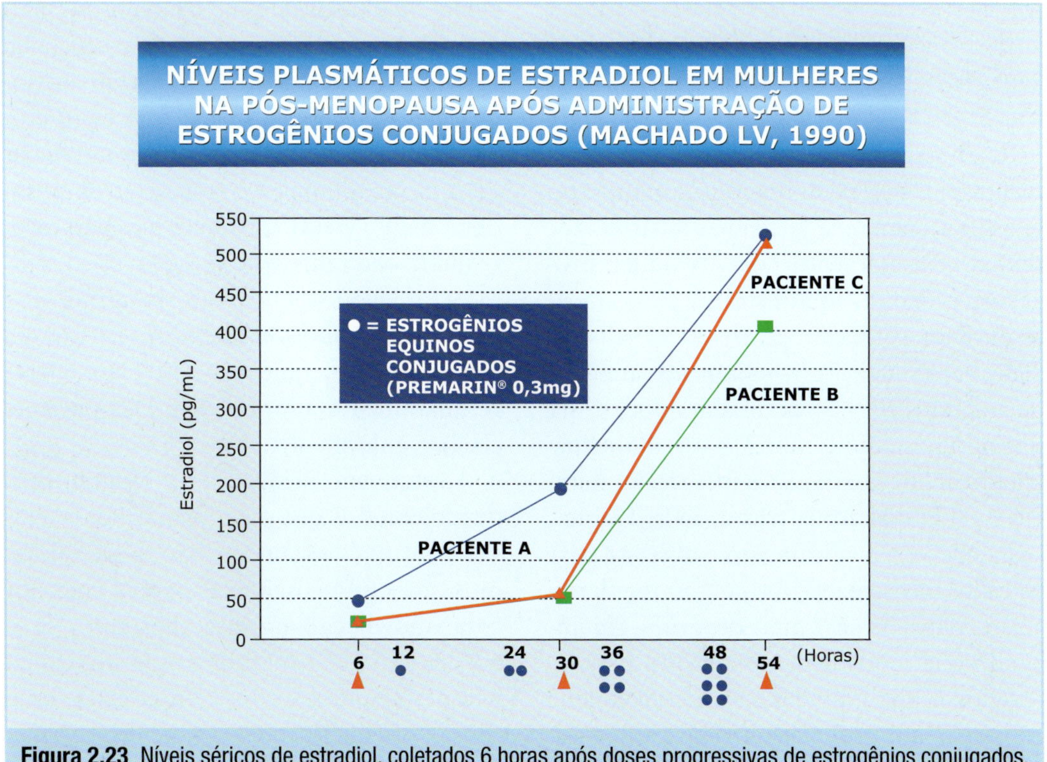

Figura 2.23 Níveis séricos de estradiol, coletados 6 horas após doses progressivas de estrogênios conjugados.

var se os êxitos foram atribuídos a esse ou aquele medicamento, ou apesar deles. Uma coisa é pesquisa científica, outra é a clínica diária de consultório. As pesquisas desvendam os mecanismos fisiológicos, clareiam nossos horizontes e permitem-nos fazer ilações racionais e bem-fundamentadas para aplicá-las na clínica; portanto, se ainda assim nada funcionar, antes de pensarmos na cirurgia sobre os ovários, acrescentemos também pequenas doses (meio comprimido de 2,5mg) de bromocriptina ao deitar. Citemos mais uma vez Leon Speroff:

> Enquanto o uso de bromocriptina para induzir a ovulação está claramente indicado na presença de galactorreia ou hiperprolactinemia, seu uso em pacientes que não respondem ao clomifeno com prolactina normal e sem galactorreia é controverso. Pacientes anovulatórias com níveis normais de prolactina respondem à bromocriptina, mas a eficácia desse tratamento não foi estabelecida por estudos controlados. No entanto, a resposta clínica é ocasionalmente impressionante.

Caso a queixa seja amenorreia ou oligomenorreia, sem nenhuma outra manifestação clínica, em uma paciente sem atividade sexual, o tratamento com qualquer progestogênio oral administrado ciclicamente durante 10 dias, a partir do 15º dia do ciclo, será suficiente. Obviamente, no caso de amenorreia, o progestogênio poderá ser iniciado no mesmo dia. A partir da menstruação, que certamente ocorrerá, reinicie no 15º dia. Após três a quatro séries, suspende-se o medicamento e observa-se se os ciclos menstruais continuarão regulares. Caso volte a atrasar mais de 1 mês, significando que o quadro anovulatório persiste (excluída uma gravidez), será conveniente empregar um anticoncepcional oral, mesmo que a paciente não tenha atividade sexual. O acréscimo do etinilestradiol utilizado nos anticoncepcionais estimulará o aumento da produção hepática da SHBG, que se ligará à testosterona livre, reduzindo seu nível sérico. Esse efeito, além de melhorar o hiperandrogenismo cutâneo, atuará sobre a hipófise, diminuindo, por *feedback* negativo, os níveis circulantes do LH e, consequentemente, seu estímulo sobre o estroma ovariano na produção de androgênios.

Com mais razão, nas pacientes que têm vida sexual ativa e não desejam engravidar, a pílula anticoncepcional deverá ser empregada, pois, apesar de o quadro referir-se à anovulação crônica, não é raro ocorrer uma ovulação esporádica. Paralelamente, tanto o progestogênio isolado como a pílula estarão prevenindo a hiperplasia ou o adenocarcinoma do endométrio.

Apesar de os efeitos antiandrogênicos serem obtidos com qualquer anticoncepcional, nos casos de acne e hirsutismo mais acentuados, talvez, um anticoncepcional cujo progestogênio tenha uma ação antiandrogênica um pouco maior, tipo ciproterona ou drospirenona, e, em menor intensidade, a clormadinona e o nomegestrol, possa obter algum efeito adicional, mas não espere muita coisa diferente dos demais.

Se o quadro anovulatório crônico se manifestar como uma hemorragia uterina disfuncional, o objetivo será interromper o sangramento anormal e fazer a paciente ciclar regularmente.

Como, em princípio, o sangramento disfuncional é um diagnóstico por exclusão de causas orgânicas, não nos esqueçamos que causas orgânicas podem coexistir com anovulação crônica. Portanto, se o tratamento do sangramento disfuncional não der resultado, com certeza existe uma causa orgânica, provavelmente uterina, não identificada. Procure-a.

Na puberdade, conforme mencionado no início deste capítulo, a anovulação nos ciclos iniciais é a regra, porém geralmente transitória e, portanto, autolimitada. Ela se deve à imaturidade do eixo C-H-H-O, ainda incapaz de produzir o pico ovulatório de LH. Quando ele ocorrer, a paciente ovulará e seus ovários automaticamente deixarão de ser policísticos, e os ciclos tornar-se-ão regulares. Porém, até que isso aconteça, o sangramento poderá, eventualmente, ser mais abundante e prolongado, necessitando, portanto, de uma intervenção medicamentosa.

Se a paciente está sangrando, é porque existe uma produção estrogênica adequada. O que ela não está produzindo é a progesterona; portanto, não há necessidade de se prescrever estrogênio, mas sim um progestogênio. A ação desse hormônio interromperá imediatamente o efeito proliferativo do estrogênio sobre o endométrio, transformando-o em endométrio secretor. Por outro lado, é importante ter em mente que o progestogênio não promove a reepitelização da superfície endometrial e, consequentemente, a imediata interrupção do sangramento. Este fato deverá ser comunicado à paciente, pois ela provavelmente continuará perdendo sangue durante todo o período da primeira série da medicação.

O progestogênio deverá ser administrado durante 10 a 12 dias. Após seu término, 3 a 4 dias depois, ocorrerá a descamação fisiológica da camada funcional do endométrio, correspondendo a uma menstruação fisiológica. Portanto, a paciente poderá continuar sangrando durante os dias em que estiver tomando o medicamento, mais 3 a 4 dias correspondentes ao período de deprivação hormonal, mais os dias correspondentes à menstruação propriamente dita. Nova série de 10 dias do progestogênio será repetida, começando no 15º dia, contado a partir do início da menstruação. A fim de facilitar o cálculo para a paciente, pedimos-lhe para iniciar a segunda série 18 dias após o término da primeira (3 a 4 dias, correspondendo ao período que levaria para iniciar a menstruação, mais os 14 dias da fase proliferativa).

Após três a quatro séries, a medicação é suspensa e a paciente observada durante os próximos ciclos. Caso ocorram novos atrasos menstruais de 10 a 20 dias, indicando que os ciclos ovulatórios ainda não se estabeleceram, nova série profilática do progestogênio deverá ser instituída.

Se o quadro hemorrágico for de grande intensidade, a ponto de levar a adolescente a uma anemia profunda, a interrupção imediata do sangramento é imperiosa e, nessa situação especial, afastada uma coagulopatia, o emprego do estrogênio estará indicado, seja de modo isolado, seja, preferentemente, associado ao progestogênio.

A fisiopatologia do sangramento disfuncional nos mostra que ele ocorre quando os níveis flutuantes dos estrogênios caem abaixo de um determinado nadir e é interrompido quando os níveis se elevam. Se elevarmos farmacologicamente os níveis de estrogênio, obteremos uma rápida reepitelização do endométrio e a consequente interrupção do sangramento, mas estaremos, ao mesmo tempo, provocando maior crescimento da espessura endometrial, que fatalmente terá de descamar cessada a medicação, provocando um sangramento ainda maior, pois, nessa situação, toda a camada funcional do endométrio será eliminada.

O estrogênio por via endovenosa não é mais eficiente do que por via oral. Quatro comprimidos ao dia de 1,25mg de estrogênios conjugados ou doses equivalentes de estradiol são suficientes para interromper a hemorragia dentro de 48 horas. Se isso não ocorrer, devemos suspeitar de uma causa orgânica não identificada.

Tão logo se obtenha a hemostasia, o tratamento combinado com o progestogênio deverá ser instituído, a fim de transformar o endométrio proliferado ou hiperplásico em secretor, dando maior estabilidade à microarquitetura da camada funcional e possibilitando uma descamação fisiológica após a interrupção da medicação. O progestogênio poderá ser acrescentado ao estrogênio durante 10 dias, ou o estrogênio poderá ser substituído por uma associação de estrogênio + progestogênio, ou uma pílula anticoncepcional combinada, com doses mais elevadas de etinilestradiol (25 a 35µg), para que possa exercer eficientemente o efeito farmacológico desejado, três vezes ao dia, durante 10 dias.

Três a 4 dias após o término da medicação, ocorrerá a menstruação. A partir daí, somente o progestogênio oral deverá ser administrado, por mais três ou quatro séries, começando no 15º dia do ciclo, a menos que a paciente tenha atividade sexual e prefira fazer uso da pílula como medida anticoncepcional.

Casos de sangramento moderado respondem bem aos preparados sequenciais, cujos 11 primeiros comprimidos contêm um estrogênio (2mg de valerato de estradiol) e os 10 seguintes, uma associação desse estrogênio mais um progestogênio (0,25mg de levonorgestrel). Após a primeira série, deverão ser substituídos pelo esquema do progestogênio isolado durante 10 dias, a partir do 15º dia do ciclo, ou pelo anticoncepcional oral.

A não observância da fisiopatologia do quadro e do tratamento baseado nesses princípios tem provocado inúmeras falhas, transformando um sangramento inicialmente disfuncional em um sangramento iatrogênico.

Na menacme, o tratamento obedecerá à mesma diretriz. Lembremos apenas que a anovulação crônica nesse período, como na adolescência, levará fatalmente ao aparecimento dos ovários policísticos, que, como vimos, é uma consequência, assim como a hiperplasia do endométrio.

Finalmente, se o problema for hirsutismo ou acne, o tratamento será eminentemente clínico e cosmético. O objetivo consiste em suprimir as fontes dos androgênios circulantes ou bloquear suas ações na unidade pilossebácea. O resultado é geralmente satisfatório, mas deverá ser acompanhado de medidas cosméticas, como raspagem dos pelos, depilação ou eletrólise, nos casos mais intensos. Entretanto, não devemos prometer milagres à paciente. Muitos casos de hirsutismo estão ligados a fatores raciais ou hereditários, como deficiência de determinadas enzimas que participam da esteroidogênese normal, ou uma hiperatividade da 5α-redutase.

Enquanto a paciente estiver sob o efeito da medicação, haverá uma resposta satisfatória, porém, ao interrompê-la, progressivamente os sinais de hiperandrogenismo irão retornando, a menos que o bulbo piloso das unidades pilossebáceas tenha sido destruído pela eletrólise.

Os casos de origem suprarrenal podem ser tratados pela supressão do ACTH por meio dos corticoides (por exemplo, 0,5mg de dexametasona, 5mg de prednisona ou 6mg de defazacort, indefinidamente). Se a intenção é bloquear a atividade da suprarrenal, o medicamento deverá ser tomado ao deitar, pois a maior atividade da glândula ocorre durante a noite. Os casos de hiperandrogenismo ovariano, que representam a grande maioria, podem ser tratados com anticoncepcionais orais ou qualquer outra via não oral. A associação de corticoide com anticoncepcional pode ser empregada nos casos mais resistentes, ou nos quais a resposta a um dos medicamentos isolado não tenha sido satisfatória.

Uma das razões pelas quais não peço de rotina a dosagem dos androgênios é pelo fato de o tratamento ser geralmente o mesmo, independente de ser o excesso de androgênios predominantemente ovariano, suprarrenal ou por aumento da atividade da 5α-redutase no folículo piloso. Se a paciente apresentar um quadro de origem suprarrenal, tipo manifestação tardia, posso não optar pelo corticoide por uma questão de preferência, ou por considerá-lo uma droga que apresenta outros efeitos colaterais. Nesses casos, posso optar pelo bloqueio dos androgênios ovarianos por meio da pílula anticoncepcional, mesmo sabendo que a causa seja suprarrenal, pois, ao suprimir os androgênios ovarianos, estaremos certamente diminuindo a testosterona total e, consequentemente, sua ação no folículo piloso. Se existem duas fontes de produção androgênica, a eliminação de uma delas (justamente aquela responsável pela maior produção da testosterona) irá contribuir para a melhoria do quadro. O mais importante, entretanto, é que o tratamento mais eficiente e utilizado como primeira opção nos quadros mais acentuados está voltado para a atuação no compartimento periférico, bloqueando os receptores celulares da testosterona e a atividade da 5α-redutase na transformação da testosterona em DHT, independente do fato de a produção androgênica ser ovariana ou suprarrenal. Essas drogas são representadas pela espironolactona, acetato de ciproterona, flutamida e finasterida.

A flutamida é usada nos casos de câncer da próstata. É cara e apresenta um risco potencial de hepatotoxicidade ainda não bem compreendido, manifestando-se por icterícia, hiperbilirrubinemia e elevação das transaminases. Estudos comparativos, entretanto, não mostram efeitos clínicos superiores aos da espironolactona; portanto, é melhor não utilizá-la.

A ciproterona é um progestogênio derivado do pregnano que apresenta uma potente ação antiandrogênica, ocupando, por competição, os receptores de testosterona na pele. Em casos de hirsutismo discreto, nos quais a contracepção é paralelamente desejada, podemos empregar os produtos disponíveis no mercado, contendo 2mg de acetato de ciproterona, associados a 35µg de etinilestradiol. Entretanto, qualquer anticoncepcional poderá produzir resultados satisfatórios pois, ao diminuir o nível do LH, reduz a produção dos androgênios provenientes do estroma ovariano. Concomitantemente, pela ação do etinilestradiol, estimula a síntese da SHBG, que irá ligar-se preferencialmente à testosterona livre, tornando-a biologicamente inativa. O estradiol exerce, ainda, uma ação direta sobre a glândula sebácea, diminuindo a produção do sebo.

A finasterida foi desenvolvida como inibidor da 5α-redutase, capaz de bloquear a conversão da testosterona em DHT, e também é utilizada no tratamento da hipertrofia benigna e do câncer da próstata. Teoricamente, teria a grande vantagem de não interferir nos níveis séricos da testosterona nem ocupar seu receptor. Isso evitaria os efeitos colaterais apresentados pela ciproterona, espironolactona e flutamida sobre a libido e a disposição física. Obviamente, a resposta sexual depende de outras variáveis, talvez mais importantes do que um pouco mais ou um pouco menos de testosterona. De qualquer maneira, estudos comparativos mostraram a superioridade da espironolactona em relação à finasterida, no que se refere ao hirsutismo.

Finalmente, a espironolactona, a droga de minha preferência, é um antagonista da aldosterona que exerce, portanto, um efeito diurético não muito potente. Ela é bem tolerada e atua tanto no receptor androgênico da unidade pilossebácea, ocupando-o e impedindo sua ocupação pela testosterona, como na esteroidogênese, bloqueando o citocromo P450 e limitando a síntese dos androgênios. Doses de 50 a 200mg poderão ser usadas, dependendo do grau do hirsutismo. A duração do tratamento deverá estender-se por 1 a 2 anos. Nas doses mais elevadas, é frequente um encurtamento do ciclo menstrual, o que é prontamente corrigido pela associação de uma pílula anticoncepcional, preferentemente que contenha a ciproterona ou a drospirenona como progestogênio nos casos mais intensos, o que potencializará um pouco mais a ação antiandrogênica.

Ao considerarmos uma droga antiandrogênica, deveremos individualizar e discutir com a paciente. Às vezes, mais vale um pouquinho de espinhas ou pelos com libido do que uma pele lisa e glabra sem libido. A decisão cabe à paciente.

Devemos, acima de tudo, lembrar que, ao bloquear a ação androgênica, poderemos liberar o eixo C-H-H-O, fazendo com que essas pacientes anovulatórias retomem seus ciclos ovulatórios, com eventual chance (ou risco) de engravidar. Caso ela ocorra, a droga deverá ser imediatamente interrompida, a fim de não interferir com a diferenciação normal da genitália externa de um embrião do sexo masculino, que é androgênio-dependente.

Aos que acreditam que os análogos do GnRH constituem um avanço no tratamento do hirsutismo e da anovulação crônica, devo lamentar. Estarão tratando um problema e criando outro ainda maior: uma espécie de menopausa prematura, com toda sua sintomatologia exacerbada, sem resolver nada, pois o tratamento é por tempo limitado e não leva em consideração a etiologia do quadro. Após a suspensão, depois do efeito de rebote, o quadro retornará com a mesma intensidade. Na realidade, a velha ressecção em cunha é superior, pois estará apenas retirando parte do estroma, diminuindo os níveis de androgênios e liberando a hipófise, sem provocar sintomas de menopausa. Sua única indicação seria nos casos em que a fertilização assistida fosse o objetivo, depois de falharem as tentativas convencionais.

Algumas considerações

O consenso sobre a síndrome dos ovários policísticos é a absoluta falta de consenso. Por isso, acredito que a visão diferenciada exposta neste tópico torna o quadro mais simples e fácil de ser compreendido, assimilado e, mais importante, objetivamente tratado.

Para mostrar como, do jeito que as coisas estão, ninguém se entende, fortalecendo a mensagem de que a SOP é uma síndrome que não existe, deixo em destaque um trabalho muito interessante do grupo do Departamento de Endocrinologia e Diabetes do Keogh Institute for Medical Research, da Escola de Medicina e Farmacologia da University of Western Australia e do Centro de Pesquisa para a Saúde Reprodutiva da Universidade de Adelaide. Ele reforça tudo o que foi discutido neste texto. Vejamos:

O ponto de partida foi a constatação de que as pacientes com a "síndrome" geralmente procuram os endocrinologistas ou ginecologistas, e não se sabe se esses grupos de especialistas diferem em sua abordagem e conduta. O objetivo do trabalho foi comparar as práticas de investigação, diagnóstico e tratamento dos endocrinologistas e ginecologistas que tratam a "síndrome". Foi enviado para esses especialistas que atuam em hospitais de ensino e na clínica particular um questionário contendo uma história clínica de uma paciente hipotética, com queixa de oligomenorreia, hirsutismo, infertilidade e obesidade.

Foram obtidas respostas de 138 endocrinologistas e 172 ginecologistas. Os dois grupos de especialistas diferiram em suas escolhas dos critérios essenciais para diagnóstico e investigação. Os endocrinologistas consideraram a androgenização (81%) e a irregularidade menstrual (70%) critérios diagnósticos essenciais, enquanto os ginecologistas mencionaram a presença de ovários policísticos (61%), androgenização (59%), irregularidade menstrual (47%) e uma relação LH/FSH aumentada (47%). Todos os valores $P < 0{,}001$. Na investigação, os ginecologistas eram mais favoráveis a pedir a ultrassonografia ovariana (91% *vs.* 44%) e os endocrinologistas, a medir os androgênios suprarrenais (80% *vs.* 58%) e os lípides (67% *vs.* 34%). Dieta e exercícios foram escolhidos pela maioria dos consultados como tratamento de primeira linha para todos os tipos de apresentação clínica. Entretanto, os endocrinologistas preferiram usar os sensibilizadores de insulina, particularmente a metformina. Em relação à infertilidade, endocrinologistas davam preferência ao uso da metformina, ao passo que os ginecologistas recomendavam o clomifeno. A conclusão da pesquisa foi: há uma falta de consenso entre endocrinologistas e ginecologistas na definição, no diagnóstico e no tratamento da "síndrome dos ovários policísticos". Como consequência, a mulher pode receber um diagnóstico ou tratamento diferente, dependendo do tipo de especialista consultado.

Que maravilha! O que mais falta para fortalecer a "visão unitária da fisiopatologia ovariana"?

Na discussão, o trabalho menciona alguns tópicos interessantes:

- A disparidade sobre o uso da ultrassonografia ovariana é indicativa da controvérsia sobre a inclusão dos achados ultrassonográficos nos critérios diagnósticos da SOP. Além do mais, o exame apresenta uma significativa variabilidade intraobservador e interobservador e, como tal, deve ser considerado subjetivo. O valor preditivo da evidência ultrassonográfica do ovário policístico no futuro reprodutivo e na saúde metabólica permanece obscuro.
- A androgenização foi considerada o único critério essencial pela maioria dos especialistas. Houve significativa falta de consenso sobre os outros critérios. Irregularidade menstrual foi preferida pelos endocrinologistas e os achados ultrassonográficos, pelos ginecologistas. (É, não tem jeito!) Permanece alguma confiança na relação LH/FSH aumentada, como critério diagnóstico essencial; entretanto, isso deve ser abandonado.

Ao concluir, gostaria de destacar os pontos básicos da linha de raciocínio seguida neste texto:

- Na presença de uma população folicular normal e um estímulo gonadotrófico basal, ovário que não ovula será, obrigatoriamente, policístico.
- Ovário policístico é a expressão morfológica da anovulação crônica.
- Anovulação é a causa; ovários policísticos, a consequência.
- Não procure ovários policísticos. Procure a causa da anovulação.

- As causas da anovulação são as mesmas da insuficiência lútea, do sangramento uterino disfuncional e da amenorreia. O que determina o tipo da apresentação clínica é a intensidade do bloqueio da função ovariana.
- Ignore os consensos e os critérios diagnósticos para o diagnóstico de uma síndrome que não existe.
- A grande maioria dos casos de anovulação crônica se deve a um simples distúrbio funcional do eixo C-H-H-O; entretanto, devemos ter sempre em mente a possibilidade de uma causa orgânica subjacente e procurar afastá-la.
- Identificada a causa da anovulação, qualquer que seja, o tratamento será objetivo, dirigido especificamente para cada situação e, geralmente, bem-sucedido.
- Tenha sempre em mente uma possível associação da anovulação crônica com resistência periférica à insulina (hiperinsulinemia).
- Não espere a descoberta de novos fatores genéticos ou metabólicos que esclareçam a causa definitiva dos ovários policísticos. Estes eventuais achados irão apenas enriquecer nosso conhecimento, acrescentando mais um dado que nos ajudará a entender melhor e mais profundamente os mecanismos biomoleculares envolvidos na fisiopatologia do eixo C-H-H-O. Nada, porém, modificará o conceito da anovulação crônica e a maneira relativamente simples de conduzir o problema.
- Sempre que pensar em usar as expressões "síndrome dos ovários policísticos", "síndrome de Stein-Leventhal", "doença policística dos ovários" ou "anovulação crônica hiperandrogênica" (o que caracteriza um tremendo pleonasmo fisiológico), use apenas "anovulação crônica". Tão simples! Tão fácil! Tão explícita! Tão óbvia!

AMENORREIA

A amenorreia representa a etapa mais avançada do bloqueio progressivo da função ovariana. Ela não é uma entidade nosológica específica, mas tão-somente um sintoma presente em inúmeras patologias que envolvem os órgãos que participam do chamado eixo C-H-H-O-endométrio, ou que nele interfiram de maneira direta ou indireta. A amenorreia em si, como a anovulação, poderá ser resultante de um simples distúrbio funcional temporário desse eixo, como poderá ser a primeira manifestação de distúrbios graves que colocam em risco a vida da paciente, como anorexia nervosa, tumores cerebrais, hipofisários, carcinomas da suprarrenal ou do ovário e tuberculose peritoneal envolvendo o endométrio. Essa abrangência inclui quase toda a patologia endócrina da reprodução. Fundamental, portanto, é descobrir a causa da amenorreia. Uma vez identificada, o tratamento será objetivamente orientado. Como assinala Leon Speroff em capítulo de seu livro *Clinical gynecologic endocrinology and infertility:*

> A maioria das pacientes com amenorreia tem problemas relativamente simples, que podem ser conduzidos facilmente pelo seu clínico.

Gostaria apenas de fazer uma analogia que nos ajude a compreender a fisiopatologia das amenorreias. Reveja a introdução deste capítulo. O eixo C-H-H-O funciona à semelhança de um mecanismo de relógio, e cada um dos inúmeros fatores ali mencionados, se alterado ou deficiente, atuaria como se fosse uma pedrinha capaz de paralisar a engrenagem do movimento pendular (veja a Figura 2.1). O que diferencia a fisiologia reprodutiva feminina da masculina é exatamente a ciclicidade, a formação de picos e de pulsos: ciclos menstruais, picos de estradiol, de FSH e de LH, pulsos de GnRH, de LH, de FSH, de progesterona etc. Quando isso não ocorrer, a paciente apresentará flutuações hormonais de pequena amplitude, mais ou menos constantes (*steady state*), semelhantes ao padrão masculino normal, fazendo com que o mecanismo pendular do relógio pare, interrompendo a ovulação e a menstruação.

Outros órgãos, como a suprarrenal, a tireoide e o fígado, e o metabolismo periférico poderão também interferir na ciclicidade do eixo, provocando, do mesmo modo, sua paralisação. Nosso grande desafio será identificar, nesse complexo mecanismo, em que nível se encontra a pedrinha que fez paralisar seu movimento pendular. Uma vez localizada, sua remoção fará com que o eixo retome sua ciclicidade normal.

Não nos aprofundaremos na fisiopatologia das diversas causas, por fugir da nossa proposta inicial. Faremos apenas considerações de interesse prático, devendo os interessados em maiores detalhes recorrer aos excelentes livros de texto de Speroff, Yen, Rogerio Lobo e Daniel Mishell Jr., entre outros.

Conceituação

A amenorreia pode ser definida como a ausência temporária ou definitiva da menstruação no período em que ela normalmente deveria ocorrer, isto é, no período reprodutivo (da menarca à menopausa). Colocada nesses termos, ficam excluídas o que alguns autores chamam de amenorreias fisiológicas, pois ninguém considera anormal a falta da menstruação na infância, na pós-menopausa, na gravidez e na lactação. Outro parâmetro a ser considerado é o tempo decorrido do atraso menstrual para que seja rotulado de amenorreia. Trata-se de um critério puramente acadêmico. Uns consideram 1 mês, outros; 3 meses ou mais. Isso não é relevante, a não ser pelo fato de que aqueles que considerarem 1 mês de atraso lidarão com muito mais casos do que os que consideram 3 meses. É conveniente considerar amenorreia quando decorrido um atraso de 3 meses, desde que afastada uma gravidez. Imagine esperar 3 meses para fazer esse diagnóstico!

Outro critério utilizado consiste em diferenciar amenorreia primária (quando a paciente nunca menstruou) da secundária (quando já teve pelo menos uma menstruação). Essa separação, embora não seja fundamental para se chegar ao diagnóstico etiológico correto, alerta-nos para uma frequência maior de anomalias congênitas e genéticas nos casos de amenorreia primária.

Importante então estabelecer um limite cronológico, a partir do qual devemos considerar uma amenorreia primária. A menarca ocorre, geralmente, entre os 11 e os 14 anos de idade; entretanto, é considerado normal o início da função menstrual entre os 9 e os 16 anos. A sequência dos eventos normais que caracterizam a puberdade deve ser bem conhecida para uma orientação clínica correta.

O primeiro sinal clínico da função ovariana é o desenvolvimento dos botões mamários (telarca), que geralmente ocorre entre os 9 e os 11 anos de idade. Logo após, surgem os pelos pubianos (pubarca), sinalizando o início da produção de androgênios pela suprarrenal. Depois de iniciado o crescimento dos pelos pubianos, segue-se o aparecimento dos pelos axilares (às vezes, não necessariamente nesta ordem). A seguir, o aumento da estatura sofre um rápido impulso, conhecido como estirão da puberdade, começando pelo crescimento dos pés e culminando com o aparecimento da primeira menstruação, quando a velocidade do crescimento é diminuída, até a completa soldadura das epífises dos ossos longos.

Nesse processo de desenvolvimento puberal, o tempo que leva do aparecimento do botão mamário até a menarca é, em média, de 18 a 24 meses. Portanto, o atraso no surgimento da primeira menstruação deverá ser investigado:

- Quando a menarca não tiver ocorrido até a idade de 16 anos.
- Quando os caracteres sexuais secundários não surgirem até os 14 anos de idade.
- Quando o peso e a altura estiverem significativamente retardados.
- Quando tiverem decorrido 3 anos da telarca, sem o aparecimento da menarca.

Para que a menstruação se exteriorize, é necessário que:

1. O trajeto entre a cavidade uterina e o exterior esteja permeável.
2. Haja um endométrio capaz de responder aos estímulos dos hormônios ovarianos.
3. Haja, pelo menos, produção de quantidades adequadas de estrogênios, capazes de causar a proliferação do endométrio.
4. Os ovários sejam estimulados pelo FSH e LH hipofisários.
5. A hipófise seja estimulada pelo GnRH hipotalâmico que, por sua vez, sofre influências de emoções e do SNC.

Todos estes níveis estão sujeitos a distúrbios funcionais ou a patologias que poderão manifestar-se através da amenorreia. Por uma questão didática, podemos distribuir as causas da amenorreia em níveis ou compartimentos distintos, cada um apresentando um grupo de causas bem identificadas. São eles:

- Nível I – Causas hipotalâmicas e do SNC.
- Nível II – Causas hipofisárias.
- Nível III – Causas ovarianas.
- Nível IV – Causas uterinas e do trajeto uterovaginal.

O que temos de fazer é identificar a qual desses níveis o quadro clínico em questão pertence e, dentro dele, apontar a causa específica.

Diagnóstico etiológico das amenorreias

As pacientes amenorreicas apresentam-se frequentemente com aparência normal, sem chamar a atenção para qualquer problema; entretanto, poderemos antecipar algum distúrbio endócrino ao depararmos com uma paciente extremamente magra ou gorda, alta ou baixa, com excesso de pelos, com um comportamento que sugira um distúrbio psicológico ou um estresse emocional.

Na anamnese, é importante indagar sobre o ambiente familiar, a história de distúrbios semelhantes aos da paciente em outros membros da família, se existem casos de anomalias físicas ou genéticas, o estilo de vida da paciente, o tipo e a intensidade da atividade física, o uso de drogas que possam interferir no SNC e, o que é fundamental, afastar a possibilidade de gravidez atual.

O exame físico de início ressaltará a presença ou ausência dos caracteres sexuais secundários, bem como a eventual presença de uma genitália ambígua. O exame ginecológico poderá antecipar uma anomalia do desenvolvimento dos canais de Müller ou a presença de um hematocolpo (neste caso, uma criptomenorreia).

Esses achados já nos fornecem pistas de atalhos para o diagnóstico etiológico, porém, se não estiverem presentes, o que frequentemente acontece, teremos de seguir um roteiro semiótico racional. Poderemos assim identificar, com precisão, o nível e a causa da suspensão da menstruação, na imensa maioria dos casos, utilizando recursos relativamente simples, com poucas dosagens hormonais e disponíveis na maioria dos centros de atendimento.

É importante seguir a sequência propedêutica passo a passo, sem fugir ou inverter sua ordem, para que não nos percamos no meio de um labirinto de testes, exames e aparelhos sofisticados (Figura 2.24).

O primeiro passo consiste em dosar a prolactina e, eventualmente, o TSH e, em seguida, proceder ao teste do progestogênio. A dosagem inicial da prolactina justifica-se pelo fato de um terço das pacientes amenorreicas apresentar hiperprolactinemia. Assim sendo, a dosagem da prolactina deverá ser solicitada em todos os casos de distúrbios menstruais e infertilidade.

A dosagem do TSH poderá sugerir um quadro subclínico de hipotireoidismo, mas não deve ser solicitada obrigatoriamente em todos os casos. Veja o "jeitão" da paciente. Se relatar tendência a engordar ou dificuldade em perder peso, desânimo, queda de cabelos, pele seca, unhas quebradiças, desconfie e peça o TSH. Mas, cuidado, a maioria dos resultados virá dentro dos limites normais.

Por via das dúvidas, faça um tratamento de prova com o T4. Já acompanhei algumas pacientes com amenorreia ou oligomenorreia cujas dosagens de TSH e T4 livre estavam normais e a administração de tiroxina corrigia a irregularidade. Uma vez interrompida a medicação, o distúrbio retornava.

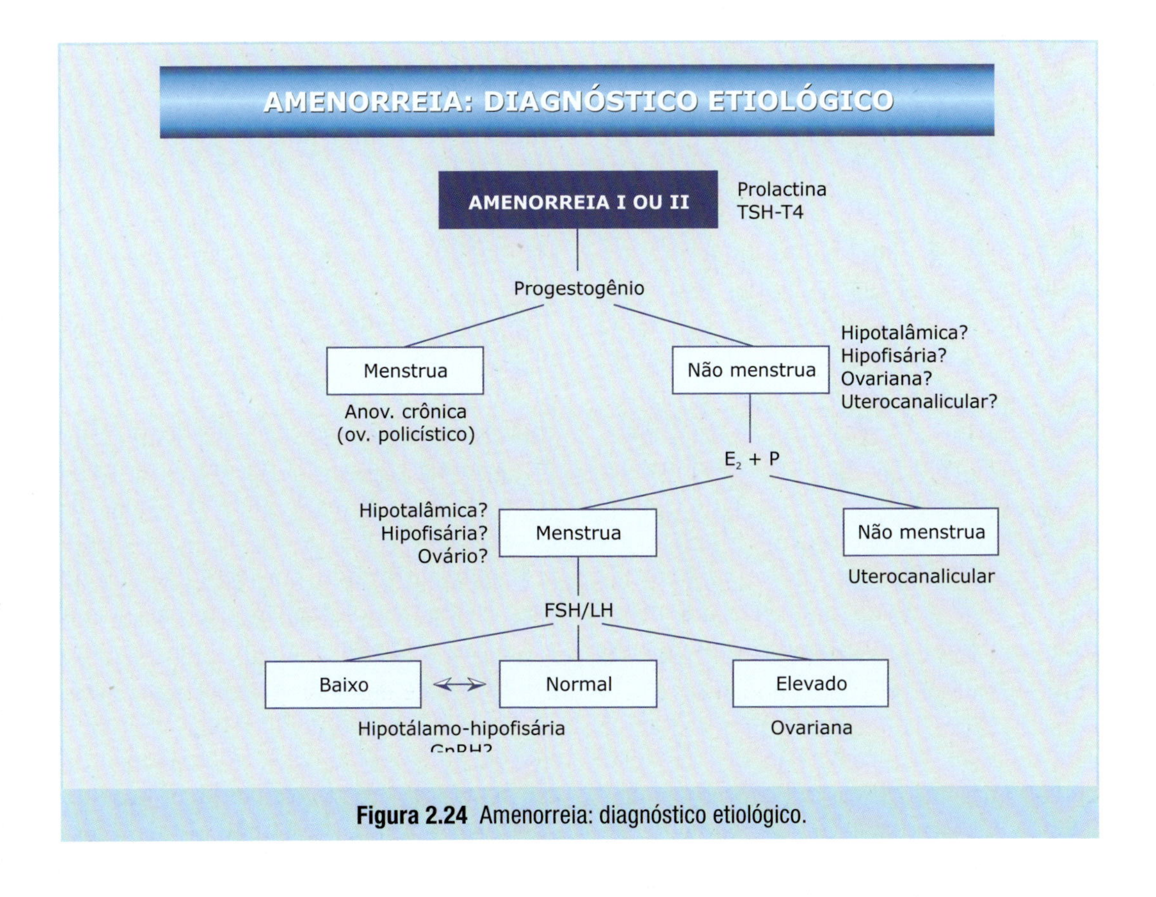

Figura 2.24 Amenorreia: diagnóstico etiológico.

Não procure explicações científicas para esses fatos. Eles simplesmente ocorrem, a clínica tem dessas coisas. Alerte apenas a paciente para eventuais sintomas de hipertireoidismo. Se surgirem, o que é muito raro, reduza ou suspenda a medicação. Tenho a impressão de que tais dosagens se prestam para identificar os quadros clássicos de hipotireoidismo, e que podem ser falhas em detectar situações limítrofes. Veja como os valores de referência são elásticos: 0,3 a 5,0UI/mL para o TSH e 0,75 a 1,80ng/mL para o T4 livre.

Caso a prolactina esteja elevada, peça simplesmente uma radiografia de perfil da sela turca. Ela se presta para o diagnóstico de macroadenomas, mas pode não identificar um microadenoma. A tomografia e a ressonância magnética, apesar da altíssima acurácia na detecção de microadenomas, não são imprescindíveis, pois a hiperprolactinemia é um quadro de simples manejo e de ótimos resultados terapêuticos (veja *Amenorreias hipofisárias*, mais adiante).

O teste do progestogênio consiste na administração da progesterona ou de um progestogênio oral por 5 a 10 dias. Aguarda-se um período de 7 a 14 dias para ver se a paciente irá menstruar ou não. Em geral, o sangramento ocorre dentro de 3 a 7 dias, mas às vezes pode demorar até 2 semanas, pois o próprio progestacional pode, eventualmente, desencadear a ovulação, caso haja níveis estrogênicos satisfatórios. Já acompanhei algumas pacientes inférteis nas quais o progestogênio foi prescrito para provocar a menstruação, para em seguida iniciar o clomifeno, e elas não menstruaram, tendo a investigação subsequente confirmado uma gravidez.

Caso a menstruação ocorra, podemos concluir: que a paciente não está grávida, que não há uma obstrução do trato genital inferior, que o endométrio foi estimulado por níveis adequados de estrogênios, que, se os ovários produziram estrogênios, é porque houve um estímulo adequado de FSH e LH pela hipófise que, por sua vez, foi adequadamente estimulada pelo GnRH hipotalâmico, ou seja, todo o eixo hipotálamo-hipófise-ovário encontra-se íntegro e funcionante, porém de uma maneira acíclica.

Isso significa um quadro de anovulação crônica, e não me peça uma ultrassonografia para comprovar a presença dos ovários policísticos (isto é pleonasmo). O diagnóstico está fechado. Tendo o cuidado de afastar outras patologias que podem interferir na ovulação, saia direto para as opções terapêuticas.

Se o sangramento for muito discreto, apenas uma borra, repita o teste dentro de 30 dias. Se não sangrar, desconsidere a anovulação crônica temporariamente e considere o teste negativo, o que significa que a causa pode ser hipotalâmica, hipofisária, ovariana ou uterocanalicular.

O passo seguinte será testar o endométrio e o trato genital inferior, através de um ciclo artificial, utilizando-se os hormônios ovarianos. Empregam-se doses efetivas de estrogênios (1,25mg de estrogênios conjugados ou 2mg de estradiol), durante 20 a 30 dias, associados a qualquer progestogênio oral nos últimos 10 dias. Aguarda-se por uma semana o aparecimento da menstruação. Se não houver sangramento, significa que a causa está no órgão terminal (útero e trato genital inferior). Antes de concluir que é esta a causa, é conveniente repetir outra série, porque o endométrio poderia estar tão atrofiado que necessitaria de um estímulo mais prolongado para proliferar. Confirmada a ausência da menstruação, limitaremos a investigação às causas de amenorreia desse compartimento. Na ocorrência do sangramento, afastam-se as causas do órgão terminal, permanecendo as causas ovarianas, hipofisárias e hipotalâmicas.

A seguir, dosam-se o FSH e o LH, tomando-se o cuidado de aguardar 1 mês, após a série dos hormônios ovarianos, a fim de que eles não interfiram no mecanismo de *feedback* negativo, alterando a interpretação do resultado. A dosagem do FSH é mais sensível por encontrar-se sempre mais elevada do que a do LH, mas a dosagem deste poderia eventualmente detectar casos de deficiência isolada do LH. As dosagens apontarão três possibilidades: gonadotrofinas elevadas, normais ou baixas. É sempre aconselhável repetir a dosagem, pois dela dependerá toda a orientação diagnóstica e terapêutica subsequente.

Gonadotrofinas elevadas caracterizam um quadro de hipogonadismo hipergonadotrófico e apontam o ovário como o órgão responsável pela amenorreia. Se as gonadotrofinas estiverem baixas (< 5mUI/mL), a causa será central, limitada à hipófise ou ao hipotálamo. Entretanto, frequentemente as gonadotrofinas se encontrarão dentro dos limites normais, o que aparentemente atrapalha ou confunde a interpretação clínica. Na realidade, esse resultado deve ser interpretado como gonadotrofinas baixas, pois, se realmente estivessem normais, os ovários produziriam estrogênios que causariam proliferação do endométrio, e este teria descamado por ocasião do teste do progestogênio.

A explicação desse fato paradoxal deve-se à heterogeneidade das moléculas dos hormônios glicoproteicos. As gonadotrofinas produzidas por essas pacientes amenorreicas são pobres em ácido siálico em sua porção carboidrato e, quanto menor a quantidade desse ácido, mais rápido será o *clearance* das gonadotrofinas, tornando essas moléculas biologicamente inativas, embora reconhecidas pelo radioimunoensaio.

As gonadotrofinas, assim como a prolactina, são formadas por uma família de várias moléculas de atividades biológicas e imunológicas diferentes, e suas concentrações variam durante o próprio ciclo menstrual. O mesmo fato explica os casos de hiperprolactinemia em pacientes sem galactorreia e amenorreia, pois a elevação pode ser devida à forma *big-big*, que é biologicamente inativa.

Resta então separar, entre os casos de gonadotrofinas baixas ou mais frequentemente normais (que devem ser interpretadas como baixas, desde que precedidas pelo teste do progestogênio), as causas hipofisárias e hipotalâmicas.

Do ponto de vista acadêmico, essa etapa poderia ser efetuada pelo teste de estimulação pelo GnRH. A injeção de 100mg de GnRH deveria elevar os níveis séricos de LH e FSH, caso a etiologia fosse hipotalâmica, mostrando uma resposta hipofisária normal. A elevação máxima é observada entre 15 e 30 minutos para o LH e entre 30 e 45 minutos para o FSH. Não havendo elevação das gonadotrofinas, a causa seria hipofisária. Na prática, entretanto, as coisas não são tão precisas assim. A magnitude da resposta é diretamente proporcional aos níveis basais das gonadotrofinas. Somente pacientes com suposta etiologia hipotalâmica da amenorreia, com níveis baixos mas próximos do normal, mostram, às vezes, uma resposta aumentada ao GnRH, comparadas com as de níveis mais baixos. Portanto, na prática, esse teste não é confiável e não deve ser solicitado.

Assim sendo, como separar uma causa hipotalâmica de uma hipofisária? Pelo raciocínio clínico e pela observação. O primeiro dado importante é que as causas hipotalâmicas são muito mais frequentes que as causas hipofisárias. Por isso, deve-se pensar, em primeiro lugar, nessa possibilidade (segundo o conselheiro Acácio, o mais frequente acontece mais vezes).

As causas hipofisárias mais frequentes são os tumores, a maioria dos quais está associada a uma prolactina elevada, mesmo não sendo exatamente um prolactinoma, e sua dosagem já deveria ter sido solicitada no início da investigação. Outras causas são raríssimas e a "síndrome de Sheehan" é tão óbvia em sua apresentação clínica, e pela história de choque hemorrágico pós-parto ou pós-aborto, que dois neurônios são suficientes para diagnosticá-la. Portanto, em não se encontrando um tumor hipofisário, a causa provavelmente será hipotalâmica.

Mas, como afastar um tumor hipofisário? Praticamente ele já foi afastado no primeiro passo da investigação, pela dosagem da prolactina. E os outros tipos de tumores? Sem sintomatologia, tipo cefaleia, distúrbios visuais, sinais de compressão de estruturas nervosas vizinhas ou hipertensão craniana, essa possibilidade é muito pouco provável. Métodos de imagem de alta resolução, como tomografia computadorizada ou ressonância magnética, não devem ser solicitados rotineiramente, a não ser nos casos de dúvida levantada pela radiografia simples de perfil da sela turca ou com sintomatologia importante (veja o tópico *Hiperprolactinemia*, no Capítulo 3). Portanto, em princípio, esses casos devem ser atribuídos a uma etiologia hipotalâmica e a paciente acompanhada. Caso surjam novos sinais ou sintomas sugestivos de um tumor hipofisário, façamos nova reavaliação. Essa sequência propedêutica, corretamente seguida, apontará claramente o nível da etiologia da amenorreia.

Resta então, dentre as patologias ou alterações próprias daquele nível, apontar a causa exata (identificar a tal pedrinha). Apenas citaremos as diversas causas, com breves comentários pertinentes, chamando principalmente a atenção para os aspectos clínicos práticos. Os detalhes devem ser procurados nos livros de texto consagrados.

Amenorreias hipotalâmicas

São a causa mais frequente das amenorreias hipogonadotróficas, sendo diagnosticadas pela exclusão das causas hipofisárias. A amenorreia hipotalâmica pode instalar-se abruptamente ou ser o estágio final do bloqueio progressivo da função ovariana que, nas fases iniciais, expressou-se por insuficiência lútea, anovulação, sangramento uterino disfuncional e, finalmente, amenorreia. Essa evolução nos alerta para o fato de que, em seus estágios iniciais, quando ainda existe alguma produção estrogênica, a paciente sangrará ao teste do progestogênio. Somente no estágio final, quando não houver mais resposta ovariana devido à ausência de gonadotrofinas biologicamente ativas, é que o teste será negativo.

O hipotálamo exerce um papel fundamental na fisiologia da reprodução, atuando como um transdutor, no qual estímulos externos oriundos dos órgãos dos sentidos, estímulos psicogênicos e sinais provenientes do meio interno, via neurotransmissores, são decodificados e transformados em uma linguagem endócrina (neuro-hormonal). O substrato fisiopatológico da amenorreia hipotalâmica é a ausência do GnRH, ou uma deficiência em sua secreção pulsátil. A evolução clínica geralmente resulta em recuperação espontânea em cerca de 70% dos casos, após 6 anos. Mencionaremos a seguir as causas consideradas hipotalâmicas de amenorreia.

Amenorreia e anosmia (síndrome de Kallmann)

A rigor, esse é o único quadro associado a uma lesão anatômica do hipotálamo.

Estudos de necropsia comprovam uma hipoplasia ou ausência de núcleos hipotalâmicos. A ressonância magnética pode demonstrar ou sugerir a ausência do sulco olfatório no rinencéfalo.

Trata-se de uma lesão genética congênita, descrita em 1944 por Kallmann, caracterizada por déficit funcional na produção do GnRH hipotalâmico associado a anosmia ou hiposmia. Essa deficiência desencadeia a cascata de falência gonadotrófica e ovariana (hipogonadismo hipogonadotrófico).

Clinicamente, apresenta-se como amenorreia primária, ausência de desenvolvimento dos caracteres sexuais secundários e incapacidade de perceber odores fortes, como perfumes e grãos de café. O tratamento etiológico específico seria realizado por meio do GnRH, o que na prática é complicado, inviável e sem sentido. Mais simples é a terapia de substituição pelos hormônios ovarianos em esquema cíclico, que promoverá o desenvolvimento dos caracteres sexuais secundários e o aparecimento dos ciclos menstruais normais.

Caso a paciente deseje engravidar, a estimulação ovariana e a indução da ovulação pelos esquemas clássicos de gonadotrofinas humana ou recombinante e coriônica oferecem excelentes resultados. Como os ovários são morfológica e funcionalmente normais, apenas inativos pela falta de estímulo gonadotrófico, eles respondem muito bem a esse tratamento, mas não respondem ao clomifeno, pois esta droga não será capaz de induzir a produção endógena das gonadotrofinas.

Amenorreia psicogênica (emocional ou de estresse)

A função cíclica ovariana pode ser facilmente perturbada por estresse emocional, levando à paralisação temporária das menstruações. A suscetibilidade individual é certamente um fator-chave nesses eventos. Exemplos corriqueiros são representados pelas amenorreias que se seguem à perda de um ente querido, ao estresse de um vestibular, ao pavor de uma gravidez indesejada após um coito desprotegido, a uma vontade obsessiva de engravidar, após mudança de residência para outros centros ou país ou ao ingresso em regime de internato colegial ou repúblicas estudantis. Este último exemplo é curioso por ter dado origem a um mito de que as instituições religiosas colocavam substâncias na alimentação das alunas para que elas não se sentissem sexualmente excitadas, provocando então a suspensão das menstruações. A confirmação disso é que, quando voltavam para casa, nas férias, as menstruações retornavam, pois a comida caseira não continha essas substâncias. Pelas bandas de Minas Gerais, essa substância misteriosa foi identificada popularmente como sendo um tal "nitro", que até hoje não conseguimos saber o que seja, mas é uma bela explicação leiga para uma causa psicogênica.

Contudo, exemplos dramáticos são também conhecidos em situações de grandes catástrofes coletivas, como a epidemia de amenorreia surgida em Londres, em setembro de 1941, quando a Luftwaffe passou a bombardear a cidade, todas as noites, durante meses, obrigando a população apavorada a se deslocar para os abrigos antiaéreos e lá permanecer até que as sirenes anunciassem o fim do bombardeio. Nesse período, a suspensão da regra atingiu mais de 60% das mulheres em idade reprodutiva.

Mais dramática e fisiopatologicamente interessante (se assim podemos dizer) é a amenorreia observada nos campos de concentração, a qual se instalava abruptamente, ao ingressar nesses alojamentos, provocada pelo terror e pela dramaticidade da situação; porém, após alguns meses, algumas mulheres recuperavam seus ciclos, ao adaptarem-se emocionalmente àquelas condições. Decorrido mais algum tempo, elas tornavam a entrar em amenorreia, agora devida à desnutrição. Essa terrível experiência ilustra a concomitância de duas causas hipotalâmicas distintas, levando a uma amenorreia de dois tempos.

Anorexia nervosa (síndrome de regressão)

Esse quadro, por vezes dramático, ocorre geralmente em jovens entre 10 e 25 anos de idade, embora possa surgir em mulheres adultas ou homens. A anorexia nervosa vem acompanhada por uma série de alterações psicometabólicas, como uma percepção alterada da imagem corporal, obsessão por dieta, atitude de negação, constipação intestinal, dores abdominais, bradicardia, hipotensão, intolerância ao frio, hipercarotenemia e diabetes insípido. Existe geralmente uma inabilidade em lidar com o início da sexualidade adulta, e essas meninas/mulheres se submetem a uma dieta violenta, a fim de manterem um aspecto pré-puberal. Muitas dessas pacientes foram molestadas sexualmente quando crianças.

Pacientes com anorexia nervosa são tipicamente compulsivas e introvertidas, com conflitos psicossexuais internos e má adaptação social. Entre as inúmeras alterações presentes, a abstinência voluntária de alimentos, particularmente carboidratos, parece ser a mais prevalente. Isso pode chegar a graus tão extremos que pode levar a paciente à morte.

Não existem evidências de que a anorexia nervosa seja uma doença de diminuição do apetite, levando a uma disfunção hipotalâmica. Provavelmente, é a disfunção hipotalâmica que resulta na diminuição da ingestão de alimentos. A paciente com anorexia nervosa apresenta múltiplas disfunções endócrinas, incluindo desvios do T4 para T3, com a possibilidade de aumentar os níveis do T3 reverso, que é metabolicamente inativo, levando a uma baixa do T3 e consequente hipotireoidismo. Os níveis plasmáticos do cortisol tendem a ser mais elevados, mas a variação diurna não é alterada. O índice de produção do cortisol de 24 horas é normal, mas o *clearance* metabólico acha-se diminuído e a meia-vida plasmática, aumentada. A secreção do ACTH encontra-se normal.

A fisiopatologia da amenorreia nos casos de anorexia nervosa ressalta mais uma vez a visão unitária da fisiopatologia ovariana, tanto assim que é também referida como síndrome de regressão, pois segue o caminho inverso do desenvolvimento puberal. Para melhor entender esse quadro, é necessário recordar os eventos da puberdade normal. Ela trilha uma sequência harmônica, que se inicia com a diminuição da sensibilidade do núcleo arcuato ao *feedback* negativo do estradiol, fazendo com que se inicie a liberação pulsátil do GnRH. Ocorre então o aumento do FSH, que não é inicialmente acompanhado pelo LH. Após certo período de tempo, ocorre a elevação apenas noturna do LH. Na sequência, o LH eleva-se também durante o dia. Decorrido um período médio de 1 ano e meio a 2 anos desde o início dos sinais de desenvolvimento puberal, surgirá a menarca.

Quando os níveis séricos do estradiol proveniente do folículo dominante atingirem 150 a 200pg/mL, por um tempo em torno de 50 horas, o *feedback* negativo para o LH reverterá para positivo, fazendo com que haja a descarga do pico ovulatório do LH, provocando então a primeira ovulação, o que geralmente ocorre no espaço de meses a 2 anos após a menarca.

Portanto, o sistema de *feedback* do estradiol com o LH, diferente do FSH, que é sempre negativo, tem uma característica bifásica: baixos níveis de estradiol exercem um *feedback* negativo; altos níveis exercem um *feedback* positivo. É essa virada de negativo para positivo que propiciará a descarga do pico pré-ovulatório do LH.

Pois bem, à medida que a paciente vai perdendo peso, ela inicia um caminho inverso, apresentando sequencialmente uma insuficiência lútea, anovulação por obliteração do pico de LH, irregularidade menstrual, amenorreia, perda da elevação diurna e depois noturna do LH, seguida da diminuição do FSH, regredindo ao estágio de hipogonadismo hipogonadotrófico que caracteriza o período pré-puberal. Daí a denominação síndrome de regressão.

O tratamento é difícil e delicado, devendo envolver uma equipe multidisciplinar, com ênfase no tratamento psiquiátrico e no suporte alimentar adequado, manejado por um endocrinologista e/ou nutricionista. A terapia de reposição hormonal deve ser instituída com a finalidade de fazer os ciclos menstruais retornarem, proteger a massa óssea, melhorar a disposição física e ajudar no ganho de peso. À medida que a paciente vai recuperando seu peso, o quadro retoma novamente a sequência do desenvolvimento puberal até a ciclicidade menstrual e a ovulação. Em casos de infertilidade, não se apresse em prescrever esquemas de indução da ovulação. Ela ocorrerá espontaneamente, quando a paciente adquirir novamente seu peso ideal.

Exercício físico e amenorreia

Embora atualmente muito estudada e enfatizada, devido ao grande número de mulheres que se dedicam a uma atividade física por vezes extenuante, a associação entre excesso de atividade física e irregularidades menstruais já havia sido referida por autores alemães desde 1930 (veja o tópico *Atividade física e reprodução*, no Capítulo 3). A Associação Americana das Mulheres Atletas veicula periodicamente na mídia um anúncio alertando para os três principais problemas médicos da classe: amenorreia, anorexia nervosa e osteoporose.

A etiologia da amenorreia induzida pela atividade física é considerada hipotalâmica e, em parte, semelhante à da anorexia nervosa. Nos seres humanos, as consequências reprodutivas da supressão de alimentos e do aumento do esforça físico são parecidas com as descritas em animais. Ocorre um padrão coordenado de homeostase endócrina, em que as funções essenciais para a sobrevivência do indivíduo, como a secreção de ACTH, são preservadas, enquanto as não essenciais ou potencialmente prejudiciais, como as gonadotrofinas, são diminuídas ou suprimidas. Nessas situações existe uma hierarquia dos sistemas, e a reprodução é considerada uma função de luxo, não essencial para a sobrevida do indivíduo naquele momento.

O aumento da atividade física provoca elevação do ACTH (e, consequentemente, da noradrenalina e dos corticoides), da testosterona, da prolactina, do GH e das endorfinas, ao mesmo tempo que diminuem o LH, o FSH (e, consequentemente, os esteroides ovarianos) e o TSH. Existe, portanto, uma relação direta entre intensidade da atividade física e o bloqueio progressivo da função ovariana (Figura 2.25).

Entre as jovens que se submetem a treinamentos rigorosos de ginástica olímpica, e especialmente bailarinas, algumas aderem a uma restrição alimentar para man-

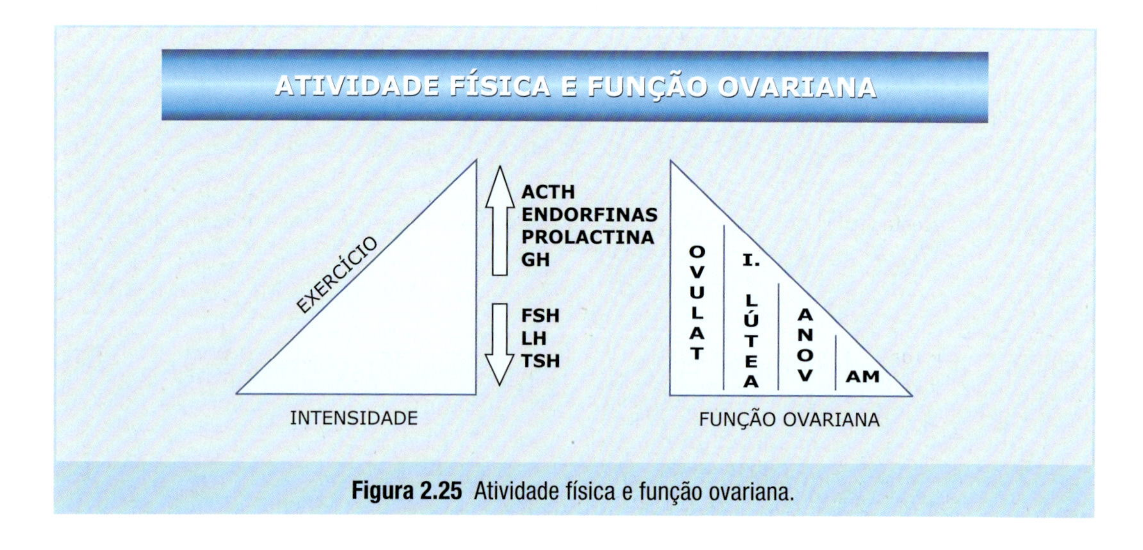

Figura 2.25 Atividade física e função ovariana.

ter um corpo leve e ágil, necessário para a obtenção do sucesso que perseguem com determinação. Os efeitos desses treinamentos extenuantes sobre o desenvolvimento corporal e a função reprodutiva são bem documentados. Ocorre um retardo da menarca de 2 a 3 anos, relacionado com a intensidade da atividade física, e em outros aspectos da maturação sexual mediados pelo ovário. Os aspectos da maturação mediados pela suprarrenal, como o crescimento dos pelos pubianos e axilares, não são prejudicados.

Existe uma relação direta entre percentual de tecido adiposo e função cíclica do eixo córtex-hipotálamo-ovário, atualmente mais reforçada pela identificação da leptina e sua interação com o SNC. Para uma adequada função ovariana é necessário um percentual mínimo de gordura em torno de 22% do peso corporal total. Algumas atletas de competição, especialmente as corredoras de maratona, têm menos da metade de gordura, se comparadas com as não atletas, o que representa um percentual abaixo dos 22% de tecido gorduroso, chegando a até 15%. Nessas condições, a função ovariana está totalmente suprimida. Comparando-se nadadoras e ciclistas com corredoras, a fim de determinar se a amenorreia é uma característica comum do treinamento intenso ou limitado às corredoras, constatou-se aumento na incidência de amenorreia nos três grupos de atletas, mas a prevalência é muito maior nas corredoras. Um fator coadjuvante na instalação da disfunção se deve à dieta básica do atleta, que é pobre em proteínas e rica em massas e carboidrato, a fim de fornecer energia rapidamente degradável. A porcentagem de proteínas ingeridas pelas corredoras em amenorreia era significativamente menor do que a daquelas ingeridas pelas corredoras que menstruavam e das não corredoras.

Esta breve revisão torna aparente que a amenorreia hipotalâmica primária e secundária tende a estar associada com: (1) desnutrição, acompanhada ou não de distúrbio psíquico; (2) atividade física moderada, associada a uma relativa desnutrição; (3) atividade física intensa, mesmo sendo mantida uma nutrição adequada. Parece lógico concluir que as alterações na função reprodutiva induzidas pelo exercício em mulheres suscetíveis podem resultar de uma complexa inter-relação de fatores físicos, hormonais, nutricionais, psicológicos e ambientais (Figura 2.26).

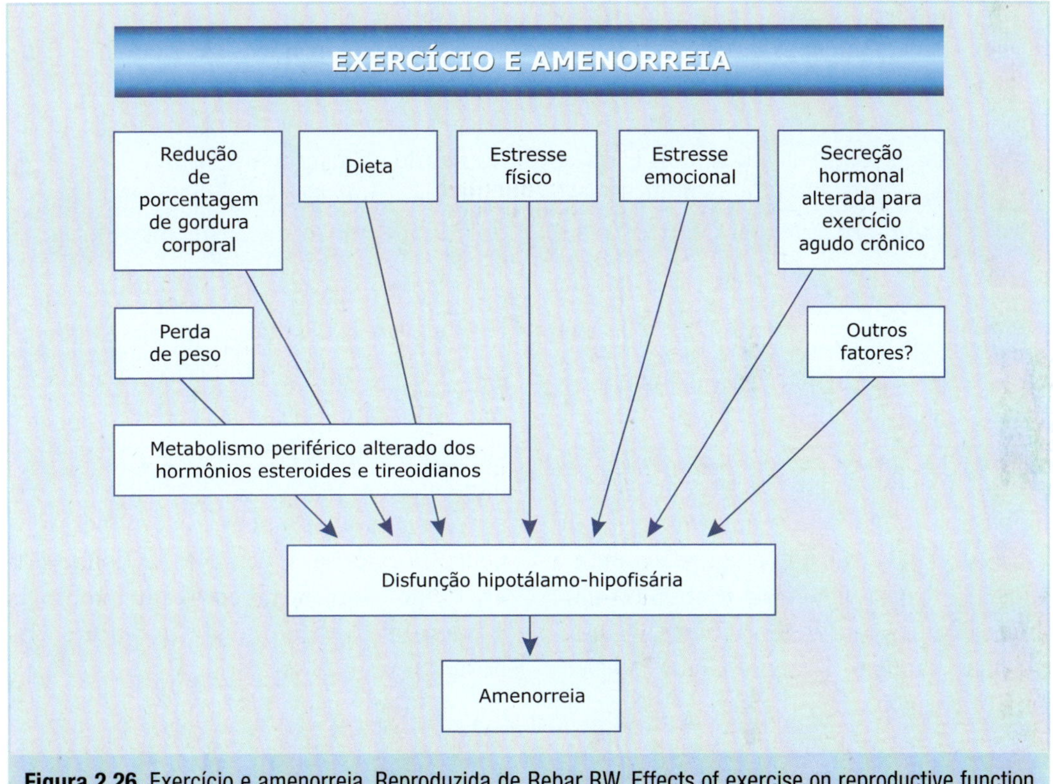

Figura 2.26 Exercício e amenorreia. Reproduzida de Rebar RW. Effects of exercise on reproductive function in females. In: Givens JR. The hypothalamus. Year Book Medical Publishers, Inc. 1984.)

Compreendendo sua fisiopatologia, não devemos nos preocupar com a amenorreia em si, mas tão-somente com eventuais consequências negativas, como a osteoporose e a infertilidade. Suficiente será esclarecer a razão do distúrbio e proceder a uma eventual terapia de reposição hormonal para prevenir a osteoporose. Com relação à fertilidade, deve-se explicar que ela retornará assim que for interrompida a atividade física e a paciente volte ao peso ideal, sendo necessário, portanto, que a atleta ajuste seus planos reprodutivos ao calendário esportivo.

Amenorreias hipofisárias

Conforme salientado, as causas mais frequentes de amenorreia são adenomas da hipófise e tumor da haste suprasselar (craniofaringioma). Outros tipos de tumores, como meningiomas, gliomas e tumores metastáticos, são extremamente raros. Felizmente, os tumores malignos da hipófise são tão raros que essa possibilidade deve ser a princípio descartada. Pelo fato de a hipófise encontrar-se alojada em uma estrutura óssea (sela turca), o tumor tenderá a se expandir em direção ao quiasma óptico, destruindo as apófises clinoides do esfenoide, ou provocará destruição por compressão do assoalho selar e das estruturas laterais, invadindo o espaço subaracnóideo, o seio esfenoidal ou o seio cavernoso.

Outras lesões não neoplásicas que excepcionalmente podem atingir a hipófise são representadas por cistos, tuberculoma, goma sifilítica e sarcoidose, que devem ser academicamente mencionadas e praticamente esquecidas, pela extrema raridade.

A hipofisite linfocitária é uma patologia também muito rara, descrita nas últimas décadas, e assemelha-se a um tumor. É quase que exclusiva do período gravidopuerperal. Caracteriza-se por extensa infiltração linfocitária, limitada à adeno-hipófise. Parece tratar-se de patologia autoimune, incluindo uma associação a tireoidite autoimune e anemia perniciosa. Ela é acompanhada de graus variados de hipopituitarismo, frequentemente associada a leve hiperprolactinemia, provavelmente devida à compressão da haste hipofisária, causada pelo aumento generalizado da glândula. Essa compressão sobre a circulação porta-hipofisária acarretaria uma limitação do aporte dos hormônios liberadores hipotalâmicos, levando a uma deficiência dos hormônios hipofisários e elevação da prolactina em consequência da diminuição do PIF. O diagnóstico definitivo é baseado no exame histológico do tecido hipofisário retirado por via transesfenoidal, ou durante a necropsia, pois essa patologia pode ser potencialmente letal.

A "síndrome da sela vazia" deve ser mencionada, embora não constitua uma patologia propriamente dita, senão um defeito congênito do diafragma selar, possibilitando a extensão do espaço subaracnóideo para dentro da fossa hipofisária, deslocando a glândula. O quadro é benigno, não afetando a função hipofisária, a menos que seja confundido e tratado como tumor.

A "síndrome de Sheehan" é caracterizada por amenorreia, ausência de lactação e perda dos pelos pubianos e axilares que se instala no período pós-parto ou pós-aborto, seguindo-se hemorragia intensa e choque hipovolêmico. A síndrome é interessante porque envolve uma peculiaridade da irrigação sanguínea da hipófise. Sabemos que a glândula não recebe irrigação arterial. Ela é nutrida somente por sangue venoso proveniente do chamado sistema porta-hipofisário, que recebe este nome devido à semelhança com o sistema porta do fígado. A artéria hipofisária superior se ramifica, capilariza e vai irrigar as regiões do hipotálamo e da haste hipofisária. O sangue de retorno é recolhido por um plexo primário do sistema porta que conflui, formando as veias porta-hipofisárias longas e curtas, que se dirigem para a hipófise e lá tornam a recapilarizar-se, irrigando então a glândula. Esse sistema porta é fundamental para que a hipófise cumpra suas funções, pois é nele que são derramados os neuro-hormônios e neurotransmissores da área hipofisiotrófica, bem como os fatores e hormônios liberadores e inibidores dos hormônios hipofisários.

Durante a gravidez, ocorre fisiologicamente grande aumento da hipófise e, paralelamente, de sua irrigação, a fim de suprir a demanda metabólica desse período de intensa atividade funcional. Na vigência de um choque hemorrágico com hipotensão prolongada, a hipófise será o órgão a sofrer as maiores consequências de uma hipoxia grave, exatamente pela falta da circulação arterial, tornando-se, portanto, mais suscetível a enfartes e necroses.

De acordo com a extensão da área comprometida, a sintomatologia será mais ou menos intensa. Pequenas áreas de necrose são compatíveis com uma função normal e frequentemente encontradas em necropsias. Extensões maiores levam ao comprometimento progressivamente mais intenso das funções hipofisárias. As primeiras funções a serem afetadas são a gonadotrófica e a da secreção de prolactina, responsáveis pela amenorreia e a ausência de lactação. Comprometimento maior se manifesta pelo acréscimo da deficiência de TSH e sintomas de hipotireoidismo.

As lesões mais graves são acrescidas dos sintomas de deficiência da suprarrenal, como insuficiência suprarrenal aguda, perda dos pelos pubianos e axilares, astenia e hipoglicemia. Havendo deficiência do MSH (*melanocyte-stimulating hormone*), a pele se apresentará com uma palidez desproporcional à anemia, semelhante à cera de vela.

Por todas essas características, é impossível não fazer o diagnóstico da "síndrome de Sheehan". É importante, contudo, avaliar o grau de comprometimento das diversas funções hipofisárias, a fim de instituir o tratamento de reposição hormonal das glândulas que se acham deficientes.

Como vimos, os tumores representam a principal causa das amenorreias hipofisárias, e nossa preocupação se volta especificamente para sua identificação. Quando o tumor é volumoso, seu crescimento irá provocar sintomas e sinais indicativos de sua presença, como cefaleia, perturbações visuais (hemianopsia, diplopia, diminuição do campo visual) e hipertensão craniana. Essa sintomatologia já é o suficiente para que encaminhemos a paciente para o neurologista ou neurocirurgião, sem nos aprofundarmos em filigranas semióticas. Deixemos isso para eles. Porém, na imensa maioria das vezes estaremos diante de tumores pequenos, ou microadenomas (< 1cm), a maioria dos quais se expressa somente por uma hiperprolactinemia responsável pela amenorreia.

Todos os tipos de células encontradas na hipófise podem dar origem a um adenoma: as células eosinófilas ou acidófilas são responsáveis pela secreção do GH e da prolactina; portanto, o adenoma eosinófilo poderá secretar o hormônio do crescimento, provocando gigantismo ou acromegalia, ou secretar a prolactina (prolactinoma). As células basófilas secretam o ACTH e o LH, podendo originar um adenoma secretor de ACTH, responsável pela síndrome de Cushing, ou um tumor secretor de LH. Muitos desses adenomas, particularmente os responsáveis pela acromegalia, cursam, também, com níveis elevados de prolactina, mesmo não sendo especificamente um prolactinoma. Eles podem estimular, indiretamente, as células eosinófilas vizinhas a produzirem a prolactina. A maioria desses tumores é detectada na primeira etapa da avaliação das amenorreias, por meio da dosagem da prolactina. Quando elevada, será complementada pela radiografia simples em perfil da sela turca.

Por que a velha chapa simples da sela turca? Os grandes avanços tecnológicos, especialmente no campo de imagens, como a tomografia computadorizada e a ressonância magnética, não deveriam ser empregados em substituição aos raios X? Solenemente, não. A imensa maioria dos tumores cresce muito lentamente (quando crescem), é absolutamente benigna, muitas vezes assintomática e necessita apenas acompanhamento clínico. Houve, no final dos anos 1960 e no início da década de 1970, uma coincidência temporal entre a viabilidade da dosagem da prolactina com a acuidade da tomografia computadorizada em identificar os microadenomas e o acesso à hipófise pela via transesfenoidal na abordagem cirúrgica do tumor, o que levou a uma verdadeira epidemia de cirurgias. A palavra de ordem era fazer o diagnóstico o mais precoce possível e encaminhar à cirurgia.

Nessa mesma época, surgiram os agonistas da dopamina, que bloqueavam eficientemente a prolactina, reduzindo-a a níveis fisiológicos ou próximos deles, além de promoverem a rápida redução do tumor, a suspensão da galactorreia e o retorno da menstruação e da fertilidade. Ora, se não se opera mais microadenoma nem macroadenoma, e o tratamento é invariavelmente medicamentoso ou simplesmente a vigilância clínica, por que usar métodos diagnósticos tão sensíveis quanto caros? Vale a pena repetir Leon Speroff (1999):

> Se o tratamento e a conduta não são diferentes, não é necessário documentar a presença de um microadenoma. Revisões contemporâneas assinalam os inconvenientes da chapa simples de perfil da sela turca, citando a limitação desta em excluir somente macroadenomas. De fato, revisões do nosso texto têm culpado este capítulo de ser menos que o estado da arte, enfatizando que, onde nós usamos a chapa simples, a ressonância magnética deveria ser uniformemente obtida. Nós argumentaríamos que o estado da arte é usar a ressonância magnética quando necessária, a fim de evitar a compulsão de documentar a presença de um microadenoma pelas razões citadas acima. Isto toma força de convicção quando seu radiologista relata que a chapa simples não é suficiente.

Outro grande inconveniente das técnicas avançadas de imagem é o número elevado de lesões descobertas em pacientes assintomáticas, reproduzindo em vida os achados comuns de necropsias. Foi inclusive cunhado um nome pomposo para esses achados: *incidentaloma hipofisário*. Qual a vantagem, senão a de criar ansiedades e expectativas pessimistas, além dos gastos com mais investigações, também desnecessárias? Aliás, fenômeno semelhante está acontecendo de maneira assustadora com os modernos métodos de propedêutica. Pedem-se exames a torto e a direito, com ou sem indicação, talvez na esperança de se encontrar algo que nossa ignorância não permite detectar. O grave é que, ao pedir um exame, virá frequentemente um diagnóstico, o qual nada tem a ver com o problema do paciente, desviando a atenção da real patologia. Os cistos funcionais do ovário, miomas e endometriose que o digam.

Amenorreias ovarianas

De início, excluamos os ovários policísticos deste compartimento, pois representam apenas a consequência morfológica de distúrbios extraovarianos que interferem em sua fisiologia, e não a causa em si. Mencionemos, também de passagem, as situações em que, por motivos inflamatórios, oncológicos ou cirúrgicos, os ovários foram destruídos, removidos ou irradiados. São causas explícitas de amenorreia ovariana. Restariam os casos de disgenesia gonadal em suas formas gonadossomática (síndrome de Turner) e pura e os casos de síndrome dos ovários resistentes (síndrome de Savage) e de falência ovariana prematura.

Disgenesias gonadais

São incluídos neste item aqueles indivíduos com fenótipo feminino, cuja característica fundamental é a presença de gônadas aplásicas ou rudimentares. A maioria apresenta uma cromatina negativa e o padrão cromossômico é representado por 45/X0, caracterizando uma monossomia X. Apresentam, além da gônada rudimentar, baixa estatura e ausência de desenvolvimento dos caracteres sexuais secundários, associados a uma série de anomalias congênitas, como *pterigium colli*, cúbito valgo, genu valgo, sindactilia, hipertelorismo ocular, hipertelorismo papilar – dando um aspecto de tórax em escudo –, implantação baixa dos cabelos na nuca, manchas café com leite no corpo, coarctação da aorta, abóbada ogival e edema em bolsa nos pés. Essas alterações são também denominadas estigmas de Turner.

O mesmo aspecto das gônadas pode ser encontrado em indivíduos de estatura normal ou de aspecto eunucoide, porém sem nenhum dos estigmas de Turner, e esses casos são denominados *disgenesia gonadal pura*.

Cerca de 50% a 60% dos casos de disgenesia gonadal são cromatina-negativos, caracterizados por um genótipo 45/X0. Os restantes formam variações nos corpúsculos de Barr, a maioria apresentando uma alteração quantitativa ou qualitativa. Assim, a contagem dos corpúsculos pode variar entre 3% e 60% das células, bem como os núcleos podem apresentar dois ou mais corpúsculos de Barr. Estes, por sua vez, podem apresentar-se maiores ou menores que o normal, devido à presença de um isocromossomo X ou a deleções de segmentos do mesmo cromossomo. As anomalias relatadas se relacionam com o segundo cromossomo sexual. Assim, 22 pares autossômicos e um cromossomo X normais parecem ser essenciais para a sobrevida do embrião. Quando o segundo heterocromossomo X é defeituoso, ocorre a disgenesia gonadal ou uma de suas variantes. Como as disgenesias gonadais estão incluídas entre os estados intersexuais, maiores detalhes serão abordados no Capítulo 6.

Síndrome dos ovários resistentes (síndrome de Savage)

Essa síndrome é caracterizada clinicamente por imaturidade sexual, amenorreia primária, hipoestrogenismo e gonadotrofinas elevadas. Os ovários são pequenos, com uma população de folículos primordiais aparentemente normal, mas que não mostram sinais de maturação, apesar das altas concentrações das gonadotrofinas. Na maioria dos casos, parece haver um caráter autossômico recessivo, causado por mutações do receptor de FSH em seu domínio de ligação hormonal. Estas mutações podem resultar no início da puberdade normal ou retardada, mas acompanhada da amenorreia e das alterações ovarianas anteriormente referidas.

A diferença fundamental desse quadro com a falência ovariana prematura é que o exame histológico dos ovários revela a presença de folículos aparentemente normais, enquanto na menopausa prematura a população folicular está praticamente esgotada. A comprovação diagnóstica somente poderá ser feita mediante laparotomia ou videolaparoscopia e retirada de substancial fragmento de tecido ovariano, incluindo a região medular. Simples biópsia superficial não se presta para essa análise. O exame histopatológico irá mostrar uma população folicular normal, bem como a ausência de infiltração linfocitária característica de doença autoimune.

Devido à raridade desse quadro, associada à falta de resposta ao tratamento, pois as gonadotrofinas já estão elevadas e o problema é exatamente a insensibilidade do folículo ao FSH, o exame histopatológico é dispensável do ponto de vista da orientação clínica, devendo ficar restrito às finalidades acadêmicas. Clinicamente, esses casos devem ser tratados como se fosse uma menopausa prematura, pela reposição hormonal ou, dependendo do desejo da paciente, por uma transferência de embrião, obtido por doação de óvulos e fertilização *in vitro*.

Falência ovariana prematura

Como o próprio nome indica, trata-se de uma antecipação cronológica da menopausa, estando presentes todas as manifestações clínicas do climatério, acompanhadas das alterações endócrinas desse período. O aspecto mais importante é que o não reconhecimento do quadro e a negligência na conduta de reposição hormonal trarão consequências muito mais graves do que aquelas que se manifestam quando a menopausa ocorre na época habitual. Este tema será abordado na parte referente aos distúrbios da cronologia.

Amenorreia uterina e do trajeto uterovaginal

As amenorreias uterinas podem ser primárias ou secundárias. As primeiras estão geralmente associadas a anomalias congênitas do desenvolvimento dos canais de Müller, ao passo que as outras se acham ligadas a patologias adquiridas durante o menacme.

As anomalias dos canais de Müller, que se apresentam como imperfuração himenal, septos vaginais transversos e alguns casos de agenesia cervical, não constituem uma amenorreia verdadeira, pois o endométrio se encontra presente e funcionalmente responsivo. O que ocorre é a retenção a montante do fluxo menstrual, caracterizando uma criptomenorreia. A história clínica é típica e pontuada por crises periódicas e progressivas de dor pélvica, consequentes a acúmulo e distensão cavitária do sangue menstrual retido.

A forma clássica da amenorreia primária uterina é representada pela falha total dos fenômenos de fusão, canalização e reabsorção dos canais de Müller, conhecida como *uterus bicornis rudimentarius solidus*. Esses casos são também chamados de síndrome de Mayer-Rokitansky-Kuster-Hauser.

Como a patologia se restringe exclusivamente aos canais de Müller, os ovários encontram-se presentes e funcionando normalmente, promovendo o desenvolvimento dos caracteres sexuais secundários femininos, inclusive ovulando, o que difere totalmente da feminização testicular (síndrome de insensibilidade periférica aos androgênios), ainda que clínica e fenotipicamente sejam bastante semelhantes.

O diagnóstico dessas anomalias é feito por cuidadosa inspeção da genitália externa, na qual, entre outros aspectos, a simples presença de pelos pubianos normais já afasta uma feminização testicular. A pesquisa da permeabilidade do canal vaginal, realizada através de um estilete ou histerômetro, nos informará sobre a integridade do trajeto vaginal.

Devemos estar atentos para possíveis associações a anomalias do trato urinário, como rim pélvico, rim em ferradura, agenesia renal e anomalias ureterais, que ocorrem em cerca de um terço dos casos. A suspeita de anomalia uterina, associada ou não a anomalias urológicas, deve ser inicialmente avaliada pela ultrassonografia. Havendo dúvidas, a ressonância magnética deverá esclarecer com acuidade suficiente para se evitar uma laparoscopia diagnóstica.

Das amenorreias secundárias devidas a patologias adquiridas durante a menacme, merece destaque a síndrome de Asherman, caracterizada pela presença de extensas aderências endometriais provocadas por curetagens, pós-parto ou pós-aborto, que atingem a camada basal, ou pela aplicação de substâncias cáusticas na cavidade uterina com a finalidade de destruir o endométrio para evitar novas gestações. Essas aderências são facilmente identificadas pela histerossalpingografia ou hidrossonografia. Curiosamente, a amenorreia pode estar presente em casos nos quais as aderências não são extensas e com áreas substanciais de endométrio sadio, porém não responsivo ao estímulo hormonal, o que não provocaria sua proliferação nem a formação do hematométrio. Este fato levou alguns autores a sugerirem um fator endometrial, que regularia também a atividade ovariana, acrescentado como o último elo do clássico eixo C-H-H-O. Já que entrei neste assunto, o outro argumento a favor de um eventual eixo endométrio-ovário seria a persistência do corpo lúteo em alguns animais, quando se removia o útero e, por conseguinte, o endométrio, na segunda fase do ciclo.

Em alguns casos de síndrome de Asherman, as menstruações foram restabelecidas após simples sondagem e dilatações repetidas do canal cervical e da cavidade. A inserção de um DIU para impedir novas aderências, seguida de altas doses de estrogênios, para favorecer a reepitelização do endométrio, poderá resultar no retorno dos ciclos menstruais. Atualmente, a histeroscopia é o grande recurso terapêutico, embora seja também útil no diagnóstico objetivo das aderências. O pós-operatório deverá ser complementado pelo uso do DIU ou, preferencialmente, por uma sonda de Foley pediátrica com 3mL de água, mantida por 1 semana.

Outras patologias, como tuberculose e esquistossomose, também podem acometer o endométrio, provocando amenorreia. Lembremos que esta última doença é endêmica no Brasil (Figura 2.27).

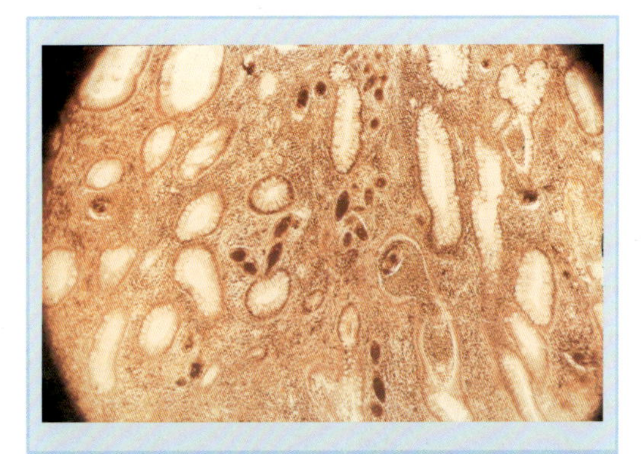

Figura 2.27 Caso de endometrite esquistossomótica, onde são vistas, com grande nitidez, dezenas de ovos do parasita (ovais e escuros).

3 Variantes da Visão Unitária da Fisiopatologia Ovariana

INTRODUÇÃO

Embora intimamente relacionadas com a visão unitária da fisiopatologia ovariana, as patologias descritas a seguir, por tratar-se de quadros clínicos com características próprias, serão consideradas separadamente. Em geral, são referidas como entidades isoladas. O que não podemos perder de vista é que são simplesmente variantes do mesmo problema e que se apresentam com uma roupagem clínica especial.

LUF: UMA "SÍNDROME" IATROGÊNICA

A luteinização do folículo não roto é um quadro teoricamente bem definido, com critérios diagnósticos razoavelmente confiáveis, porém sua real importância clínica não está bem estabelecida. Como é citada com frequência, julguei de interesse fazer um apanhado geral sobre o assunto e expressar meu ponto de vista, deixando que cada um tire suas próprias conclusões.

O conceito de pseudo-ovulação, resultante da luteinização das células da teca de um folículo não roto, foi proposto em 1969 por Van Hall e Mastboom para explicar os baixos índices de gravidez obtidos com o uso do clomifeno. A expressão *luteinized unruptured follicle (LUF) syndrome* foi usada pela primeira vez em 1975, por Jewelewicz, para descrever uma condição em mulheres inférteis com ciclos regulares e evidências presumíveis de ovulação, sem a liberação do óvulo.

A indução experimental da LUF foi conseguida pela primeira vez em 1974, por Armstrong e cols., usando injeção intrafolicular de indometacina e antissoro de prostaglandina F2α em coelhas. Em 1978, dois grupos de pesquisadores – Marik e Hulka e Koninckx e cols. – publicaram simultaneamente, na *Fertility and Sterility*, trabalhos em que a LUF poderia ser comprovada pela ausência do estigma ovulatório sob visualização laparoscópica do ovário, em pacientes com ciclos aparentemente ovulatórios.

Marik e Hulka avaliaram 102 mulheres inférteis, com temperatura basal bifásica, endométrio secretor e níveis séricos de progesterona compatíveis com uma função secretora adequada do corpo lúteo. A laparoscopia, realizada 3 a 5 dias após a suposta ovulação, revelou a ausência do estigma ovulatório em 32 pacientes. Destas, somente cinco entre 28 engravidaram com o clomifeno isoladamente, enquanto oito entre 12 tratadas com pergonal engravidaram. Os autores admitiram que a falha da rotura folicular seria devida, provavelmente, a uma fase folicular inadequada, sugerida pelo maior índice de gravidez obtido mediante o estímulo direto do folículo pelo pergonal do que pelo estímulo indireto através do clomifeno, que atuaria provocando aumento endógeno das gonadotrofinas hipofisárias da paciente.

O grupo de Leuven (Koninckx e cols.) demonstrou que a ausência do estigma ovulatório encontrava-se associada particularmente à endometriose pélvica e à esterilidade sem causa aparente (ESCA). À laparoscopia, o óstio ovulatório foi encontrado em 94% do grupo de controle e em somente 23% das pacientes com endometriose e em 42% das pacientes com ESCA. O grupo relatou ainda que a ausência do óstio ovulatório não se relacionava com o grau da endometriose.

Em 1980, o mesmo grupo da Bélgica demonstrou que as concentrações de progesterona e estradiol no líquido peritoneal das pacientes com o óstio ovulatório eram muito mais elevadas do que nas mulheres sem óstio ovulatório em seus corpos lúteos. Isso se deve ao fato de as concentrações desses hormônios dentro do folículo maduro serem muito maiores do que os níveis séricos na circulação periférica e, uma vez derramados na cavidade peritoneal durante a ovulação, sinalizariam a ocorrência desta. Propuseram, então, que as dosagens desses hormônios no líquido peritoneal (obtido por meio de punção do fundo de saco de Douglas) fossem feitas em todas as pacientes inférteis, com temperatura basal bifásica para se diagnosticar a síndrome de LUF, pois seu diagnóstico pode ser dificultado pelo fato de o estigma ovulatório nem sempre ser identificado à laparoscopia. Isso pode ocorrer devido à presença de aderências ou outros fatores e pelo fato de as pacientes não poderem ser submetidas a laparoscopias repetidas a fim de se certificar de que a luteinização do folículo não roto seja uma ocorrência regular.

Em 1982, Coulam e cols. comprovaram a eficácia da ultrassonografia na avaliação do crescimento folicular normal e da ovulação e apontaram evidências ultrassonográficas da luteinização do folículo não roto. Ela seria caracterizada pela perda da demarcação nítida da parede do folículo maduro, pela presença de ecos intrafolicular, paralelamente à ausência de sinais de ovulação, ou seja, uma rápida diminuição do tamanho do folículo, e pelo aparecimento de líquido livre no fundo de saco de Douglas. Assim, um terceiro método de diagnóstico da LUF foi introduzido, com a nítida vantagem de não ser invasivo e ser desprovido de qualquer risco.

Em 1983, esse mesmo grupo de Adelaide (Austrália) apresentou um estudo prospectivo a fim de determinar a frequência da LUF em uma população de 66 mulheres com ciclos regulares. Elas foram monitorizadas por meio de ultrassonografia diária, temperatura basal e dosagens de LH e progesterona durante 183 ciclos. A LUF foi identificada em nove ciclos, proporcionando uma incidência de 4,9%. Das oito mulheres nas quais o quadro foi inicialmente observado, foi monitorizado um total de 35 ciclos subsequentes, e apenas uma paciente apresentou outra LUF, no quarto dos seis ciclos consecutivos. Pacientes com endometriose e ESCA foram excluídas desse grupo; portanto, a ocorrência de uma LUF se aproxima da incidência ocasional de ciclos anovulatórios (7%) na população geral. A conclusão foi de que a LUF é um fenômeno esporádico e raro, sendo uma causa incomum de infertilidade e representando mais uma variável biológica do que uma síndrome.

Verifica-se que o diagnóstico da LUF se apoia na visualização laparoscópica do corpo lúteo, nas dosagens hormonais no líquido peritoneal e na monitorização pela ultrassonografia, que oferecem evidências indiretas da não extrusão ovular e ainda estão sujeitas a falhas.

A laparoscopia está sujeita a dificuldades técnicas e aderências que podem impedir a visualização do estigma ovulatório, diminuindo a acuidade do método, além de já terem sido comprovados casos de ovulação cujo estigma foi rapidamente cicatrizado, não deixando sinais da ovulação recente.

As dosagens hormonais no líquido peritoneal oferecem uma eficácia de 80% a 92% e são prejudicadas na vigência de um corpo lúteo cístico sem óstio ovulatório, que transuda mais quantidades dos hormônios pelas paredes do cisto, sem, contudo, ocorrer a ovulação.

A ultrassonografia oferece evidências presumíveis de luteinização de folículo não roto, quando associada aos métodos que detectam as ações periféricas da progesterona. A comprovação diagnóstica por qualquer desses métodos torna-se quase impossível, pois contamos apenas com dados indiretos.

Questionamentos

Será a LUF uma síndrome ou apenas uma variável biológica? Será, do ponto de vista clínico, absolutamente necessário comprovar a LUF pelos métodos diagnósticos mencionados? Se for confirmada, irá repetir-se nos ciclos seguintes? Os procedimentos diagnósticos não representarão riscos e despesas para a comprovação de um quadro questionável? O clomifeno, o HCG e as gonadotrofinas humanas corrigem ou provocam a LUF? Em quais circunstâncias provocam e em quais corrigem? Não será a LUF, na maioria dos casos, um fenômeno iatrogênico provocado pelas drogas utilizadas na indução da ovulação?

Parece-nos incontestável a maior incidência do quadro associado à endometriose e à ESCA. Sua ocorrência é também elevada nos casos em que se faz uso dos indutores da ovulação, em especial o clomifeno e o HCG. Isso, aliás, não é de se estranhar, pois a ovulação depende de um delicado balanço entre as gonadotrofinas e os esteroides ovarianos. O uso do clomifeno provoca, no início do ciclo, uma elevação desejável do FSH, mas também uma elevação extemporânea e indesejável do LH, que poderá interferir na sequência harmônica dos eventos que conduzem a maturação folicular, ovulação e formação de um corpo lúteo adequado, provocando uma eventual LUF ou uma insuficiência lútea. Também as gonadotrofinas humanas podem provocar o mesmo quadro, em frequência menor, por fornecerem menores quantidades de LH.

Não nos esqueçamos, por fim, dos anti-inflamatórios não esteroides, inibidores das prostaglandinas, dos quais eventualmente a paciente possa estar fazendo uso. A contração das fibrilas mioepiteliais das células da teca e do estroma é fundamental no ato físico da rotura folicular e expulsão do óvulo. Se distribuirmos microssensores no estroma ovariano e registrarmos a pressão intraovariana, veremos que ocorrerá aumento acentuado por ocasião da ovulação, e esse aumento se deve à ação das prostaglandinas sobre as fibrilas mioepiteliais, provocando sua contração, o que auxilia a expulsão do óvulo. Nilson Donadio relatou um caso por ele denominado "pseudoextrusão ovular", onde foi identificado o estigma ovulatório, com a presença do óvulo encarcerado dentro do folículo roto. Não estaria essa paciente sob ação de um anti-inflamatório inibidor das prostaglandinas?

Na ausência de endometriose e do uso de indutores da ovulação, sua ocorrência é baixa e esporádica, não merecendo, portanto, maiores atenções. Diante de casos de endometriose, ESCA, e quando se empregam indutores da ovulação, a LUF é uma possibilidade que deverá estar presente em nossa mente para explicar os insucessos, sem, contudo, necessitar uma confirmação diagnóstica, pois esta é sempre baseada em evidências indiretas. Também sua identificação não será seguida de uma conduta específica, de resultados satisfatórios, a não ser pequenas modificações nos esquemas do clomifeno, HCG ou gonadotrofinas humanas, recombinantes ou não, e, mesmo assim, com resultados imprevisíveis.

SANGRAMENTO UTERINO DISFUNCIONAL

Sangramento uterino disfuncional ou hemorragia uterina disfuncional refere-se, especificamente, a um sangramento uterino anormal, cuja origem se deve, exclusivamente, a uma ação hormonal irregular sobre o endométrio. Ele pode ocorrer em qualquer época da menacme, mas concentra-se principalmente nos extremos da vida reprodutiva, ou seja, logo após a menarca e na pré-menopausa. A designação hemorragia uterina disfuncional, embora consagrada universalmente, não é apropriada porque, na maioria dos casos, o sangramento é irregular, mas não abundante, como sugere o termo hemorragia. Essas expressões são frequentemente usadas como sinônimos de sangramento uterino anormal, o que não é apropriado, e é muito importante fazermos a distinção. Sangramento uterino anormal é uma denominação mais abrangente e refere-se ao sangramento produzido por inúmeras causas, orgânicas e endócrinas. Portanto, quando nos referimos a sangramento uterino disfuncional, está implícito que todas as causas orgânicas de sangramento já foram devidamente afastadas e devemos nos concentrar apenas nas causas endócrinas.

Entretanto, o que presenciamos na prática clínica é um grande número de sangramentos uterinos anormais, provocados por lesões orgânicas genitais ou extragenitais, sendo erroneamente rotulados e tratados como disfuncionais (obviamente sem sucesso). Até mesmo em eventos médicos esse equívoco se perpetua, pois são inúmeras as sessões de discussões com o título específico de "sangramento uterino disfuncional", em que os tópicos são distribuídos em várias patologias, e os expositores se perdem em métodos de diagnóstico por imagens e tratamentos modernos de miomas, pólipos, adenomiose etc., sem atentarem para o fato de que "sangramento uterino disfuncional" já é um diagnóstico fechado.

O foco da discussão deveria restringir-se ao tipo de disfunção, às condutas e às modalidades de tratamento. Portanto, quando falamos em sangramento disfuncional, pressupõe-se que todas as causas orgânicas já tenham sido afastadas. É, pois, um diagnóstico de exclusão, feito após cuidadosa eliminação das causas ligadas à gravidez e suas complicações, patologias uterinas e pélvicas, benignas e malignas, e problemas extragenitais, como distúrbios da coagulação, doenças sistêmicas, endocrinopatias extraovarianas ou uso de medicamentos que interferem com a ação hormonal ou com os mecanismos de coagulação.

O diagnóstico etiológico é, portanto, um desafio ao senso crítico do ginecologista, a sua perspicácia na observação e interpretação dos sinais e sintomas e a sua capacidade de saber utilizar os meios propedêuticos adequados para comprovação ou exclusão das possíveis patologias. Em outras palavras, quanto mais minuciosa e apurada for a propedêutica, mais causas orgânicas iremos encontrar, especialmente nas pacientes com mais de 35 anos de idade. O grande desafio consiste em chegar ao diagnóstico etiológico preciso, pois *sangramento uterino disfuncional corrige-se com hormônios. Se não corrigir, não é disfuncional, é orgânico.* Este é um raciocínio matemático.

Para conceituar um sangramento uterino anormal é necessário, primeiro, estabelecer o que se considera um sangramento menstrual normal. O fluxo menstrual médio dura de 3 a 8 dias, com perda sanguínea de 30 a 80mL. O ciclo médio varia entre 24 e 34 dias (não se preocupe se outros autores referirem 1 ou 2 dias a mais ou a menos, é questão puramente semântica, sem nenhuma importância clínica). Portanto, sangramento uterino anormal é aquele que apresenta uma alteração em um ou mais desses três parâmetros, ou seja, um sangramento anormal na duração, na frequência ou na quantidade. Com relação a esse último parâmetro, não existe uma maneira objetiva capaz de medir a quantidade de sangue eliminada, porém, se o sangue menstrual forma coágulos, provavelmente a perda é maior do que o normal, e quanto mais coágulos, maior a perda. A dosagem da hemoglobina confirmará o excesso, se estiver baixa.

Existe ampla variação nos parâmetros menstruais de uma mulher para outra. Uma paciente que apresente um padrão diferente daquele considerado habitual, porém que se repita regularmente, pode ser considerada normal, desde que seja comprovado um ciclo ovulatório (bifásico). As variações de frequência, duração e quantidade em uma mesma paciente é que deverão nos alertar para uma eventual patologia funcional ou orgânica.

Terminologia

Existe uma terminologia universal, utilizada para descrever um sangramento uterino anormal, à qual devemos nos habituar e respeitar, a fim de não cometermos impropriedades, como a tão usada "hipermenorragia", pois menorragia já é o suficiente, hiper é pleonasmo:

- **Hipermenorreia:** refere-se a sangramento prolongado, por mais de 8 dias, ou quantidade excessiva, > 80mL, ou a associação de ambos. É também denominada menorragia.
- **Hipomenorreia:** caracteriza um fluxo de duração inferior a 3 dias, ou quantidade < 30mL, ou a associação dos dois parâmetros.
- **Polimenorreia:** caracteriza um ciclo cuja frequência é inferior a 24 dias.
- **Oligomenorreia:** refere-se a ciclos que ocorrem a intervalos maiores do que 35 dias.
- **Metrorragia:** é o sangramento uterino que ocorre fora do período menstrual.
- **Menometrorragia:** é o sangramento que ocorre durante o período menstrual e fora dele. É típico dos miomas subserosos, da adenomiose e dos pólipos endometriais. Começa geralmente como uma hipermenorreia ou menorragia e, com a evolução, transforma-se em menometrorragia.

Etiologia

Aproximadamente 20% das pacientes com sangramento disfuncional são adolescentes, enquanto 50% situam-se na faixa dos 40 aos 50 anos de idade.

O sangramento uterino disfuncional é representado por duas situações distintas: aquele que ocorre em pacientes que estão ovulando e o que ocorre nas pacientes que não estão ovulando.

Sangramento disfuncional ovulatório

Cerca de 15% das pacientes com sangramento uterino disfuncional apresentam ciclos ovulatórios. São descritos os seguintes tipos de sangramento:

- **Sangramento da ovulação:** ocorre com mais frequência no fim da vida reprodutiva. É geralmente escasso e coincide com o período ovulatório, que pode ser identificado por secreção mucosa, clara, abundante e filante, que apresenta rajada de sangue e, eventualmente, associada à dor da ovulação (Mittelschmerz). O sangramento pode durar de 1 a 3 dias e é possivelmente secundário à formação de pequenos trombos nas artérias superficiais do endométrio, consequentes à elevação plasmática dos níveis de estradiol, mas pode também ser devido a sangramento da rotura folicular por ocasião da ovulação, que é captado pelo óstio tubário. Pacientes em uso de anticoagulantes estão mais sujeitas a esse tipo de sangramento, podendo, às vezes, chegar até à formação de hemoperitônio.
- **Polimenorreia:** refere-se a ciclo ovulatório com menos de 24 dias de intervalo e, geralmente, deve-se a um encurtamento da fase folicular, embora também possa ocorrer diminuição da fase lútea, ou de ambas. A temperatura basal identificará com precisão essas alterações.
- **Descamação irregular:** caracteriza-se por sangramento prolongado e abundante. A biópsia do endométrio, executado pelo menos 5 dias após o início da menstruação, mostrará um aspecto de endométrio misto, onde se identificam histologicamente áreas de secreção avançada, reepitelização endometrial incompleta e proliferação inicial. Esse quadro sugere uma regressão retardada do corpo lúteo, fazendo com que ainda persistam áreas sob a ação da progesterona do ciclo anterior, juntamente com áreas de proliferação estrogênica do ciclo atual. Não costuma ser um quadro repetitivo, pois depende essencialmente da função do corpo lúteo daquele ciclo específico.
- **Sangramento pré-menstrual:** caracteriza-se por perda escassa de sangue, geralmente escuro, tipo borra de café, que antecede em alguns dias o sangramento menstrual. Também é mais frequente no fim da vida reprodutiva (acima dos 35 anos) e está associado a uma produção deficiente de progesterona, o que é comum a partir dessa faixa etária. Deve nos alertar, também, para a possibilidade de uma endometriose.
- **Hipermenorreia ou menorragia:** geralmente associada a causas orgânicas, como miomas, pólipos, adenomiose, adenocarcinoma de endométrio e distúrbios da coagulação, merece, portanto, especial atenção, pois é essencialmente um diagnóstico por exclusão. A congestão uterina crônica provocada por retroversão uterina ou disfunção orgástica (síndrome de Taylor) pode, também, provocar o excesso de sangramento.
- **Persistência do corpo lúteo (síndrome de Halban):** não recorre de maneira cíclica. É episódio esporádico, e o diagnóstico geralmente não é feito, porque não se pensa nessa possibilidade. É confundida frequentemente com gravidez ectópica, o que já levou várias pacientes à cirurgia de urgência, pois geralmente ocorre um atraso menstrual, seguido de perdas irregulares, dor no baixo ventre e presença de uma massa anexial representada pelo corpo lúteo hemorrágico. Com esses sinais e sintomas, a hipótese de uma gravidez ectópica é naturalmente

levantada. Mas, se pensarmos na possibilidade da síndrome de Halban, uma imagem ultrassonográfica de massa anexial indefinida com um β-HCG negativo (afastando a possibilidade de gravidez), a evolução espontânea seguirá sem maiores problemas, limitando-se apenas a atividade física temporariamente.

Sangramento disfuncional anovulatório

Uma das manifestações clínicas mais frequentes da anovulação crônica, representa 80% dos casos de hemorragias disfuncionais. O sangramento pode ser leve ou intenso, constante ou intermitente, geralmente não associado a sintomas de tensão pré-menstrual, retenção hídrica ou dismenorreia, embora algumas vezes a paciente relate cólicas devido à passagem de coágulos pelo canal cervical.

Fisiopatologia

Ciclos anovulatórios podem ocorrer em qualquer época da menacme, mas são particularmente frequentes nos extremos da vida reprodutiva, seja logo após a menarca, seja no período pré-menopausa. Na puberdade, a anovulação se deve a uma imaturidade do eixo C-H-H-O. Os níveis de FSH são ainda insuficientes para levar um folículo secundário ao estágio maduro, capaz de produzir estradiol em quantidade e duração suficientes para desencadear o pico ovulatório de LH. Nessa época é comum o achado de ovários policísticos. No período de maturidade sexual, a anovulação é geralmente consequência de um mecanismo de *feedback* inapropriado, cujo resultado, invariavelmente, levará aos ovários policísticos (veja o Capítulo 2). No período climatérico, a anovulação se deve à falência progressiva da função ovariana, quando as pacientes ainda produzem estrogênios, mas não mais ovulam e, consequentemente, não produzem progesterona. Pela escassez fisiológica da população folicular nesse período, não é comum encontrarmos os ovários policísticos, mas também não é excepcional.

O sangramento ocorre superficialmente, na camada compacta do endométrio, e representa uma perda por deprivação estrogênica (hemorragia de privação) ou por níveis estrogênicos incapazes de manter um estímulo endometrial constante e adequado *(break through bleeding*, ou sangramento de escape), sendo, portanto, diferente da descamação universal e ordenada da camada funcional do endométrio que ocorre na menstruação de ciclos ovulatórios (Figura 3.1).

A estimulação contínua dos estrogênios induzirá uma progressão da resposta endometrial que transitará de proliferado a uma hiperplasia, em suas diversas formas (simples ou complexa, típica ou atípica), podendo chegar eventualmente ao adenocarcinoma. Na ausência das ações limitantes da progesterona sobre a proliferação induzida pelos estrogênios, e da descamação ordenada da camada funcional, o endométrio continuará crescendo, sem o concomitante suporte estrutural.

Há aumento da vascularização e das glândulas, que se apresentam coladas umas às outras (*back to back*), sem o devido arcabouço do estroma de sustentação e sua malha reticular. Esse tecido torna-se frágil e sofre soluções de continuidade na superfície, por onde se exterioriza o sangramento. Nesses casos, os mecanismos vasculares de controle da menstruação normal encontram-se ausentes; o sangramento não é um fenômeno universal, atingindo segmentos isolados da mucosa. Também não ocorrem os fenômenos de vasoconstrição ritmados, nem aumento da tortuosidade das artérias

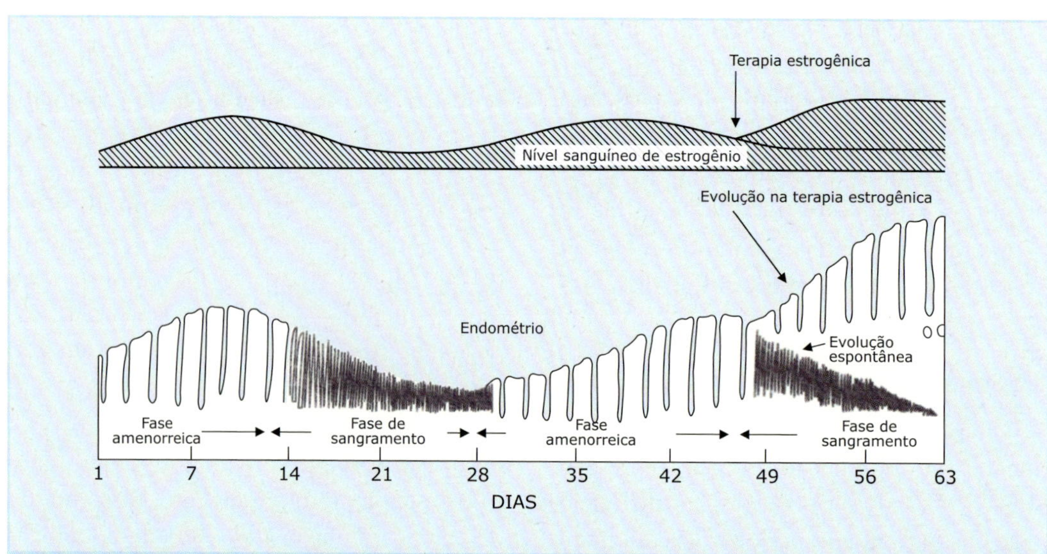

Figura 3.1 Representação diagramática dos níveis de estrogênio e endométrio no sangramento uterino disfuncional. Quando há queda nos níveis de estrogênio, ocorre um sangramento superficial do endométrio, sem caracterizar uma descamação. Quando o estrogênio é administrado terapeuticamente, há uma interrupção temporária do sangramento, acompanhada de aumento da espessura do endométrio. (Reproduzida de Talbot et al. Functional endocrinology from birth through adolescence. In: Rogers J. Endocrine and metabolic aspects of gynecology. W.B. Saunders Co., 1963.)

espiraladas pela redução do edema intersticial. O sangramento é interrompido somente pela ação proliferativa dos estrogênios endógenos ou exógenos, favorecendo a reepitelização e fortalecendo a malha reticular do estroma de sustentação do endométrio. Nesses casos, não ocorrem a descamação e a subsequente renovação do endométrio, como ocorre na menstruação normal. Haverá somente proliferação e aumento contínuo da espessura da mucosa, intercalados por perdas sanguíneas irregulares.

Diagnóstico

O primeiro, e mais difícil, passo será afastar as causas orgânicas. O passo seguinte será separar as pacientes em dois grupos: (1) as que estão ovulando (sangramento disfuncional ovulatório) e (2) as que não estão ovulando (sangramento disfuncional anovulatório). Isso se faz simplesmente pela anamnese associada a qualquer método que comprove a presença ou ausência da ovulação (temperatura basal, dosagem da progesterona etc.).

Na puberdade, o sangramento uterino anormal é geralmente disfuncional (endócrino), tornando-se progressivamente mais relacionado com doenças orgânicas à medida que se aproxima da menopausa. O diagnóstico é, portanto, mais fácil na adolescência, tornando-se mais difícil e complexo na idade madura, quando será feito por exclusão das causas orgânicas.

A simples visão da paciente ao entrar no consultório poderá nos alertar para eventual distúrbio endócrino tipo obesidade, magreza excessiva, hirsutismo, hipotireoidismo ou Cushing, que poderiam interferir no eixo C-H-H-O. A história menstrual revelará, geralmente, uma menarca na época habitual e ciclos subsequentes irregulares quanto ao período e à duração, o que por si só fala da possibilidade de ciclos anovulatórios, pois esta ocorrência é comum nessa faixa etária e traduz, tão-somente, uma fase de amadurecimento do eixo hipotálamo-hipofisário. A maioria das perdas sanguíneas não é severa, e as adolescentes podem ser seguidas sem uma intervenção ativa, até que se estabeleçam os ciclos ovulatórios. Entretanto, se o sangramento for prolongado ou severo, deveremos afastar um distúrbio da coagulação. Esses distúrbios são encontrados em cerca de 20% das jovens que necessitam hospitalização devido a sangramento uterino anormal. Defeitos da coagulação estão presentes em cerca de 30% daquelas que necessitam transfusão de sangue. A menarca é, para muitas adolescentes, a primeira oportunidade que terão de testar seus mecanismos de coagulação; por isso, patologias como doença de von Willebrand, deficiência de protrombina, púrpura trombocitopênica idiopática ou distúrbios que levem a deficiência ou disfunção plaquetária, como leucemias e hiperesplenismo, só serão suspeitados ou diagnosticados nesse período.

Devemos indagar sobre o uso de medicamentos que podem interferir na menstruação e na coagulação sanguínea, especialmente hormônios e drogas tipo sulpirida, metoclopramida, tranquilizantes e outros que atuam no SNC, modificando a ação dos neurotransmissores responsáveis pela liberação ou inibição dos hormônios hipotalâmicos que regulam a atividade hipofisária. Se a paciente tem vida sexual ativa, devemos indagar se faz uso de DIU.

Um quadro muito comum, especialmente no Brasil, campeão mundial de cesarianas, é o que chamo de pseudodivertículo da cicatriz uterina. É tão frequente em pacientes com mais de uma cesariana anterior que, atualmente, dispenso a comprovação por métodos de imagem, bastando somente a história clínica, que é invariavelmente a mesma: perda sanguínea escassa, escura, que se prolonga por 5 a 8 dias após a menstruação normal. É geralmente interpretado como sangramento disfuncional. Pela repetição da cirurgia, ou mesmo em cirurgia única, ocorre uma cicatrização viciosa da histerotomia, formando uma espécie de vala acessória no segmento inferior que, durante o fluxo menstrual, reterá uma quantidade de sangue que será lentamente eliminado após o término da regra, já parcialmente metabolizado, apresentando um aspecto de borra de café. Por tratar-se de sangue acumulado na bolsa do divertículo da cicatriz, sendo, portanto, uma causa anatômica, qualquer forma de tratamento hormonal será totalmente ineficaz, pois o endométrio já se encontra cicatrizado e na fase de proliferação. Sua identificação é facilmente constatada pela histerossalpingografia ou pela hidrossonografia (Figura 3.2).

A comprovação pela imagem e a simples explicação do quadro serão suficientes para tranquilizar a paciente, dispensando qualquer outra intervenção, pois, nesse caso, apenas uma histerectomia resolveria o problema, já que não faz sentido submeter essa paciente a uma plástica da cicatriz uterina.

A biópsia do endométrio, praticada na vigência do sangramento, nos mostrará, com precisão, se o ciclo é ovulatório ou anovulatório, se o endométrio foi adequada ou inadequadamente estimulado pela progesterona, se há hiperplasia, e de que tipo, e, especialmente nas pacientes com mais de 35 anos, se existe um adenocarcinoma do endométrio. Praticada fora do período de sangramento, não terá nenhum valor, a não ser afastar ou confirmar um

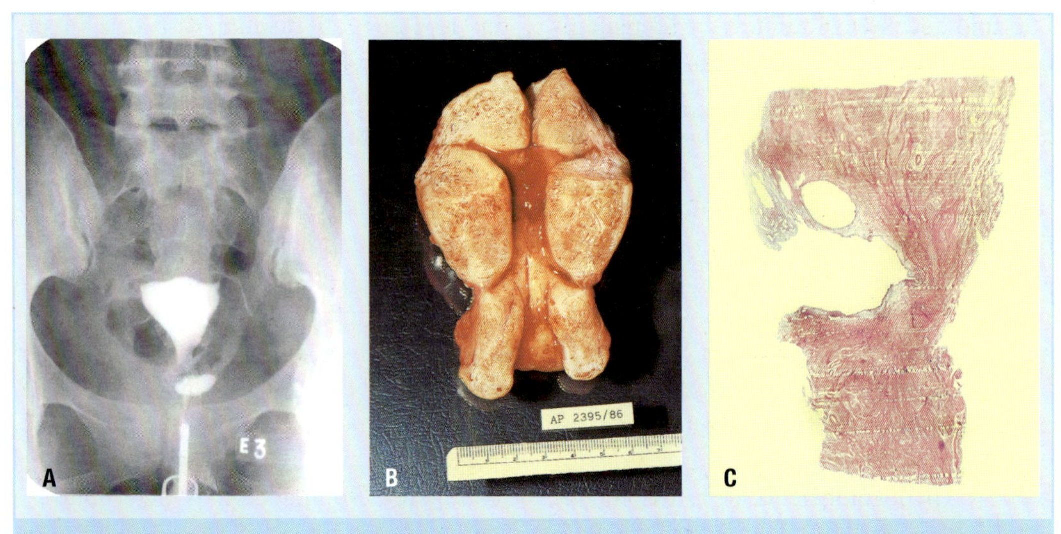

Figura 3.2 Divertículo de cicatriz de cesárea. **A** Imagem lacunar no nível do segmento. Durante a menstruação, o contraste seria substituído pelo sangue, coletado nesta vala cicatricial. **B** Peça cirúrgica mostrando o defeito no nível da cicatriz. **C** Corte histológico mostrando o defeito justamente na transição entre o endométrio e a endocérvice.

adenocarcinoma. Mas, lembre-se, essas informações só serão confiáveis se a paciente não tiver feito uso anteriormente de nenhum medicamento hormonal, pois, nesse caso, a biópsia mostrará simplesmente a ação desse hormônio sobre o endométrio, e não o diagnóstico etiológico funcional.

A histeroscopia, embora represente um ótimo método de investigação invasivo da cavidade endometrial, não é indispensável na avaliação do sangramento uterino anormal. É importante frisar, estamos falando de diagnóstico, e não de tratamento. O diagnóstico é essencialmente clínico, pois sangramento disfuncional só é corrigido com hormonioterapia. Se não for corrigido, certamente não é disfuncional, é de causa orgânica. Vamos então apurar nossa propedêutica. Aqui, a histeroscopia poderia ser utilizada, porém não oferece vantagens sobre a hidrossonografia ou a histerossalpingografia. Perceba que estamos falando de sangramento por causa orgânica, e não funcional ou disfuncional.

Weber e cols., em excelente trabalho (Vaginal ultrasonography versus endometrial biopsy in women with postmenopausal bleeding. Am J Obstet Gynecol 1997; 177: 924-9), fizeram o estudo comparativo entre ultrassonografia simples e biópsia de endométrio no diagnóstico do sangramento uterino pós-menopausa e analisaram os respectivos custos. Fizeram um levantamento pela Medline de toda a literatura publicada sobre o assunto na língua inglesa, de 1966 a 1996. As pacientes foram separadas em dois grupos: no primeiro, a propedêutica foi iniciada pela biópsia do endométrio e, no segundo, a investigação começou pela ultrassonografia transvaginal. No grupo que iniciou pela biópsia, 72% tiveram o diagnóstico por ela identificado. Os 28% não diagnosticados foram então submetidos à ultrassonografia. Destes, 90% mostraram-se normais, e a investigação foi encerrada. Os 10% que mostraram alguma anormalidade foram então submetidos à histeroscopia ou a dilatação e curetagem.

O grupo que iniciou a investigação pelo ultrassom transvaginal apresentou um exame normal em 45% dos casos. Os 55% com exames anormais foram então submetidos a biópsia do endométrio. O diagnóstico foi feito em 90% desses casos, e os 10% restantes foram submetidos a histeroscopia ou dilatação e curetagem (Figura 3.3).

O que esses números nos mostram claramente? Que, quando se inicia a investigação pela biópsia do endométrio, somente 10%, dos 28% não diagnosticados, necessitaram histeroscopia ou curetagem, ou seja, de cada grupo de 100 mulheres com sangramento uterino, a histeroscopia foi necessária em apenas 2,8 casos. Quando se inicia a investigação pela ultrassonografia, 10%, dos 55% não diagnosticados, necessitaram complementação por histeroscopia ou biópsia, o que representa 5,5 casos em 100. O custo/benefício não favorece a histeroscopia como exame de rotina nos casos de sangramento uterino anormal.

Outro trabalho que reforça esse ponto de vista foi publicado por T. Widrich e cols., no maior estudo comparativo publicado até então (Comparison of saline infusion sonography with office hysteroscopy for evaluation of the endometrium. Am J Obstet Gynecol 1996; 174:1327-34). Eles examinaram 113 pacientes com sangramento anormal, utilizando simultaneamente histeroscopia e hidrossonografia, e compararam os resultados. Um fato surpreendente, que chamou a atenção dos autores, foi a hidrossonografia ter-se mostrado mais sensível do que a histeroscopia na detecção da hiperplasia, comprovada pela histopatologia.

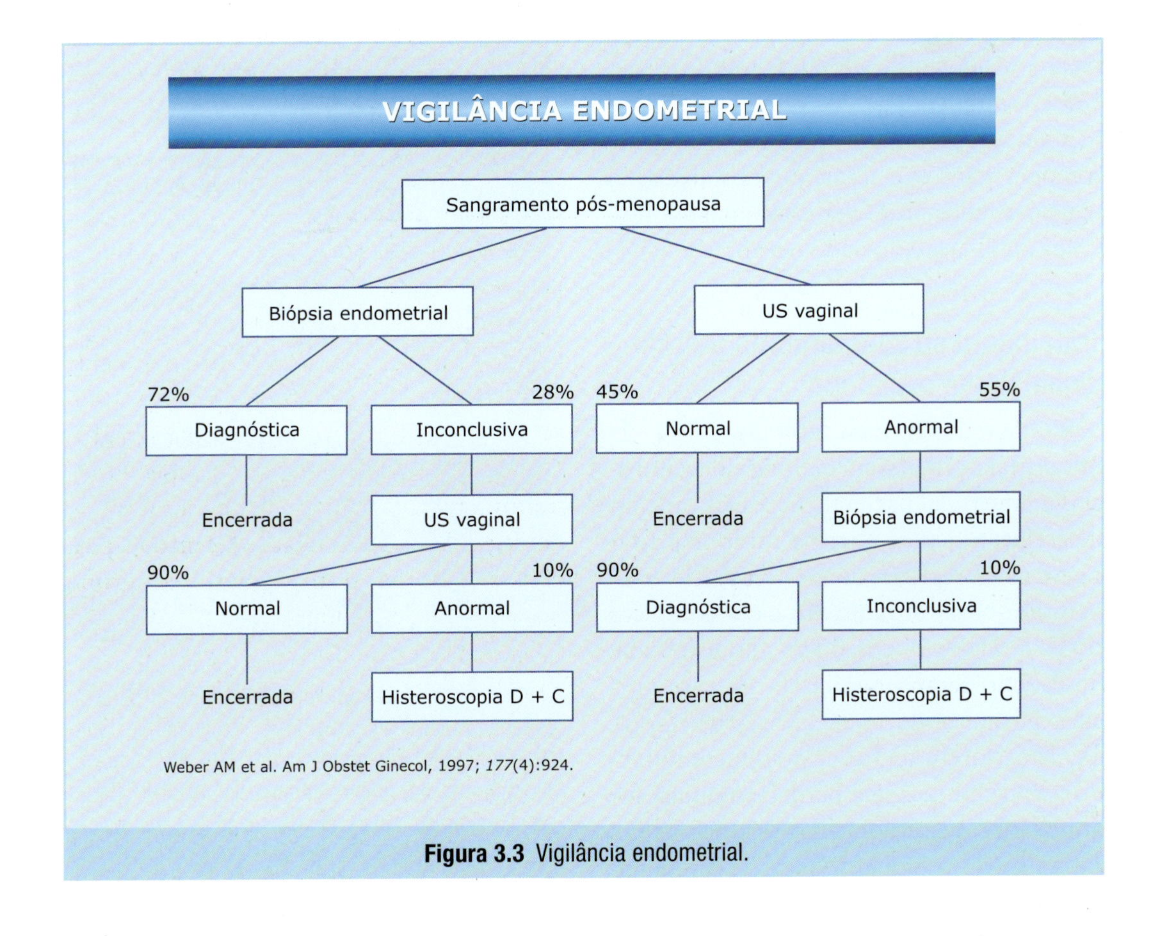

Figura 3.3 Vigilância endometrial.

O que é de se esperar, pois a visão da superfície endometrial poderá apenas sugerir o diagnóstico, que é bem mais objetivo quando se mede a espessura das camadas do endométrio e este se encontra acima dos limites normais. A hidrossonografia igualou-se à histeroscopia na detecção de miomas submucosos e, adicionalmente, foi capaz de avaliar a parede uterina, determinar o componente intramural do mioma submucoso e localizar outros miomas intramurais. Informações importantes foram também obtidas pela avaliação dos anexos.

A Figura 3.4 ilustra bem essa situação em que, além do pólipo, foi detectado um mioma intramural. A ultrassonografia simples não teria identificado o pólipo e a histeroscopia não teria identificado o mioma.

Por ser mais simples, mais bem tolerado, mais barato e disponível em qualquer centro que tenha um aparelho de ultrassom (veja a técnica utilizada no Capítulo 1, em *Ultrassonografia*), damos preferência a esse método propedêutico, reservando a histeroscopia para o tratamento dos casos, já diagnosticados, de pólipos, miomas submucosos ou ablação do endométrio.

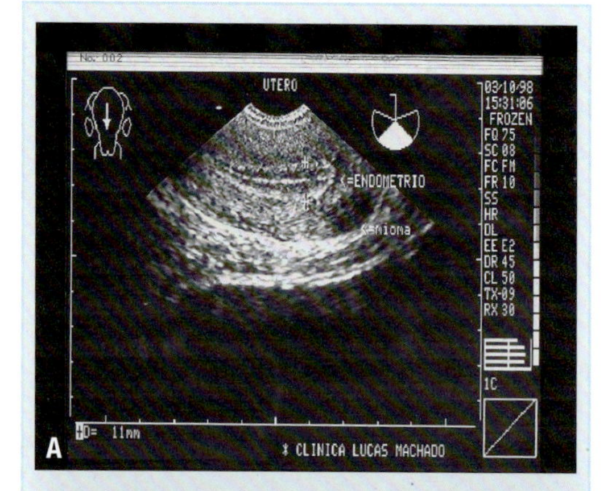

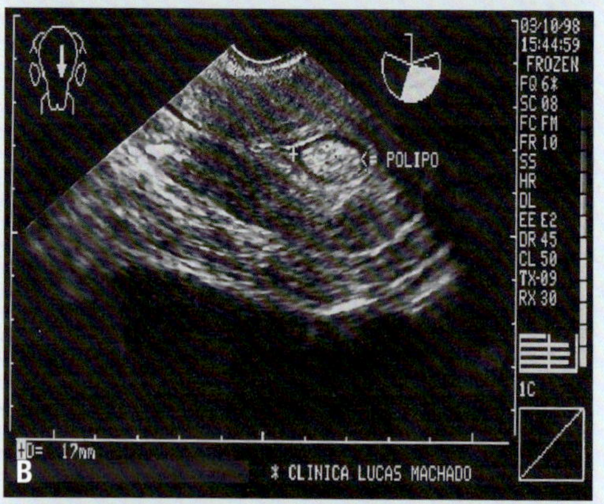

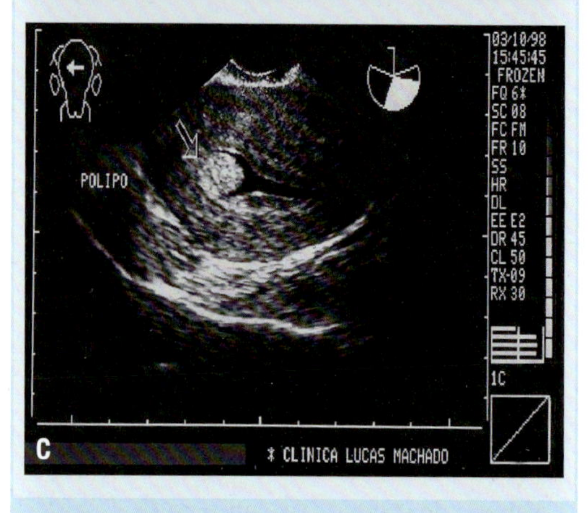

Figura 3.4 Hidroisterossonografia de paciente em esquema de TRH combinado contínuo apresentando sangramento irregular. **A** Ultrassonografia mostrando apenas um mioma intramural. **B** e **C** Imagens sagital e coronal após introdução do contraste hídrico, notando-se com absoluta nitidez a imagem de um pólipo endometrial. A ultrassonografia simples não revelou o pólipo. A histeroscopia não revelaria o mioma.

Tratamento do sangramento uterino disfuncional ovulatório

Por serem variáveis biológicas do ciclo menstrual normal, sem maiores consequências clínicas, a paciente necessita apenas de esclarecimento. Nesse sentido, solicitar que faça o registro de sua curva de temperatura basal durante um ciclo completo pode ajudá-la a entender sua fisiologia, ao mesmo tempo que confirma e reforça as explicações do médico. Se, entretanto, os ciclos forem muito curtos, incomodando a paciente, ou se a perda sanguínea for abundante ou prolongada, justifica-se um tratamento hormonal. Nessas eventualidades, uma simples complementação com progestogênio na segunda metade do ciclo, um esquema cíclico de estrogênio e progestogênio ou um anticoncepcional oral resolverão o problema. Nos casos rebeldes de menorragia, a associação a um anti-inflamatório inibidor das prostaglandinas ou com o ácido tranexâmico geralmente resolve o problema.

Tratamento do sangramento uterino disfuncional anovulatório

Na puberdade

Antes de prescrevermos qualquer medicação, devemos ter em mente a fisiopatologia do processo. Isso já nos indica que, afastada uma coagulopatia, estaremos provavelmente diante de um quadro de sangramento disfuncional anovulatório. Como tal, o sangramento raramente é intenso, a ponto de exigir uma solução urgente; portanto, o melhor tratamento é nenhum tratamento, apenas esclarecimento e observação. Essa conduta é reforçada pelo fato de o sangramento disfuncional da adolescente ser uma patologia geralmente autolimitada, pois, à medida que o eixo C-H-H-O amadurecer, instalar-se-ão os ciclos ovulatórios que corrigem espontaneamente o sangramento irregular.

Nos casos de sangramento prolongado, haverá obviamente a necessidade de tratamento e aqui, mais uma vez, a fisiopatologia deve ser lembrada. Se a paciente está sangrando é porque existe produção estrogênica adequada, caso contrário, ela não sangraria, estaria em amenorreia. Portanto, em princípio, esse hormônio não deve ser empregado.

O que a paciente não está produzindo é a progesterona, e esta sim é a medicação racional. Sua ação fisiológica é obtida na dose de 300mg diários de progesterona pura por via oral durante 10 a 12 dias, ou qualquer progestogênio oral em doses correspondentes (por exemplo, 5 a 10mg de medroxiprogesterona, 1 a 5mg de noretisterona, 5mg de nomegestrol, 10mg de didrogesterona, 0,5mg de trimegestona).

A ação progestacional interromperá imediatamente o efeito proliferativo do estrogênio sobre o endométrio, transformando-o em endométrio secretor. Por outro lado, o progestogênio não promove a reepitelização do endométrio nem, consequentemente, a interrupção do sangramento. Este fato deverá ser comunicado à paciente, pois ela provavelmente continuará perdendo sangue durante o uso da medicação.

Após 10 a 12 dias de tratamento, a medicação é suspensa e, 3 a 4 dias depois, ocorrerá uma descamação fisiológica da camada funcional do endométrio, correspondendo a uma verdadeira menstruação (esse processo é conhecido como curetagem farmacológica). Portanto, a paciente poderá continuar sangrando durante os dias em que estiver tomando o medicamento, mais 3 a 4 dias correspondentes ao período de deprivação hormonal, mais os dias da menstruação propriamente dita. Nova série de 10 dias do progestacional será repetida, começando no 15º dia, contado a partir do início da menstruação. A fim de facilitar o cálculo para a paciente, pedimos-lhe para iniciar a segunda série 18 dias após o término da primeira (3 a 4 dias correspondendo ao período que levaria para iniciar a menstruação, mais os 14 dias da fase proliferativa) (Figura 3.5).

Após três a quatro séries, a medicação é suspensa e a paciente observada durante os próximos ciclos. Caso ocorram novos atrasos menstruais, de 10 a 20 dias, indicando que os ciclos ovulatórios ainda não se estabeleceram, nova série profilática do progestogênio deverá ser instituída.

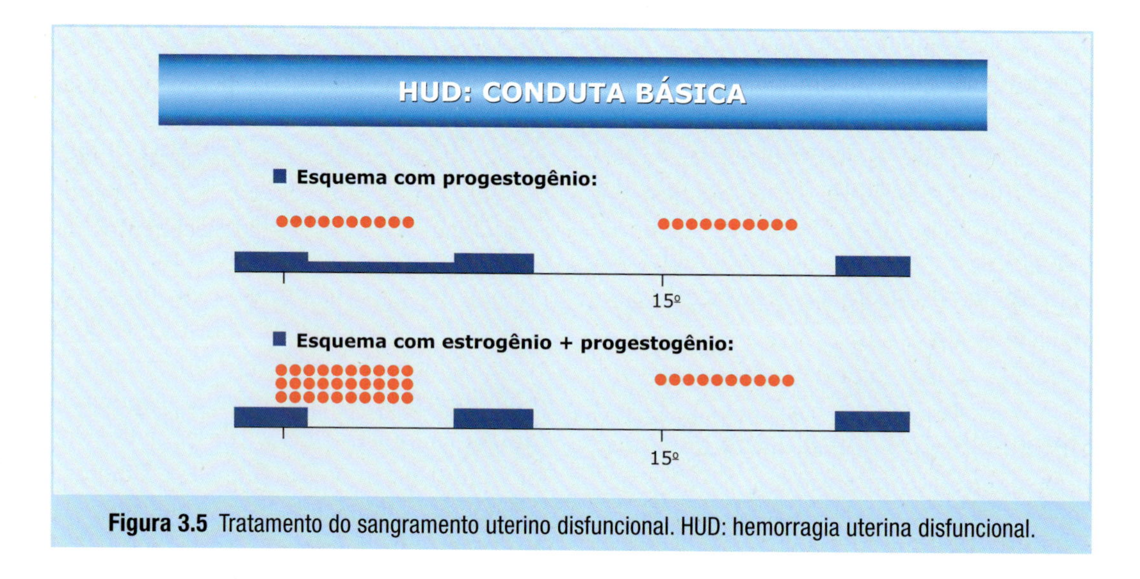

Figura 3.5 Tratamento do sangramento uterino disfuncional. HUD: hemorragia uterina disfuncional.

Se o quadro hemorrágico for de grande intensidade, a ponto de levar a adolescente a uma anemia profunda, a interrupção imediata do sangramento é imperiosa e, nessa situação especial, o emprego do estrogênio estará indicado, seja de modo isolado ou, preferentemente, associado ao progestogênio.

Voltemos mais uma vez à fisiopatologia (veja a Figura 3.1). O sangramento ocorre quando os níveis flutuantes dos estrogênios caem abaixo de um certo nadir e é interrompido quando os níveis se elevam. Se elevarmos, farmacologicamente, os níveis de estrogênios, obteremos uma rápida reepitelização do endométrio e a consequente interrupção do sangramento, mas estaremos, ao mesmo tempo, provocando maior crescimento da espessura do endométrio, que fatalmente irá descamar, cessado o estímulo hormonal, provocando um sangramento ainda maior. Já dizia minha sábia avó: "tudo que sobe, tem de descer."

O estrogênio por via endovenosa não é mais eficiente do que por via oral. Quatro comprimidos ao dia de 1,25 ou 2,5mg de estrogênios conjugados (5 a 10mg/dia) ou doses equivalentes de estradiol são suficientes para interromper a hemorragia dentro de 48 horas. Se isso não ocorrer, devemos suspeitar de uma causa orgânica não identificada.

Uma vez obtida a hemostasia, o tratamento combinado com o progestacional deverá ser instituído, a fim de transformar o endométrio proliferado ou hiperplásico em secretor, possibilitando uma descamação fisiológica após a interrupção da medicação. O progestogênio poderá ser acrescentado ao estrogênio durante 10 dias, ou o estrogênio poderá ser substituído por uma associação de estrogênio-progestogênio, ou uma pílula anticoncepcional combinada, com doses de 30 a 50µg de etinilestradiol (a dose tem de ser elevada para que possa exercer o efeito farmacológico desejado), três vezes ao dia, durante 10 dias.

Três a 4 dias após o término da medicação, ocorrerá a menstruação. A partir daí, somente o progestogênio oral deverá ser administrado, por mais três ou quatro séries, começando no 15º dia do ciclo, a menos que a paciente tenha atividade sexual e prefira fazer uso da pílula como medida anticoncepcional (Figura 3.5). Casos de sangramento moderado respondem bem aos preparados sequenciais, cujos 11 primeiros comprimidos contêm um estrogênio (2mg de valerato de estradiol) e os 10 seguintes, uma associação do estrogênio mais um progestogênio (0,25mg de levonorgestrel). Após a primeira série, deverão ser substituídos pelo esquema do progestogênio isolado durante 10 dias, a partir do 15º dia do ciclo, ou pelo anticoncepcional oral.

A não observância da fisiopatologia do quadro e do tratamento baseado nesses princípios tem levado grande número de pacientes a meu consultório, nas quais o sangramento inicialmente disfuncional se transforma em iatrogênico pela salada hormonal a que são submetidas. Curioso é que a história é sempre a mesma: começa o tratamento com o Premarin® endovenoso ou o Primosiston® injetável, que suspendem efetivamente o sangramento em 48 horas. Quatro a 7 dias depois, a paciente volta a sangrar, o que é lógico, pois trata-se do sangramento por deprivação ou menstruação, mas, aos olhos da paciente, e principalmente de sua mãe, significa o retorno do problema. O médico, se não raciocinar de acordo com a fisiopatologia do quadro, ao ser contatado pela paciente relatando o ocorrido, assustado, prescreve outra injeção dos mesmos medicamentos, às vezes em dose dupla, e novamente o quadro se repetirá, até que a paciente procure outro colega.

A única medicação complementar indispensável é o ferro, que corrigirá a anemia presente. Drogas como derivados do Ergot ou outros hormônios não alteram significativamente a resposta aos esquemas anteriormente sugeridos. Nos casos de sangramento excessivo, o emprego dos anti-inflamatórios não esteroides, especialmente os inibidores da prostaglandina sintetase, como o ácido mefenâmico e o ácido tranexâmico, ajuda a reduzir sensivelmente a perda sanguínea.

A curetagem uterina, que é medida obrigatória nas pacientes na perimenopausa, por ser terapêutica e ao mesmo tempo diagnóstica, não tem lugar na paciente adolescente. O diagnóstico correto e a terapêutica racional baseada nos conhecimentos da fisiopatologia evitarão esse procedimento. O risco de câncer é desprezível nessa faixa etária.

Na menacme

Na idade reprodutiva, o tratamento é basicamente o mesmo. Lembremos apenas que a anovulação crônica nesse período, como na adolescência, levará fatalmente ao aparecimento dos ovários policísticos, que, como vimos, é uma consequência, assim como a hiperplasia do endométrio. O objetivo do tratamento poderá também visar ao hirsutismo, à obesidade ou à infertilidade. Uma vez controlado o sangramento por meio dos esquemas referidos, as medidas específicas para cada uma dessas situações deverão ser adotadas.

No climatério

O tratamento é o mesmo, mas o estudo histológico prévio do endométrio é indispensável, a menos que a ultrassonografia endovaginal revele uma espessura < 5mm, o que não é comum nesses casos, já que quase sempre estaremos diante de um endométrio proliferado ou hiperplásico devido à ação não oposta dos estrogênios. Com base nos conhecimentos da dinâmica hormonal do climatério, o progestogênio deverá continuar ciclicamente, até que surjam sintomas de deficiência estrogênica, quando então este hormônio poderá ser acrescentado, depois de ampla informação e discussão sobre a TRH.

A preocupação primária nessa faixa etária é afastar a possibilidade de um câncer do endométrio. Uma crítica e um alerta, entretanto, devem ser feitos em relação à curetagem uterina. Diz-se, com frequência, que esta é ao mesmo tempo diagnóstica e terapêutica. Diagnóstica, certamente. Irá nos dizer se o endométrio é atrófico, secretor, proliferado, hiperplásico simples ou complexo, com atipia, ou sem atipia, ou ainda um adenocarcinoma e seu tipo histológico. Terapêutica, porém, somente naquele momento, quando interromperá o sangramento pela remoção da camada funcional.

É fundamental termos em mente que o mesmo processo que levou o endométrio à hiperplasia (presença contínua de estrogênio sem a oposição do progestogênio) continuará atuando e, se não tomarmos uma providência, o quadro hemorrágico fatalmente retornará. É óbvio. No caso de uma paciente com sangramento disfuncional anovulatório na pré-menopausa, não é de se esperar o retorno das ovulações; portanto, é absolutamente indispensável que ela continue a tomar o progestogênio ciclicamente até que ocorra a menopausa, quando então poderemos associar o estrogênio, dando início à reposição hormonal. Essa medida prevenirá o adenocarcinoma do endométrio, como também evitará uma histerectomia desnecessária.

Muitas clientes relatam histórias desse tipo:

> Minha filha, nós já fizemos uma curetagem e o sangramento voltou. Isto é um mau sinal. O jeito agora é partirmos para a histerectomia, senão isto poderá evoluir para um câncer!

Mas, e se não responder ao tratamento hormonal e continuar sangrando? Certamente não será um sangramento disfuncional. Teremos de melhorar a propedêutica. Se nada encontrarmos, não restará outra alternativa senão a histerectomia ou, quem sabe, a ablação do endométrio por cirurgia histeroscópica. Minha preferência ainda é a histerectomia, por não deixar nenhuma chance de sangramento por outras causas, inclusive uma pequena área de um adenocarcinoma que eventualmente não tenha sido identificada pela curetagem. Aliás, nessa eventualidade, por tratar-se de uma causa orgânica, não responderá ao tratamento hormonal e fatalmente voltará a sangrar, dando-nos uma segunda chance para acertarmos o diagnóstico. A racionalidade dessa conduta baseia-se no fato de que o sangramento disfuncional é corrigido obrigatoriamente com a hormonioterapia. Este é um dos poucos raciocínios matemáticos aplicáveis em medicina. Se isso não ocorrer, é porque não é disfuncional. Existe com certeza uma causa orgânica que, se a propedêutica utilizada não conseguiu detectá-la, o histopatologista certamente o fará e, na imensa maioria das vezes, encontrará uma adenomiose.

Uma nótula histórica

Desde o início do século XX, autores alemães chamavam a atenção para um quadro denominado *fibrosis uterii*, cuja característica clínica era muito semelhante à da adenomiose, ou seja, menstruações prolongadas e abundantes, imunes a qualquer tipo de tratamento não cirúrgico. O útero apresentava-se aumentado de volume, de maneira regular e sem nódulos palpáveis. O exame histopatológico mostrava o miométrio difusamente espessado, apresentando traves de tecido fibroso em meio às fibras musculares. Era típico de grandes multíparas, e se explicava pelo aumento do tecido conjuntivo que acompanhava a vascularização, durante a hipertrofia do miométrio na gestação.

Com a involução uterina pós-parto, esse acúmulo de tecido conjuntivo permanecia entre as fibras musculares, dificultando e comprometendo sua capacidade contrátil, e, consequentemente, sua ação mecânica na hemostasia menstrual. Dessa maneira, a fibrose uterina se comportaria exatamente como a adenomiose. A diferença é que, na adenomiose, o espessamento se dá pela presença do tecido conjuntivo envolvendo áreas formadas por estroma (lâmina própria) e/ou glândulas endometriais. Para quem gosta de história da ginecologia ou para os saudosistas, fica aí a referência. Moral da história: se o patologista não encontrar a adenomiose, com certeza encontrará a *fibrosis uterii*.

HIRSUTISMO

Hirsutismo, acne e oleosidade cutânea são sinais específicos de atuação androgênica no organismo. Equivalem a uma dosagem biológica dos androgênios de altas sensibilidade e especificidade. Portanto, sua presença indica produção aumentada de androgênios, exposição intencional ou inadvertida a substâncias androgênicas ou resposta exagerada da unidade pilossebácea aos níveis normais de androgênios circulantes.

O inverso, entretanto, não é verdadeiro, ou seja, a ausência de pelos, oleosidade cutânea ou acne não exclui a possibilidade de uma mulher ter níveis elevados de androgênios circulantes, capazes de provocar anovulação crônica e infertilidade. Este fato é particularmente comum nas mulheres orientais, uma vez que japonesas e chinesas apresentam geneticamente uma densidade de unidades pilossebáceas por milímetro quadrado de pele muito inferior às caucasianas que, por sua vez, é menor do que a das mulheres dos países banhados pelo Mediterrâneo. Por este motivo, as últimas são mais sensíveis aos sinais de hiperandrogenismo.

Fontes de produção dos androgênios

Os androgênios são produzidos exclusivamente pelos ovários e suprarrenais, em proporções bem conhecidas (Figura 3.6).

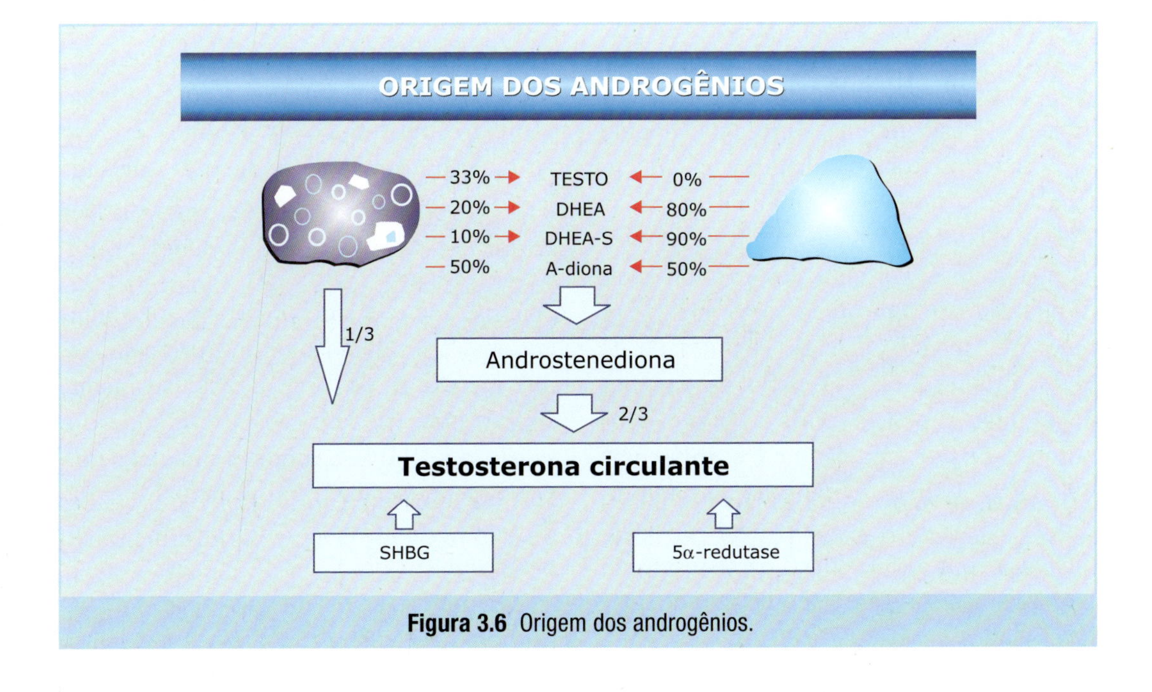

Figura 3.6 Origem dos androgênios.

Em condições normais, as suprarrenais não produzem testosterona. Dois terços da testosterona circulante são derivados da conversão periférica da androstenediona que, por sua vez, é produzida em partes iguais pelos ovários e as suprarrenais. Como os ovários são responsáveis pela produção direta de um terço da testosterona total, aproximadamente dois terços da testosterona circulante têm sua origem direta ou indiretamente nos ovários (os dois terços restantes são provenientes da conversão periférica da androstenediona, cuja metade é produzida no ovário). A dosagem da testosterona total pode então ser considerada clinicamente o marcador biológico da contribuição androgênica ovariana. Sua elevação caracteriza um quadro de hiperandrogenismo de causa ovariana.

Da testosterona plasmática total, 80% encontram-se ligados a uma β-globulina produzida no fígado, denominada globulina carreadora dos hormônios sexuais (SHBG) ou TeBG (*testosterone-estradiol binding globulin*). A grafia com "T" maiúsculo e "e" minúsculo visa realçar o fato de que ela se liga preferencialmente à testosterona. Sua síntese hepática é estimulada pelos estrogênios e pelo hormônio tireoidiano e inibida pelos androgênios e pela insulina. Aproximadamente 19% da testosterona plasmática circulam em uma ligação instável à albumina e apenas 1% em sua forma livre, que é a fração biologicamente ativa. Portanto, a ação androgênica poderá estar aumentada ou atenuada, em função da menor ou maior quantidade de SHBG produzida. Por exemplo, muitas mulheres hirsutas podem ter níveis plasmáticos normais de testosterona total e apresentar 2% da fração livre, em virtude da diminuição da SHBG. Essa aparentemente pequena diferença equivale ao dobro da testosterona biologicamente ativa e faz uma grande diferença clínica.

Outro fator que afeta clinicamente a resposta androgênica é a atividade da enzima 5α-redutase, encontrada nas células da unidade pilossebácea. Ela transforma a testosterona em di-hidrotestosterona (DHT), um androgênio muito mais potente do que a própria testosterona. Esta ação se faz tanto sobre a testosterona que chega à unidade pilosa por via sanguínea como sobre a que é produzida dentro da própria célula-alvo, a partir da androstenediona e da de-hidroepiandrosterona (DHEA), pela ação da enzima 17β-hidroxiesteroide de-hidrogenase. Tanto os níveis de SHBG como a atividade da 5α-redutase podem modificar consideravelmente as ações da testosterona plasmática.

Os outros androgênios de expressão clínica são a DHEA e seu sulfato (DHEA-S), quase que exclusivamente produzidos pelas suprarrenais (90% e quase 100%, respectivamente). O DHEA-S tem uma importância clínica maior por ser mais específico da suprarrenal e por circular em concentrações mais elevadas do que a DHEA ou qualquer outro esteroide. É, portanto, considerado clinicamente o marcador biológico da contribuição androgênica das suprarrenais.

Recentemente surgiram controvérsias sobre o DHEA-S como produto exclusivo da suprarrenal. Foi sugerido que uma porção substancial deste androgênio seria produzida pela conversão periférica de outros precursores. Um marcador mais específico, e que tem sido proposto por alguns autores, é a 11-hidroxil-androstenediona, um marcador de origem exclusivamente suprarrenal. Na prática, entretanto, a dosagem do DHEA-S ainda permanece universalmente aceita como principal método de avaliação da função androgênica da suprarrenal.

Quando se analisam as dosagens de um grupo de pacientes, a média fica um pouco acima do limite superior da normalidade. Se formos investigar a fonte primária do excesso de androgênios nos casos de hirsutismo, verificaremos que os níveis de testosterona plasmática e do DHEA-S estarão dentro dos limites normais em uma grande quantidade de pacientes. Esses casos eram rotulados como hirsutismo idiopático. Na verdade, se dosarmos a fração livre da testosterona, ela poderá estar ligeiramente aumentada em alguns casos, apesar de a testosterona total (fração livre + conjugada) encontrar-se dentro dos limites normais. Isso explicaria alguns dos chamados hirsutismos idiopáticos, que já não seriam mais tão "idiopáticos".

Restariam aqueles casos em que a testosterona livre se encontra dentro dos limites normais. Como explicá-los?

Ovários e suprarrenais foram até aqui abordados como compartimentos distintos na produção dos androgênios, mas talvez o compartimento mais importante seja um terceiro, o periférico, que envolve primariamente a unidade pilossebácea da pele.

Nas células dos folículos pilosos e da genitália externa, androgênios como a testosterona, a androstenediona e a DHEA são convertidos em DHT, pela ação da enzima 5α-redutase, para que possam exercer seus efeitos biológicos. A dosagem da DHT sérica não reflete a atividade da 5α-redutase na pele e, portanto, não tem valor clínico, mas a dosagem de um produto de seu metabolismo cutâneo, o 3α-androstenediol glicuronide (3α-diol-G), pode indicar um aumento da atividade da 5α-redutase, caso se encontre elevada. Portanto, uma maior atividade da 5α-redutase no compartimento periférico explicaria os outros casos de hirsutismo idiopático, inclusive nas pacientes ovulatórias, já que, nestas, não haveria a fonte ovariana de produção androgênica.

Etiologia

A etiologia do hirsutismo estará obviamente restrita aos três compartimentos produtores ou modificadores dos androgênios – pele, suprarrenais e ovários:

- Causa periférica (pele).
- Causas suprarrenais:
  - Síndrome de Cushing.
  - Hiperplasia suprarrenal congênita (forma clássica).
  - Hiperplasia suprarrenal congênita (manifestação tardia ou não clássica).
  - Adenoma da suprarrenal.
  - Carcinoma da suprarrenal.
- Causas ovarianas:
  - Tumores.
  - Hipertecose.
  - Anovulação crônica ("ovários policísticos").

A pele, mais especificamente a unidade pilossebácea, estará envolvida na maioria dos casos anteriormente rotulados como hirsutismo idiopático, ou seja, naqueles em que causas ovarianas e suprarrenais foram previamente afastadas.

As causas suprarrenais são representadas por:

- **Síndrome de Cushing:** caracterizada por hiperfunção global das suprarrenais, apresenta-se com sinais e sintomas de excesso de mineralo e glicocorticoides e de hiperandrogenismo. Casos suspeitos poderão ser confirmados por meio do teste rápido de supressão pela dexametasona, que consiste na tomada de 1mg de dexametasona por via oral às 11 horas da noite; às 8 horas da manhã seguinte, o sangue é retirado para dosagem do cortisol. Valores > 5μg/dL afastam a síndrome de Cushing. Valores intermediários, entre 5 e 10μg/dL, indicam pouca probabilidade, enquanto valores > 10μg/dL confirmam a hiperfunção da suprarrenal. Nestes casos, as pacientes deverão ser encaminhadas ao endocrinologista.

- Os casos típicos de hiperplasia congênita da suprarrenal serão imediatamente suspeitados ao nascer, pois representam a grande maioria dos casos de genitália ambígua. É necessário, contudo, um diagnóstico correto para que medidas adequadas sejam tomadas em relação à orientação da criança (veja o tópico *Estados intersexuais*, no Capítulo 6).
- O grau de virilização da genitália externa é proporcional ao grau da deficiência da C21-hidroxilase. Quanto maior a deficiência, maiores o bloqueio e a virilização. Como esse bloqueio da síntese do cortisol é sempre parcial (os casos de ausência total da C21-hidroxilase são letais, devido à forma incontrolável de perda de sal), é lógico admitir que deficiências leves da C21-hidroxilase não elevariam os androgênios do feto feminino a níveis capazes de virilizar sua genitália externa nem de provocar as alterações metabólicas que resultariam no rápido desenvolvimento da massa corporal e da estatura, que culminariam com a soldadura precoce das epífises dos ossos longos, proporcionando, como resultado final, a baixa estatura e a pseudopuberdade precoce heterossexual. Esses bloqueios discretos cursariam com uma infância normal e se manifestariam somente por ocasião da puberdade, após o desencadeamento da adrenarca, quando então se expressariam por quadros de hirsutismo e "ovários policísticos". A esses casos atribuiu-se a denominação de hiperplasia congênita da suprarrenal de manifestação adulta, não clássica ou tardia. Podemos identificá-los pela dosagem da 17OH-progesterona sérica, cujos níveis > 800ng/dL caracterizam uma deficiência da C21-hidroxilase. Casos limítrofes, com dosagens entre 300 e 800ng/dL, necessitam do teste do ACTH (Cortrosin® 0,25mg EV). Pacientes com formas tardias de hiperplasia terão níveis > 1.200ng/dL. Desculpe-me a insistência, mas é curioso imaginar que esses casos, que evidentemente sempre existiram, muito provavelmente seriam rotulados como síndrome dos ovários policísticos, antes da disponibilidade da dosagem da 17OH-progesterona.
- Os adenomas e carcinomas da suprarrenal, por sua grande produção de androgênios, levarão a quadros grosseiros de virilização, e sua identificação é prontamente estabelecida pelos níveis muito elevados do DHEA-S ou mesmo pela antiga e confiável dosagem dos 17-cetoesteroides urinários de 24 horas. Os androgênios não são bloqueados pela dexametasona nem estimulados pelo ACTH nos casos de carcinoma, demonstrando a autonomia do tumor, porém os adenomas podem responder moderadamente à inibição, chegando, às vezes, próximos aos níveis normais. Importante acentuar que, nesses casos, a virilização instala-se abruptamente, junto com o desenvolvimento do tumor, ao contrário do hirsutismo da anovulação crônica, que surge de maneira insidiosa e desde o início da puberdade.

Das causas ovarianas, os tumores virilizantes são imediatamente lembrados e valorizados pelas modificações bizarras que induzem no organismo feminino: defeminização seguida de virilização. São, entretanto, de ocorrência extremamente rara. Dificilmente encontraremos um caso em toda nossa vida profissional, a menos que trabalhemos em serviços de referência. Mais frequente é encontrarmos aumento dos androgênios ovarianos associado a outros tipos histológicos de tumor, devido ao estímulo que estes provocam sobre o estroma ovariano e, como sabemos, o estroma é essencialmente produtor de androgênios.

A hipertecose, descrita em 1943 por Fraenkel como ilhas de células da teca intensamente luteinizadas, não neoplásicas, distribuídas no estroma, nada mais representa do que uma reação exagerada desse estroma aos níveis elevados de LH, potencializada pela frequente associação com resistência periférica à insulina e hiperinsulinismo, fazendo com que haja maior produção de androgênios ovarianos e, consequentemente, uma virilização mais acentuada, tornando esses casos mais difíceis de responder ao tratamento.

Finalmente, há a anovulação crônica, que na prática representa a imensa maioria (mais de 90%) dos casos de hirsutismo.

Diagnóstico

O diagnóstico está literalmente na cara. Fundamental é identificar a fonte de produção do excesso de androgênios.

Como vimos, as causas suprarrenais são facilmente detectadas pela anamnese e confirmadas pela dosagem do DHEA-S. O diagnóstico da forma de manifestação tardia da hiperplasia congênita pela dosagem da 17OH-progesterona não é necessariamente obrigatório, pois o tratamento será exatamente igual ao do hirsutismo idiopático. As únicas exceções seriam os casos associados à infertilidade, nos quais o tratamento etiológico com corticoide é formalmente indicado porque, além de ser etiologicamente específico, bloqueando o ACTH por *feedback* negativo, aumentaria as chances de gravidez pela diminuição dos androgênios suprarrenais e já trataria preventivamente uma eventual hiperplasia da suprarrenal do concepto do sexo feminino, impedindo a formação de uma genitália ambígua. Sendo determinada por um gene autossômico recessivo, manifesta-se em 25% dos filhos de casais não afetados, e o tratamento pré-natal reduz as chances de uma anomalia genital para 0,5% a 1%.

As causas ovarianas representam a imensa maioria dos casos de hirsutismo. Devido à extrema raridade dos tumores virilizantes, a probabilidade de estarmos diante de uma anovulação crônica (e automaticamente de um ovário policístico) é quase total, particularmente na puberdade, quando, em razão da imaturidade do eixo C-H-H-O, as primeiras menstruações são anovulatórias. A ocorrência de ovários policísticos nessa fase pode ser considerada fisiológica. Os ovários deixarão de ser policísticos a partir do momento em que se estabelecer o padrão ovulatório. Por isso, enfatizamos a visão unitária da fisiopatologia ovariana. Mudam os rótulos, mas os quadros clínicos são os mesmos.

Outro aspecto fundamental do diagnóstico diz respeito à correlação clínica entre níveis circulantes de androgênios e graus crescentes de virilização (veja a Figura 1.9, no Capítulo 1). Essa correlação equivale a uma verdadeira dosagem biológica. Assim, uma elevação discreta de androgênios será compatível com um discreto hirsutismo e ciclos ovulatórios. Níveis mais elevados irão provocar bloqueio progressivo da função ovariana, acompanhado por um aumento progressivo dos sinais de virilização. A paciente transitará de ciclos ovulatórios, passando por ciclos anovulatórios, até a amenorreia, ao mesmo tempo que o hirsutismo se acentuará, acompanhando a hipertrofia do clitóris, o aumento da massa muscular, a hipertrofia da laringe com o agravamento da voz e a alopecia frontal (veja o tópico *Dosagens hormonais – a mulher como instrumento de dosagem biológica*, no Capítulo 4).

Diante da paciente hirsuta, a preocupação básica será afastar um tumor virilizante do ovário ou da suprarrenal. Já sabemos que são extremamente raros. Um dado clínico importante é que o hirsutismo por anovulação crônica é de estabelecimento precoce, por ocasião da puberdade, e manifestação insidiosa, nunca chegando à virilização, ao contrário dos tumores, que aparecem geralmente mais tarde e são de estabelecimento abrupto, levando a graus avançados de virilismo. Portanto, se não houver virilização nem amenorreia, não haverá necessidade de dosagens hormonais. Basta o hirsutismo, que equivale a uma dosagem biológica. As dosagens laboratoriais estarão invariavelmente dentro dos limites normais ou ligeiramente aumentadas. Se os resultados são previsíveis, por que pedi-las? Lembre-se de que a imensa maioria dos casos de hirsutismo se enquadra nessa situação. De tanto pedir essas dosagens nos casos de hirsutismo com irregularidades menstruais que não a amenorreia, e receber invariavelmente os mesmos resultados, deixei de solicitá-las há mais de 25 anos. Parto imediatamente para o tratamento, mesmo porque ele visa primariamente à unidade pilossebácea, independente de a causa ser ovariana ou suprarrenal.

Por outro lado, havendo amenorreia e sinais sugestivos de virilização, as dosagens serão indispensáveis para identificar a fonte ovariana ou suprarrenal. Testosterona total > 2ng/mL sugere fortemente um tumor virilizante do ovário. A elevação do DHEA-S apontará para uma causa suprarrenal. O passo seguinte será localizar o tumor. Um tumor ovariano poderá ser palpado ao toque vaginal. Se não o for, poderemos lançar mão da ultrassonografia transvaginal. O Doppler colorido aumenta a sensibilidade do método. Não sendo identificada nenhuma massa pélvica, a tomografia computadorizada e a ressonância magnética dos ovários e das suprarrenais dificilmente deixarão de fazê-lo. O cateterismo retrógrado das veias ovarianas e suprarrenais, com a finalidade de dosar os androgênios eferentes, seria teoricamente o método definitivo. Entretanto, não se trata de procedimento simples, raramente conseguindo atingir as veias eferentes dos dois órgãos. As complicações são frequentes, e este é um recurso limitado a pouquíssimos centros de pesquisas.

Tratamento

Nos raros casos em que for constatado um tumor secretor de androgênios no ovário ou na suprarrenal, sua remoção cirúrgica será inquestionável. Não havendo tumor, o tratamento será eminentemente clínico e cosmético. Ele consiste basicamente em suprimir as fontes dos androgênios circulantes ou bloquear suas ações na unidade pilossebácea. O resultado é geralmente satisfatório, mas deverá ser sempre acompanhado de medidas cosméticas, como raspagem dos pelos, depilação ou eletrólise, nos casos mais intensos. Entretanto, não devemos prometer milagres à paciente por uma razão muito simples. Muitos casos de hirsutismo estão ligados a fatores raciais ou hereditários, como deficiência de determinadas enzimas que participam da esteroidogênese normal, ou uma hiperatividade, por exemplo, da 5α-redutase. Enquanto a paciente estiver sob o efeito da medicação, haverá uma resposta satisfatória, porém, ao interrompê-la, progressivamente os sinais de hiperandrogenismo irão retornando, a menos que o bulbo piloso das unidades pilossebáceas tenha sido destruído pela eletrólise. Haverá sempre a necessidade de vigilância e repetição do tratamento.

Os casos de origem suprarrenal podem ser tratados pela supressão do ACTH através dos corticoides, por exemplo, 0,5mg de dexametasona, 5mg de prednisona ou 6mg de defazacort, o mais recente derivado da prednisolona. Se nossa intenção é bloquear a atividade da suprarrenal, o medicamento deverá ser tomado ao deitar, pois a maior atividade da glândula ocorre durante a noite. Os casos de origem ovariana, que representam a grande maioria, podem ser tratados com anticoncepcionais orais ou qualquer outra via não oral. A associação de corticoide em anticoncepcional pode ser empregada nos casos mais resistentes, ou nos quais a resposta a uma das drogas isolada não tenha sido satisfatória.

Uma das razões pelas quais não peço de rotina a dosagem dos androgênios é pelo fato de o tratamento ser geralmente o mesmo, independente de ser o excesso de androgênios predominantemente ovariano, suprarrenal ou por aumento da atividade da 5α-redutase no folículo piloso. Se a paciente apresentar um quadro de origem suprarrenal, tipo manifestação tardia, posso não utilizar o corticoide, por uma questão de preferência ou por considerá-lo uma droga que apresenta outros efeitos colaterais. Nesses casos, posso optar pelo bloqueio dos androgênios ovarianos, por meio da pílula anticoncepcional, mesmo sabendo que a causa seja suprarrenal, pois, ao suprimirmos os androgênios ovarianos, estaremos certamente diminuindo a testosterona circulante e, consequentemente, sua ação no folículo piloso.

Se existem duas fontes de produção androgênica, a eliminação de uma delas (justamente a responsável pela maior produção da testosterona) irá contribuir para a melhoria do quadro. O mais importante, entretanto, é que o tratamento mais eficiente e utilizado como primeira opção nos quadros mais acentuados está voltado para a atuação no compartimento periférico, bloqueando os receptores celulares da testosterona ou a atividade da 5α-redutase na transformação da testosterona em DHT, independente do fato de a produção androgênica ser ovariana ou suprarrenal.

Essas drogas são representadas pela espironolactona, ciproterona, flutamida e finasterida.

A espironolactona é a droga de minha preferência e, obviamente, com a qual tenho mais experiência. É um antagonista da aldosterona, exercendo, portanto, um efeito diurético, só que tão leve que a paciente mal percebe. Ela atua tanto no receptor androgênico da unidade pilossebácea, impedindo sua ocupação pela testosterona, como na esteroidogênese, bloqueando o citocromo P450 e limitando a produção dos androgênios. A dose dependerá do grau do hirsutismo. Casos discretos poderão responder a 50mg/dia por um período de 1 a 2 anos. Graus mais avançados podem necessitar de 100 a 200mg/dia. Nessas doses, é frequente um encurtamento do ciclo menstrual, o que é prontamente corrigido pela associação de uma pílula anticoncepcional, preferentemente que contenha a ciproterona como progestogênio, o que potencializará um pouco mais a ação antiandrogênica. Devemos lembrar que, ao bloquearmos a ação androgênica, poderemos liberar o eixo C-H-H-O, fazendo com que essas pacientes anovulatórias retomem os ciclos ovulatórios, com eventual chance de engravidar. Se isso ocorrer, o medicamento deverá ser imediatamente suspenso, para que não haja o risco de interferir na diferenciação da genitália externa de um feto masculino, que é androgênio-dependente. A continuidade do medicamento iria favorecer a formação de uma genitália ambígua (pseudo-hermafroditismo masculino).

A ciproterona é um progestacional derivado do pregnano que apresenta uma potente ação antiandrogênica, ocupando, por competição, os receptores de testosterona na pele. Pode ser empregada em doses de 50 a 100mg/dia, em esquema chamado sequencial reverso, no qual os primeiros 10 a 11 dias são associados a 25 ou 35μg de etinilestradiol, e nos 10 últimos utiliza-se apenas o etinilestradiol. Em casos de hirsutismo discreto, nos quais a contracepção hormonal for paralelamente desejada, podemos empregar os produtos disponíveis no mercado contendo 2mg de acetato de ciproterona, associados a 35μg de etinilestradiol. Qualquer um deles poderá produzir resultados satisfatórios, pois, ao diminuírem os níveis do LH, reduzem a produção dos androgênios provenientes do estroma ovariano. Paralelamente, pela ação do etinilestradiol, estimulam a síntese da SHBG, que irá ligar-se preferencialmente à testosterona livre, tornando-a biologicamente inativa. O estradiol exerce, ainda, ação direta sobre a glândula sebácea, diminuindo a produção de sebo.

A flutamida foi comercializada como droga para o tratamento de câncer avançado da próstata e tem sido amplamente avaliada no tratamento do hirsutismo. É eficaz, porém muito cara e apresenta um risco potencial de hepatotoxicidade ainda não bem compreendido, manifestando-se por icterícia, hiperbilirrubinemia e elevação das transaminases. Os principais efeitos colaterais são desconforto abdominal e diarreia. No estado atual do conhecimento, a flutamida deve ser usada somente em casos muito especiais, assim mesmo alertando-se a paciente para potenciais lesões hepáticas e sintomas do tipo icterícia, vômitos, fadiga, urina escura e fezes claras. Estudos comparativos, entretanto, não mostram efeitos da flutamida superiores aos da espironolactona em doses de 100mg/dia.

A finasterida foi desenvolvida como um inibidor da 5α-redutase, bloqueando a conversão da testosterona em DHT, e também é utilizada no tratamento da hipertrofia benigna e do câncer da próstata. Teoricamente teria a grande vantagem de não interferir nos níveis séricos da testosterona nem ocupar seu receptor. Isso evitaria os efeitos colaterais apresentados pela ciproterona, a espironolactona e a flutamida sobre a libido e a disposição física, que são androgênio-dependentes. Obviamente, a resposta sexual depende de outras variáveis, talvez mais importantes do que um pouco mais ou um pouco menos de testosterona.

Existem dois tipos de 5α-redutase: o tipo 2, que é inibido mais eficientemente pela finasterida e que é mais abundante na próstata do que no folículo piloso, e o tipo 1, mais abundante nos pelos. É possível que, no futuro, um inibidor mais específico da 5α-redutase tipo 1 seja desenvolvido para o tratamento do hirsutismo e da alopecia. Por esse motivo, no momento não é uma boa indicação para tratamento de hirsutismo. Estudos comparativos mostraram a superioridade da espironolactona, em comparação à finasterida, no que se refere ao hirsutismo. Ao considerarmos uma droga antiandrogênica, deveremos individualizar e discutir com a paciente. Às vezes, mais vale um pouquinho de espinhas e pelos com libido do que uma pele lisa e glabra sem libido. A decisão cabe à paciente.

Uma medicação que tem sido usada no tratamento do hirsutismo são os análogos do GnRH. Hesitei em citá-los pelo horror que lhes tenho, quando utilizados em situações que não aquelas onde são absolutos, ou seja, em fertilização assistida e puberdade precoce verdadeira.

Os análogos representam, sem dúvida, um grande avanço da ciência e um poderoso instrumento terapêutico em situações especiais. Seu isolamento mereceu inclusive o prêmio Nobel de medicina para os cientistas Andrew Schally e Roger Guillemin, em 1977. Entretanto, sua aplicação clínica é extremamente limitada. O grande avanço científico representado por uma determinada substância não significa necessariamente que ela tenha de ser empregada com frequência só para sermos "moderninhos", ou para que aparentemos ser atualizados.

Sejamos, portanto, prudentes e cuidadosos com as drogas que prometem efeitos espetaculares. Especificamente com relação aos análogos do GnRH no tratamento do hirsutismo, considero um verdadeiro desrespeito às mulheres. Resolve um problema, criando outro pior. Se praticarmos a castração de uma mulher hirsuta ou com "ovários policísticos", certamente iremos melhorar seu hirsutismo (e os ovários policísticos desaparecerão), mas tal conduta faz algum sentido? É exatamente o que fazemos ao empregarmos o análogo, só que o efeito é temporário, enquanto a droga estiver atuando (ainda bem!). O que isso representará para essa paciente, a não ser alguns suados reais a menos? Mas os "sábios" contra-argumentam, dizendo que tal efeito pode ser evitado utilizando-se simultaneamente a terapia de reposição hormonal (*add-back therapy*). Pomposo, não? E daí? Continuará sendo caro e temporário.

Qualquer que seja o medicamento, devemos prevenir a paciente de que os efeitos não são espetaculares, nem surgirão imediatamente. Devemos também deixar claro que os efeitos sobre a oleosidade cutânea e a acne são mais precoces (2 a 3 meses) e que somente serão percebidos sobre os pelos após 4 a 6 meses, ou mais. Isso se deve ao ciclo de crescimento dos pelos, que ocorre durante aproximadamente 6 meses (anágena). A seguir, entram na fase de involução (catágena) e quiescente (telógena). Uma vez iniciada a fase de crescimento, este continuará por cerca de 6 meses, até entrar na fase de repouso, quando então a droga atuará sobre as células do bulbo piloso, retardando e limitando a próxima fase de crescimento.

Como o crescimento dos pelos não é sincronizado, enquanto uns estiverem na fase de repouso, já sofrendo os efeitos da medicação, outros estarão em diferentes fases de crescimento e somente sofrerão a ação do medicamento na próxima fase de repouso. Por isso, os resultados só são evidentes, no mínimo, após 4 meses de tratamento. Outra recomendação importante é alertar para o fato de que pelos não deixarão de crescer, mas que o farão de maneira muito mais lenta, espaçando, portanto, a necessidade da depilação, e que se tornarão 50% mais delgados, ou seja, 50% menos visíveis.

Finalmente, algumas palavras sobre a isotretinoína, ou ácido 13-cis retinoico, um análogo sintético da vitamina A. *Não é indicada no tratamento do hirsutismo*, mas apenas nos casos graves de acne e refratários a outras medidas terapêuticas. Seu principal efeito é reduzir a secreção sebácea por mecanismo não hormonal, atrofiando a glândula. Ela diminui a retenção sebácea, impedindo a formação de comedões, e atenua o processo inflamatório cutâneo, diminuindo a migração de polimorfonucleares e monócitos. Apresenta inúmeros efeitos adversos, alguns extremamente graves. Dentre eles, devemos citar hepatotoxicidade, aumento das transaminases, pancreatite aguda, depressão, queilite, ressecamento das mucosas, hipossecreção nasal, epistaxe, descamação cutânea da face, conjuntivite, náuseas e risco de malformação fetal e aborto. Veja o alerta terapêutico do setor de farmacovigilância do Centro de Vigilância Sanitária do Estado de São Paulo (Google/isotretinoína).

Diante da enorme demanda por procedimentos que objetivam a melhora da aparência física e da estética feminina, a isotretinoína tem sido usada de maneira abusiva, não controlada e, o que é mais grave, como tratamento do hirsutismo. Essa conduta definitivamente não faz sentido, já que o medicamento não atua bloqueando a ação androgênica no folículo piloso. Ele atua especificamente sobre a glândula sebácea. Por alguns graves efeitos adversos, pelo extremo rigor cobrado pelos órgãos de vigilância, pela exigência de um consentimento informado em mulheres em idade fértil e pela estrita vigilância, creio que essa droga não deve ser utilizada pelo ginecologista. Mais prudente seria encaminhar a paciente ao dermatologista.

HIPERPROLACTINEMIA

Embora a história contemporânea dos estados hiperprolactinêmicos date do início da década de 1970, quando a prolactina humana foi diferenciada do hormônio do crescimento (GH) e desenvolvida a técnica para sua dosagem radioimunológica, o relato de amenorreia associada à lactação remonta a 1855, quando Chiari publicou dois casos de atrofia puerperal do útero com amenorreia e lactação persistente.

Frommel, em 1882, redescreveu o mesmo quadro. Posteriormente, Ahumada e Del-Castillo, em 1932, e Argonz e DelCastillo, em 1953, descreveram uma síndrome caracterizada por amenorreia, galactorreia e níveis baixos de estrogênios em pacientes que ainda não tinham parido, diferenciando-se assim das pacientes de Chiari e Frommel.

Finalmente, Forbes e Albright relataram o mesmo quadro em 1954, porém associado a tumor hipofisário em cerca de 25% dos casos e baixos níveis de FSH. A esses casos associados a tumor de hipófise foi atribuído o nome de síndrome de Forbes-Albright.

Curiosamente, a incidência de adenomas hipofisários assintomáticos em necropsias de rotina também é de 25%, sendo 60% deles encontrados em homens e 40% em mulheres (já imaginou a quantidade de homens hiperprolactinêmicos nos divãs dos psiquiatras, tratando de impotência?).

Atualmente, não se utilizam mais essas denominações, pois frequentemente são etapas evolutivas de um mesmo distúrbio, sendo, portanto, referidas como hiperprolactinemia ou síndromes hiperprolactinêmicas.

Prolactina

A prolactina é um hormônio lactogênico indispensável à preservação da espécie. É o hormônio da maternagem, o que faz com que todas as outras funções do organismo se tornem secundárias ou abolidas, em favor da alimentação e da proteção da cria. Dentre suas inúmeras e importantíssimas funções no organismo, nos interessam particularmente as funções gonadotrófica e ovariana. A existência de um hormônio lactogênico hipofisário humano diferente do hormônio do crescimento e do lactogênio placentário foi demonstrada em 1970, por Lewis, Singh e Seavey.

Sua molécula é um polipeptídeo único contendo 198 resíduos de aminoácidos, com peso molecular muito variável, que confere a esse hormônio uma particularidade muito interessante, qual seja, a heterogeneidade de sua molécula proteica (à semelhança das moléculas das gonadotrofinas). Muitas vezes, os valores encontrados pelo imunoensaio não se correlacionam com os achados clínicos, tanto na normo como na hiperprolactinemia, ou seja, podemos encontrar casos de galactorreia com prolactina normal e casos de hiperprolactinemia sem galactorreia ou amenorreia. Esses achados são devidos às muitas formas de prolactina, que variam em relação à imunoatividade, à bioatividade e às porcentagens de glicosilação de sua molécula.

Existem cinco formas principais de prolactina circulante: a forma *small*, com peso molecular de 23.000, que representa cerca de 80% de todas as moléculas secretadas e é um hormônio não glicosilado de altas bioatividade, afinidade pelos receptores e imunoatividade. Há duas outras formas de prolactina glicosilada, G1-PRL e G2-PRL, com pesos moleculares em torno de 25.000, ambas com bioatividade reduzida em comparação com a prolactina *small*. A forma *big* tem um peso molecular em torno de 50.000 e é uma mistura de duas ou três formas de prolactina glicosilada. A forma *big-big* tem peso molecular de 100.000 e pode ser a forma glicosilada covalentemente ligada à imunoglobulina, sendo também a de menor potência biológica.

A prolactina é produzida principalmente pelos lactotrofos hipofisários e pelo trofoblasto placentário, embora fígado, endométrio e outros tecidos ectópicos também a produzam em determinadas situações. Ela circula sob a forma livre (não ligada) e tem uma vida média de 20 minutos, antes de ser eliminada pelo fígado e pelos rins. Diferentemente do que ocorre com as gonadotrofinas, a secreção da prolactina é cronicamente inibida pelo fator inibidor da prolactina (PIF), que parece ser a própria dopamina produzida na eminência média e liberada nos capilares do sistema porta da haste hipofisária. A secreção de prolactina ocorre quando a dopamina é bloqueada ou removida, e esta ação se faz diretamente nos receptores de dopamina das células secretoras de prolactina. Entretanto, a dopamina não é a única influência controladora do hipotálamo sobre a secreção da prolactina. Foi demonstrado que o ácido γ-aminobutírico (GABA), outro neurotransmissor putativo hipotalâmico, pode inibir a secreção de prolactina por mecanismos semelhantes, atuando nas células hipofisárias.

Uma via estimuladora, direta ou indireta, da liberação da prolactina é modulada pela secreção de outra substância hipotalâmica, denominada fator liberador da prolactina (PRF). Pesquisadores têm relatado que um extrato obtido da retroipófise de ratos apresenta propriedades estimuladoras específicas da prolactina e poderia ser o próprio PRF. Nesse sistema, a dopamina ou PIF seria o fator regulador dominante, enquanto o PRF manteria níveis circulantes basais de prolactina. Enquanto esse fator não for isolado, o hormônio liberador de tireotrofina (TRH) continuará sendo considerado o principal fator estimulador de prolactina. Outras substâncias também estimulam a secreção da prolactina, como o GnRH, o polipeptídeo vasoativo intestinal (VIP), a angiotensina II, a vasopressina e as β-endorfinas; contudo, o papel exato de cada uma dessas substâncias ainda não está definido.

A prolactina é secretada em um ritmo circadiano, aumentando logo após o início do sono, com um pico ocorrendo entre 3 e 5 horas da madrugada. Nos casos suspeitos de hiperprolactinemia, o sangue deverá ser coletado entre 9 horas e meio-dia, para não registrar a elevação fisiológica da madrugada. As concentrações séricas do hormônio são maiores durante o período reprodutivo e apresentam-se ligeiramente mais elevadas na segunda fase do ciclo. Durante a gravidez, ocorre aumento significativo e progressivo da prolactina, atingindo níveis em torno de 200ng/mL no terceiro trimestre, paralelamente ao aumento dos estrogênios.

As concentrações da prolactina são afetadas por vários fatores ambientais, principalmente pelo estresse e por exercícios físicos. O estresse poderá inibir o PIF, com aumento subsequente da prolactina e eventual galactorreia. O mesmo poderá ocorrer durante uma cirurgia, especialmente da parede torácica, ou pela estimulação tátil direta dos mamilos através de um reflexo neuroendócrino. Este último mecanismo é responsável pelo pico fisiológico de prolactina que ocorre alguns minutos após o início da amamentação. A ingesta de alimentos ricos em proteínas e gorduras no almoço induz uma liberação aguda de prolactina e cortisol, o que, curiosamente, não ocorre no desjejum.

Inúmeros agentes farmacológicos podem aumentar a concentração da prolactina e induzir galactorreia e distúrbios menstruais. São as causas mais comuns de galactorreia não fisiológica; portanto, devem ser sempre lembrados e investigados durante a anamnese. Na Tabela 3.1 encontram-se relacionados alguns desses agentes farmacológicos.

Tabela 3.1 Agentes farmacológicos que afetam as concentrações de prolactina

Estimulantes	**Inibidores**
Anestésicos	L-Dopa
Psicoativos	Dopamina
Fenotiazinas	Bromocriptina
Antidepressivos tricíclicos	Lisurida
Opioides	Pergolida
Clordiazepóxidos	Cabergolina
Anfetaminas	
Diazepínicos	
Haloperidol	
Flufenazínicos	
Clorpromazínicos	
Hormônios	
Estrogênios	
Contraceptivos orais	
TRH	
Anti-hipertensivos	
α-Metildopa	
Reserpina	
Verapamil	
Antieméticos	
Metoclopramida	
Sulpirida	
Promazina	
Perfenazina	
Outras	
Cimetidina	
Ciproeptadina	

As manifestações clínicas da hiperprolactinemia se restringem à galactorreia e ao bloqueio progressivo da função ovariana, passando sucessivamente por insuficiência lútea, anovulação e amenorreia. Esse bloqueio se faz sobre o hipotálamo e no próprio ovário, pela inibição da secreção pulsátil do GnRH devido ao aumento da atividade opioidérgica e por inibição direta da esteroidogênese no folículo e no corpo lúteo.

Cerca de um terço das mulheres amenorreicas apresenta prolactina elevada. Daí a importância de se solicitar sua dosagem no início da investigação das amenorreias.

Por sua vez, o estradiol é fundamental na lactação fisiológica, e pacientes em amenorreia com altos níveis de prolactina, paradoxalmente, podem não apresentar galactorreia. Isso se deve aos baixos níveis de estradiol resultantes de um bloqueio acentuado da esteroidogênese ovariana. Cerca de um terço de mulheres com galactorreia apresenta ciclos menstruais normais. A presença de níveis normais de prolactina e ciclos regulares em mulheres com galactorreia afasta praticamente a possibilidade de um adenoma hipofisário.

Causas orgânicas de hiperprolactinemia

Hipotireoidismo

O hipotireoidismo primário (geralmente tireoidite de Hashimoto) é responsável por 3% a 5% dos casos de hiperprolactinemia e galactorreia. Essa doença é caracterizada por uma tiroxina (T4) baixa, o que levaria a diminuição do *feedback* negativo sobre o eixo hipotálamo-hipófise e consequente elevação do TRH. Este, por sua vez, irá estimular a tireoide a produzir o TSH na tentativa de suprir a deficiência do T4 e, paralelamente, estimular a secreção da prolactina.

Patologias hipotalâmicas

Estão praticamente limitadas ao craniofaringioma e a lesões de vizinhança que eventualmente comprimam a haste hipofisária, impedindo a passagem da dopamina pelo sistema porta até os lactotrofos. O craniofaringioma é derivado de remanescentes embrionários da bolsa de Rathke encontrados ao longo da haste hipofisária, da parte distal ao assoalho do terceiro ventrículo. Aproximadamente 55% desses tumores são císticos, 15% sólidos e 30% mistos. Uma característica desse tumor é a grande frequência de áreas calcificadas na região hipotalâmica, facilmente identificadas pela radiografia simples da região selar. Os tumores podem lesionar o hipotálamo ou estender-se à sela turca, interferindo com o transporte dos hormônios e neurotransmissores e provocando uma disfunção hipofisária. À medida que o tumor se expande, poderá provocar compressões locais, particularmente do quiasma óptico.

Patologias hipofisárias

Hiperprolactinemia funcional é a expressão usada para identificar as pacientes que apresentam prolactina elevada, sem nenhuma evidência clínica ou radiológica de tumor hipofisário. Ela pode originar-se da diminuição da inibição pela dopamina, resultando na hiperplasia dos lactotrofos. Representa a maioria dos quadros de hiperprolactinemia que nos procuram nos consultórios. Por não se tratar, geralmente, de um tumor verdadeiro, poderá haver cura espontânea após tratamento clínico ou gestação. Pode representar, também, um estágio subclínico de um adenoma, já que a origem dos adenomas ainda não está esclarecida. Foi sugerido que esses tumores se originem secundariamente de um defeito dos neurotransmissores que resultaria na diminuição da supressão da prolactina.

Com os avanços das técnicas de imagem, estima-se que 30% de todos os tumores do SNC sejam adenomas hipofisários. Destes, os prolactinomas são os mais frequentes, seguidos pelos adenomas secretores do GH (associados ao gigantismo ou à acromegalia), secretores do ACTH (síndrome de Cushing) e outros mais raros, como adenomas secretores de MSH, TSH e LH. Essa proporção era de se esperar, uma vez que os lactotrofos representam cerca de um terço das células da hipófise, o que possibilita também que os outros tipos de adenoma estimulem secundariamente essas células a produzirem maiores quantidades de prolactina. Daí, a frequente associação entre adenomas eosinófilos (secretores de GH) e basófilos (secretores de ACTH) a quadros hiperprolactinêmicos.

Os prolactinomas apresentam-se geralmente com galactorreia e distúrbios menstruais. A galactorreia pode ser uni ou bilateral, intermitente ou contínua, espontânea ou à compressão da mama. Devemos, entretanto, lembrar que níveis muito elevados de prolactina podem não se acompanhar da galactorreia, pois a glândula mamária necessita de estrogênios para que possa lactar, e a função esteroidogênica pode estar totalmente bloqueada pelos altos níveis de prolactina.

Em geral, níveis em torno de 50ng/mL estão associados a um microadenoma em aproximadamente 25% dos casos. Níveis de 100ng/mL elevam a incidência para cerca de 50%. Ao atingirem 200 a 300ng/mL, a presença do tumor será praticamente certa. Níveis > 1.000ng/mL geralmente estão associados a tumores invasivos e, quando > 2.000 a 3.000ng/mL, denunciam uma invasão do seio cavernoso com liberação direta na circulação.

Por outro lado, a paciente poderá ter um microadenoma secretor de prolactina sem que esta se encontre elevada, pois somente quando a produção autógena do tumor ultrapassar a produção normal da glândula é que seus níveis se elevarão. Por exemplo, se um tumor produzir 80% da quantidade normalmente produzida pela hipófise, a glândula simplesmente reduzirá sua produção em 80% por meio dos mecanismos de *feedback* normais.

Os adenomas apresentam-se como um tumor expansivo, aparentando ser encapsulados, ou são descritos como adenomas invasivos, com penetração capsular e envolvimento da dura-máter, dos seios esfenoidais e cavernosos ou dos ossos. A grande maioria desses tumores não é autônoma e responde muito bem à terapia com os agonistas da dopamina. Esta característica levanta a questão de que talvez todos os tipos de adenomas hipofisários sejam, na verdade, uma variante da hiperplasia dos lactotrofos, e não tumores.

Como em todos os tumores do SNC, cefaleia é um sintoma comum nos prolactinomas. Ela é geralmente do tipo frontal, muitas vezes sendo referida como uma dor penetrante, atrás dos olhos. Poderá também ocorrer uma compressão do quiasma óptico com perturbações visuais e diminuição do campo visual, mas estas somente ocorrerão se houver uma extensão suprasselar do tumor.

Como a maioria dos adenomas origina-se na base da glândula, eles geralmente provocam compressões dos ossos vizinhos, podendo, às vezes, perfurá-los e invadir o seio esfenoidal ou cavernoso, liberando níveis séricos elevadíssimos de prolactina, além de também poderem provocar neuropatias cranianas e neuralgia facial.

Embora os prolactinomas sejam encontrados frequentemente em adultos, devemos lembrar que a amenorreia primária e a puberdade retardada podem estar associadas a esse tumor.

Um aspecto clínico muito importante é que os microadenomas produtores de prolactina raramente evoluem para macroadenomas. A grande maioria permanece estável ou cresce muito lentamente, podendo, às vezes, regredir espontaneamente.

O diagnóstico do prolactinoma é estabelecido, evidentemente, por um método de imagem, quando suspeitado a partir da hiperprolactinemia e dos distúrbios menstruais. Apesar de contarmos com métodos fantásticos de imagem, como tomografia computadorizada e ressonância magnética, uma radiografia simples é mais do que suficiente na maioria dos casos (veja o tópico *Amenorreias hipofisárias*, no Capítulo 2). Já que a conduta clínica e o tratamento são exatamente os mesmos, independentes do tamanho do tumor, não haverá necessidade de exames mais sofisticados e caros para sua mensuração exata. Esses exames devem ser reservados aos poucos casos em que ocorre a extensão suprasselar do tumor, na síndrome da sela vazia, ou nos casos de prolactina > 100ng/mL com raios X anormais, que não respondem aos dopaminérgicos e se submeterão à cirurgia transesfenoidal.

Conduta na hiperprolactinemia

- Em primeiro lugar, não tenha medo de lidar com o problema, nem encaminhe para um colega "bom de bola". Ele nada fará de excepcional.
- Solicite a radiografia em perfil da sela turca.
- Se não for detectado um adenoma, avalie a necessidade do tratamento.
- Quando associada a galactorreia e/ou distúrbios menstruais, verifique o nível da prolactina e se a paciente não está fazendo uso de drogas que ocasionem sua elevação (veja a Tabela 3.1).
- Peça a dosagem do TSH. Se estiver elevada, trate o hipotireoidismo com tiroxina.
- Se a galactorreia for discreta, não incomodando a paciente e não havendo distúrbio menstrual, não faça nada, apenas acompanhe periodicamente.
- Se a galactorreia não estiver incomodando, mas a paciente apresentar distúrbios menstruais, estes devem ser corrigidos, especialmente a amenorreia, pois a deficiência estrogênica leva à perda de massa óssea, o que poderá provocar osteoporose. Nesses casos, basta a reposição hormonal.
- Caso a paciente se sinta incomodada pela galactorreia ou sua alteração menstrual impeça uma gravidez desejada, o tratamento com uma droga dopaminérgica será a conduta de escolha e, diga-se de passagem, com ótimos resultados.
- Se os métodos de imagem detectarem um microadenoma, trate da mesma maneira, como se ele não existisse.
- Se encontrar um macroadenoma, avalie sua própria ansiedade e estado de espírito. Se preferir ou estiver inseguro, encaminhe para o endocrinologista. Se tiver experiência em endocrinologia ginecológica, vá em frente. As drogas dopaminérgicas serão as primeiras escolhas. Caso haja intolerância absoluta a todas essas drogas, ou nos raros casos em que elas não lograrem bons resultados, a cirurgia por via transesfenoidal estará indicada. Encaminhe ao neurocirurgião. Nos casos de recidiva ou ressecção cirúrgica incompleta, que não respondem aos agonistas da dopamina, a irradiação poderá ser tentada, porém sem grandes expectativas (Tabela 3.1).

Vejamos os resultados:

- **Cirurgia:** quanto maiores os níveis pré-operatórios da prolactina, menores os índices de cura; quanto maiores os níveis da prolactina pós-cirurgia, maiores os índices de recidiva. Os prolactinomas não contêm uma cápsula bem definida e seus limites são imprecisos. Quanto menor o tumor, maiores as chances de extirpação total. Quando ultrapassa o diafragma selar, sua remoção total é praticamente impossível. A normalização completa dos níveis de prolactina e o retorno das menstruações ocorrem em cerca de 70% dos casos de microadenomas e em 30% dos de macroadenomas. O risco de recorrência do tumor é de aproximadamente 50%. A cura a longo prazo é de cerca de 70% nos casos de microadenomas e somente de 10% nos de macroadenomas. As complicações cirúrgicas mais frequentes são as fístulas liquóricas e o diabetes insípido transitório. A cirurgia nos tumores recorrentes é seguida de cura em 30% dos casos, com altos índices de complicações.

- **Irradiação:** doses variando entre 3.500 e 5.500 rads, dependendo do tamanho do tumor, são aplicadas durante 5 semanas. Haverá sempre uma exposição maior ou menor à irradiação dos olhos, do quiasma óptico e do hipotálamo, podendo provocar lesões irreversíveis. As fontes de irradiação mais frequentes são a telecobaltoterapia e o acelerador linear 4-MEV. Os resultados são muito inferiores aos da cirurgia. A resposta é lenta, e os níveis de prolactina custam a cair. Poderá ocorrer um quadro de pan-hipopituitarismo a longo prazo. A irradiação deverá ser reservada como tratamento coadjuvante de ressecções incompletas ou nas recidivas. Os resultados não são superiores a 30% em relação ao controle dos sintomas, e dificilmente os níveis de prolactina voltam ao normal. Entretanto, devemos considerar que os casos submetidos a irradiação sofrem um grave viés de seleção, pois trata-se exatamente de tumores mais extensos e agressivos, que já foram anteriormente submetidos a outras formas de terapia.
- **Agonistas da dopamina:** a bromocriptina é um derivado do ácido lisérgico que se liga aos receptores da dopamina e inibe a secreção de prolactina. Apenas 28% da bromocriptina oral são absorvidos, e 94% dessa quantidade são rapidamente metabolizados pela primeira passagem hepática. Como a meia-vida da bromocriptina é de 3 a 7 horas, a administração oral deve ser feita a intervalos de 8 a 12 horas. Baixas doses (2,5 a 5mg/dia) são geralmente suficientes para suprimir os níveis de prolactina e restaurar a função ovulatória normal, mas doses de até 10mg/dia podem ser necessárias em casos especiais. A galactorreia geralmente cede após 6 semanas de tratamento, em pacientes sem adenoma, e em torno de 11 semanas, nas portadoras de adenoma.

A interrupção do tratamento é seguida pelo retorno dos sintomas em 70% das pacientes. Como aproximadamente 10% das pacientes com microadenoma experimentam uma regressão completa da lesão após 1 ano de tratamento com a bromocriptina, a terapia deverá ser interrompida por 6 semanas a cada ano, para certificar-se de que os níveis de prolactina normalizaram-se e de que as menstruações continuarão regulares.

A bromocriptina pode apresentar alguns efeitos colaterais, como náuseas, vômitos, cefaleias, tonteiras, fadiga, congestão nasal, cólicas abdominais e hipotensões ortostáticas, capazes de provocar desmaios. Para reduzir esses efeitos colaterais, recomenda-se iniciar o tratamento com doses reduzidas, como meio comprimido de 2,5mg ao deitar e o acréscimo, a cada 3 a 7 dias, de mais meio comprimido, até atingir a dose média de um comprimido a cada 12 horas. Quando possível, dou preferência à mesma dosagem do comprimido colocado no fundo da vagina, ao deitar. Essa via raramente provocará os efeitos colaterais, e sua absorção, ao contrário do que ocorre com a via oral, é quase total. Não haverá a metabolização pela primeira passagem hepática, mantendo os níveis sistêmicos por mais tempo e permitindo o emprego de apenas um comprimido ao deitar, o que reduz o custo pela metade. A bromocriptina pode também ser utilizada sob a forma injetável intramuscular, de longa duração. Doses de 50 a 75mg em injeções mensais são tão eficazes quanto o tratamento oral convencional, e os efeitos colaterais são menores. Essa droga, entretanto, não está mais disponível no mercado. Ela é encontrada também sob a forma de comprimidos orais de liberação lenta, tomados uma a duas vezes por semana, em doses de 5 a 15mg, e com os mesmos efeitos colaterais.

Outras drogas dopaminérgicas encontram-se disponíveis no mercado, podendo ser utilizadas, às vezes com vantagens, nos casos de intolerância à bromocriptina. Com exceção da quinagolida, todas são também derivadas do ácido lisérgico.

A pergolida é mais potente e mais bem tolerada do que a bromocriptina. De ação prolongada, é tomada em dose única de 50 a 150mg ao deitar.

A cabergolina pode ser eficiente em pacientes que não respondem a outros medicamentos. Tem a vantagem de ser administrada uma a duas vezes por semana, em doses de 0,5 a 3mg, e apresenta menos efeitos colaterais.

A quinagolida é uma substância dopaminérgica não relacionada com o ácido lisérgico, de longa duração, tomada ao deitar, por via oral, em dose única diária de 75 a 300mg. Por ter maior afinidade pelo receptor de dopamina, tumores resistentes à bromocriptina podem regredir com esta medicação. Ela apresenta menos efeitos colaterais e pode mostrar um efeito antidepressivo em alguns casos.

Embora esses novos produtos possam apresentar algumas vantagens posológicas e melhor tolerância em alguns casos, a bromocriptina deve permanecer como a droga de primeira escolha. Caso haja intolerância ou resistência, poderemos então utilizá-los. A cabergolina seria a escolha natural para substituir a bromocriptina, não fosse o preço elevado.

Prolactinoma e gravidez

Devido ao fato de os estrogênios estimularem a produção da prolactina e de esta acompanhar a elevação dos estrogênios ao longo da gestação, pensou-se inicialmente na possibilidade de um efeito negativo sobre o tumor, sugerindo que a gravidez levaria a seu crescimento e que melhor seria primeiro ressecá-lo para depois tentar engravidar. Da mesma maneira, alguns autores chegaram a contraindicar a amamentação, a fim de não agravar o problema.

A longa experiência acumulada nas três últimas décadas permitiu encarar a possibilidade de associação do prolactinoma à gravidez com bastante tranquilidade e otimismo, inclusive tendo sido observados alguns casos de regressão completa do adenoma após o parto, assim como o fato de a amamentação não favorecer seu crescimento.

Somente 2% dos microadenomas mostram sintomas e sinais sugestivos de seu crescimento durante a gravidez. Cerca de 5% dos tumores terão seu crescimento radiologicamente detectado, embora sem apresentarem sintomas. As chances de um macroadenoma aumentar ao longo da gestação são maiores, em torno de 15%. Portanto, a vigilância deve ser cuidadosa, principalmente em relação ao surgimento de sintomas de hipertensão craniana e distúrbios visuais.

Caso a droga dopaminérgica tenha sido utilizada apenas com a finalidade de corrigir a infertilidade, ela poderá ser suspensa. Se surgirem manifestações clínicas de expansão do tumor, o tratamento com os agonistas dopaminérgicos deverá ser iniciado. A resposta terapêutica é tão eficiente quanto no período não gravídico. Não há aumento do risco de malformações fetais nem de modificar a evolução da gravidez.

ATIVIDADE FÍSICA E REPRODUÇÃO

Se tomarmos como exemplo uma mulher fértil, sem nenhuma alteração hormonal, e a submetermos a uma atividade física intensa e prolongada, ou a um regime drástico de perda de peso, veremos que ela cursará um quadro de falência progressiva da função ovariana, iniciando com um quadro de insuficiência lútea (situação em que ocorre a ovulação, mas a produção da progesterona é inadequada), evoluindo para anovulação, irregularidades menstruais e, finalmente, amenorreia. O número cada vez maior de mulheres que se engajam em exercícios regulares e extenuantes, bem como em esportes competitivos, mostrou claramente essa associação.

Na espécie humana, as consequências do esforço se assemelham àquelas observadas nos animais de laboratório submetidos à fome ou a esforços físicos intensos. Nessas condições, um padrão coordenado de homeostase endócrina é nitidamente observado. A reprodução pode ser considerada uma função de luxo, não essencial para a sobrevida do indivíduo. As funções endócrinas essenciais, como a secreção do ACTH e de hormônios suprarrenais, são preservadas, enquanto aquelas não essenciais ou potencialmente prejudiciais, como a secreção gonadotrófica, são suprimidas. O resultado será o bloqueio da função ovariana com suas repercussões menstruais e distúrbios ligados ao hipoestrogenismo resultante, dentre eles, e de particular importância, a osteoporose.

Distúrbios reprodutivos associados ao exercício

Referências históricas

Soranus de Éfeso, no primeiro século da Era Cristã, assinalou, em seu famoso tratado *Das doenças das mulheres*, que:

> A falta das regras é frequentemente observada nas jovens, nas idosas, nas grávidas, nas cantoras e nas que fazem muito exercício.

A associação entre excesso de atividade física e irregularidades menstruais já havia sido referida por autores alemães desde 1930, quando um rigoroso condicionamento físico foi imposto à juventude hitlerista, preparando-a para a Segunda Guerra Mundial. A análise de 66 atletas participantes das Olimpíadas de Tóquio revelou apenas um caso de amenorreia. Outros estudos relataram somente distúrbios transitórios dos ciclos menstruais ocorridos em nadadoras de alto nível durante os períodos de treinamento intensivo. Foi a partir de meados dos anos 1970 que as pesquisas começaram a sugerir que os distúrbios reprodutivos poderiam de fato ocorrer em mulheres submetidas a intensa atividade física.

Retardo da puberdade

O exercício físico intenso pode retardar ou bloquear a puberdade e causar a amenorreia devido à inibição da secreção do GnRH, especialmente em ginastas e bailarinas. A interrupção do treinamento intensivo desencadeia a puberdade e a menarca antes que a constituição corpórea ou o peso se modifiquem significativamente, sugerindo um efeito direto da atividade física sobre a secreção do GnRH hipotalâmico. Atletas com peso normal, mas com menos gordura e mais massa muscular do que jovens não atletas (por exemplo, esquiadoras e nadadoras), estão também sujeitas a puberdade retardada e amenorreias primária e secundária, mas a adrenarca, por sua vez, não é retardada.

Existe uma interação de fatores que influenciam a liberação do GnRH, bloqueando o início da puberdade: um nível crítico de gordura corporal e interferências na área hipotalâmica provocadas pelo estresse físico e emocional de uma competição. Crianças pré-adolescentes submetidas a rigoroso treinamento físico, particularmente ginastas e bailarinas, se engajam em concomitante restrição alimentar para realçar a imagem esguia e leve, tão perseguida pelas que assumem esse ideal. Algumas chegam a limites próximos de um quadro de "anorexia nervosa", cujo estereótipo se assemelha muito ao das corredoras de longa distância. Da mesma maneira, a atividade física libera a secreção de endorfinas na área hipotalâmica, que podem, de maneira dose-dependente, inibir a liberação do GnRH, provocando retardo da puberdade. A menarca das bailarinas ocorre, em média, 3 anos mais tarde, se comparada à do grupo de adolescentes sem atividade física.

Apesar de ter sido sugerido que as ginastas são geralmente de baixa estatura, pelo fato de serem estimuladas a fazer essa opção por causa do tamanho, um estudo suíço prospectivo demonstrou diminuição na velocidade de crescimento, interrupção do crescimento das pernas e altura reduzida em 22 ginastas, comparadas com 21 nadadoras. Esses achados foram confirmados por outros estudos.

Amenorreia

Feicht e cols. foram os primeiros investigadores a demonstrar que as corredoras eram particularmente suscetíveis ao desenvolvimento de amenorreia. Eles mostraram que 6% a 43% das corredoras colegiais desenvolviam um quadro de amenorreia, dependendo do número de milhas que elas corriam semanalmente. Posteriormente, os mesmos autores compararam nadadoras e ciclistas com as corredoras, a fim de determinar se a amenorreia é uma característica do treinamento intensivo ou se é limitada apenas às corredoras. Uma incidência aumentada de amenorreia foi observada nos três grupos de atletas, mas com prevalência muito maior nas corredoras. Apesar de a prevalência da amenorreia aumentar linearmente à medida que aumenta o número de milhas corridas pelas corredoras, nadadoras e ciclistas apresentam uma incidência de 12%, independente do número de milhas corridas.

Insuficiência lútea

Vimos que a atividade física, interferindo na área hipotalâmica, inibe a secreção pulsátil do GnRH e que o grau de interferência é proporcional à intensidade do esforço físico. Quanto maior a intensidade do esforço, maior o bloqueio da função ovariana; portanto, do ponto de vista clínico, haverá um espectro de alterações que se inicia com a insuficiência lútea, seguida por anovulação, irregularidades menstruais (oligomenorreia, regras espaçadas, sangramento uterino disfuncional), culminando com a amenorreia. Dois terços das mulheres que correm mais de 50 milhas por semana apresentam insuficiência lútea ou ciclos anovulatórios, sendo, portanto, circunstancial e temporariamente inférteis.

Fatores envolvidos nas anormalidades reprodutivas associadas ao exercício

Alguns fatores estão relacionados com a etiologia de distúrbios reprodutivos funcionais, devidos à excessiva atividade física. O papel de cada um será considerado isoladamente.

Composição corporal e perda de peso

A composição da massa corporal tem sido vista como fator importante na iniciação e na manutenção dos ciclos menstruais normais. Há quase 30 anos foi sugerido que seria necessário um índice de peso por altura (índice de massa corpórea) mínimo para que ocorresse a menarca (primeira menstruação) e para a manutenção dos ciclos menstruais normais. Apesar de essas conclusões serem questionadas por alguns autores quanto à reprodutibilidade e à validade estatística, o baixo peso corpóreo e a perda de peso têm sido associados à amenorreia. Corredoras amenorreicas apresentam um percentual de gordura menor do que o das corredoras que menstruam normalmente. Estas, por sua vez, são mais magras do que as mulheres que não se exercitam. Do mesmo modo, as bailarinas que não menstruam são significativamente mais magras do que as que menstruam regularmente, com base nos cálculos de índice de massa corpórea. Mulheres que entraram em amenorreia após começarem a correr também tendem a perder mais peso do que aquelas que continuaram menstruando regularmente.

A teoria do peso crítico enfatiza que o início e a manutenção da regularidade menstrual necessitam de um peso acima de determinado nível e, portanto, acima de uma quantidade crítica de gordura corporal. Assim, seria necessário um percentual de gordura corporal em torno de 17% para desencadear a menarca por volta dos 13 anos de idade e de 22% para sustentar a função menstrual regular. A perda de 10% a 15% no índice de massa corpórea representa a perda de aproximadamente um terço da gordura corporal, o que significa uma queda abaixo dos 22% de gordura, o que pode desencadear um distúrbio menstrual.

A atleta tem cerca de 50% a menos de gordura corporal do que a não atleta. Essa mudança na gordura corporal pode ocorrer sem mudanças evidentes no peso corporal total, porque a gordura é substituída por massa muscular magra. Não existe uma relação absoluta de causa e efeito entre gordura corporal e função menstrual, mas sim uma correlação; por isso, uma variação considerável é observada em todos os níveis de gordura corporal.

Estresse físico e emocional

Paralelamente aos efeitos do baixo índice de massa gordurosa ou da perda da massa corpórea, o estresse físico e emocional exerce um papel aditivo e independente, atuando como uma causa hipotalâmica de disfunção menstrual. Não é, portanto, surpreendente que uma mulher de baixo peso, envolvida em intensa atividade física competitiva, seja altamente suscetível à anovulação e à amenorreia.

Um dado curioso, frequentemente referido pelos corredores de longa distância, é a sensação de euforia e bem-estar percebida durante ou após o término da corrida ou de um treinamento extenuante. A elevação dos opioides endógenos parece ser a causa dessa sensação. O núcleo arcuato, responsável pela produção e liberação do GnRH, encontra-se localizado na região hipotalâmica e é também rico em receptores de substâncias opioides e produtor de endorfinas a partir da pró-opiomelanocortina (POMC). Esses opioides podem interferir na secreção pulsátil do GnRH, provocando bloqueio do eixo C-H-H-O. A grande maioria das atletas em amenorreia associada a perda de peso, quando submetida a bloqueadores dos receptores opioidérgicos de longa ação, tipo naltrexona ou naloxona, recupera os ciclos menstruais, indicando um papel central das endorfinas nas amenorreias hipotalâmicas relacionadas com o estresse.

Os níveis basais de cortisol são mais elevados em ciclistas e corredoras que menstruam regularmente, bem como nas amenorreicas, quando comparadas às mulheres sedentárias. Essa hipercortisolemia é devida à elevação do hormônio hipotalâmico liberador de corticotrofina (CRH) e, consequentemente, do ACTH. O CRH, por sua vez, inibe diretamente a secreção do GnRH, provavelmente devido ao aumento da secreção endógena dos opioides, que são derivados da POMC, assim como o ACTH.

Dieta

Mudanças na dieta frequentemente acompanham o início ou o retorno aos treinamentos físicos. As corredoras geralmente comem menos carne vermelha do que as outras mulheres. Limitam-se, com frequência, à ingesta de frutas, vegetais, massas, peixes e aves. É comum, entre elas, uma anemia ferropriva.

Na tentativa de avaliar a dieta de maneira mais objetiva, foi solicitado a um grupo de corredoras fora do período de competição um diário dietético que detalhasse a ingestão de alimentos de maneira prospectiva, durante 7 dias. Os dados obtidos foram analisados com relação à porcentagem de proteínas, carboidrato e gordura, bem como ao número de calorias ingeridas. A média diária foi calculada pelo total da semana. As corredoras consumiram mais calorias do que o grupo de controle de não corredoras. A porcentagem da dieta consumida como proteína, que tende a ser menor em todas as corredoras, foi significativamente reduzida nas corredoras amenorreicas em relação às corredoras que menstruavam regularmente e às não corredoras.

Padrão menstrual prévio, história obstétrica e idade do início da atividade física

Mulheres que tiveram suas menstruações suspensas após começarem a correr regularmente apresentam com mais frequência história de irregularidades menstruais antes do início da atividade física. Foi relatada, também, maior incidência de amenorreia entre as corredoras que nunca tiveram filhos, comparadas às que já haviam tido um ou mais filhos.

A incidência de amenorreia foi também maior entre as corredoras jovens. Este fato pode ser explicado pela relativa imaturidade do eixo C-H-H-O ou por uma maior suscetibilidade a alterações disfuncionais nas jovens.

Estado endócrino das mulheres em atividade física

Antes da década de 1980, pouco se sabia sobre os níveis dos hormônios circulantes em mulheres atletas ou sobre as respostas endócrinas agudas ao exercício físico. Alguns autores observaram níveis diminuídos de estradiol plasmático, de proteína carreadora de esteroides sexuais (SHBG) e do hormônio luteinizante (LH) em corredoras amenorreicas, comparadas a um grupo de corredoras que menstruavam normalmente e a um grupo de não corredoras normais. Apesar de os níveis basais de estrogênio não diferirem entre os grupos, a relação estrona/estradiol foi significativamente maior nas corredoras, em comparação com o grupo de controle de não corredoras. Este fato sugere que um número considerável dessas corredoras deveria apresentar ovários policísticos, que é a expressão morfológica do estado de anovulação crônica.

Se comparadas a indivíduos que apresentavam amenorreia psicogênica sem atividade física regular, as corredoras amenorreicas mostravam níveis significativamente mais elevados de LH e DHEA-S, um androgênio fraco, de origem quase que exclusivamente suprarrenal, e níveis reduzidos de TSH e TRH.

Alterações hormonais agudas provocadas pelo exercício

A partir de 1980 surgiram trabalhos sobre as alterações endócrinas relacionadas com o esforço físico agudo em corredoras, comparadas com não corredoras. Com poucas exceções, alterações hormonais semelhantes foram observadas em mulheres não corredoras com ciclos menstruais normais, em corredoras que menstruavam normalmente e em corredoras amenorreicas.

Surpreendentemente, uma elevação significativa nos níveis de LH e testosterona foi observada em antecipação ao exercício. Os níveis de LH, FSH, GH (hormônio do crescimento), testosterona, androstenediona, estrona, estradiol, DHEA e cortisol elevaram-se a níveis máximos dentro de 15 a 20 minutos após o início da atividade física. O aumento antecipado do LH é provavelmente de origem neuroendócrina. A elevação da testosterona poderia ser consequente à elevação do LH atuando sobre o estroma ovariano ou decorrente da resposta da suprarrenal ao estresse psicológico da competição, fornecendo substratos para a transformação periférica em testosterona. Um dado interessante é o fato de a dexametasona suprimir todas essas alterações induzidas pelo esforço físico, o que aponta um papel central da suprarrenal.

Comentários

Dependendo da intensidade, o esforço físico poderá interferir no eixo C-H-H-O, produzindo um bloqueio progressivo da função ovariana e reprodutiva. Esse bloqueio poderá ocasionar desde uma insuficiência do corpo lúteo, que é a forma mais leve de disfunção reprodutiva, passando pela supressão da ovulação, que poderá manifestar-se clinicamente pelo quadro de ovários policísticos e hiperandrogenismo (oleosidade cutânea, espinhas no rosto e no dorso e hirsutismo), irregularidades menstruais e infertilidade, até a suspensão das menstruações (amenorreia). Essa forma mais intensa do bloqueio ovariano levará naturalmente ao hipoestrogenismo acentuado, com risco consequentemente aumentado para osteoporose.

A atividade física, quando moderada ou com sobrecarga de peso, atua favoravelmente na manutenção ou mesmo provoca um pequeno ganho de massa óssea devido ao efeito piezelétrico; paradoxalmente, quando levada a extremos, pode provocar a osteoporose tipo I (da menopausa). A Associação Americana das Mulheres Atletas divulga periodicamente um anúncio alertando para a tríade de problemas clínicos mais comuns na categoria: osteoporose, bulimia e amenorreia.

Os dados obtidos até o momento permitem concluir que as alterações induzidas pelo exercício físico sobre a função reprodutiva em mulheres suscetíveis podem resultar de uma complexa inter-relação de fatores físicos, hormonais, nutricionais, psicológicos e ambientais. Esses múltiplos fatores podem atuar em maior ou menor intensidade em indivíduos suscetíveis, produzindo alterações variáveis.

É importante assinalar que todas essas alterações ocorrem em períodos de atividade física intensa e crônica, ou seja, nos períodos de treinamento e competição, sendo, portanto, temporárias e reversíveis. Uma vez interrompida a fase de esforço crônico e recuperado o percentual adequado de massa gordurosa, o eixo C-H-H-O voltará a funcionar regularmente.

O que tem merecido uma intervenção mais ativa é a profilaxia da osteoporose das atletas, particularmente das corredoras de longa distância, para as quais se aconselha uma reposição estrogênica nos moldes da TRH do climatério ou por meio de pílula anticoncepcional.

ENDOMETRIOSE

Toda mulher tem endometriose.
A manifestação da doença dependerá
do sistema imunológico da paciente.
(Evers JCH)

Este assunto esteve em vias de ser suprimido, por julgá-lo fora do contexto de um livro sobre endocrinologia ginecológica. Uma reavaliação e atualização do tema fez com que o mantivesse. Os grandes avanços nas pesquisas biomoleculares e genéticas deram origem a inúmeras publicações, nacionais e internacionais, focalizando as alterações hormonais, enzimáticas e imunológicas, bem como a participação de inúmeros fatores que atuam na angiogênese e outros que favorecem a aderência e a penetração das células endometriais no peritônio pélvico. Possivelmente, essas pesquisas abrirão novas perspectivas para o tratamento dessa patologia. Entretanto, elas ainda estão limitadas, exclusivamente, ao meio acadêmico e científico. Até o momento, não trouxeram nenhuma solução prática que pudesse representar uma grande contribuição à clínica. Fica aqui, portanto, um alerta: não vamos nos entusiasmar e sair receitando inibidores da aromatase, da angiogênese (VEGF), do fator de necrose tumoral (TNF-α) ou das metaloproteinases. Por enquanto, eles pouco acrescentam além de despesas e frustrações.

A endometriose origina-se da implantação do tecido endometrial na cavidade peritoneal. As lesões são caracterizadas por uma extensa angiogênese em torno de si. O líquido peritoneal das pacientes que apresentam as lesões tem atividade angiogênica aumentada. Entretanto, não há uma liberação significativa do fator de crescimento do endotélio vascular do tipo A (VEGF-A) no endométrio das mulheres com a doença. Outra característica da patologia é a presença de um número aumentado de macrófagos ativados no líquido peritoneal e infiltrados nas lesões. Esses macrófagos ativados secretam quantidades aumentadas de VEGF-A. A causa da ativação desses macrófagos é desconhecida, mas é provável que reflita a ativação pelos linfócitos T.

As lesões vermelhas iniciais da endometriose apresentam uma densidade microvascular maior do que a das lesões azuis e brancas. Isso sugere que a angiogênese ativa no início da doença declina com a progressão natural da lesão.

A endometriose constitui uma das doenças mais desagradáveis e de difícil solução com que defrontamos em nossa atividade profissional e, o que é mais complicado, mesmo que a paciente de nada se queixe, se a procurarmos, iremos encontrá-la com grande frequência. Este fato traz, naturalmente, implicações éticas e pecuniárias delicadas.

Com todos os avanços da ciência, nada mais decepcionante e frustrante para a paciente e para o ginecologista do que o tratamento da endometriose. Somente os jovens profissionais se entusiasmam e prometem bons resultados. À medida que avançamos no tempo e a experiência aumenta, os fracassos se acumulam e o ceticismo se instala.

De qualquer modo, a patologia é real e atinge um número relativamente grande de pacientes. Contudo, o aspecto mais delicado do problema é não fazer de uma doença universal um negócio da China. Tenho ficado confuso e perplexo com os rumos que a conduta diante da endometriose está tomando, proclamada e alardeada por considerável parcela da comunidade médica, e o que vejo, definitivamente, não me agrada. Percebo mais interesses pessoais e promocionais do que uma medicina centrada no problema da paciente.

Minha intenção, neste tópico, é tão-somente levantar algumas questões mal resolvidas, vistas naturalmente sob uma ótica pessoal.

Um fato curioso e intrigante é que todas as mulheres refluem a menstruação, em graus variados, para a cavidade abdominal. Isso é rotineiramente observado nas laparoscopias e diálises peritoneais realizadas durante o período menstrual. No entanto, algumas desenvolvem a endometriose, e outras (a maioria), não. Evidentemente, existe um fator imunológico envolvido que, por sinal, é alvo de intensas investigações, mas que não será abordado neste texto. Do mesmo modo, a endometriose é relatada em mulheres com agenesia uterina e em homens prostatectomizados que tomam altas doses de estrogênios como tratamento coadjuvante do câncer da próstata, confirmando a teoria da metaplasia do epitélio celômico, de Robert Meyer, como uma das causas da endometriose.

Dor pélvica crônica, dispareunia, dismenorreia secundária e infertilidade são geralmente sintomas que chamam a atenção para a possibilidade de uma endometriose. Essa dor, entretanto, apresenta características muito particulares, que nem sempre são consideradas quando atribuídas à endometriose. Elas são de início tardio, tanto em relação à época em que se instalam, geralmente depois dos 25 anos de idade, como em relação ao período menstrual, da metade do fluxo em diante, chegando a se prolongar, o que o diferencia da dismenorreia primária, que se inicia antes ou no primeiro dia da menstruação e termina antes de seu fim.

Não se deve esquecer, também, que grande parte das mulheres não atinge o orgasmo durante as relações sexuais; portanto, o sangue que se acumula na pelve em resposta à excitação sexual não retornará, porque não haverá a fase de resolução após o orgasmo, mantendo, pois, um estado de congestão pélvica crônica que se manifestará por meio da dor e desconforto pélvico, frequentemente se estendendo até a manhã seguinte. Ela tem inclusive um nome: "síndrome de Taylor". Para maiores detalhes, consulte o livro de Masters e Johnson, *A resposta sexual humana*.

Imaginemos submeter estas pacientes à laparoscopia diagnóstica. Em várias serão identificados focos de endometriose, por menores que sejam, e, mesmo que nada tenham a ver com a dor, correm o risco de se submeter a um tratamento no mínimo caro e desagradável. Já não chega a anorgasmia?

A identificação, ao toque vaginal combinado, de nódulos no fundo de saco de Douglas e nos ligamentos uterossacros e a presença de empastamentos anexiais, ou de uma retroversão fixa, reforçarão a hipótese diagnóstica. Esse é o quadro clínico clássico da endometriose.

Fato há muito tempo conhecido é a falta de correlação entre a extensão da endometriose e a sintomatologia clínica. Casos extensos, com aderências múltiplas, podem cursar sem maiores queixas, enquanto pequenas lesões podem estar associadas a uma sintomatologia dolorosa intensa. A inclusão da laparoscopia no roteiro propedêutico dos casais inférteis revelou e confirmou uma incidência elevada de endometriose assintomática. Qual o real valor desse achado?

A prevalência da endometriose em mulheres em idade reprodutiva varia entre 3% e 10%. Se incluirmos as pacientes inférteis, esse percentual chegará a 25% a 35%, o que parece estabelecer uma correlação entre endometriose e infertilidade.

A comprovação do diagnóstico é feita pelo exame histopatológico do tecido obtido por biópsia, por meio de laparoscopia ou laparotomia. Nele, terão de ser identificados tecido glandular e estroma endometrial. Um aspecto importante é que, nesse endométrio ectópico, o número de receptores hormonais é sempre menor do que nas células do endométrio normal, e isso tem repercussões clínicas consideráveis. Poucos focos serão capazes de proliferar o suficiente e secretar, pela ação da progesterona, a ponto de reproduzirem uma menstruação. Esse fenômeno ocorrerá somente quando houver uma quantidade adequada de receptores de estrogênios e progesterona, e é exatamente o sangue retido nesses focos que distende o peritônio subjacente, provocando dor. Paralelamente, a liberação dos pigmentos da hemoglobina, provenientes de seu metabolismo local, é absorvida pelos vasos linfáticos, provocando uma reação inflamatória e propiciando a formação de aderências.

O mais intrigante, contudo, é o fato de que biópsias aleatórias do peritônio pélvico de aspecto normal nas mulheres inférteis revelam 6% a 13% de endometriose microscópica. Isso significa que, se biopsiarmos focos com o clássico aspecto de pólvora, as lesões azuladas, avermelhadas, rosas, esbranquiçadas ou pálidas e as pequenas pregas peritoneais de aspecto cicatricial, provavelmente faremos o diagnóstico histopatológico de endometriose, mas se não encontrarmos nada e biopsiarmos assim mesmo, aleatoriamente, também poderemos diagnosticá-la. Serão esses casos realmente uma patologia que mereça atenção? Não estaremos criando um diagnóstico e, consequentemente, induzindo um tratamento clínico ou cirúrgico caro e, nesses casos, desnecessário?

A história natural da endometriose nos mostra que 38% dos casos evoluem e agravam os sintomas, 30% permanecem estáveis e 32% melhoram ou desaparecem. Esses números suscitam muita prudência ao considerar o tratamento da endometriose e indicam claramente que ele não é obrigatório.

Ao avaliarmos o tratamento, é fundamental estabelecermos os objetivos. O que desejamos tratar, a endometriose em si, a sintomatologia dolorosa ou a infertilidade?

Stanley O. Hoerr, um famoso cirurgião norte-americano, tornou-se lendário com o que ficou conhecido como a Lei de Hoerr: "É difícil fazer um paciente assintomático sentir-se melhor." Portanto, devemos ter a sensibilidade e o bom senso de não tornar o tratamento pior que a doença.

Tratar por meio de medicamentos a endometriose apenas porque foi detectada ao acaso durante uma laparoscopia, sem apresentar sintomas dolorosos ou em pacientes com prole definida ou com as trompas ligadas, parece ser uma atitude pouco lógica, ou então ligada a interesses secundários. Estará resolvendo o problema do médico, não da paciente. Muitas vezes, o simples acompanhamento clínico será suficiente. É obvio que durante um procedimento laparoscópico, qualquer que seja a indicação, o achado ocasional de focos de endometriose deverá ser seguido da cauterização dos mesmos, pois essa é uma boa oportunidade para uma atuação profilática.

Se o objetivo for o alívio da dor, duas alternativas estão disponíveis: cirurgia e medicação hormonal. O tratamento cirúrgico, a menos que seja definitivo pela histerectomia total e ooforossalpingectomia bilateral, provavelmente representará uma solução temporária, que remove a maior parte das lesões e alivia por algum tempo a sintomatologia. No entanto, a recidiva é frequente.

A manipulação hormonal, por sua vez, também resulta em alívio temporário da dor, mas não erradica a endometriose. É um tratamento supressivo da função ovariana, silenciando o foco endometriótico e proporcionado bons resultados enquanto é usado. Uma vez interrompido, a sintomatologia tende a reaparecer. Danazol, gestrinona, agonistas do GnRH, medroxiprogesterona de depósito, progestogênios de uso contínuo, suprimindo a menstruação, e pílulas anticoncepcionais são efetivos no alívio da dor. Cada um deles tem vantagens e desvantagens, e nenhum é superior aos outros. Talvez, por sua ação quase que exclusivamente local e pelo conforto de uma aplicação a cada 5 anos ou mais, facilitando a aderência ao tratamento, o DIU medicado com levonorgestrel mereça a preferência. Devemos levar em consideração a resposta clínica, os efeitos colaterais, a via de administração e, principalmente, os custos, ao optar por um determinado medicamento. Os vários agentes disponíveis são semelhantes em sua eficácia; portanto, devemos dar preferência aos que apresentam custos e efeitos colaterais menores. Nesse sentido, tenho solene antipatia pelos análogos do GnRH, qualquer que seja, pois provocam uma castração farmacológica, induzindo sintomas e complicações muitas vezes piores do que a própria endometriose.

A associação entre infertilidade e endometriose tem sido mencionada há décadas. Entretanto, existem poucos trabalhos sugerindo e nenhum comprovando que a endometriose, particularmente em suas formas mais leves, sem aderências ou obstrução tubária, possa causar a infertilidade. Os possíveis mecanismos dessa eventual associação vão desde a presença de prostaglandinas e macrófagos, até uma reação imunológica alterada, envolvendo as células T e B. Admitia-se que os implantes endometrióticos fossem responsáveis pela infertilidade da paciente; por conseguinte, várias terapias médicas e cirúrgicas foram instituídas para tratar a infertilidade mediante a remoção ou redução desses implantes.

A primeira droga a mostrar resultados promissores foi o danazol, e os trabalhos iniciais mostraram elevados índices de cura, bem como alívio sintomático e aumento do número de gestações. Seguiram-se trabalhos tentando demonstrar a mesma eficiência ou superioridade de outras drogas, como a gestrinona e análogos do GnRH.

Infelizmente, a imensa maioria dos trabalhos baseava-se mais em suposições ou impressões do que em dados precisos com grupos de controle apropriados. Trabalhos utilizando metodologia adequada não confirmaram a eficácia observada nos primeiros relatos. O tratamento expectante mostrou os mesmos índices de gestações obtidos com o tratamento hormonal ou cirúrgico. O índice cumulativo de gravidez após 5 anos em pacientes não tratadas foi de 90%, nos casos de endometriose mínima ou moderada.

Com base nos dados disponíveis na literatura, é tão possível a hipótese de a infertilidade causar a endometriose quanto a de a endometriose causar a infertilidade. Na verdade, esses casais não são inférteis, mas apresentam uma probabilidade mensal de gestação diminuída e são mais precisamente considerados subférteis.

Com as técnicas de reprodução assistida, os ginecologistas estão abandonando as tentativas de eliminar os focos de endometriose, seja pela cirurgia, seja pelo tratamento hormonal. As drogas supressivas, apesar de aliviarem a dor e reduzirem os implantes endometriais, não mostraram aumento significativo nos índices de fertilidade. Pior, por suprimirem a ovulação, irão adiar ainda mais as chances de uma gravidez espontânea nas pacientes que naturalmente já têm sua fertilidade reduzida pela própria idade.

Trabalhos mostram resultados bem superiores com a hiperestimulação ovariana e a inseminação intrauterina, comparados com os de tratamentos supressivos. Atualmente, devemos considerar subférteis as pacientes com endometriose leve ou moderada, por motivos ainda desconhecidos; portanto, na ausência de aderências ou obstruções tubárias, devem ser tratadas como pacientes subférteis sem endometriose, por meio da reprodução assistida.

4 Climatério e Menopausa

INTRODUÇÃO

A literatura brasileira referente ao climatério é de altíssima qualidade e situa-se no mesmo nível das melhores fontes estrangeiras. Isso se deve, em grande parte, ao dinamismo e à intensa atuação da Sociedade Brasileira do Climatério (SOBRAC). Para não ser repetitivo, procurei focalizar este tema de grande atualidade e importância dentro de uma visão pessoal e ampliada por assuntos correlatos, como a sexualidade no climatério (de autoria da psicóloga e sexóloga Iêda Pinheiro Machado), e uma crítica à tão citada e mal compreendida medicina baseada em evidências.

ESTRATÉGIAS DE SAÚDE PARA A MULHER CLIMATÉRICA

O século XX foi marcado por uma transformação social muito significativa, motivada pelo rápido aumento da população idosa. Dados do IBGE referentes ao censo de 2000 revelam uma população total de 169.799.170 brasileiros, dos quais 86.223.155 são mulheres; destas, 14.494.486 estão com 50 anos ou mais e 3.598.591 vivem além dos 70 anos. A evolução da expectativa de vida da brasileira aumentou de 52,8 anos em 1950 para 70,4 anos em 2000. O censo de 2004 mostrou que a vida média da mulher atingiu 71,7 anos (7,6 anos a mais do que os homens) e, no início de 2015, chegou a 78,6 anos.

Nos EUA, uma vez completados 65 anos de idade, os homens devem viver até uma média de 80 anos e as mulheres, 84 anos. Estima-se que na Suécia e na Suíça, cerca de dois terços da população sobreviverão até aos 85 anos ou mais e mais de 90% viverão além dos 65 anos.

A Organização Mundial de Saúde define o idoso como o indivíduo de 65 anos de idade ou mais. Nos países em desenvolvimento, são considerados idosos os indivíduos com mais de 60 anos de idade. Entretanto, somente após os 75 anos é que uma porção significativa dos idosos apresentará o declínio da saúde e complicações clínicas. Esse dado realça a importância da atuação preventiva e aumenta consideravelmente a responsabilidade do ginecologista como agente de saúde e bem-estar da mulher.

A vida média (*lifespan*) é o limite biológico da vida, a idade máxima atingida por uma espécie. A vida média é fixa, e é uma constante para cada espécie. O que está mudando é a expectativa de vida, ou seja, o número de anos vividos. A expectativa de vida não pode ultrapassar a vida média, mas pode aproximar-se dela.

O grande impacto desse aumento da sobrevida reflete-se nas áreas sociais e econômicas, modificando também o perfil das pacientes que procuram os serviços de saúde e nossos consultórios. Nos países avançados, estima-se que clínicos e ginecologistas gastem a maior parte do seu tempo no atendimento a pessoas com mais de 65 anos de idade, particularmente mulheres viúvas.

O progresso da medicina, aliado a fatores socioeconômicos, reduziu drasticamente o número de mortes prematuras. As doenças cardiovasculares e o câncer são atualmente as principais causas de morte, e isso não de deve ao aumento da incidência dessas patologias, mas à maior longevidade e, principalmente, ao controle epidemiológico e à eficácia dos medicamentos na eliminação das doenças infecciosas. Os principais fatores que afetam o risco da saúde, hoje em dia, são as doenças crônicas determinadas por problemas genéticos, estilo de vida, meio ambiente e o próprio envelhecimento.

É hora, portanto, de concentrar nossa atenção nos últimos anos de vida de nossas pacientes. O objetivo é aumentar o número de idosos saudáveis e independentes, capazes de manter as funções físicas e mentais até próximo à morte. O novo desafio são as condições não fatais ligadas ao envelhecimento, como doença de Alzheimer, osteoartrite, osteoporose, obesidade e incontinência. Os programas de saúde no futuro deverão ser avaliados por seu impacto sobre os anos livres de doenças e a incapacidade física, e não sobre a mortalidade.

As doenças estão sendo vistas hoje como algo não necessariamente tratado por medicamentos ou cirurgia, mas por meio da prevenção ou, mais especificamente, pelo adiamento ou retardo de sua manifestação. Adiar a doença, segundo Fries, significa "compressão da morbidade". Nós deveríamos viver uma vida relativamente saudável e comprimir nossas doenças em um curto período de tempo, logo antes da morte.

Papel do ginecologista

Voltado para o atendimento integral da mulher, o ginecologista, por força de sua própria formação, encontra-se em posição privilegiada para exercer a medicina preventiva.

A partir da infância e dos anos reprodutivos da mulher, temos a possibilidade de intervir e prepará-las para uma vida mais saudável, produtiva e com menor morbidade quando atingirem o climatério e a senectude. Para tanto, devemos adotar princípios e estratégias de cuidados preventivos e manutenção da saúde que deverão ser dirigidos particularmente a cada paciente. Fatores pessoais, sociais e ambientais determinarão o estado de saúde dessas mulheres, seus riscos de doenças, incapacidades físicas e mortalidade prematura.

Fatores pessoais

A saúde individual, o comportamento e o estilo de vida são variáveis importantes que afetam a saúde. O tabagismo, o excesso de álcool e drogas, a nutrição, a atividade física, a resposta ao estresse e a higiene pessoal estão incluídos neste item.

Fatores sociais

Um grande número de mulheres brasileiras vive na pobreza e é incapaz de suprir as necessidades mínimas para uma vida digna. Pobreza e saúde debilitada estão intimamente relacionadas devido à desnutrição, a condições de vida precárias, ao estresse constante e à falta de acesso aos serviços de saúde pública.

Fatores ambientais

Aos fatores socioculturais acrescem as diversas condições e influências sob as quais a pessoa vive e se desenvolve. O meio ambiente contém o alimento que ingerimos, o ar que respiramos, a água que bebemos, os diversos patógenos e toxinas aos quais estamos expostos, a região geográfica e suas condições climáticas e a estrutura da comunidade em que vivemos. Também envolve os serviços de saúde disponíveis, as medidas preventivas e as potenciais consequências iatrogênicas dos tratamentos e tecnologias empregados, (veja o tópico *Disruptores hormonais*, no Capítulo 1).

O objetivo primário da medicina preventiva na mulher climatérica é prevenir a mortalidade prematura e manter as funções físicas e mentais que possibilitem uma vida independente. Para atingi-lo, é necessário reduzir as chances de ataques cardíacos e derrames cerebrais por meio da prevenção, da detecção precoce e do tratamento da hipertensão, da hipercolesterolemia e do diabetes, além de mudanças de comportamentos prejudiciais à saúde, como o tabagismo e o sedentarismo, uma dieta rica em gorduras saturadas e o consumo de bebidas alcoólicas.

Evidências clínicas acumuladas mostram que o estilo de vida de cada indivíduo é responsável em grande parte por sua saúde e pelos fatores de risco para doenças crônicas, incapacidade física e morte prematura.

As estratégias preventivas podem ser divididas em três níveis, de acordo com a época da intervenção:

- **Prevenção primária:** visa incorporar atitudes positivas para alterar estilos de vida prejudiciais à saúde e prevenir a exposição aos fatores de risco. Essa estratégia inclui ações que procuram controlar a dieta, a restrição do fumo e das bebidas alcoólicas, estimular o hábito da atividade física regular, bem como a atenção à saúde dentária e imunizações contra doenças infecciosas.
- **Prevenção secundária:** muitas mulheres já podem apresentar uma doença subclínica e/ou fatores de risco para doenças crônicas ou uma incapacidade prematura. Idealmente, esses quadros deveriam ser detectados precocemente e seguidos por intervenções específicas e apropriadas. Aí estão incluídas patologias cujos diagnósticos precoces e tratamentos influenciarão a mortalidade e evitarão a progressão para os estágios tardios de doenças, como cânceres do colo uterino, do endométrio, da mama e colorretal, hipertensão, diabetes e osteoporose.
- **Prevenção terciária:** grande número de pacientes idosas já apresenta uma doença crônica ou avançada. Nessas situações, o objetivo é manter as funções gerais o máximo de tempo possível. Isso envolve, frequentemente, a prevenção de um novo episódio agudo por meio do uso de drogas ou mudanças no estilo de vida.

Ao adotarmos ou sugerirmos essas intervenções, devemos ter o bom senso de minimizar as mudanças desnecessárias no estilo de vida das idosas. Medidas como restrição de dieta, exercícios físicos para quem nunca teve o hábito de praticá-los e proibição do cigarro podem ter um efeito negativo na qualidade de vida percebida pela paciente. Portanto, o direito à autodeterminação da paciente merece ser respeitado e considerado. Por que proibir uma viagem tão sonhada pela paciente, a não ser pelo trabalho e preocupação dos familiares, sob o pretexto de proteger sua combalida saúde? Por que negar peremptoriamente o prazer esporádico de uma discreta incursão em uma guloseima particularmente apetitosa para a paciente, mesmo sabendo ser ela uma hiperglicêmica? E um cigarrinho de vez em quando, em momentos de grande ansiedade, mesmo que a paciente se encontre em fase terminal de um câncer de pulmão? Isso fará alguma diferença ou evitará a morte da paciente?

Os riscos do tratamento devem ser sempre cotejados com os potenciais benefícios na mulher idosa. É fundamental reconhecer que as intervenções preventivas variam com a idade da paciente. Por exemplo, o poder da associação entre os níveis de colesterol e doença cardiovascular diminui com o envelhecimento. Aos 80 anos, pode não valer a pena intervir nesses níveis elevados. Por outro lado, a maioria das idosas procura os médicos para controle de doenças já diagnosticadas. Essa é uma boa oportunidade para procurar outros problemas não relatados ou não identificados. Uma característica comum do paciente idoso é esconder ou não relatar certos problemas, seja por constrangimento, pudor ou vergonha, seja por não lhes atribuir a devida importância. Devemos, com tato e habilidade, procurá-los, especialmente aqueles ligados à área da sexualidade, alcoolismo, problemas esqueléticos, demência, incontinência urinária ou fecal, prolapsos genitais, depressão, perda de visão e audição e quedas.

Prevenção das doenças

Doenças cardiovasculares

Englobam a doença cardíaca coronariana, a doença vascular cerebral, a hipertensão e a doença vascular periférica, a maioria delas resultante da aterosclerose. Este processo é complexo, envolvendo a proliferação da musculatura lisa das artérias e a deposição de gordura na camada íntima, formando uma placa e provocando o estreitamento da luz arterial.

Os fatores de risco para as doenças cardiovasculares são idade, obesidade, tabagismo, hipertensão, dislipidemias, diabetes melito e história familiar.

Durante os anos reprodutivos, o risco de doença coronariana é baixo. Os níveis elevados do HDL-colesterol, um achado atribuído aos estrogênios, certamente contribuem para essa proteção. Após a menopausa, o risco da doença coronariana dobra, aproximando-se progressivamente dos índices verificados nos homens.

A hipertensão acomete mais de dois terços das mulheres com mais de 60 anos de idade, e o risco da doença cardiovascular está diretamente relacionado com os níveis da pressão arterial, acrescidos de outros fatores de risco.

A hipercolesterolemia está intimamente relacionada com o desenvolvimento de doença cardiovascular. O HDL-colesterol mostra uma forte associação inversa com a incidência de doença cardiovascular. Níveis de HDL-colesterol < 50mg/dL e níveis elevados de triglicérides são preditores independentes de risco de morte por doença cardiovascular. Mulheres com colesterol total > 265mg/dL têm índices de doença coronariana três vezes maior do que as normocolesterolêmicas. O poder dessa associação entre níveis de colesterol e doença cardiovascular diminui com o envelhecimento, e aos 80 anos de idade o custo-benefício pode não mais justificar uma intervenção sobre o colesterol.

Os triglicérides são fatores de risco importantes; contudo, o risco aumentado é observado somente quando a hipertrigliceridemia encontra-se associada ao HDL baixo. O risco é substancialmente elevado se os triglicérides estiverem > 400mg/dL e o HDL < 50mg/dL. Os triglicérides elevados podem estar associados a obesidade, tabagismo e sedentarismo.

Tabagismo

Entre todos os fatores de risco, o cigarro é a causa mais prevenível de morte prematura. Sua relação com as doenças cardiovasculares, acidentes vasculares cerebrais, doença pulmonar obstrutiva crônica, cânceres do trato respiratório, esôfago, rim, bexiga, pâncreas, gastrointestinal, mama e ginecológico, além de inúmeras outras doenças crônicas, como a osteoporose, está bem documentada. Parar de fumar diminui rapidamente o risco de doença coronariana, mas serão necessários 10 anos para retornar ao risco das não fumantes. O risco de derrame cerebral se iguala ao das não fumantes após 2 a 4 anos.

Atividade física

Existe uma relação direta entre atividade física na pós-menopausa e níveis de HDL-colesterol, sendo a resposta maior nas pacientes com baixos níveis de HDL do que naquelas com níveis normais ou elevados.

A frequência cardíaca máxima durante um exercício físico de uma pessoa sedentária pode ser calculada pela equação FCmáx = 198 − (0,63 × idade). O limiar mínimo para um exercício efetivo é de 60% da FCmáx. Para se obter um benefício cardiovascular e prevenção da osteoporose, o exercício deve ser praticado pelo menos três vezes por semana. Uma caminhada efetiva deve percorrer quatro a seis quilômetros a uma velocidade média de 1km em 10 minutos. Contudo, uma caminhada mais lenta pode produzir, também, efeitos favoráveis, como redução da gordura corpórea e aumento do HDL-colesterol. Portanto, vale a pena incorporar a caminhada, qualquer que seja, aos hábitos da vida cotidiana.

Obesidade

A obesidade é fator de risco para diabetes melito, baixos níveis de HDL, hipertensão, doença coronariana, artrite degenerativa e colecistopatia. A relação cintura/quadril é uma maneira prática de estimar o grau de gordura central (androide) em relação à gordura no nível do quadril (ginecoide). A razão é obtida medindo-se os perímetros no nível do umbigo e da crista ilíaca anterior. Uma relação > 0,85 está associada a aumento do risco cardiovascular.

O índice de massa corpórea (IMC = peso dividido pela altura ao quadrado) deverá ser obtido a cada consulta. Ele deverá, idealmente, situar-se entre 20 e 25. Um IMC > 27 exige intervenção com dieta e exercícios físicos.

Câncer

Os cânceres do pulmão, das mamas, colorretais, uterinos (colo e corpo), da pele – incluindo o melanoma – e do ovário são, por ordem de frequência e importância, aqueles com os quais devemos objetivamente nos preocupar, pois alguns (colo, endométrio e pele) são preveníveis, e os demais dependem de um diagnóstico precoce para aumentar as chances de cura ou sobrevida. Estima-se que a metade dos cânceres na mulher esteja relacionada com o estilo de vida, como tabagismo, consumo de bebidas alcoólicas, doenças infecciosas, dieta e comportamento sexual.

As medidas gerais que devem ser tomadas para prevenir ou reduzir as chances de um câncer estão relacionadas a seguir:

1. Insistir na proibição do cigarro ou de qualquer tipo de fumo.
2. Restringir o uso de bebidas alcoólicas.
3. Investigar a exposição a carcinogênios no local de trabalho.
4. Evitar o uso desnecessário de drogas potencialmente carcinogênicas.
5. Usar raios X com prudência.
6. Insistir para que se evite a exposição excessiva ao sol e para que se use um protetor solar adequado.
7. Individualizar a necessidade, o tipo, o esquema e a via da reposição hormonal.
8. Usar o condom como proteção contra HIV, HPV e outras doenças sexualmente transmissíveis.
9. Promover uma dieta pobre em carnes vermelhas e ricas em fibras, frutas frescas e vegetais.
10. Estabelecer o peso ideal e discutir os meios adequados para atingi-lo e manter o controle.

Doenças infecciosas

As doenças infecciosas são responsáveis por 30% da mortalidade total entre os idosos. O declínio dos mecanismos naturais de defesa torna os indivíduos mais suscetíveis às infecções. Os sinais e sintomas de uma infecção podem apresentar-se de maneira mais discreta e vaga. Sintomas como confusão mental, fraqueza, perda de apetite, diminuição da *performance* ou desinteresse geral podem indicar a presença de uma infecção. Quando um idoso encontra-se doente e não há uma causa aparente, devemos considerar a possibilidade de uma infecção.

A temperatura corporal em caso de uma infecção encontra-se geralmente diminuída. Uma bacteriemia afebril não é rara e, com frequência, o idoso responde a uma infecção bacteriana aguda com uma linfopenia significativa, cuja severidade compromete o prognóstico. As infecções mais frequentes são pneumonias, gripe, tuberculose, hepatite B e infecções cutâneas.

Acidentes

Constituem a quinta causa mais frequente de morte no idoso, metade das quais provocada por quedas. Essas podem ser devidas a acidentes ambientais, como escadas, tapetes, pisos escorregadios, uso de chinelos e iluminação deficiente, bem como doenças neurológicas crônicas, arritmia cardíaca e uso de medicamentos que deprimem o SNC ou causam hipotensão. Mais da metade das quedas podem ser prevenidas por meio de medidas profiláticas apropriadas, especialmente no ambiente doméstico.

Iatrogenia

As formas mais comuns de iatrogenia incluem mau uso de medicações, a presença de cateteres e sondas por tempo prolongado, perda de condicionamento físico devido a repouso prolongado na cama e dependência social exagerada, tão frequentemente estimulada por familiares excessivamente preocupados com seus idosos.

A imensa maioria dos idosos (80% a 90%) faz uso de medicamentos. Em média, eles usam entre dois e cinco medicamentos prescritos por médicos, acrescidos de outros dois a três sob a forma de automedicação ou sugeridos por leigos. Um quarto dos idosos toma quatro ou mais drogas diferentes por dia. Quanto mais drogas eles tomam, maiores as chances de apresentarem efeitos colaterais.

Hipotireoidismo

Ocorre em 5% a 7% das mulheres na pós-menopausa. Os sintomas são geralmente discretos. Uma avaliação do TSH é recomendada a cada 2 anos, ou quando da presença de sintomas sugestivos.

No que se refere às estratégias de saúde para a mulher climatérica, poderíamos concluir que os fatores de risco para muitas doenças e incapacidades físicas podem ser detectados precocemente, e o tratamento adequado dessas doenças ou sua prevenção podem diminuir a mortalidade, prolongar a vida e promover melhor qualidade de vida.

Comportamentos prejudiciais à saúde são responsáveis pela maioria das morbidades e pela mortalidade prematura dos idosos. Os médicos e particularmente nós, os ginecologistas, temos a possibilidade e, mais do que isso, a obrigação de desenvolver estratégias para auxiliar nossas pacientes a modificarem seus hábitos de vida. A identificação de um comportamento de risco não é difícil. Difícil, e muitas vezes frustrante, é a tentativa de modificar esses comportamentos. Essa tarefa somente terá uma possibilidade de êxito se conseguirmos estabelecer um forte vínculo na relação médico-paciente.

Finalmente, ao enfocar as estratégias de saúde para evitar, prevenir, adiar ou melhorar a qualidade de vida das mulheres, a TRH terá de ser obrigatoriamente discutida. Gostaria, entretanto, de firmar uma posição pessoal. Exagerada ênfase tem sido atribuída aos estudos HERS, WHI e o *Million Women Study* (MWS). Suas conclusões, questionáveis, têm sido alardeadas, particularmente por clínicos, cardiologistas, angiologistas, oncologistas e outros especialistas, como um ponto final na polêmica sobre hormônios, câncer de mama e proteção cardiovascular. São indispensáveis, contudo, o conhecimento integral e uma análise crítica desses estudos, que tanta discussão têm suscitado no meio médico, para que se possa responder corretamente, e sem sofismas, a todas as indagações. Se prevalecerem manifestações passionais ou palpites de médicos mal-informados e incapazes de fazer uma interpretação correta de um trabalho científico, as grandes perdedoras serão, sem dúvida, as mulheres. Elas estarão sendo induzidas a abrir mão de condutas solidamente estabelecidas, através de décadas de pesquisas e estudos observacionais, e que muito contribuíram para melhorar a qualidade de suas vidas. A esse respeito, sugiro algumas recomendações aos ginecologistas e demais especialistas.

Aos ginecologistas:

> Não pensem que os hormônios são capazes de resolver problemas cardiovasculares, metabólicos, colorretais ou esqueléticos. Eles podem exercer um papel preventivo ou coadjuvante importante. Deixem a responsabilidade do acompanhamento desses casos para os respectivos especialistas. Limitem suas indicações aos problemas ginecológicos, que são, afinal, os que trazem as mulheres à consulta. Os efeitos favoráveis sobre alguns parâmetros não reprodutivos vêm por acréscimo, e são importantíssimos para o bem-estar físico, psíquico e social de nossas pacientes.

Aos demais especialistas:

> Não enxerguem a mulher sob uma óptica míope, limitada a uma variz, a uma coronária, a um osso, a uma mama. A mulher é muito mais do

que isso. Procurem entender um pouco mais sobre o ser feminino – sua afetividade, sua sexualidade, seus anseios, seus conflitos, sua autoimagem, sua inserção no competitivo mercado de trabalho. Conheçam um pouco sobre os hormônios sexuais e seus respectivos mecanismos de ação. Procurem diferenciar ações estrogênicas, progestacionais e androgênicas, a interação entre elas, bem como suas diversas vias e esquemas de administração. Se, a seu juízo, houver uma incompatibilidade da terapia hormonal com uma situação clínica específica, antes de proibi-la ou falar que ela terá um câncer, enfarte ou trombose, entrem em contato com o ginecologista e discutam o caso com ele. Quem sabe ambos não terão algo mais a aprender?

Fisiologia do climatério

As diversas etapas da vida da mulher são regidas pela função ovariana. Enquanto os ovários não se expressarem hormonalmente, a mulher viverá sua infância. O início de sua atividade e as consequentes modificações morfofisiológicas introduzidas no organismo feminino irão sinalizar a puberdade. Atingida a plenitude da função ovariana com o surgimento dos ciclos ovulatórios, a mulher viverá seu período reprodutivo ou de maturidade sexual (menacme). O climatério, caracterizado pela falência progressiva da função ovariana, é o período de transição entre a fase reprodutiva e a senilidade.

Se o ovário é a glândula que rege as diversas etapas da vida da mulher, sua "reserva folicular" é o elemento nobre que comandará sua função, até seu completo esgotamento, o que será identificado pela menopausa.

Esse *pool* folicular começa a se formar por volta da sexta à oitava semana de vida embrionária, a partir da rápida multiplicação mitótica das células germinativas, atingindo o número de 6 a 7 milhões por volta da 16ª à 20ª semana. Daí em diante, ocorrerá intensa e dramática redução no número das células germinativas. Ao nascimento, elas estarão reduzidas a cerca de 1 milhão e meio e ao iniciar-se a puberdade, época em que os ovários se tornam funcionalmente ativos, entre 300 mil e 500 mil.

Essa redução numérica ocorre a partir da maturação parcial dos folículos e da subsequente atresia, motivada pela regressão de oócitos durante a meiose, pela degeneração dos oócitos que não foram envolvidos pela camada de células da granulosa e pela perda das células germinativas localizadas junto à superfície do ovário que se incorporam ao epitélio superficial deste ou são descamadas na cavidade peritoneal. Uma vez os oócitos estejam envolvidos nos folículos primordiais (logo após o nascimento), sua perda somente se fará pela maturação parcial e subsequente atresia folicular. Algumas anomalias cromossômicas podem acelerar essa perda de células germinativas, como ocorre com os indivíduos portadores da síndrome de Turner. Portanto, a menopausa ocorrerá tardia ou prematuramente, na dependência da população folicular ovariana ou da capacidade de resposta dos folículos aos estímulos gonadotróficos normais.

O conhecimento da fisiopatologia da "transição menopausal" – definida como o período da perimenopausa compreendido entre o aparecimento das primeiras irregularidades menstruais e a última regra (Burger, 1996) – cuja duração média gira em torno de 4 anos, é fundamental para a consolidação do diagnóstico de uma eventual falência ovariana prematura ou orientação de medidas terapêuticas, visando à obtenção de uma gestação ou à correção de uma irregularidade menstrual.

Destaquemos alguns dados importantes. Com relação à dinâmica folicular, verifica-se uma redução numérica dos folículos primordiais, de maneira mais ou menos constante, do nascimento até os 37 anos de idade, quando restarão cerca de 25 mil folículos ovarianos. Nos anos subsequentes, até a menopausa, ocorrerá uma aceleração da depleção folicular. Por ocasião da menopausa (última regra), eles estarão reduzidos a cerca de 1.000 folículos, o que representaria o limite inferior necessário para manter os ciclos menstruais ou apenas um resíduo de folículos funcionalmente incompetentes. Nos 2 a 3 anos subsequentes à menopausa, os folículos praticamente se esgotam, permanecendo apenas alguns folículos degenerados, apresentando uma pobre camada de células da granulosa, sem o *cumulus oophorus* e o respectivo oócito e, eventualmente, alguns cistos de inclusão, frequentemente detectados à ultrassonografia e sem nenhum significado patológico.

A diminuição acelerada da população folicular após os 37 anos de idade irá alterar a dinâmica hormonal do climatério, pois tanto o estradiol como a inibina são produtos das células da granulosa dos folículos. O folículo dominante é a principal fonte do estradiol circulante, enquanto a inibina é produzida pelos demais folículos. É interessante observar que a elevação do FSH começa em torno dos 40 anos de idade, coincidindo com o período de aceleração da atresia folicular. Como 90% do pico ovulatório de estradiol são produzidos pelo folículo dominante, enquanto a mulher estiver ovulando, não haverá deficiência estrogênica; por conseguinte, a elevação do FSH não se deve à falta do *feedback* negativo pela queda do estrogênio, mas reflete provavelmente a diminuição acelerada do número de folículos e, consequentemente, da inibina. Tal elevação do FSH pode, por sua vez, fornecer um estímulo adicional à maturação folicular e à manutenção do estradiol circulante em níveis fisiológicos, possibilitando a ocorrência de ciclos ovulatórios, inclusive uma eventual gravidez, até próximo dos 50 anos de idade.

Pelo exposto, admitindo-se que a secreção da inibina pelo folículo permaneça inalterada, ela seria um marcador biológico mais sensível do que o FSH na sinalização do envelhecimento ovariano. Contudo, esses critérios podem ser enganosos, e a ciclicidade, algumas vezes, pode retornar após longo período de refratariedade. O FSH é, fundamentalmente, um indicador indireto da atividade secretora de estradiol dos grandes folículos e não é afetado pelo número dos pequenos folículos que se acham endocrinologicamente silenciosos.

Dinâmica hormonal do climatério

O ovário pode ser didaticamente dividido em três compartimentos, cada um com características esteroidogênicas próprias: o primeiro é representado pelos folículos, cujo principal produto é o estradiol. Estes folículos são estimulados pelas gonadotrofinas FSH e LH. O segundo compartimento é representado pelo corpo lúteo, e seu principal produto é a progesterona, juntamente com o estradiol. O corpo lúteo também é estimulado pelo FSH e o LH. O terceiro compartimento é o estroma, que, diferente do estroma dos demais tecidos do organismo, apresenta propriedades esteroidogênicas próprias, e os androgênios (testosterona e androstenediona) são os esteroides por ele produzidos. Essa ação é mediada somente pelo LH. As células do estroma não contêm receptores de FSH.

Verifica-se que, com o correr dos anos, há diminuição progressiva do número de folículos e, consequentemente, aumento relativo do estroma ovariano, o que irá interferir na dinâmica hormonal do climatério. As células da teca interna provenientes dos milhares de folículos atrésicos serão reincorporadas ao estroma, de onde se originaram, e continuarão a secretar, sob estímulo do LH, os hormônios que são próprios desse compartimento, ou seja, testosterona e androstenediona.

A redução numérica dos folículos resulta em gradual diminuição da produção da inibina (produzida pelas células da granulosa dos folículos) que atua especificamente bloqueando a liberação do FSH hipofisário. A diminuição da inibina e, consequentemente, de seu efeito de *feedback* negativo resultará na elevação do FSH, sendo esta a primeira indicação laboratorial do climatério incipiente.

O FSH elevado induzirá um desenvolvimento acelerado dos folículos, provocando encurtamento da primeira fase do ciclo menstrual e resultando em ciclos mais curtos, o que caracteriza a primeira evidência clínica do climatério incipiente. A contínua diminuição numérica dos folículos levará à diminuição dos níveis de estrogênios e, quando estes não forem mais suficientes para desencadear a liberação do pico pré-ovulatório de LH, surgirão os ciclos anovulatórios e as irregularidades menstruais. Cessadas as ovulações, o LH começa a se elevar, porém sem atingir jamais os níveis do FSH.

O fato de o ovário ter esgotado sua população folicular e a mulher ter entrado na menopausa não significa que não exista mais função ovariana. Na verdade, o ovário continua ativo, só que de uma maneira diferente daquela observada na menacme. A menopausa sinaliza apenas o fim da função reprodutiva. Ao contrário do que muitos imaginam, o ovário pós-menopausa não é um órgão falido, depositário apenas das cicatrizes fibrosadas, remanescentes de uma intensa atividade ovulatória durante a menacme. O exame histológico do ovário na pós-menopausa revela um número reduzido de folículos primordiais inativos. Folículos em fase de crescimento são raros, porém é comum encontrar alguns folículos císticos, sem o *cumulus oophorus* e as respectivas células germinativas, apresentando uma camada de células da granulosa delgada e atípica e uma teca fibrosada. A histologia desses ovários sugere que a maioria das estruturas produtoras de estrogênios, senão todas, está ausente. Permanece apenas o estroma que, como vimos, é um tecido produtor de androgênios. Portanto, o ovário na pós-menopausa continua ativo, secretando, fundamentalmente, testosterona e androstenediona (Figura 4.1).

Outro aspecto extremamente importante na esteroidogênese pós-menopausa foi descrito inicialmente por Smith (Smith GVS. Carcinoma of endometrium: review with results of treatment through 1935. New Engl J Med 1941; 225:608-15), sendo por ele denominado "hiperplasia do estroma cortical ovariano" e encontrado em maior ou menor grau em um terço dos ovários pós-menopausa.

O esgotamento da população folicular e a consequente ausência do *feedback* negativo do estradiol e da inibina levarão a paciente ao quadro de hipogonadismo hipergonadotrófico que caracteriza o climatério. A elevação do FSH não afetará a função ovariana porque não existem mais folículos em atividade, porém o LH elevado continuará estimulando o estroma ovariano, resultando no aumento dos esteroides normalmente produzidos nesse compartimento (testosterona e androstenediona). Como o estímulo do LH é intenso e crônico, o estroma poderá responder por meio

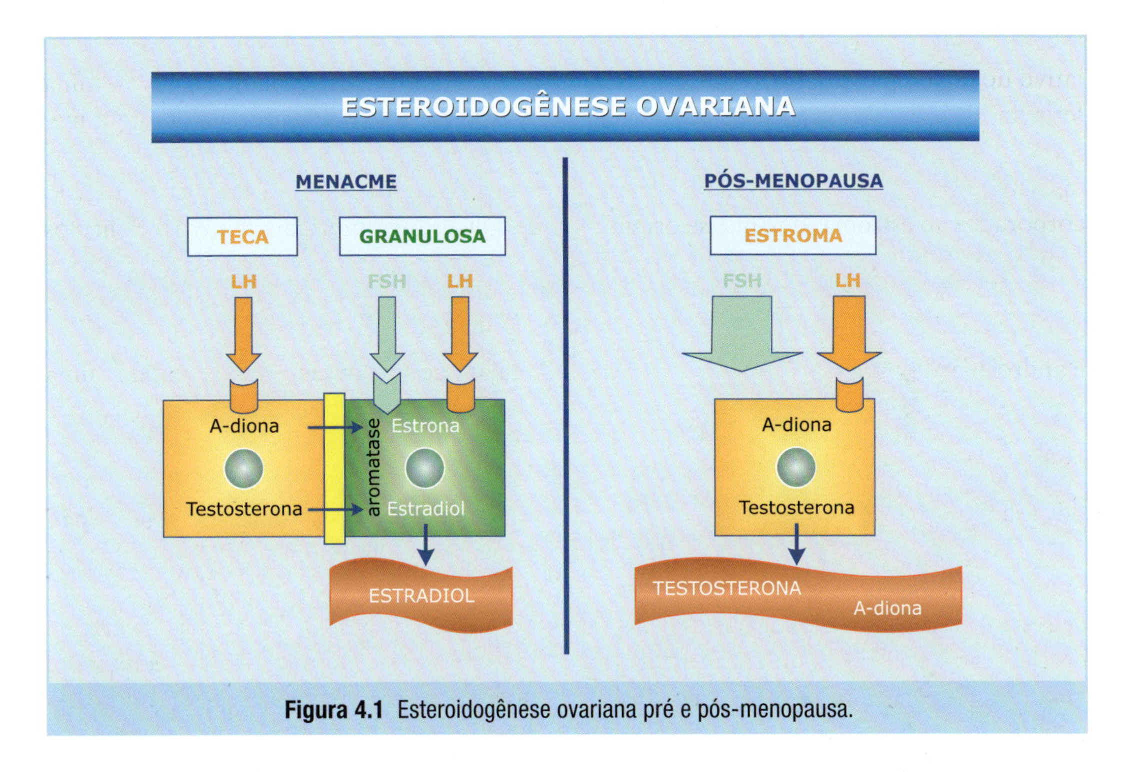

Figura 4.1 Esteroidogênese ovariana pré e pós-menopausa.

de uma hiperplasia e, consequentemente, com maior produção de androgênios. A hiperplasia do estroma cortical ovariano foi encontrada em 156 das 180 portadoras de adenocarcinoma do endométrio na pós-menopausa estudadas por Smith. Esses achados foram confirmados por outros autores.

A hiperplasia apresenta ao corte uma coloração amarelada, e o estroma é denso e de disposição nodular. Histologicamente, os núcleos são maiores e o colágeno escasso, dando a impressão, pelas técnicas de coloração de rotina, de tratar-se de um córtex anormalmente escuro devido à maior impregnação pela hematoxilina (Figura 4.2).

Espalhados pelo estroma, encontram-se grupos de células isoladas de aspecto epitelioide, contendo material lipídico, semelhantes às células da teca interna luteinizadas. Esse aspecto é denominado tecomatose ou hipertecose. Ocasionalmente, pode haver a formação de granulomas corticais contendo cristais de gordura anisotrópica intra e extracelulares (cristaloides de Reinck).

Esses androgênios secretados pelo estroma se somarão à androstenediona de origem suprarrenal, aumentando consideravelmente os níveis de substratos para serem eventualmente transformados em estrogênios nos tecidos periféricos, especialmente nos adipócitos. Lembra-se da clássica associação entre obesidade e carcinoma do endométrio?

Fontes extraovarianas de produção de estrogênios

Até aqui, vimos que o ovário na pós-menopausa continua sendo um órgão esteroidogenicamente ativo, embora com características diferentes do padrão de secreção verificado na menacme. Sua produção é quase que exclusivamente androgênica. A esses androgênios se soma a androstene-

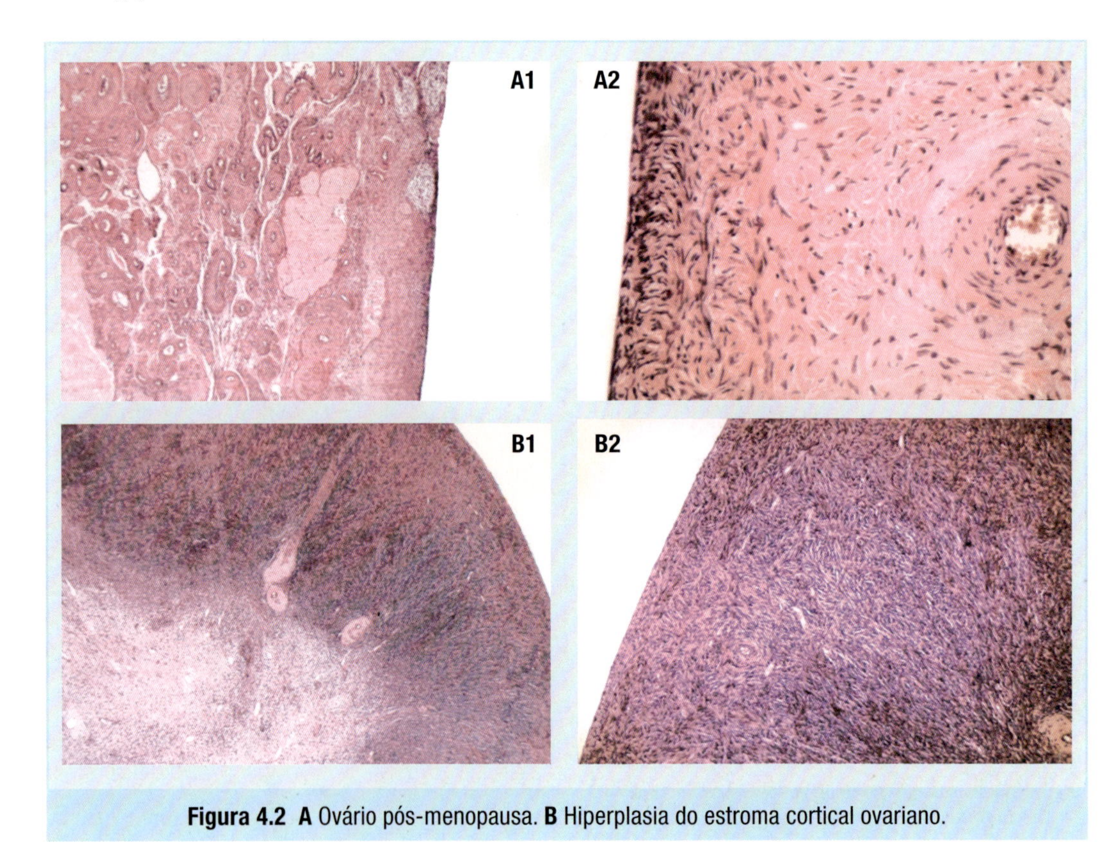

Figura 4.2 A Ovário pós-menopausa. **B** Hiperplasia do estroma cortical ovariano.

diona de origem suprarrenal, que continua sendo produzida nas mesmas quantidades da pré-menopausa.

Essas alterações sugerem que, uma vez atingida a menopausa, toda mulher apresentará um quadro de hiperandrogenismo, com suas consequentes manifestações clínicas. Na verdade, isso ocorre em algumas mulheres, mas não é definitivamente a regra. Algumas podem inclusive apresentar sinais e sintomas paradoxais de excesso de estrogênios.

De onde vêm, então, esses estrogênios?

Esta questão foi motivo de intensas investigações realizadas por Mc Donald e Siiteri (Siiteri PK. Nonglandular production of estrogen. In: Givens JR. Gynecologic endocrinology. Year Book Medical Publishers, 1977: 171-81), que culminaram com o esclarecimento sobre as fontes extraglandulares de produção de estrogênios, nas quais um precursor androgênico é convertido em estrogênio. Como a androstenediona é o androgênio produzido em maior quantidade (pela soma das fontes ovariana e suprarrenal), sua aromatização periférica em estrona faz desse hormônio o principal estrogênio circulante na pós-menopausa. Pequenas quantidades de estradiol são também produzidas pela aromatização periférica da testosterona ovariana e pela interconversão estrona ↔ estradiol. Mc Donald e Siiteri identificaram o tecido adiposo como a principal fonte de aromatização, embora músculos, fígado e cérebro também sejam ricos em aromatases e também transformem androgênios em estrogênios. Existe uma nítida e significativa relação entre peso corporal e conversão de androstenediona em estrona. Outros fatores também favorecem essa conversão, porém em níveis menos significativos, como idade e doença hepática. Uma outra causa importante de aumento dos precursores androgênicos é a hiperplasia do estroma cortical ovariano, que fornece maiores quantidades de substrato para a aromatização.

Em síntese, podemos concluir que, apesar de a mulher menopausada ter uma produção estrogênica inferior à necessária para a função reprodutiva, ela não é desprezível ou ausente, mas talvez, em alguns casos, satisfatória para manter o trofismo genital e a paciente livre de sintomas.

Do ponto de vista clínico, é fundamental identificar o padrão endócrino da paciente pós-menopausa, pois é exatamente esse perfil que irá orientar a conduta clínica e terapêutica.

Assim, segundo Howard Judd (Judd H. Hormonal dynamics associated with the menopause. Clin Obst Gynecol 1976; 19: 775-880), encontraremos um grupo de mulheres que se apresentam hormonalmente equilibradas para a idade, sem manifestações clínicas específicas. Nessas pacientes, a terapia hormonal é questionável e deverá ser bem avaliada. Outro grupo apresentará manifestações clínicas que podem ser divididas em três categorias:

1. Aquelas que apresentam sinais e sintomas de deficiência estrogênica, como instabilidade vasomotora (fogachos, sudorese noturna, palpitações, cefaleia), atrofia dos órgãos genitais (ressecamento vaginal, dispareunia, sintomas urinários, como frequência, urgência e incontinência) e alterações da pele e do esqueleto (osteoporose, rugas, ressecamento cutâneo e perda de colágeno).
2. Aquelas que apresentam sinais e sintomas de excesso de androgênios, como defeminização, hirsutismo, alopecia e, eventualmente, virilização. Estas são geralmente magras, pobres em tecido adiposo, mas podem também ser obesas, o que, por outros mecanismos, favorece a hiperinsulinemia com consequente estímulo do estroma ovariano a produzir androgênios, ao mesmo tempo que diminui a síntese da SHBG, permitindo maior quantidade de testosterona livre circulante.
3. Aquelas que apresentam sinais e sintomas paradoxais de excesso de estrogênios, como hiperplasia ou adenocarcinoma do endométrio. São geralmente obesas e, portanto, as que apresentam maiores índices de aromatização.

Nessa dinâmica hormonal do climatério, devemos lembrar que as alterações nos níveis circulantes dos esteroides sexuais afetam não somente a função reprodutiva, mas também os aparelhos urogenital, cardiovascular, esquelético e tegumentar. Podem ainda provocar mudanças significativas no humor e em uma variedade de comportamentos não reprodutivos, que vão desde as funções sensorimotoras até as funções de memória e aprendizado. Receptores celulares de esteroides sexuais foram identificados em áreas específicas do cérebro: hipófise, hipotálamo, sistema límbico, *locus coeruleus* e córtex cerebral. Evidentemente, a natureza não distribuiria esses receptores se eles não exercessem ações específicas nesses locais. Existe ainda um campo enorme a ser investigado nessa área, e são exatamente esses desafios que tornam a endocrinologia ginecológica tão fascinante e intrigante.

Sintomas do climatério

Dentre os mais frequentes, destacam-se fogachos (ondas de calor), sudorese, irregularidades menstruais, insônia, desânimo, alterações do humor (baixo astral), diminuição da memória (principalmente para nomes e fatos recentes), ressecamento e perda de elasticidade da vagina, com consequentes dor e dificuldade nas relações sexuais; incontinência urinária, urgência miccional, síndrome uretral e infecções urinárias de repetição, ressecamento, perda do colágeno e atrofia da pele, favorecendo o aparecimento de rugas. A longo prazo podem surgir as fraturas osteoporóticas, aumento dos acidentes cardiovasculares e manifestações cerebrais, como a doença de Alzheimer. Na verdade, essas complicações tardias são basicamente consequências da longevidade e de outros fatores ligados à herança genética e ao estilo de vida de cada uma, mas, sem dúvida, a deprivação hormonal do climatério é um importante fator coadjuvante, e sua reposição pode prevenir/retardar seu aparecimento ou aliviar a sintomatologia.

Devemos destacar que os sintomas de aparecimento precoce, como ondas de calor e ressecamento vaginal, embora extremamente desagradáveis, não representam riscos maiores ou prejudicam a saúde da mulher. As consequências mais graves, e com elevados índices de invalidez e mortalidade, como as doenças cardiovasculares, as fraturas por osteoporose e as demências cerebrais, só se manifestarão tardiamente, 10, 20 ou mais anos após a menopausa. Durante todo esse tempo elas cursarão uma evolução insidiosa e silenciosa, para mais tarde eclodirem, às vezes de maneira dramática.

Se essas alterações são em grande parte estrogênio-dependentes, sua reposição irá, com maior ou menor intensidade, prevenir ou reverter o quadro clínico. Esta é, portanto, a racionalidade da reposição hormonal do climatério, ou seja, se estamos vivendo mais, é fundamental que vivamos com uma boa qualidade de vida.

É importante enfatizar que melhorar a qualidade de vida não significa a promessa da "fonte da eterna juventude". Ouve-se, com frequência, que a menopausa é um fenômeno natural e deve ser aceita como tal, e que a reposição hormonal seria uma medida antinatural. Algumas mulheres argumentam também que suas mães e avós nunca tomaram hormônios e não tiveram problemas maiores. Mas, será que elas viveram o tempo suficiente após a menopausa para que eles se manifestassem? Será que as demandas da sociedade e o papel social da mulher, na época em que viveram, eram as mesmas de hoje? Será que tiveram uma qualidade de vida como as que atualmente estão fazendo reposição hormonal? A longevidade implica inevitavelmente uma série de alterações físicas e metabólicas. A diminuição da visão e da audição, a perda de dentes, a diminuição dos reflexos sensorimotores e a osteoporose, por exemplo, são consequências naturais da idade, e nem por isso devemos nos resignar e aceitá-las passivamente. Se negarmos a reposição hormonal às pacientes que se queixam dos sintomas típicos de sua deprivação, sob a alegação de ser antinatural, deveríamos também, pelos mesmos motivos, combater o uso de óculos, do aparelho para surdez, da dentadura, da bengala e da prótese ortopédica. Os avanços da medicina e da tecnologia estão aí para nos servir.

Terapia de reposição hormonal (TRH)/terapia hormonal (TH)

Terapia de reposição hormonal significa repor uma substância hormonal que o organismo deixou de produzir, seja por uma doença, seja por falência funcional de uma glândula. Qualquer glândula – hipófise, ovário, testículo, tireoide, paratireoide, suprarrenal – pode falhar em qualquer época da vida, e quando isto ocorre, instala-se uma endocrinopatia. O ovário, porém, diferentemente do testículo e das demais glândulas, encerra sua função produtora de estrogênios por volta dos 50 anos de idade. Este fato levanta a discussão sobre a impropriedade da expressão "reposição hormonal", pois, fisiologicamente, essa glândula, na pós-menopausa, não mais produz estrogênios. Terapia hormonal (TH), e não terapia de reposição hormonal (TRH), seria mais apropriada. Talvez sim, talvez não. Esta é uma questão menor (idiota, eu diria), puramente semântica e estéril. Escolha o termo que lhe for mais simpático. A dar valor a esses detalhes, a paciente faria a TRH até os 50 anos e a TH após os 50. Assim, uma paciente com menopausa prematura aos 38 anos faria TRH, depois, aos 50 anos, iniciaria a TH. Qual é a real importância dessa terminologia?

Segundo Genazzani e Gambacciani:

> Hormônios não são drogas e não são destinados a curar. A administração dos hormônios após a menopausa não é uma terapia para uma doença. A TH, por definição, pode somente prevenir e/ou até certo ponto reverter os efeitos clínicos e metabólicos da deprivação estrogênica.

Antes de iniciar a terapia hormonal, é obrigatório um minucioso exame clínico geral, incluindo os exames laboratoriais, como glicose, perfil lipídico e marcadores do risco cardiovascular, a avaliação da função tireoidiana, a pesquisa de sangue oculto nas fezes e outros que eventualmente a história da paciente possa sugerir. O exame ginecológico, incluídas a colpocitologia e a colposcopia, deverá ser complementado pela ultrassonografia endovaginal, para se fazer o mapeamento pélvico prévio, e pela mamografia.

Cabe ao ginecologista, pelas próprias características da especialidade, a responsabilidade de atuar como elemento de frente no exercício da medicina preventiva, conforme acentuado no início do capítulo. Atenção especial deverá ser focalizada no endométrio, o qual poderá apresentar uma patologia não identificada, como pólipos, hiperplasia ou mesmo um adenocarcinoma silencioso. A não observância desses cuidados poderia levar a graves consequências ou, no mínimo, a um tipo inadequado de tratamento.

A avaliação do endométrio poderá ser feita por meio do teste do progestogênio, do ultrassom transvaginal, da hidrossonografia e, eventualmente, pela histeroscopia. A densitometria óssea da coluna lombar e do colo do fêmur deve ser solicitada somente se existirem fatores de risco para osteoporose, ou em pacientes que entraram há mais de 5 anos na menopausa e nunca fizeram uso de TRH. Seu emprego de rotina, em todas as pacientes, é exagero e representa uma despesa extra para a paciente.

Os objetivos da TH são:

- Alívio da sintomatologia climatérica.
- Conservação do trofismo urogenital.
- Conservação da massa óssea.
- Conservação do trofismo e da elasticidade da pele.
- Proteção cardiovascular (apesar de os estudos HERS e o WHI o negarem).
- Manutenção ou melhora do bem-estar geral.
- Melhora da sexualidade (se esta for um valor pessoal).
- Retardar ou prevenir doenças degenerativas do SNC.

Toda sintomatologia, a curto, médio e longo prazo, é devida exclusivamente à falência estrogênica; assim sendo, o tratamento racional e objetivo deverá consistir na administração de estrogênio. Em casos bem selecionados, o estrogênio isolado poderá ser considerado em pacientes com útero; no entanto, teremos de assumir a responsabilidade de prevenir uma eventual hiperplasia ou, até mesmo, um adenocarcinoma, o que não ocorre em curto espaço de tempo. O tempo médio gira em torno de 2 anos. É fundamental, portanto, monitorizar a paciente por meio de ultrassom endovaginal, biópsia do endométrio ou, eventualmente, de histeroscopia.

Quando começar e quando parar a terapia de reposição hormonal? Nem antes, nem depois. Devemos lembrar que todo ato médico deve ser precedido de uma criteriosa avaliação dos riscos e benefícios. Existem muitos mitos, preconceitos e fantasias acerca da menopausa e da TRH. É comum ouvir dizer que as mulheres com mais de 40 anos de idade deveriam iniciar a hormonioterapia para prevenir a menopausa. Isso é tão absurdo quanto tomar insulina para prevenir o diabetes. O indivíduo terá de manifestar os sintomas da doença para depois iniciar o tratamento. Portanto, devemos começar o tratamento quando surgirem os sintomas iniciais e específicos da falta de estrogênios, como fogachos, ressecamento da pele e da vagina, insônia, diminuição da memória, depressões menores que surgem nesse período, desânimo, ou quando as regras começarem a falhar. Lembre-se, contudo, que nem todas as mulheres necessitam de tratamento hormonal. Algumas estão hormonalmente equilibradas graças às fontes extraovarianas de produção de estrogênios.

Uma questão, muito valorizada pelas mulheres e por alguns médicos, refere-se às dosagens hormonais com a finalidade de saber se a paciente já está no climatério ou se já está na hora de iniciar a reposição. Existe inclusive uma expressão pomposa para essa avaliação: o estudo do perfil hormonal da paciente, em que se pede a dosagem de uma infinidade de hormônios – FSH, LH, estradiol, progesterona, testosterona, androstenediona, di-hidrotestosterona (DHT) e outros (isto é chiquérrimo! Este doutor sabe tudo!!!).

Essa conduta é totalmente desnecessária, e até mesmo ridícula, pois a própria mulher já faz sua autodosagem hormonal, de grandes sensibilidade e especificidade, mensalmente, a partir de seu padrão menstrual. A regra é o espelho da função ovariana: se ela estiver regular, é porque o ovário está funcionando normalmente. Quando os ovários começarem a falhar, as regras tornar-se-ão irregulares.

Outro sintoma que se encontra diretamente relacionado com a queda dos hormônios estrogênicos é a onda de calor ou fogacho. Se ela se manifestar, mesmo que as menstruações ainda estejam presentes, afastado um hipertireoidismo, é sinal seguro da diminuição da função ovariana.

As dosagens só devem ser solicitadas quando se suspeitar de uma menopausa prematura e em casos especiais, quando se deseja avaliar se a paciente em uso de pílula anticoncepcional ainda pode ser considerada fértil ou quando os sintomas clínicos sugerirem uma falência ovariana em pacientes que já tiveram seus úteros removidos e, portanto, não menstruam mais.

Um temor invariavelmente levantado pelas pacientes se prende à velha expressão: "hormônio é uma faca de dois gumes: alivia a onda de calor, mas engorda e provoca câncer". Para complicar ainda mais, a interrupção prematura do estudo WHI, alardeando o aumento do risco para câncer de mama e negando um efeito cardioprotetor no grupo de pacientes usando o esquema combinado contínuo de estrogênios conjugados + acetato de medroxiprogesterona, causou uma verdadeira convulsão na comunidade científica e leiga de todo o mundo.

Com relação ao peso, a literatura científica comprovou que o estrogênio não aumenta a quantidade de tecido gorduroso. O que ele faz é distribuir a gordura no padrão feminino, ou seja, nas mamas e nos quadris, o que é claramente percebido por ocasião da puberdade. Contudo, ele provoca fisiologicamente uma retenção de líquidos, o que faz com que algumas pacientes aumentem de peso. Nesse caso, elas estão inchadas, e não gordas, e a adição de um diurético as fará perder peso (lembra-se da TPM?).

É importante acentuar alguns aspectos ligados a esse período da vida. A mulher torna-se menos ativa fisicamente. Há uma tendência maior ao sedentarismo e, consequentemente, uma queima menor de calorias. Muitas se entregam às delícias de um prato saboroso como se fosse a última fonte de prazer que lhes resta, cansadas de tanto lutar contra a balança. Paralelamente, ocorre fisiologicamente uma diminuição da função tireoidiana, o que diminui a queima de calorias. Isso significa, na prática, que o mesmo prato de alimento que não engorda aos 45 anos irá engordar aos 50 anos, e assim sucessivamente. Outro fator coadjuvante é que o estrogênio melhora a disposição geral, e esta pode ser dirigida para as delícias da gula.

Em síntese: quem toma hormônio, engorda; quem não toma, também engorda. Pergunte à paciente: "Por acaso seu peso já não estava aumentando antes de iniciar a hormonioterapia?" E o marido, também não está engordando? Como evitar? Obviamente comendo menos calorias (dieta) e queimando mais calorias (atividade física).

E o câncer? Ele se origina de um erro genético ocorrido durante uma fase do ciclo de divisão celular que escapou dos mecanismos de controle dos chamados genes supressores. É, portanto, a expressão de uma mutação cromossômica. Ele é resultado da eterna luta entre oncogenes e genes supressores. As palavras abaixo são de Francis S. Collins, Diretor do NIH e responsável pelo "Projeto genoma humano". Elas foram extraídas do livro *A linguagem da vida – O DNA e a revolução na sua saúde* (Gente Editora, 2010):

> Cada vez que uma célula se divide, todo o genoma precisa ser copiado. Mas podem aparecer erros. Se uma única mutação em um gene supressor ou em um oncogene fosse capaz de causar a progressão para uma malignidade, nenhum de nós estaria aqui. Somente após um sucessivo acúmulo dessas mutações é que uma franca malignidade acaba resultando.

Os estímulos externos que induzem as células a se dividirem são fundamentalmente os hormônios esteroides, os fatores de crescimento, as irradiações (inclusive as solares), drogas citotóxicas, vírus, poluentes ambientais (veja o tópico *Disruptores hormonais*, no Capítulo 1) e traumas.

Sabemos que o estradiol e a estrona não são capazes de lesar o DNA celular, ou seja, não provocam uma lesão genética. Não são, portanto, cancerígenos ou indutores do câncer, porém, ao aumentarem o número de células em divisão, podem deixar escapar aos mecanismos de controle um erro genético não reparado, dando origem a uma linhagem geneticamente diferente daquela do indivíduo, caracterizando um câncer.

A essa altura, alguém estará conjeturando: mas alguns metabólitos do estradiol podem lesar o DNA da célula. Verdade, ou melhor, meia-verdade. É sabido que os metabólitos catecol estrogênicos 16α-hidroxiestrona e 4-hidroxiestrona podem desenvolver propriedades genotóxicas em casos de déficit dos mecanismos naturais de inativação, como os genes supressores *p16*, *p53* e outros. Estes genes detectam esses erros e impedem que o ciclo de divisão celular seja completado, levando a célula à morte por apoptose. Por outro lado, os metabólitos 2-hidróxi e 4-hidróxi são convertidos pela catecol-O-metiltransferase (COMT) em metabólitos metoxilados (2-metoxiestrona, 2-metoxiestradiol, 2-hidroxiestrona, 2-hidroxiestradiol-3-metiléter, 4-metoxiestrona, 4-metoxiestradiol, 4-hidroxiestrona e 4-hidroxiestradiol-3-metiléter), que são anticarcinogênicos. Esta é a outra meia-verdade, que não deve ser esquecida (Schneider HPG. Gynecol Endocrinol 2001; 15[suppl 4]:40-8).

Todas as células do aparelho genital feminino contêm receptores para os diversos hormônios esteroides; logo, todas são hormônio-dependentes. Entretanto, elas respondem diferentemente a um mesmo hormônio. Umas são mais sensíveis e proliferam mais. Outras respondem através da diferenciação e especialização.

O mito de que os hormônios provocam câncer surgiu nos EUA, durante a década de 1960, aproximadamente 10 anos após a introdução dos estrogênios como tratamento dos distúrbios do climatério, época em que houve uma explosão em seu consumo. Realmente ocorreu um aumento significativo no número de casos de câncer do endométrio. Uma vez constatada a relação estrogênio/câncer de endométrio, ficou bem estabelecido que este fato seria devido ao estímulo isolado e constante do estrogênio, sem a oposição da progesterona. Uma vez acrescentada a progesterona ao estrogênio no tratamento hormonal, à semelhança de um ciclo menstrual normal, ou seja, na segunda metade do ciclo, a incidência do câncer de endométrio baixou para níveis normais. Podemos resumir a relação existente entre a hormonioterapia e o câncer, filigranas à parte, da seguinte maneira:

- O risco de câncer da vulva, da vagina, do colo do útero e das trompas não é modificado. Sua incidência na população que usa hormônio é igual à encontrada na que não usa.
- O risco de câncer do endométrio é aumentado após 2 anos de uso de estrogênio isoladamente. Quando associado ao progestogênio, em esquema combinado contínuo, o risco é ligeiramente menor, se comparado com o de mulheres que não tomam hormônio. Usados em esquema cíclico sequencial, o risco é ligeiramente aumentado nos tratamentos a longo prazo (mais de 5 anos). O cuidado deve ser redobrado nos esquemas em que o progestogênio for prescrito a cada 3 meses.
- O risco de câncer de ovário não foi comprovado pelos diversos trabalhos publicados na literatura mundial. Há evidências de que a incidência de câncer do ovário nas usuárias de reposição hormonal, bem como nas usuárias de pílulas anticoncepcionais, é menor, se comparada à encontrada em mulheres que não tomam hormônios. Há indícios, entretanto, de que o câncer do ovário que se desenvolve em mulheres em TH tem comportamento mais agressivo. Uma revisão feita por Dietel, Lewis e Shapiro (Hormone replacement therapy: pathological aspects of hormone-sensitive cancers in women relevant to epidemiological studies on HRT:

a mini-review. Human Reproduction 2005; 20:[8]:2052-60) revalida esta posição:

> Como todos os estudos diferem em tamanho, desfecho e exposição, nenhuma comparação confiável é possível. Cinco estudos descrevem um risco ligeiramente aumentado com a TRH, enquanto 15 não encontraram um risco aumentado. Como nos casos de carcinoma do endométrio, a questão é, novamente, se esses achados são devidos à indução de um carcinoma ovariano não identificado previamente, que se torna aparente sob a terapia. Atualmente, não se pode assumir um risco aumentado associado a TRH, porque as evidências são inconclusivas.

Com relação ao câncer da mama, o problema é um pouco mais complexo. Ele é o mais frequente entre todos os cânceres do organismo feminino nos países desenvolvidos, e sua incidência aumenta progressivamente com a idade da paciente. Quanto mais a mulher viver, maiores serão as chances de ela desenvolver um câncer mamário. Estima-se que, nos EUA e possivelmente no Brasil, em cada 100 mulheres, cerca de 10 desenvolverão o câncer da mama ao longo de suas vidas.

Sendo a mama um órgão que responde aos estímulos hormonais, a administração de hormônios aumentará o número de mitoses, possibilitando uma mutação genética, responsável pelo surgimento do câncer. Estudos epidemiológicos observacionais mostraram que o risco de desenvolver um câncer da mama com o uso de hormônios é de 2% por ano de uso. Isso significa que mulheres que tomaram o hormônio durante 10 anos seguidos terão um aumento de 20% na incidência do câncer da mama. Se tomarem durante 15 anos, o aumento será de 30%.

Esses números foram ratificados no trabalho de reanálise dos 51 estudos epidemiológicos de 52.705 mulheres com câncer da mama, realizado pelo Collaborative Group on Hormonal Factors in Breast Cancer (Lancet 1997; 350:1047-59). Aparentemente, é um número assustador, mas este é o risco relativo, ou seja, se o risco de desenvolver câncer da mama, ao longo da vida, na população geral é de 10% (10 em cada 100 mulheres), no grupo de mulheres tomando hormônio durante 10 ou 15 anos seguidos o risco será de 20% ou 30% maior, o que significa, em vez de 10 mulheres, 12 ou 13 desenvolverão o câncer. Serão dois casos a mais em um grupo de 100 mulheres, após 10 anos de uso contínuo.

Um dado curioso, e muito importante, é que esse aumento na incidência do câncer se deve principalmente ao carcinoma lobular e a tipos histológicos especiais, que apresentam um comportamento biológico menos agressivo, com menor capacidade de infiltração, e raramente dão metástases, ou o fazem tardiamente. O resultado final é que as pacientes em TRH apresentam índices de sobrevida maior e menor mortalidade, se comparadas às pacientes que desenvolveram câncer da mama sem TH.

A histologia dos cânceres da mama, segundo a Classificação Internacional das Doenças Oncológicas, aponta uma incidência de carcinoma ductal invasivo e carcinoma lobular em 85% a 90% dos casos. Os 10% a 15% restantes são distribuídos entre carcinomas medular, tubular, papilar e mucinoso. Pois bem, a TH aumentaria exatamente o carcinoma lobular e os outros tipos menos frequentes e menos agressivos de câncer, e seria esta uma das razões que explicariam o paradoxo de maior incidência e menor mortalidade.

Segundo Gapstur e cols.:

Se a TRH aumenta seletivamente a incidência dos tumores de bom prognóstico, os riscos e benefícios dos hormônios na população devem ser reexaminados (JAMA 1999; 281:2091).

Para complicar ainda mais a relação hormônios/câncer de mama, Schairer e cols. (Menopausal estrogen and estrogen-progestin replacement therapy and breast cancer risk. JAMA jan 2000; 283:485-91) mostraram que o risco do regime de estrogênio associado ao progestogênio é maior do que o risco do estrogênio isoladamente.

Também curioso foi o achado de que o estrogênio isolado mostrou somente um pequeno aumento na incidência de câncer nas pacientes magras, e não nas obesas, como seria de se esperar. Estas não apresentaram risco elevado.

Em uma série de três trabalhos publicados pelo grupo do Fred Hutchinson Cancer Research Center, da Universidade de Washington, Seattle, liderados por Christopher Li – "Terapia de reposição hormonal em relação ao risco de carcinoma lobular e ductal em mulheres de meia-idade" (Cancer 2000; 88:2570), "Relação entre longa duração e diferentes regimes de terapia hormonal e risco de câncer da mama" (JAMA 2003; 289:3254) e "Risco de mortalidade pelo tipo histológico de câncer de mama entre mulheres de 50 a 79 anos" (Arch Intern Med oct 2003; 163:2149) – as respectivas conclusões foram:

- Os resultados desse estudo sugerem que o uso combinado aumenta o risco de carcinoma lobular, mas não o ductal, na mulher de meia-idade.
- Mulheres usando estrogênio isolado, mesmo durante 25 anos ou mais, não tiveram aumento apreciável no risco de câncer da mama. Os dados sugerem que o uso da terapia combinada está associado a aumento no risco do câncer da mama, particularmente do carcinoma lobular invasivo, seja o progestogênio tomado de maneira sequencial ou contínua.
- Foram identificadas diferenças no prognóstico de acordo com o tipo histológico. Os índices de sobrevida das mulheres com carcinoma lobular invasivo, o tipo histológico de câncer mais intimamente ligado ao uso da terapia combinada estrogênio + progestogênio, são mais favoráveis do que os das mulheres com carcinoma ductal invasivo e parecem estar melhorando com o correr dos anos.

As peças do quebra-cabeça começam a se encaixar. A embriologia da glândula mamária nos ensina que a progesterona atua principalmente nas porções lobuloalveolares da mama; portanto, com a introdução do esquema combinado contínuo, é natural que o carcinoma lobular prevaleça. Sendo seu prognóstico mais favorável, também é natural que a sobrevida e os índices de cura sejam melhores.

Em junho de 2001, a Sociedade Internacional de Menopausa reuniu em Pisa, Itália, um grupo de especialistas formados por mastologistas, ginecologistas, endocrinologistas, oncologistas e patologistas e emitiu um documento com a seguinte posição:

O elo entre a TRH e o aumento na incidência do câncer da mama é biologicamente plausível, mas há, no máximo, somente uma modesta associação (Gynecol Endocrinol 2001; 15:443).

Esta assertiva pode ser verificada se compararmos o risco relativo da TRH para o câncer da mama com outros fatores comuns (Santen, 2004):

- TRH – RR = 1,3 (aumento de 30%).
- Álcool, 20g/dia – RR = 1,3 (aumento de 30%).
- Nuliparidade – RR = 1,3 (aumento de 30%).
- Primeiro filho após 35 anos de idade – RR = 1,4 (aumento de 40%).
- Hiperlipidemia – RR = 1,6 (aumento de 60%).
- Obesidade – RR = 2,5 (aumento de 150%).

É conveniente discutirmos com nossas pacientes, citando o contraste entre a TRH e o cigarro. Um indivíduo que fuma mais de um maço de cigarros, por mais de 10 anos, terá um risco relativo para câncer de pulmão de 10 a 20 (RR = 10 a 20), o que significa um aumento de 900% a 1.900%. No entanto, a maioria dos fumantes não está preocupada com esses números, até mesmo oncologistas, pois muitos continuam fumando. Por que a mulher menopausada é discriminada e aconselhada a interromper a TRH, sob pena de graves consequências?

Com referência aos problemas cardiovasculares, o estudo WHI alcançou repercussão mundial por seus surpreendentes e inesperados resultados, introduzindo novos paradigmas na maneira de lidar com a mulher climatérica. Faltou, entretanto, uma análise crítica mais apurada de seu desenho e seus resultados. Se observarmos a história natural das artérias, veremos que a partir da segunda década de vida já começam a surgir estrias gordurosas subendoteliais que vão aumentando e formando placas, tornando-se cada vez mais espessas e obstruindo progressivamente a luz arterial. Aos 50 anos, as coronárias e artérias cerebrais podem apresentar-se quase com a metade da luz obstruída. É na faixa dos 60 aos 70 anos que, com maior frequência, ocorrem os eventos: infarto do miocárdio, acidente vascular cerebral, gangrena de extremidade e aneurisma de aorta.

A hormonioterapia iniciada precocemente, antes que a aterosclerose coronariana tenha progredido significativamente, resultará na provável inibição do processo e, portanto, na cardioproteção. Se iniciada tardiamente, terá pouca chance de atuar na aterosclerose, podendo até mesmo agravar o quadro, pelo aumento da vascularização, levando à instabilidade da placa e aumentando a expressão de fatores tissulares, como as metaloproteinases, que eventualmente provocariam a rotura da placa e a subsequente trombose.

Certamente, em uma mulher na sexta década de vida e com fatores de risco cardiovasculares, é de se esperar que seus vasos coronarianos apresentem uma aterosclerose avançada e a hormonioterapia, iniciada nessa época, deve ser vista como uma tentativa de prevenção secundária, e não primária, como "brilhantemente" (na falta de um adjetivo mais pesado) os autores proclamaram.

Em estudo clássico de Clarkson e cols., realizado em macacas cinomolgas, foram selecionados um grupo com dieta sadia e outro com dieta aterogênica. As macacas foram castradas e, no grupo com dieta sadia, foram administrados estrogênios conjugados e uma dieta aterogênica. Ao se comparar com a área da placa do grupo de controle, observou-se uma redução de 70% da área. No outro grupo, cuja dieta era aterogênica, foi administrado estrogênio e mantida a dieta aterogênica. Observou-se redução de 50% da placa (a redução foi menor, porque no grupo anterior a dieta era sadia). No primeiro grupo, com dieta sadia, foi separado um subgrupo que permaneceu 2 anos sem usar estrogênio e com dieta aterogênica (2 anos das macacas equivalem a 6 a 8 anos da mulher). Após a troca da dieta aterogênica pela sadia e o acréscimo do estrogênio, não houve nenhuma mudança na área da placa.

Esses dados apontam claramente para a chamada "janela de oportunidade", dentro da qual se deve iniciar o tratamento hormonal, ou seja, nos primeiros sinais e sintomas da falência ovariana. Retardar mais de 6 a 8 anos a reposição hormonal significa, sem dúvida, atuar em uma paciente fora do "prazo de validade".

Segundo a medicina baseada em evidências, estudos clínicos prospectivos, randomizados, duplo-cegos e placebo-controlados são o padrão-ouro na avaliação de uma proposta terapêutica. Entretanto, eles devem ter um desenho inteligente, senão, podem ser um desastre. O estudo WHI que o diga.

Se analisarmos os trabalhos observacionais referentes ao tratamento hormonal, que nos orientaram durante as últimas décadas, iremos notar que o risco relativo para doenças cardiovasculares aponta consistentemente para uma ação protetora. Houve diminuição de eventos e de mortalidade em torno de 50%. O trabalho observacional mais extenso e de grande rigor metodológico é o realizado com as enfermeiras (*Nurse's Health Study*), iniciado em 1976. Avaliação realizada em 2000 mostrou que o risco relativo para eventos coronarianos foi de 0,61 – uma redução de praticamente 40%. Contrariamente, o estudo WHI mostrou aumento no risco cardiovascular. O mais interessante é que, quando as pacientes foram separadas por faixa etária, a incidência de eventos cardiovasculares nas pacientes de 50 a 59 anos foi de 16 casos com estrogênio contra 29 casos no grupo placebo (RR = 0,56), praticamente o mesmo resultado dos trabalhos observacionais. Portanto, o WHI não mostrou nada de novo (veja o tópico *Medicina baseada em evidência × medicina baseada em inteligência*, no final deste capítulo).

Como fazer a reposição hormonal?

Não podemos perder de vista que todos os sintomas do climatério, a curto, médio e longo prazo, são devidos exclusivamente à falta ou à deficiência de estrogênios; portanto, o tratamento lógico deveria incluir somente a reposição estrogênica. Entretanto, as mulheres que têm o útero poderão desenvolver, a longo prazo, um câncer do endométrio, se o estrogênio não sofrer a oposição da progesterona ou de um progestogênio. Excetuando-se essa importante ação dos progestogênios, eles não trarão outros efeitos favoráveis à mulher, a não ser em situações especiais, como nas pacientes portadoras de mioma uterino, endometriose, hipertrigliceridemia, casos avançados de osteoporose(?) ou pacientes operadas anteriormente de câncer de endométrio. Ao contrário, a progesterona e os progestogênios são os antiestrogênios naturais. Os progestogênios podem ainda provocar uma série de sintomas indesejáveis, como aumento de peso, retenção de líquidos, varizes, diminuição da libido (especificamente os C21-derivados), distensão abdominal e depressão. Estes sintomas, contudo, não são obrigatórios, não se achando presentes simultaneamente em todos os casos, e sua intensidade varia de uma pessoa para outra.

O consenso internacional sobre os progestogênios enfatiza que eles devem ser utilizados somente nas pacientes com útero, na menor dosagem capaz de proteger o endométrio. Portanto, mulheres que tiveram seus úteros retirados por outras patologias devem fazer uso somente dos estrogênios, pois não existe mais o endométrio a ser protegido.

Acontece que o uso dos estrogênios associados ao progestogênio na segunda metade da série irá desencadear um sangramento semelhante a uma menstruação, pois estaremos reproduzindo farmacologicamente a função ovariana normal. Esse sangramento, entretanto, não costuma ser bem aceito por todas as pacientes, fazendo com que algumas abandonem o tratamento e, consequentemente, seus benefícios.

Para contornar esse problema, pode-se usar um esquema alternativo que faz com que a paciente não menstrue. Basta dar o progestogênio continuamente, associado ao estrogênio, sem interrupção. Certamente é uma forma cômoda de tratamento, mas seguramente não será a melhor, nem aquela que trará mais benefícios.

Acredito que os médicos que dão preferência a esse esquema ou não estão bem informados sobre os inconvenientes do progestogênio ou não tiveram tempo ou disposição para conversar com suas pacientes, explicando-lhes que, embora seja cômodo não menstruar, os benefícios obtidos com esse tipo de reposição hormonal não serão tão evidentes.

Essa forma de tratamento deveria limitar-se àquelas situações especiais já mencionadas. Mesmo assim, as pacientes deveriam ser alertadas para o fato de ser frequente uma perda sanguínea escassa e irregular, que pode persistir por vários dias e desaparecer somente 3 a 4 meses após do uso da medicação, o que faz com que muitas pacientes também abandonem o tratamento.

É óbvio que esse esquema pode ser adotado nas pacientes que definitivamente não aceitam menstruar ou naquelas menopausadas há muitos anos e que estranhariam a volta da menstruação. Mas não se assuste se a idosa desejar menstruar novamente. Muitas relatam que se sentem muito bem menstruando, o que lhes dá uma sensação de vigor e bem-estar. Deixe que elas decidam sobre o que é melhor para elas.

O que se observa é que, à medida que o tempo de uso desses esquemas combinados vai se prolongando, algumas mulheres que não sangraram nos meses iniciais passam a sangrar meses ou anos depois, e este fato provoca tanto a ansiedade da paciente como exige uma propedêutica mais apurada, embora geralmente o sangramento se deva a um endométrio atrófico.

Devemos nos questionar: onde está a lógica de receitar um estrogênio junto com um antiestrogênio tão eficiente, que biópsias de endométrios realizadas em pacientes com esse tipo de terapia os mostram atróficos. A ausência do sangramento se deve exatamente a essa atrofia. Como estariam então a vagina e os outros órgãos estrogênio-dependentes? Não seria este um dos motivos, além dos já mencionados na literatura, pelos quais os famosos estudos HERS e WHI não mostraram uma cardioproteção?

Quais hormônios são utilizados na terapia hormonal?

São basicamente os estrogênios, os progestogênios e os androgênios. Os estrogênios artificiais, como o etinilestradiol, empregado em praticamente todas as pílulas anticoncepcionais, não devem, em princípio, ser utilizados na TRH, pois sua permanência na circulação é muito longa, devido à falta de enzimas no organismo humano que o metabolizem, e pelo fato de seu efeito sobre a síntese das proteínas hepáticas ser muito mais intenso do que o dos estrogênios naturais, aumentando os fatores de coagulação, o angiotensinogênio e os triglicérides, entre outras proteínas. Entretanto, doses bem inferiores àquelas empregadas na anticoncepção estão sendo propostas, e seu uso parece não apresentar maiores inconvenientes.

Os estrogênios naturais orais encontram-se disponíveis no mercado sob a forma de estradiol (o mais potente dos estrogênios naturais) puro, micronizado ou ligado ao valerato e de estrogênios conjugados equinos, aos quais se misturam vários tipos de substâncias estrogênicas, principalmente a estrona (que é menos potente do que o estradiol), a equilina e a equilenina, além de várias outras substâncias hormonais de ações progestacionais e androgênicas. A equilina e a equilenina, por tratar-se de estrogênios específicos dos equinos, não são metabolizadas no organismo humano por falta de enzimas próprias, o que as torna biologicamente mais ativas e mais lentamente eliminadas pelos rins e o fígado.

Podemos utilizar também o estriol, que é o produto final do metabolismo dos estrogênios. Sua ação biológica é muito fraca, devendo ser usado apenas em casos especiais, nos quais se objetive um efeito específico sobre o trofismo urogenital, como em pacientes mais idosas com problemas de síndrome uretral e incontinências urinárias leves, ou em pacientes tratadas de câncer da mama com dificuldades em executar o ato sexual por ressecamento vaginal.

Contudo, não devemos nos esquecer que a paciente possui fontes extraovarianas de produção estrogênica e, muitas vezes, a adição do estriol é suficiente para atingir uma resposta fisiológica satisfatória.

Acompanho clinicamente algumas pacientes com mais de 70 anos de idade e que sangram regularmente após o uso do progestogênio. Este é um dado importante, pois, apesar de ter uma fraca atuação sobre o endométrio, esta não é desprezível, podendo, portanto, eventualmente levar a uma hiperplasia ou mesmo a um adenocarcinoma.

A progesterona é o hormônio natural produzido pelo corpo amarelo; no entanto, é mal absorvida pela via oral, sendo necessárias grandes quantidades (200 a 300mg) para que sejam atingidos níveis fisiológicos adequados. Por isso, na prática, empregamos preferencialmente os progestogênios orais, substâncias sintéticas, produzidas em laboratório, que são bem absorvidas e produzem efeitos semelhantes.

Qual o papel dos progestacionais? A progesterona e os diversos progestogênios utilizados em terapia hormonal têm um único objetivo: proteção endometrial. Este objetivo é igualmente obtido por todos os progestogênios encontrados no mercado. Alguns detalhes especiais podem fazer a diferença na indicação de um determinado produto, e conhecer essas diferenças é fundamental na indicação de um ou de outro produto.

Classificação dos progestogênios

Encontram-se disponíveis atualmente mais de 20 progestogênios diferentes, e eles são tão heterogêneos em seus perfis farmacodinâmicos e farmacocinéticos que não se pode falar de uma classe farmacológica uniforme. A única característica farmacológica comum a todos é a transformação de um endométrio proliferado em secretor. As outras ações diferem tanto que os resultados clínicos entre um e outro não podem ser comparados. De acordo com a afinidade com outros receptores, que não os da progesterona, eles podem ter diferentes ações estrogênicas ou antiestrogênicas, androgênicas ou antiandrogênicas, glicocorticoides ou antiglicocorticoides, mineralocorticoides ou antimineralocorticoides e muitas outras ações agonistas e antagonistas sobre o SNC, as paredes vasculares, o metabolismo hepático e o tecido mamário (Figura 4.3).

Dois grandes grupos de esteroides exercem ações progestacionais, um dos quais é representado por aqueles com 21 átomos de carbono, cujo núcleo básico é o pregnano e, por terem 21 átomos de carbono, são estruturalmente relacionados com a progesterona. Todo esteroide contendo 21 átomos de carbono ou é um progestacional ou um corticoide. Alguns derivados acetilados do pregnano (C21-esteroides) executem uma ação exclusivamente progestacional, como o megestrol e a medrogestona. A ciproterona exerce uma efetiva ação antiandrogênica e a clormadinona apresenta uma leve ação antiandrogênica. A medroxiprogesterona, em doses elevadas, pode apresentar um leve efeito androgênico.

Entre os derivados da 19-norprogesterona (norpregnanos), a nestorona e a didrogesterona exercem apenas ações progestacionais, enquanto o nomegestrol e a trimegestona apresentam discreta ação antiandrogênica. A drospirenona, um derivado da espironolac-

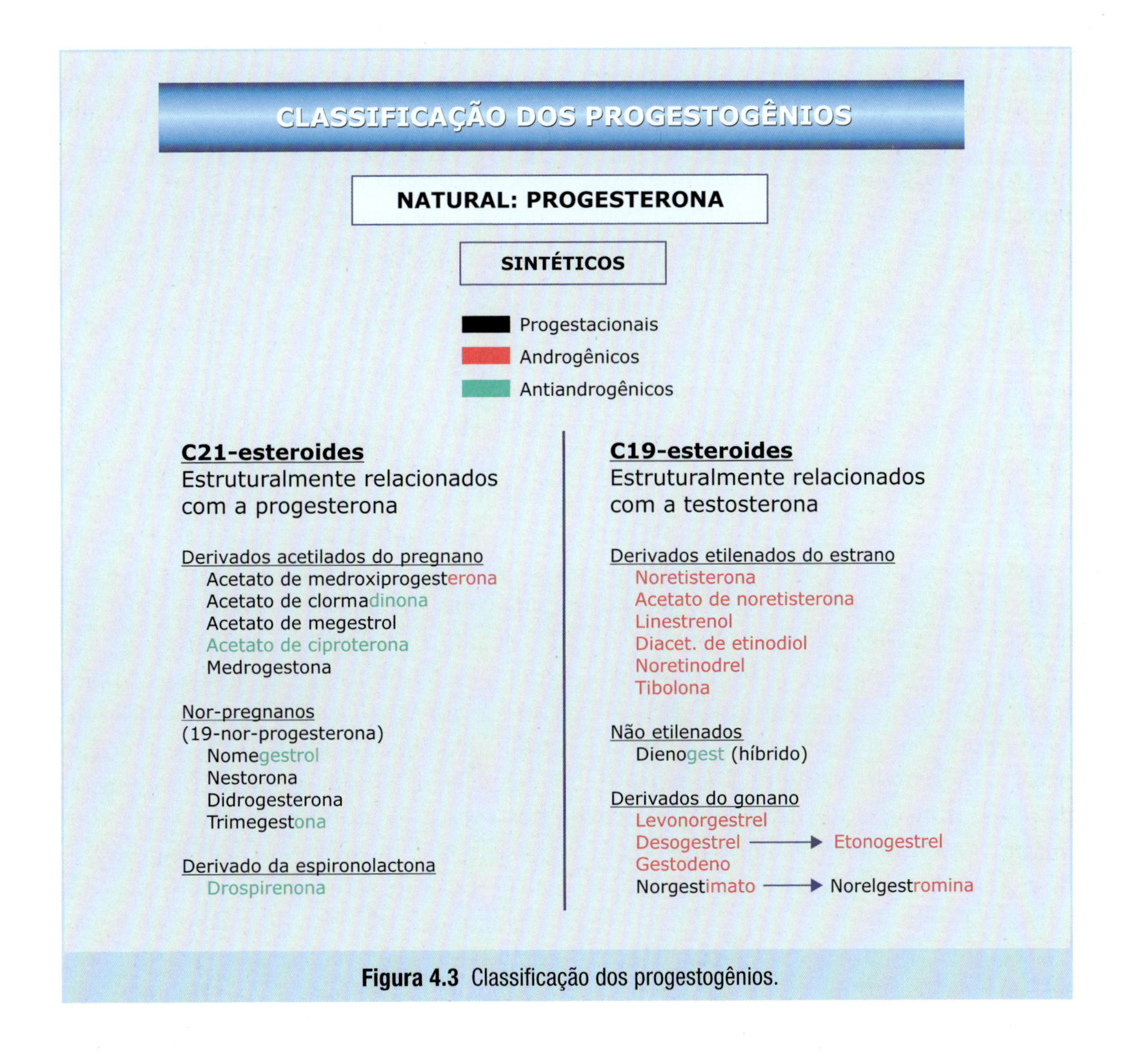

Figura 4.3 Classificação dos progestogênios.

tona, além da função antimineralocorticoide (diurética) de seu precursor, apresenta uma nítida ação antiandrogênica. Mas, como já foi dito anteriormente, exatamente por serem semelhantes à progesterona, os efeitos indesejáveis serão também os mesmos, particularmente sobre o humor e a libido, embora não ocorram, necessariamente, em todos os casos.

O outro grupo é formado pelos esteroides com 19 átomos de carbono, cujo núcleo básico é o androstano, e que são estruturalmente relacionados com a testosterona. A própria testosterona tem ação progestacional, pois é capaz de induzir modificações secretoras no endométrio. Entretanto, seus metabólitos, que são mais fracos do ponto de vista de ação androgênica, adaptam-se muito bem como um progestacional. Seus representantes mais conhecidos são a noretisterona, o norgestrel e derivados do noretinodrel, como a tibolona. Todas essas substâncias são basicamente androgênios atenuados, tendo, porém, os mesmos efeitos da progesterona no que diz respeito ao endométrio. Por serem intrinsecamente androgênios, têm a vantagem de estimular a libido e a disposição física geral.

A tibolona é um esteroide com 19 átomos de carbono; é, portanto, um androgênio, sendo sintetizada a partir da 19-nor-testosterona, que, por sua vez, é resultante da perda de um radical oxigênio no carbono 19 da molécula da testosterona. A 19-nor-testosterona sofre a seguir uma etilação no carbono 17, transformando-se na 17-α-etinil-19-nor-testosterona (noretisterona ou noretindrona), que, por um processo de isomerização, transforma-se em noretinodrel. Este intermediário é submetido a uma 7-α-metilação, transformando-se então na tibolona.

Lembremos que a testosterona também se liga aos receptores de progesterona e que seus derivados, como a noretisterona, o noretinodrel, a tibolona, o levonorgestrel, o desogestrel, o etonogestrel e o gestodeno, exercem uma potente ação progestacional, mas são intrinsecamente substâncias androgênicas. Este fato a torna muito interessante em determinadas situações e eventualmente indesejável, pelos seus efeitos potencialmente androgênicos.

O que acontece quando se administra a tibolona por via oral? Uma parte é rapidamente metabolizada pelas enzimas 3α e 3β-hidroxiesteroides desidrogenases, presentes no intestino e no fígado, formando, respectivamente, a 3α e a 3β-hidroxitibolona. A presença de um radical oxidrila (^{-}OH) no carbono 3 de qualquer esteroide ou substância que apresente em sua fórmula um anel fenólico aromatizado (por exemplo, dietilestilbestrol, tamoxifeno, isoflavona) permite que ele se ligue ao receptor estrogênico, fazendo com que o complexo exerça ações estrogênicas ou antiestrogênicas.

Os metabólitos 3α e 3β-hidroxitibolona não são tão potentes quanto o estradiol, porém foi identificado recentemente, em pesquisas animais, um novo metabólito da tibolona, o 7α-metil-17α-etinilestradiol, cuja potência se assemelha à do etinilestradiol. Sua concentração sérica após 2,5mg de tibolona oral encontra-se próxima à obtida com 30μg de etinilestradiol.

O outro metabólito já conhecido é o isômero Δ4-tibolona, formado pela ação do 3β-hidroxiesteroide isomerase que, juntamente com a tibolona, exerce uma efetiva ação progestacional. A tibolona é, portanto, um androgênio (esteroide com 19 átomos de carbono) que apresenta, além da ação androgênica própria, ações estrogênicas via 3α e 3β-hidroxitibolonas e 7α-metil-17α-etinilestradiol e ações progestacionais acentuadas via tibolona e seu isômero Δ4. Essas características tornam a tibolona um esteroide complexo e especial, cujos efeitos podem ser particularmente desejáveis ou indesejáveis, dependendo do perfil e do quadro clínico de cada paciente.

A publicação do *Million Women Study* (MWV) sobre TRH e câncer do endométrio (Lancet 2005; 365:1543-51) mostrou um dado totalmente inesperado, qual seja, aumento dos casos de câncer de endométrio nas pacientes que usavam a tibolona (RR = 1,79). Surpreendentemente, esse aumento foi maior do que o observado nas usuárias de estrogênio isolado (RR = 1,45). O MWS é um trabalho com falhas metodológicas gritantes e que impressiona somente pelo grande número de mulheres avaliadas (ou mal avaliadas). Contudo, esse achado não seria de todo estranho, se consideramos a potência da 7α-metil-17α-etinilestradiol. Verdade ou não, do ponto de vista clínico, esse dado não assusta, pois o adenocarcinoma do endométrio hormônio-dependente é geralmente de bom prognóstico, com altos índices de cura e, além do mais, costuma ser precedido por perda sanguínea irregular, o que, por si só, nos obrigará a uma avaliação criteriosa. É então suficiente, e de bom tom, estarmos atentos a essa possibilidade.

A potência dos diversos progestogênios é muito variável, dependendo da afinidade pelos receptores de progesterona e de seu metabolismo. Testes realizados *in vivo* apontaram a nestorona como o mais potente progestogênio. Sua potência é 10 vezes maior do que a do levonorgestrel e 100 vezes maior do que a da progesterona. Do ponto de vista clínico, a potência não tem a menor importância, pois um produto cem vezes mais potente necessitará de uma dose 100 vezes menor para atingir o mesmo efeito.

É muito importante enfatizar que todos os progestogênios induzem diminuição da maioria dos efeitos induzidos pelos estrogênios, ou seja, o progestogênio é o antiestrogênio fisiológico. Por que, então, administrar estrogênio + progestogênio de maneira combinada e contínua? Qual é a lógica?

O *boom* da terapia combinada contínua foi motivado pelo grande número de pacientes que interrompiam precocemente o tratamento hormonal. O que havia sido apregoado como um tratamento que deveria ser mantido por vários anos não chegava, na prática, a completar 1 ano de uso pela maioria das mulheres. E por que as mulheres interrompiam o tratamento tão precocemente?

Para saber a resposta, foi realizada, nos EUA, uma grande pesquisa de mercado pela Taylor & Nelson Healthcare, em 1992. O motivo principal da interrupção foi a manutenção ou o retorno dos ciclos menstruais, secundado pelo sangramento profuso e prolongado. Outras causas alegadas foram os efeitos psicológicos do sangramento (muitas mulheres achavam que corriam o risco de engravidar), ganho de peso, medo de câncer, efeitos colaterais e ausência de benefícios mensuráveis.

Ora, se a maioria das pacientes interrompia o tratamento devido ao sangramento, a solução óbvia seria suspender o sangramento. Como? Administrando-se o estrogênio junto com o antiestrogênio fisiológico. Isso resolveu o problema da indústria farmacêutica, mas não o da paciente. O que é mais importante, a aderência ao tratamento ou o bem-estar da paciente? Onde está a razão em se receitar um estrogênio junto com um antiestrogênio? E tão antiestrogênico que o endométrio permanece atrófico.

Sabemos que a progesterona impede a síntese de novos receptores de estrogênio. Além disso, a progesterona aumenta a atividade da 17β-HSD tipo 2, que é a enzima que transforma o estradiol em estrona, transformando um estrogênio potente em outro mais fraco. A progesterona aumenta também a sulfotransferase, uma enzima que conjuga a estrona e o estradiol a seu sulfato, e o esteroide conjugado é biologicamente inativo. E a longo prazo, em que resultou? Nos estudos HERS, WHI e MWS. Qual a tendência atual? Utilizar o menos possível os progestogênios.

Quanto aos androgênios, e particularmente à testosterona, seu uso é especialmente indicado em pacientes ooforectomizadas, associado aos estrogênios, pois a remoção do estroma ovariano elimina sua principal fonte de produção. A menopausa cirúrgica está associada à "síndrome de deficiência androgênica", caracterizada por baixa da libido, fadiga persistente e inexplicável, perda de motivação e redução da sensação de bem-estar.

Vias de administração

A administração hormonal pode ser feita por via oral ou não oral (parenteral). A via não oral pode ser transcutânea (sob a forma de adesivos ou gel), implante subcutâneo, injetável, vaginal, retal, nasal ou sublingual. Qualquer que seja a via utilizada, objetiva-se atingir níveis sanguíneos hormonais fisiológicos, correspondendo à quantidade de estrogênios produzidos pelos ovários no início de um ciclo menstrual normal, ou seja 40 a 70pg/mL. Esses níveis são adequados para exercer a proteção cardiovascular, a manutenção da massa óssea, melhorar os sintomas relacionados com a função cerebral e aliviar a grande maioria dos sintomas climatéricos.

A diferença básica entre as vias de administração prende-se ao fato de que quase toda medicação oral é absorvida pela mucosa gastrointestinal, passando obrigatoriamente pelo fígado, antes de ser distribuída na circulação geral. Este fato é conhecido como a "primeira passagem hepática" e terá como consequências a transformação do estradiol em estrona, que é um estrogênio menos ativo, e a produção aumentada de várias proteínas hepáticas, algumas relacionadas com os mecanismos da coagulação sanguínea, podendo favorecer um quadro de trombose venosa, outras, como o substrato renina ou angiotensinogênio, que, em uma pequena porcentagem de casos (em torno de 5%), podem provocar a elevação da pressão arterial. Por outro lado, essa primeira passagem hepática aumenta o HDL-colesterol e diminui o colesterol total e o LDL-colesterol, que é a fração indesejável que se deposita nas paredes das artérias, favorecendo sua obstrução e o enfarte do miocárdio.

Portanto, apesar de os hormônios serem os mesmos, a via de administração poderá modificar seus efeitos biológicos. Em determinadas situações, a via oral será preferencial; em outras, a parenteral será a de escolha. Existe, atualmente, uma forte preferência pela via transcutânea, por ser mais fisiológica e apresentar menos riscos metabólicos. Assim, pacientes com hipertensão grave, diabéticas, fumantes, com antecedentes de tromboembolismo, portadoras de varizes, colelitíase e intolerância gástrica deverão dar preferência à via parenteral. Naquelas que tiverem o colesterol elevado, a via oral estará mais bem indicada.

Como a via parenteral permite a circulação do estrogênio mais potente (estradiol), o estímulo sobre as mamas e o endométrio será mais intenso, o que pode aumentar os sintomas de dor e turgescência mamária e a quantidade do sangramento menstrual, estando, pois, em princípio, contraindicada nas portadoras de mioma uterino e endometriose.

A via vaginal, ao contrário do que muitos pensam, não se presta apenas aos efeitos locais, melhorando o trofismo da vagina e os sintomas urológicos. O hormônio é rapidamente absorvido pela mucosa vaginal e, através da veia cava inferior, cai na circulação geral, sem sofrer a primeira passagem hepática. Por se tratar de uma via pouco cômoda, seu uso a longo prazo torna-se desaconselhável, devendo limitar-se às situações especiais em que se deseja uma melhora rápida do trofismo urogenital. Em casos mais especiais, nos quais apenas o trofismo vaginal é desejado, sem querer correr o risco de uma ação sistêmica, como em pacientes operadas de câncer da mama, pode-se lançar mão de um estrogênio de ação exclusivamente local, que não é absorvido pela vagina, como o promestriene.

Esquemas de tratamento

Ao propormos a TRH a uma paciente, devemos lembrar que as mulheres são diferentes entre si, as queixas são de tipos e intensidades diferentes, e as respostas ao tratamento também diferem de uma mulher para outra. Assim, um esquema que é bom para uma paciente pode não ser para outra. Portanto, não devemos ter apenas um esquema que julgamos ser o melhor e prescrevê-lo indiscriminadamente para todas as mulheres. Isso certamente não funcionará.

O segredo de uma reposição adequada e eficaz é a individualização terapêutica. O médico deverá ter amplo conhecimento de endocrinologia ginecológica, conhecer os diversos produtos disponíveis no mercado, suas indicações específicas, suas contraindicações, suas limitações e, sobretudo, saber adequar o esquema terapêutico às necessidades específicas de cada paciente.

Mesmo assim, o esquema poderá ser modificado ou sofrer reajustes das doses nos primeiros meses do tratamento. Portanto, no início do tratamento, a comunicação entre o médico e a paciente terá de ser aberta e franca, e o médico deverá estar disponível todas as horas, todos os dias.

Mencionaremos a seguir os esquemas mais utilizados, suas vantagens, desvantagens e eventuais particularidades.

Estrogênios isoladamente

Esse é o esquema ideal de reposição hormonal, pois, afinal, o estrogênio é o hormônio que deixou de ser produzido pelo ovário e o principal responsável por todos os sintomas climatéricos. Entretanto, em princípio, só deve ser utilizado isoladamente em pacientes histerectomizadas. Seu emprego isolado em pacientes com útero produz um estímulo constante do endométrio, podendo induzir, mas não obrigatoriamente, uma hiperplasia endometrial, favorecendo um sangramento abundante, às vezes tornando necessária uma curetagem uterina ou, o que é mais grave, transformar-se em uma hiperplasia atípica ou um adenocarcinoma do endométrio.

Entretanto, em casos especiais e sob rígida vigilância e responsabilidade do ginecologista, esse esquema poderá ser utilizado. Nessa eventualidade, será obrigatória a realização de uma ultrassonografia a cada 6 meses, para avaliar a espessura do endométrio, ou uma biópsia anual do endométrio. É importante assinalar que o risco de uma hiperplasia do endométrio ou de um adenocarcinoma só se manifestará com o uso prolongado do estrogênio. São necessários, em média, 12 meses de terapia isolada para provocar uma hiperplasia em 20% das pacientes.

O fato de desenvolver a hiperplasia também não significa que esta fatalmente evoluirá para o adenocarcinoma. Isso ocorrerá em cerca de 20% a 35% das hiperplasias adenomatosas e com atipias. Mesmo assim, a incidência do adenocarcinoma só começará a elevar-se, em relação à população geral, após 2 anos de estrogenoterapia isolada. Um dado clinicamente importante é que, na eventualidade de uma transformação maligna, esse câncer será bem diferenciado (por ser hormônio-dependente e precedido por uma hiperplasia) e, por conseguinte, de crescimento mais lento e superficial, com menor infiltração miometrial e melhor prognóstico, possibilitando altos índices de cura. Ao contrário, se o tipo histológico for indiferenciado, o que lhe confere pior prognóstico, ele não terá receptores estrogênicos, não responderá a estes e não será precedido por uma hiperplasia; portanto, não será influenciado pela hormonioterapia. Em outras palavras, ele surgirá com ou sem reposição estrogênica.

Os estrogênios podem ser utilizados pela via oral ou parenteral. A via oral faz com que o estradiol seja metabolizado primeiramente no fígado, chegando sob a forma de sulfato e glicuronato de estrona no endométrio e, portanto, estimulando menos a mucosa. Essa é uma via particularmente indicada em pacientes hipermenorreicas.

As doses recomendadas são de 0,625mg de estrogênios conjugados diariamente, ou seus equivalentes: 1 a 2mg de estradiol puro ou micronizado ou valerato de estradiol, por via oral; ou 50μg de estradiol por via transdérmica em adesivos trocados uma ou duas vezes por semana; sob a forma de gel na dose de 1mg diário, ou ainda pela via subcutânea, em implantes de 25mg de estradiol, renovados a cada 6 meses, em média. O estriol é usado, geralmente, na dose de 2mg diários. É interessante observar que doses de até 8mg de estriol, tomadas de uma só vez, não costumam estimular adequadamente o endométrio, mas esta mesma dosagem, quando administrada de maneira fracionada, a cada 4 ou 6 horas, provocará um estímulo tão intenso quanto o estradiol. A potência do hormônio é proporcional ao tempo que ele fica ligado ao *ERE (estrogen response element)* do genoma. Em dose única, mesmo que seja elevado, o estriol permanecerá retido por apenas 3 horas no núcleo, sendo a seguir eliminado, não dando tempo para que as respostas uterotrópicas tardias (hiperplasia e hipertrofia) se manifestem. Se a dose for fracionada, à medida que uma molécula do estriol for liberada do ERE, uma nova molécula da dose seguinte ocupará o receptor, fazendo com que se manifestem as ações tardias de proliferação e hipertrofia. Convém salientar que, em doses habituais, ele não confere adequada proteção cardiovascular nem evita a perda de massa óssea (pequena proteção é observada quando associado ao cálcio e à vitamina D). Em todo caso, é melhor do que nada. Deve ser lembrado que a possibilidade de o estriol provocar um sangramento uterino ou uma hiperplasia do endométrio é muito pequena, o que poderá ocorrer se a paciente apresentar uma produção endógena extraovariana de estrogênios aumentada, como na obesidade, ou uma produção aumentada dos precursores androgênicos, fornecendo maiores quantidades de substratos para a aromatização periférica, como ocorre na hiperplasia do estroma cortical ovariano.

Estrogênio + progestogênio sequencial

A associação desses dois hormônios, em esquema sequencial, é a forma clássica da reposição hormonal e a mais utilizada na Europa. Na forma sequencial, os estrogênios são administrados, por via oral ou transdérmica, durante 20, 21 ou 25 dias, intercalados por 1 semana de descanso ou ininterruptamente, sendo o progestogênio acrescentado nos últimos 10, 12 ou 14 dias de utilização do estrogênio. Quando se emprega o estrogênio de maneira contínua, o progestogênio é acrescentado nos 12 ou 14 primeiros dias de cada mês, a fim de facilitar a memorização. Terminada a série do progestogênio, deverá ocorrer a menstruação. Esse esquema procura reproduzir a fisiologia ovariana normal; portanto, as regras continuarão presentes enquanto ele for utilizado. Com o correr dos anos, o sangramento poderá diminuir e, às vezes, até mesmo faltar, o que não tem a menor importância. Quando isso ocorre, significa que o endométrio já não responde com a mesma sensibilidade aos estrogênios ou, então, a dose já não é adequada, necessitando um reajuste. Se não for acompanhada de outros sintomas de deficiência estrogênica, essa é uma boa oportunidade para se espaçar o progestogênio para a cada 2 ou 3 meses, já que o endométrio não está mais tão sensível. Assim, a menstruação ocorrerá a cada 2 ou 3 meses, o que é interessante para a paciente.

Miniciclos

Uma variante do esquema cíclico tradicional pode ser referida como miniciclos, nos quais 1mg de estradiol é administrado por 3 dias, seguido por outros 3 dias associados de 90μg de norgestimato, sucessivamente, sem intervalos. Três dias de estradiol são frequentemente insuficientes para a proliferação do endométrio, a ponto de permitir sua descamação após o acréscimo do progestogênio. A suspensão total do sangramento, entretanto, poderá demorar alguns meses, ou mesmo retornar de maneira irregular nas pacientes que utilizam esse esquema nos primeiros anos após a menopausa. Este fato pode ser atribuído à produção ovariana residual de estrogênios que se somará ao administrado, produzindo flutuações em seus níveis séricos e um estímulo irregular sobre o endométrio.

Devemos lembrar, contudo, que existe uma fonte extraovariana de produção hormonal, proveniente da aromatização dos androgênios ovarianos e adrenais no tecido adiposo, o que pode favorecer a perda sanguínea em qualquer idade e com qualquer que seja o esquema utilizado. É importante esclarecer à paciente que, nessa eventualidade, o sangramento não está relacionado com risco de hiperplasia ou adenocarcinoma do endométrio, mas tão-somente com os níveis flutuantes dos estrogênios. No entanto, é conveniente reavaliar essas pacientes para que não passe despercebido um pólipo endometrial, um mioma submucoso ou uma adenomiose. Para essas pacientes, uma dose mais baixa é bem-vinda, desde que não haja o retorno dos sintomas.

Estrogênio + progestogênio combinados contínuos

Na forma combinada contínua, estrogênios e progestogênios são administrados simultaneamente, de maneira ininterrupta. Esse esquema tem o objetivo de suspender a menstruação da paciente, o que o torna aparentemente ideal, pois o sangramento menstrual não deixa de ser um incômodo, e muitas pacientes gostariam de ficar livres dele. Algumas chegam a bendizer a menopausa. Entretanto, esse esquema, definitivamente, não é o melhor. É, sem dúvida, o mais cômodo, mas não traz todos os benefícios que os estrogênios isolados ou combinados sequencialmente oferecem à mulher.

Por quê? É muito fácil entender. A progesterona e os progestogênios são os antiestrogênios naturais. Sua ação fisiológica bloqueia as ações dos estrogênios, e tão competentemente que eles não são capazes de causar a proliferação do endométrio, daí a supressão da menstruação. Obviamente, a maioria dos efeitos desejáveis dos estrogênios será também, em grau maior ou menor, anulada. Em outras palavras, estamos administrando um estrogênio junto com um antiestrogênio.

Na realidade, esse esquema protege eficientemente contra a osteoporose e evita as ondas de calor; entretanto, não permite uma boa lubrificação vaginal, pode diminuir a libido (dependendo do tipo do progestogênio), favorece o ganho de peso, aumenta as varizes, diminui os efeitos benéficos dos estrogênios sobre o SNC e, acima de tudo, não confere proteção cardiovascular secundária como se esperava.

Essa cardioproteção secundária é baseada em vários trabalhos, principalmente no *Lipid Research Clinic Study*, de Truddy Bush, no trabalho de Sullivan e em outros cinco trabalhos que utilizaram a coronariografia como método de avaliação do grau do comprometimento arterial coronariano, mostrando que os estrogênios isoladamente reduziam em mais de 70% a mortalidade nas pacientes que já haviam sofrido previamente um acidente cardiovascular ou que tinham as artérias coronárias seriamente comprometidas.

O estudo HERS, realizado em 20 centros de estudos, com "rigorosa" metodologia científica (randomizado, duplo-cego, controlado com placebo), avaliou 2.763 mulheres na pós-menopausa com média de idade de 67 anos, com doença cardíaca coronariana estabelecida (JAMA 1998; 280:605-13). As pacientes foram acompanhadas durante 4 a 5 anos. Diferente dos estudos em que foram empregados somente os estrogênios, os autores utilizaram o esquema combinado contínuo (estrogênios conjugados 0,625mg + medroxiprogesterona 2,5mg). Os resultados foram surpreendentes, pois, ao contrário da proteção, houve no primeiro ano de tratamento um aumento de 50% no número de mortes, se comparadas às de mulheres que tomaram placebo. Contudo, depois do segundo ano de tratamento, as mortes por acidentes cardiovasculares foram significativamente menores do que no grupo de controle. O aumento da mortalidade deveu-se, principalmente, a eventos tromboembólicos (trombose venosa profunda e embolia pulmonar) e ocorreram nos 6 primeiros meses da terapia. Esse estudo foi posteriormente submetido a minuciosas análises epidemiológicas e algumas falhas foram detectadas.

O que pode ser concluído efetivamente do estudo HERS é que a associação daquele estrogênio com aquele progestogênio, nas dosagens citadas, não exerceu uma proteção cardiovascular secundária no primeiro ano de uso. Esse estudo não me surpreendeu e ratifica as bases fisiológicas que apontam os progestogênios como substâncias antiestrogênicas naturais, realçando os inconvenientes da terapia combinada contínua.

Entretanto, o esquema combinado contínuo pode ser o de escolha nos casos de pacientes portadoras de mioma uterino, nas que apresentam ou já foram operadas de endometriose, nas que já foram operadas de câncer de endométrio, nas que apresentam triglicérides elevados, nas pacientes que têm sangramento excessivo com o esquema cíclico ou que definitivamente não aceitam o retorno das menstruações. O bom senso também recomenda que não se deve propor o esquema cíclico, que poderia provocar o retorno das menstruações, a uma paciente com, por exemplo, mais de 65 anos de idade, que necessita TRH para proteção da massa óssea.

Um alerta, contudo, deve ser feito em relação ao esquema combinado contínuo. O fato de, em princípio, suprimir as menstruações não significa que esse efeito será obtido imediatamente em todas as mulheres. Na prática, é frequente o surgimento de perdas sanguíneas irregulares, que não são propriamente uma menstruação, pois não há deprivação da progesterona nem descamação da camada funcional do endométrio, e que podem persistir por até 4 meses para então desaparecer. Esses sangramentos são motivo para que muitas mulheres interrompam o tratamento. É importante alertá-las para esse inconveniente que, na maioria das vezes, se apresenta em pequena quantidade e não tem nenhuma relação com patologias do aparelho genital. Se, entretanto, forem mais abundantes ou não desaparecerem depois de 4 a 5 meses, será melhor a troca do esquema. Esse esquema combinado contínuo terá mais chances de ser bem-sucedido nas pacientes que já deixaram de menstruar há mais de 3 a 5 anos, pois, quando empregado em pacientes com menos de 50 anos de idade ou com menos de 3 anos de menopausa, a possibilidade de sangramento de escape é considerável.

Uma ótima opção de esquema combinado contínuo consiste na administração do estrogênio oral ou parenteral associado a um DIU medicado com levonorgestrel. Ele libera 20μg diretamente na cavidade uterina, e sua concentração sérica equivale a 17% da concentração obtida com 250μg do levonorgestrel administrado por via oral. Por outro lado, a concentração do hormônio no endométrio obtida por 250μg pela via oral equivale a menos de 1% da concentração obtida pela via intrauterina (Suhonen SP et al. Fertil Steril 1995; 63:336). Desta maneira, com a liberação praticamente limitada ao endométrio, a paciente estaria se beneficiando da terapia estrogênica isolada, sem os inconvenientes dos progestogênios sistêmicos. Uma dificuldade do método é sua inserção, pelo fato de que, muitas vezes, o canal cervical encontra-se estenosado, particularmente nas mulheres no período pós-menopausa tardio. Alguns autores recomendam o uso do misopristol colocado intravaginalmente, antes da inserção. Como o produto foi comercializado como um contraceptivo, a quantidade de levonorgestrel e a espessura do dispositivo são maiores do que o necessário para a proteção endometrial no climatério. Já existem estudos com doses e tamanhos reduzidos para essa finalidade, e em breve eles estarão disponíveis no mercado.

Androgênios

Esteroides sexuais que apresentam 19 átomos de carbono em sua estrutura, os androgênios mais utilizados em TRH são a testosterona e aqueles que exercem acentuada ação progestacional, como a noretisterona, o norgestrel e a tibolona, já mencionados anteriormente. Mulheres ooforectomizadas, em princípio, são candidatas ao uso de androgênios, pois perderam sua principal fonte de produção.

Os androgênios são importantes para a manutenção da disposição geral e do desejo sexual. Pacientes que se queixam de desânimo, desinteresse, cansaço físico e perda da libido também se beneficiam com a testosterona, mesmo que ainda retenham seus ovários. Vale ressaltar, e isso é muito importante, que a testosterona não irá resolver os problemas emocionais e afetivos dos casais que vivem em conflito nem transformar os companheiros em indivíduos agradáveis, disponíveis, interessados e interessantes.

A melhor maneira de se administrar a testosterona é sob a forma de gel (propionato de testosterona a 2% na dose de 2mg/dia), aplicada na pele ou diretamente no clitóris e nos pequenos lábios, ou sob a forma de adesivos transdérmicos. A via oral apresenta o inconveniente da primeira passagem hepática, devendo ser empregada com as devidas cautelas. A metiltestosterona, formulada em doses de 1,25, 2,5 ou 5mg/dia, é eficaz, mas devemos dar preferência ao undecanoato de testosterona, 40mg diários ou em dias alternados, que tem a vantagem de ser absorvido pelo sistema linfático, evitando a primeira metabolização hepática.

Outro androgênio natural que pode ser empregado é o DHEA, em doses diárias de 25 a 50mg. O produto não é comercializado, mas pode ser obtido em farmácias de manipulação. Sua ação androgênica é bem inferior à da testosterona e os possíveis efeitos virilizantes são mais fáceis de controlar.

Evidentemente, aquelas mulheres que já produzem quantidades elevadas de testosterona no estroma ovariano, ou que apresentam sensibilidade aumentada da pele aos hormônios masculinos, poderão perceber um aumento dos pelos ou espinhas no rosto. Isso, porém, não ocorrerá da noite para o dia, e a simples observação da face ao longo do tratamento indicará a necessidade de diminuir ou espaçar a dosagem.

A testosterona poderá também ser administrada em combinação com estrogênios ou com estrogênios e progestogênios, sob forma injetável e de longa duração. O efeito persistirá por cerca de 30 dias. Pode ser uma boa alternativa para aquelas pacientes que necessitem de um estímulo inicial para, depois, passarem para a terapia por via oral.

Um aspecto clínico interessante é que as pacientes que estão em uso de um esquema combinado de estrogênio e progestogênio derivado de um esteroide com 21 átomos de carbono (aquele mais próximo da progesterona), particularmente a ciproterona, que é um antiandrogênio, podem queixar-se de desânimo, baixo astral e diminuição da libido. Nesses casos, elas poderiam beneficiar-se com a troca desses progestogênios pelos que contêm 19 átomos de carbono, como a noretisterona ou o norgestrel ou, então, pela tibolona isoladamente.

Esses progestacionais androgênicos, teoricamente, poderiam piorar o perfil lipídico da paciente, diminuindo o HDL-colesterol e aumentando o LDL e o colesterol total, além de piorar em uma eventual resistência periférica à insulina, aumentando, portanto, o risco cardiovascular. Nas doses usuais (0,7 a 1mg de noretisterona ou 0,03 a 0,25mg de levonorgestrel), esses efeitos não são observados, não havendo, portanto, inconveniente em sua prescrição.

Menor dose?

Quem poderá garantir que uma dose abaixo da fisiológica e por curto tempo não trará, a longo prazo, graves consequências e/ou comprometimento da qualidade de vida? Não seria quase a mesma coisa que nenhum tratamento? Menor dose não significa o mesmo que menor dose efetiva. O que é baixa dose para uma paciente pode ser alta para outra, e vice-versa, pois as pacientes são diferentes, seus metabolismos são diferentes, e cada uma responde de maneira diferente.

Menor duração, por quê? Parar, por quê?

Viva bem durante 5 anos, depois, dane-se!!!

Após uma orientação inicial nesse sentido, a Sociedade Internacional de Menopausa publicou uma diretriz, em outubro de 2004, referente ao tratamento hormonal da mulher (*Guidelines for Hormone Treatment of Women in the Menopausal Transition and Beyond*). Essa diretriz representa a posição oficial do Comitê Executivo da Sociedade Internacional de Menopausa e diz textualmente:

O estudos clínicos randomizados disponíveis não têm o poder estatístico para testar os desfechos da terapia hormonal iniciada durante a transição hormonal. Possíveis benefícios clínicos na prevenção de doenças cardiovasculares e proteção do SNC parecem prováveis, mas devem ainda ser confirmados. *Não há nenhuma nova razão para colocar limites obrigatórios no tempo de tratamento, incluindo a interrupção arbitrária da TH em mulheres que iniciaram a reposição durante a transição menopausal e permanecem assintomáticas durante o uso de hormônios.*

Wolff e cols. publicaram um trabalho sobre o efeito a longo prazo do estrogênio sobre a pele (Fertil Steril 2005; 84:285-8). A respeito deste trabalho, Frederick Naftolin nos alerta:

O estrogênio é o principal arquiteto do fenótipo reprodutivo da mulher. A influência abrangente do estrogênio e sua importância na aptidão reprodutiva são caracterizadas pela presença do *estrogen response element* (ERE) na maioria dos genes do genoma humano. A terapia de reposição estrogênica no período pós-reprodutivo, iniciada na época oportuna e por tempo prolongado, pode ser benéfica na prevenção das alterações fisiológicas do envelhecimento. Se aceitarmos as novas orientações terapêuticas oriundas de receios sugeridos pelos estudos mencionados, jamais consideraríamos as possibilidades exemplificadas por Wollf e cols. As mulheres seriam tratadas, no máximo, por alguns anos e, na época em que os desfechos de suas enfermidades crônicas forem percebidos, qualquer oportunidade de prevenção pelo estrogênio já teria passado. E mais, se as novas orientações (*guidelines*) emanadas após o WHI tivessem sido aplicadas, provavelmente não haveria um número suficiente de pacientes fazendo hormonioterapia precocemente e por longa duração, para detecção de diferenças em relação às não usuárias com respeito ao coração, ao cérebro (cognição, afeto, sistema imunológico, distrofias), bem como ao sistema metabólico e à pele. *Este recente desvio das indicações, motivado pelos ensaios clínicos randomizados, deve ser repensado* (Naftolin F. Fertil Steril. August 2005; 84:293-4).

Essas palavras de Naftolin, com o peso do grande mestre, representam a verdadeira medicina baseada em inteligência.

Epidemia do medo

Alessandra Graziottin, de Milão, foi extremamente lúcida e objetiva ao usar esta expressão, durante a Sessão Plenária do Quarto Simpósio de Amsterdã sobre Menopausa, realizado em 4 de outubro de 2004. Transcrevo um trecho de sua palestra:

Os dados negativos, superdimensionados, que emergiram da primeira publicação do WHI infectaram as mulheres, os médicos e os laboratórios com a mais difícil emoção a se lidar: *o medo.*

Palavras-chave como câncer, morte e hormônios, combinadas, potencializam uma atitude negativa mais emocional do que racional. Esta aura negativa não foi mitigada pelos dados positivos do braço do estrogênio isolado. O medo fará com que muitas mulheres, especialmente aquelas com menopausa prematura ou severamente sintomáticas e que necessitam claramente da terapia hormonal, deixem de usá-la. O medo induzirá outras mulheres a abandonarem precocemente o tratamento ou a usarem doses insuficientes. O medo contaminou também os ginecologistas pela ameaça de uma "morte profissional", caso venham a ser legalmente processados por uma doença supostamente relacionada com a terapia hormonal.

Moduladores seletivos dos receptores de estrogênios (SERM)

Eu não uso este termo porque não sei o que ele significa.
(Prof. Robert Lindsay –
Diretor de pesquisa do
Helen Hayes Hospital, Nova York)

Qual estrogênio não é um modulador seletivo dos receptores de estrogênio? Sua ação seletiva se fará de acordo com a prevalência dos receptores α ou β, de sua dimerização, da formação de homodímeros ou heterodímeros em combinações diferentes e encontrados em porcentagens diferentes em cada tipo de tecido do organismo. Além disso, sua ação dependerá das diversas proteínas adaptadoras próprias do tecido, e essa ação poderá ser coativadora ou correpressora.

A história dos SERM é muito curiosa e ainda confusa na cabeça de muitos pesquisadores, porque estes têm uma dificuldade natural em transportar a interpretação de um fenômeno biomolecular para um contexto funcional complexo e cheio de mecanismos autorreguladores como o organismo humano.

Tudo começou com o tamoxifeno e desaguou em um fantástico avanço da biologia molecular, culminando com uma reformulação dos clássicos conceitos sobre os receptores hormonais. Mas esse é apenas o começo de uma nova era, que está desvendando inúmeros mecanismos da fisiologia e fisiopatologia humana e abrindo as portas para o emprego de drogas com atuações seletivas sobre determinados tecidos sem envolver os demais, também possuidores de receptores semelhantes.

A imensa maioria das ações hormonais, bem como de qualquer substância produzida pelo organismo ou das drogas, se faz via genômica, através de receptores celulares específicos. Langley, em 1905, dizia:

O efeito das drogas e hormônios se faz através da ligação com os receptores celulares dos órgãos.

Ehrlich afirmava, em 1913:

Drogas não agem, a menos que se liguem.

O tamoxifeno é um derivado do trifeniletileno, como também o clomifeno, o TACE e o nafoxidine. Foi desenvolvido na Inglaterra, na década de 1970, como um agente contraceptivo, que se mostrou capaz de induzir a ovulação. Por acaso, mostrou um efeito benéfico sobre os casos de câncer avançado da mama, obtendo uma resposta clínica favorável em cerca de 30% dos casos.

Os primeiros ensaios clínicos avaliaram comparativamente os resultados obtidos com o tamoxifeno, placebo e doses elevadas de estrogênios, que naquela época eram empregadas, com relativo sucesso, em pacientes na pós-menopausa com lesões avançadas. Os resultados mostraram que o tamoxifeno era tão eficiente quanto os estrogênios. Por apresentar menos efeitos colaterais, principalmente náuseas, vômitos e distensão abdominal, o tamoxifeno foi amplamente adotado como terapia adjuvante do câncer da mama no lugar dos estrogênios.

Curioso é que essa semelhança de resultados foi esquecida, e os estrogênios, por estarem indiretamente envolvidos no processo, passaram a ser rotulados como os responsáveis pelo câncer da mama. Estabeleceu-se então uma falsa equação matemática: se o câncer da mama é provocado pelo estrogênio e o tamoxifeno combate este câncer, logo, o tamoxifeno é um antiestrogênio. E como tal passou a ser reconhecido. Até hoje vemos referência a esse termo. Mas que antiestrogênio é esse que obtém melhores resultados em pacientes na pós-menopausa, receptor-positivo, exatamente em uma época em que elas não têm mais estrogênios. Se fosse realmente antiestrogênio, pela lógica, o tamoxifeno deveria ser empregado na pré-menopausa.

Entre as ações biológicas do tamoxifeno, são relatados:

- Efeitos estrogênicos sobre os ossos, a vagina e o endométrio (hiperplasia, pólipos, adenocarcinoma).
- Aumento do risco relativo do câncer de endométrio em cinco vezes.
- Redução do colesterol total em cerca de 12% e do LDL-colesterol em cerca de 20%.
- Elevação dos níveis de estrogênios no plasma em cerca de 15% nas mulheres menopausadas e níveis muito mais elevados na menacme, à semelhança da ação do clomifeno. É exatamente pela indução do pico de estrogênio endógeno que a ovulação é desencadeada, tanto pelo clomifeno como pelo tamoxifeno.
- Diminuição dos níveis séricos do FSH e do LH.

Todas essas ações são próprias dos estrogênios. Então, como fica? Os efeitos benéficos sobre as mamas devem-se às ações estrogênicas ou antiestrogênicas?

Se entendermos bem os mecanismos de ação do tamoxifeno, veremos que ele é um estrogênio de longa retenção nuclear, não tão potente quanto a estrona, porém mais potente do que o estriol. Sua ação dependerá basicamente do contexto endócrino da paciente. Na pré-menopausa, período no qual os níveis estrogênicos são elevados, ele atuaria como antagonista, ao ocupar o receptor estrogênico, impedindo a ação de um estrogênio mais potente. Na pós-menopausa, quando os níveis estrogênicos são baixos, ele atua como agonista, exercendo uma ação estrogênica limitada, se comparada com a obtida em pacientes em TRH.

Esta citação foi escrita por mim, em 1994, por ocasião de uma reunião conjunta com mastologistas e oncologistas em São Paulo. Ela foi praticamente endossada por Mitlac e Cohen, do Lilly Research Laboratories (Horm Res 1997; 48:155):

O tamoxifeno parece, portanto, ter propriedades semelhantes às do estrogênio sobre o osso, quando utilizado na presença de níveis baixos de estrogênios circulantes, mas ter efeito antagonista quando os níveis de estrogênios circulantes estiverem elevados.

Obviamente, chamar o tamoxifeno de antiestrogênio não reflete a realidade. Teria de ser escolhida uma outra designação para essa droga. Foi criada então a expressão moduladores seletivos dos receptores de estrogênio (SERM). Seguiu-se sua definição:

> Compostos que se ligam aos receptores de estrogênio, ativando-os, mas que induzem efeitos específicos sobre os órgãos-alvo, diferentes dos provocados pelo estradiol. Incluem todos os compostos previamente classificados como antiestrogênios, excluindo-se os antiestrogênios puros, como o ICI 182.780.

O que é importante ter em mente é que essas drogas situam-se em um espectro entre moderadamente estrogênicas, capazes de induzir inclusive o câncer de endométrio (como o tamoxifeno), e quase nenhuma ação estrogênica (como o raloxifeno). Apresentam alguns efeitos semelhantes aos dos estrogênios, como a proteção da massa óssea, algum efeito sobre a cardioproteção e, possivelmente, sobre algumas funções cerebrais, além da importante ação sobre as mamas. Porém, não são substâncias estrogênicas no sentido exato da palavra, não se prestando, portanto, como terapia de reposição estrogênica.

Estrogênios foram definidos no famoso trabalho de Papanicolaou e Traut de 1948, sobre o ciclo estral dos roedores, como:

> Hormônios que produzem efeitos biológicos, como cornificação da mucosa vaginal, crescimento uterino, comportamento estral nos animais e desenvolvimento de um endométrio proliferativo em um animal gonadectomizado.

Kenneth Ryan humanizou a definição:

> Estrogênios são hormônios da feminilidade e, como tais, são os principais determinantes do desenvolvimento e manutenção funcional dos caracteres sexuais secundários femininos." (Reid, Ryan e Bernirschke. Principles and management of human reproduction. W.B. Saunders Co., 1972.)

Portanto, os SERM não são uma alternativa à TRH. Até o presente momento, são uma alternativa às drogas antirreabsortivas ósseas, que apresentam também efeitos favoráveis na cardioproteção e possível diminuição da incidência do câncer da mama ou retardo de seu aparecimento. Os que apresentam efeitos proliferativos sobre o endométrio situam-se à esquerda do espectro, próximos ao estradiol. Os que não atuam no endométrio estão no extremo oposto, próximos ao antiestrogênio puro. Podem ser empregados quando houver contraindicação absoluta ao uso do estrogênio, especialmente nas pacientes de risco osteoporótico ou com osteopenia, associado a risco elevado para câncer da mama ou já tratadas da patologia.

Com relação ao tamoxifeno, pelo fato de apresentar ações estrogênicas um pouco mais efetivas, podendo inclusive provocar hiperplasias ou mesmo adenocarcinoma do endométrio, por que não considerá-lo uma opção à TRH, especialmente nas pacientes tratadas de câncer da mama, independente da presença de metástases ou de receptores estrogênicos? Esta é uma ideia que poderá elevar a importância do tamoxifeno para além dos limites do câncer mamário. O único cuidado será manter a vigilância endometrial. Tenho várias pacientes operadas de câncer da mama no estádio I que, por falta de coragem para prescrever-lhes a TRH convencional (o que tenho feito em casos especiais, após ampla discussão com essas pacientes), estão fazendo uso da medicação com essa finalidade.

Fitoestrogênios

Para entendermos os mecanismos de ação dos fitoestrogênios, é indispensável um conhecimento básico dos receptores de esteroides. Fitoestrogênios são substâncias naturais encontradas em plantas e podem ocupar os receptores estrogênicos, porque contêm em sua estrutura química um anel fenólico aromatizado, com uma oxidrila geralmente ligada ao carbono 3. Ao ocupar o receptor estrogênico, sua mensagem poderá ser fracamente agonista ou antagonista.

É importante assinalar que os fitoestrogênios são naturais das plantas, e não podemos confundi-los com os hormônios naturais da mulher, que são o estradiol, a estrona e o estriol. O fato de esses hormônios femininos naturais serem sintetizados no laboratório, a partir dos próprios fitoestrogênios (especialmente a diosgenina, que contém a molécula básica do ciclopentano-peridrofenantreno), da bile dos animais ou do próprio colesterol, não os desqualifica como hormônios naturais, pois sua fórmula molecular é rigorosamente a mesma, independente da fonte original.

Existem dezenas de fitoestrogênios, os quais são agrupados em três classes principais: isoflavonas, coumestanos e lignanos. A potência biológica dos fitoestrogênios é de 120 a mais de 2.000 vezes inferior ao estradiol (Markiewicz L et al. J Steroid Biochem Mol Biol 1993; 45:399; Ghem BD et al. Proc Natl Acad Sci 1997; 94:14138), o que significa que, ao ocuparem um receptor estrogênico, estarão impedindo que este se ligue ao estradiol, reduzindo, portanto, seu efeito biológico em 120 a 2.000 vezes. Nessas condições, eles atuam claramente como antiestrogênios.

Outra característica farmacológica importante dos fitoestrogênios é que eles atuam principalmente nos receptores estrogênicos β, o que de início elimina sua ação agonista no TAF-1, pois ele não se acha presente nesse receptor.

À luz dos conhecimentos da biologia molecular, poderemos interpretar as ações dos fitoestrogênios da seguinte maneira:

- **Via receptores α:**
  - **No domínio de ligação hormonal:** atuam como antiestrogênios ao impedir que o receptor seja ocupado pelo estradiol, ou terão uma ação no ERE 120 a 2.000 vezes menor, se comparada à ação do estradiol.
  - **No TAF-1:** atuam como agonistas fracos, ou antagonistas, dependendo das proteínas adaptadoras específicas das células do tecido-alvo, que podem ter ações coativadoras ou correpressoras.
  - **No TAF-2:** não atuam, porque essa função de transcrição somente ocorrerá quando o ERE estiver acoplado ao complexo receptor-estradiol.
- **Via receptores β:**
  - **No domínio de ligação hormonal:** atuam como antiestrogênios ao impedir que o receptor seja ocupado pelo estradiol, ou terão uma ação no ERE 120 a 2.000 vezes menor, se comparada à ação do estradiol.
  - **No TAF-1:** não atuam porque o TAF-1 se encontra ausente nos receptores β.
  - **No TAF-2:** não atuam porque essa função de transcrição somente ocorrerá quando o ERE estiver acoplado ao complexo receptor-estradiol.

Podemos, muito claramente, deduzir que as ações estrogênicas dos fitoestrogênios são extremamente fracas e que eles atuam fisiologicamente muito mais como antiestrogênios do que como estrogênios. Aliás, não existe nenhuma substância química que possa substituir adequadamente os hormônios naturais (estrogênios, progesterona, testosterona, insulina, corticoide, tiroxina etc.) em suas ações específicas. O agrião é um alimento rico em iodo, e nem por isso poderá substituir a tiroxina.

Se os fitoestrogênios pudessem substituir com a mesma eficiência os estrogênios naturais na TRH, certamente as tais japonesas, que se alimentam com grandes quantidades de soja desde criancinhas, teriam suas mamas desenvolvidas e menstruariam aos 2 anos de idade. Os efeitos favoráveis relatados na literatura se prendem quase que exclusivamente aos sintomas subjetivos, como os constantes nos índices de Kupperman e Blatt.

Esses sintomas são influenciados, em grau maior ou menor, pelo efeito placebo. Quanto mais "maravilhas" forem ditas desses produtos, reforçados principalmente pela divulgação comercial na mídia não científica e por trabalhos sem nenhum rigor metodológico, quanto mais for enfatizada a "ausência de riscos" dos produtos naturais, quanto mais tempo o profissional da saúde ou o charlatão se detiver na atenção e simpatia dedicada à paciente, certamente esse efeito placebo será proporcionalmente potencializado.

Devemos ter bem claro que, por definição, estrogênios (geradores de estro) são substâncias que produzem efeitos biológicos como desenvolvimento dos caracteres sexuais secundários, cornificação da mucosa vaginal, crescimento uterino, comportamento estral nos animais e desenvolvimento de um endométrio proliferativo em um animal gonadectomizado. Os fitoestrogênios não preenchem nenhum desses quesitos.

No primeiro estudo norte-americano para avaliar a eficácia e a segurança da isoflavona derivada do *Red Clover*, conduzido por Lisa Nachtigall e cols. (e apresentado no 81st Annual Meeting of the Endocrine Society, realizado em San Diego, na Califórnia, em junho de 1999), os sintomas menopausais e a potência estrogênica foram monitorizados a partir das medidas dos níveis séricos de estradiol, FSH e SHBG e pela espessura endometrial. Foram comparados os dados basais pré-tratamento e 2 meses após suplementação de isoflavona, 40mg/dia. Houve diminuição na frequência das ondas de calor em 56% (de 8,1 episódios/dia para 3,6). A espessura endometrial média permaneceu inalterada (2,4mm antes e 2,8mm após 8 semanas de tratamento). Não houve alteração significativa no colesterol total, LDL, HDL, glicose, estradiol (31,4pg/mL antes e 29,4 pg/mL depois), SHBG (65,6nMol/L antes e 64,0nMol/L depois) ou FSH (79,3UI/L antes e 87UI/L depois).

Com referência à alegação de que os fitoestrogênios protegem contra o câncer da mama, vale citar o trabalho de Pamela e cols. (Phytoestrogens consumption and breast cancer in a multiethnic population Am J Epidemiol 2001; 154:434). Nesse estudo de caso-controle com 1.272 casos e 1.610 controles, as diversas isoflavonas apresentaram os seguintes *odds ratio:* genisteína, OR = 0,92-1; daidzeína, OR = 1,0-1,2; biochanina, OR = 1,0-1,2; formononetina, OR = 1,0-1,2; isoflavonas totais, OR = 1,0-1,2. Conclusão do trabalho: nenhum efeito protetor.

São essas as conclusões do painel "O papel das isoflavonas na saúde menopausal: opinião de consenso da Sociedade Norte-Americana de Menopausa" (Menopause 2000; 7:215):

1. Não há evidências convincentes de controle dos fogachos.
2. Os dados disponíveis são inadequados e não permitem avaliar o efeito das isoflavonas sobre o câncer da mama e do

endométrio, a massa óssea e a secura vaginal.

3. Reduzem o colesterol total em 19%, o LDL em 13%, os triglicérides em 10% e não alteram o HDL.

Em junho de 2001, o boletim prático editado pelo Colégio Americano de Obstetras e Ginecologistas (ACOG) emitiu uma comunicação – "Alerta aos usuários de tratamento botânico para os sintomas da menopausa".

Destaco alguns trechos:

- Os consumidores não podem ser assegurados do conteúdo atual e da eficácia de qualquer produto em particular. Mais importante, esta falta de controle de qualidade pode resultar em contaminação, adulteração ou ausência de identificação de produtos botânicos que podem prejudicar o consumidor.
- Muitas mulheres percebem os tratamentos "naturais" como seguros e eficazes, apesar da falta de estudos científicos adequados provando tais características.
- A ACOG também alerta que "natural" não significa seguro ou eficaz e que podem ocorrer interações droga-erva potencialmente perigosas ou letais. Soja e isoflavonas podem ser úteis para sintomas como ondas de calor e suores noturnos.
- Enquanto seguras em quantidades dietéticas, o consumo de grandes quantidades de soja e suplementos de isoflavonas pode interagir com estrogênios e ser prejudicial às mulheres com história de câncer estrogênio-dependente e possivelmente a outras mulheres.

Eis a conclusão do Departamento de Endocrinologia Feminina da Sociedade Brasileira de Endocrinologia e Metabologia (www.feminina.org.br) divulgada no 25º Congresso Brasileiro de Endocrinologia e Metabologia, realizado em Brasília, em setembro de 2002:

Até o momento, os estudos *in vitro* e ***in vivo*** não mostraram resultados consistentes e uniformes sobre se os fitoestrogênios poderiam mimetizar as ações estrogênicas em todos os órgãos-alvo. Os fracos efeitos na síndrome climatérica e no metabolismo ósseo não preenchem os requisitos necessários para serem considerados alternativas à TRHM. Além disso, a falta de informações sobre a segurança de seu uso e de controle sobre seus efeitos, além da descrição de efeitos adversos, não recomenda a prescrição de isoflavonas isoladas.

O resultado de uma revisão sistemática realizada pela Cochrane Library e Medline, entre 1966 e 2004, envolvendo 25 estudos clínicos randomizados, criteriosamente selecionados (Krebs EE et al. Obstet Gynecol out. 2005; 104[4]:824-36) demonstrou que:

1. As evidências sugerem que os fitoestrogênios disponíveis como alimentos com soja, extratos de soja e de *Red Clover* não melhoram as ondas de calor ou outros sintomas menopausais.
2. Evidências disponíveis sugerem que os fitoestrogênios não são superiores ao placebo para o alívio da frequência ou da severidade dos sintomas menopausais.
3. Essa revisão sistemática fornece a avaliação mais abrangente, até o momento, da eficácia e dos efeitos adversos dos fitoestrogênios para o tratamento de fogachos e outros sintomas menopausais.

O trabalho abaixo resume bem a postura clínica que devemos assumir diante de nossas pacientes:

(Villaseca P. Non-estrogen conventional and phytochemical treatments for vasomotor symptoms: what need to known for practice. Climateric 2012; 15: 115-24).
A indicação dos produtos botânicos é principalmente para as mulheres que fazem esta escolha por suas crenças pessoais, uma vez que a eficácia dos fitoestregênios nos sintomas vasomotores é similar à do placebo.

Convenhamos:

1. Até o momento não se conseguiu produzir um estrogênio tão fisiológico e eficiente quanto o 17-β-estradiol.
2. Um progestogênio tão fisiológico e eficiente quanto a progesterona.
3. Um androgênio tão fisiológico e eficiente quanto a testosterona.

Logo, a terapia hormonal mais fisiológica e eficiente é a que utiliza os hormônios naturalmente produzidos pelos ovários e testículos. Não importa a origem da matéria-prima da qual são obtidos.

In fine:

Fitoestrogênio é uma droga que fortifica, tonifica, purifica e na mesma fica!

Contraindicações à TRH

Um dos grandes fatores restritivos à TRH é proveniente da própria bula dos medicamentos. Invariavelmente, entre inúmeros e assustadores efeitos colaterais, são citados como contraindicações as doenças cardiovasculares, o diabetes, as doenças hepáticas, a otosclerose, a endometriose, o melanoma e os tumores hormônio-dependentes. Essas contraindicações são provenientes das bulas dos anticoncepcionais orais, que foram extrapoladas para a TRH. Nos anticoncepcionais orais, o estrogênio utilizado é o etinilestradiol (um estrogênio artificial), e em doses farmacológicas, muito acima daquelas empregadas em TRH, que são doses fisiológicas e de um estrogênio natural. Qualquer paciente que leia esses efeitos colaterais e contraindicações se sentirá insegura, o que certamente contribuirá para a diminuição da aderência ao tratamento.

No estado atual do conhecimento médico, são consideradas contraindicações absolutas:

- Tromboembolismo agudo.
- Doença hepática severa em atividade.
- Carcinomas de endométrio e da mama recém-tratados.
- Carcinomas de endométrio e da mama recorrentes.
- Sangramento vaginal de origem não diagnosticada.
- Porfiria.

Em caso de doença hepática em atividade, considerando ser um evento agudo, é prudente aguardar a normalização das provas de função hepática antes de iniciar a TRH, e esta deverá ser feita obrigatoriamente pela via não oral. Com relação aos cânceres do endométrio e da mama, são, a rigor, contraindicações absolutas; contudo, a qualidade de vida deve ser considerada e avaliada individualmente. Segundo Leon Speroff, "deixe a paciente ser seu guia". O risco relacionado com o tromboembolismo de modo geral traz muita insegurança para o ginecologista e, frequentemente, divergências com os angiologistas e cardiologistas. Por este motivo, julguei apropriado inserir uma guia de orientação, publicada em 1999 pelo Royal College of Obstetricians and Gynecologists, oriunda dos departamentos de ginecologia e hematologia do Glasgow Royal Infirmary (Greer IA, Walker ID. Hormone replacement therapy and venous thromboembolism. Climateric 1999; 2:224-31). Transcrevo resumidamente:

- **Paciente iniciando ou continuando TRH:** como os defeitos trombofílicos são relativamente comuns e o tromboembolismo venoso (TEV) é relativamente raro, não há evidências suficientes para indicação de um *screening* para trombofilia antes de iniciar ou continuar a TRH (Tabela 4.1). O risco absoluto de TEV com a TRH é baixo, e os benefícios com relação à prevenção de doenças cardíacas isquêmicas e osteoporose são superiores ao pequeno risco de doença venosa na vasta maioria das mulheres.

Tabela 4.1 Investigação de potencial trombofilia

***Screening* da trombofilia**
Tempo de protrombina e de ativação tromboplástica parcial
Atividade antitrombina
Atividade da proteína C
Antígeno da proteína S total e livre
Resistência à proteína C ativada modificada (após pré-diluição em plasma deficiente em fator V)
Variante do gene da protrombina 20210[a]
Fator anticoagulante lúpico e anticorpos anticardiolipina (IgG e IgM)
Estudos em DNA
Fator V de Leiden (em caso de resistência APC modificada anormal)
Exames hematológicos e bioquímicos de rotina
Hemograma, incluindo contagem de plaquetas (para excluir trombocitopenia)
Ureia e eletrólitos, provas de função hepática e pesquisa de proteína na urina

- **Paciente com história pessoal ou familiar de TEV:** é aconselhável um *screening* seletivo para trombofilia. Deve-se avaliar a gravidade do evento anterior, e se ele foi objetivamente confirmado ou não. O diagnóstico clínico da trombose venosa profunda e do tromboembolismo pulmonar não é confiável, sendo necessários testes objetivos. Não sendo identificado um defeito trombofílico ou um evento grave (com risco de vida) prévio e tendo o TEV ocorrido há mais de 1 ano, a TRH poderá ser prescrita, depois de avaliados os riscos e benefícios. A terapia transdérmica é aconselhável nessa situação. As pacientes que tiveram o TEV há mais de 1 ano, e nas quais foi identificado um defeito trombofílico, devem ser individualmente avaliadas e aconselhadas por um hematologista.

Não havendo história pessoal de TEV, mas caso seja identificada uma característica trombofílica pelo *screening* seletivo devido à história familiar, seria aconselhável evitar a TRH, a menos que a terapia anticoagulante seja usada concomitantemente nas situações de alto risco, como a deficiência da antitrombina tipo I, sob a vigilância do hematologista. Com relação a outros defeitos trombofílicos, há evidências insuficientes, até o momento, de que a TRH deva ser completamente evitada e, de fato, na maioria dos casos, os benefícios ultrapassam os riscos percebidos. Nesses casos, deve-se dar preferência à via transdérmica.

Mulher em TRH com indicação de cirurgia

A TRH é frequentemente vista como fator de risco para tromboembolismo pós-operatório, apesar de não haver dados que comprovem essa visão. Contudo, pode ocorrer a combinação da TRH com alterações na coagulação e na função venosa que se seguem à cirurgia, aumentando os riscos. Esse risco tende a ser pequeno, e virtualmente todas as pacientes em TRH entrarão nos critérios para tromboprofilaxia. Não existem, no momento, evidências que endossem a conduta de interrupção de rotina da TRH antes da cirurgia, desde que seja utilizada uma tromboprofilaxia apropriada, como uma baixa dose ou heparina de baixo peso molecular, com ou sem compressão venosa. As pacientes com implantes de estrogênios devem ser aconselhadas a descontinuar o progestogênio cíclico.

MEDICINA BASEADA EM EVIDÊNCIA × MEDICINA BASEADA EM INTELIGÊNCIA

Pensar sem aprender é inútil.
Aprender sem pensar é perigoso.
(Provérbio chinês – Confúcio)

Nosso conhecimento científico é muitas vezes baseado no arraigado folclore que herdamos. Este folclore origina-se nos pronunciamentos das "estrelas" acadêmicas que são bem conhecidas. Para justificar suas crenças ou proposições, lançam mão da chamada experiência clínica pessoal. O'Donnel (Sceptic's Medical Dictionary. London: BMJ Publishing Group, 1997) define experiência clínica como "cometer os mesmos erros, com crescente confiança, por um impressionante número de anos". Esse mesmo autor define a medicina baseada em evidência (MBE) como "a perpetuação dos erros dos outros em vez dos seus próprios".

Entre inúmeras falhas desses estudos clínicos, podemos citar:

1. A interpretação errônea da história natural da doença como um efeito benéfico de um tratamento. Por exemplo, frequentemente é proposta e executada a punção de cistos foliculares do ovário guiada pela ultrassonografia, ou mesmo por videolaparoscopia. Esses recursos são alardeados como procedimentos altamente eficazes. Ora, cisto folicular é um cisto funcional e, como tal, desaparece espontaneamente dentro de 40 a 60 dias, com ou sem tratamento. Se algum adepto da "economicina" quiser operar, que o faça imediatamente, pois se esperar um pouco poderá não encontrá-lo mais.
2. Desenho do estudo falho. O desenho deve ser cuidadosamente revisto, porque ele determina seu desfecho. Se o desenho estiver errado, as conclusões não valerão o papel no qual foram escritas. O estudo WHI que o diga.
3. Um estudo multicêntrico de milhões de dólares, conduzido sob a égide do National Institutes of Health dos EUA, ostenta um tremendo prestígio, e suas conclusões se transformam em um poderoso veredicto. Foi o que aconteceu com o estudo citado, provocando um verdadeiro tsunami nos alicerces da terapia hormonal do climatério.
4. Interpretações errôneas das estatísticas. Disraeli (1804-1881), grande estadista britânico, é o autor da famosa frase: "Existem três espécies de mentira: mentira, mentira deslavada e estatísticas." Os dados podem ser manipulados para provar o que o autor deseja comprovar. Ele usa a estatística como um bêbado usa o poste: para se apoiar, mais do que para iluminar.

Como avaliar, então, os relatos da literatura? Primeiro, e fundamental, devemos sempre ser críticos, especialmente quando os trabalhos são alardeados como dramáticas mudanças de paradigmas e ganham grande destaque na mídia, estimulados pelas partes interessadas. Infelizmente, como em qualquer outro campo, a pesquisa também tem sua parcela de pessoas chauvinistas. Existem também muitos pseudocientistas. Devemos examinar criticamente as suposições por trás da hipótese; a boa-fé dos envolvidos na pesquisa e os possíveis vieses e interesses camuflados; a história da doença ou condição sendo tratada; o desenho do estudo e a análise dos dados utilizados; o racional científico para os benefícios atribuídos ao tratamento; e a possibilidade de uma interpretação exageradamente otimista dos resultados e das tendências. Como diz a sabedoria popular, se parece bom demais para ser verdade, provavelmente não é verdade.

A medicina baseada em evidência (MBE) consiste no uso consciente, explícito e judicioso da melhor evidência atual na tomada de decisões sobre a conduta individualizada para determinado paciente. A prática da MBE significa a integração da habilidade clínica individual com a melhor evidência clínica externa, disponível, das pesquisas sistemáticas. Por habilidade clínica individual entendem-se a competência e o julgamento que o clínico adquire por meio da experiência e da prática profissional. Por melhor evidência clínica externa disponível entende-se a pesquisa clinicamente relevante, muitas vezes das ciências básicas, mas especialmente na pesquisa clínica centrada no paciente. Saber integrar esses requisitos básicos da MBE é fundamental, pois mesmo uma evidência externa excelente pode ser inaplicável ou imprópria para um paciente individual. Mais uma vez, estas ponderações são particularmente aplicáveis ao famoso estudo WHI.

A MBE constrói e reforça, mas nunca substitui a habilidade, o julgamento clínico e a experiência clínica (Sackett DL, Richardson WR, Rosenberg W, Haynes RB. Evidence-based medicine. How to practice & teach EBM. New York: Churchill Livingstone, 1997).

Vamos centrar nossa análise nos estudos WHI e MWS, por terem sido a fonte de inesperadas conclusões, que até hoje agitam a opinião dos estudiosos e das mulheres em todo o mundo. O estudo WHI foi precocemente interrompido por ter atingido o limite de segurança estabelecido para o câncer da mama pela "junta de monitoramento de dados e segurança" (*data and safety monitoring board*). Esse minucioso e estatisticamente bem conduzido estudo clínico tem sido alardeado como a palavra definitiva sobre o assunto. É um "*clinical trial* randomizado", considerado o tipo de estudo mais sólido na escala hierárquica de evidências. Segundo Susan L. Hendrix, um dos investigadores principais do WHI, ele fornece uma ilustração de como o resultado de um estudo clínico de alta qualidade pode modificar o *status quo* e ensinar uma valiosa lição aos clínicos: nunca pare de questionar (Hendrix SL. The need for evidence-based medicine. The female patient. Suppl. 3, Nov 2002) Seguindo, portanto, sua sugestão, vamos questionar essa arrogante e pretensiosa conclusão da autora.

Incompreensível é a ênfase dada a um único trabalho, jogando por terra centenas de pesquisas científicas, sedimentadas ao longo de dezenas de anos, sobre as quais construímos as sólidas bases de nosso conhecimento. Afinal, o que esse trabalho tão decantado nos mostrou? A meu juízo, muito pouco. Mostrou simplesmente que 0,625mg de estrogênios conjugados associados de maneira combinada e contínua a 2,5mg de medroxiprogesterona, administrados por 5 anos e meio a mulheres assintomáticas (88%), com idade média de 63,2 anos e índice médio de massa corpórea de 28,5, não confere uma cardioproteção adequada. Os progestogênios, diga-se de passagem, são os antiestrogênios naturais, devido, principalmente, a sua ação inibidora da síntese de novos receptores estrogênicos. Dessa maneira, a maioria das ações estrogênicas é, em grau maior ou menor, anulada. A amenorreia associada que o diga. Os autores deveriam ter conhecimento desse fato fisiológico, pois ele compromete, de início, os resultados obtidos.

A ausência de cardioproteção primária foi a única discrepância constatada, em comparação à maioria dos estudos observacionais até então publicados. Os demais resultados referentes a câncer da mama, câncer colorretal, fraturas de bacia, trombose venosa profunda e embolia pulmonar foram semelhantes aos encontrados pelos estudos observacionais anteriores.

Mas, espere um pouco. Por que dar esse esquema a pacientes com idade média de 63,2 anos de idade, obesas e, acima de tudo, assintomáticas? Aquelas que apresentavam sintomas severos foram excluídas do estudo devido à impropriedade de tomar o placebo por longo período (8,5 anos), o que por si só já caracteriza um viés de seleção. Imagine a pobre coitada, com vagina seca e fervendo em fogachos, ter de aguentar 8 anos tomando um placebo.

Outro aspecto importante é o fato de terem ocorrido 42% de descontinuidade do tratamento. Essa descontinuidade foi certamente inesperada, especialmente quando se considera que 88% das pacientes não apresentavam sintomas vasomotores por ocasião da seleção. Por outro lado, a ocorrência de dor mamária, distensão abdominal, sangramento uterino, cefaleia e mudanças do humor seria motivo suficiente para interromper o tratamento e, uma vez que, pelo protocolo, seus clínicos não poderiam fazer ajustes no esquema terapêutico, essas pacientes tinham seus registros abertos. Ao fazê-lo, o estudo já deixou de ser duplo-cego e passou a ser um estudo observacional.

Limitemos nosso foco aos tópicos referentes à proteção cardiovascular e do câncer da mama, já que foram estes os objetivos primários do estudo. Uma visão diferenciada, que eu chamaria de "medicina baseada em inteligência", procura fazer uma outra leitura, baseada nos mesmos números do estudo WHI. É estranho falar em cardioproteção primária quando se inicia o tratamento aos 63,2 anos (70% das pacientes estavam em uma faixa entre 60 e 79 anos), 35,7% eram hipertensas e 50,4% eram fumantes ou ex-tabagistas. Certamente, suas artérias já estariam com um grau maior ou menor de comprometimento endotelial, embora, ainda, clinicamente assintomáticas.

Por tudo que sabemos, e a fisiologia nos mostra, benefícios máximos exigem intervenção em um tecido-alvo ainda sadio, para que haja uma resposta efetiva ao medicamento. Esperar uma resposta favorável de uma artéria com o endotélio já lesionado, aguardando apenas o evento agudo que levaria a enfarte do miocárdio, acidente vascular cerebral, gangrena de extremidade ou aneurisma de aorta abdominal, com a administração de estrogênio, é querer o impossível. Pior ainda quando associado ao progestogênio. Como nos diz com refinado humor o clínico português Pedro Mayar Garção: "Para que o medicamento seja eficaz, é preciso que o paciente esteja no prazo de validade."

Em relação ao câncer da mama, é importante termos em mente sua história natural. Sabemos que o câncer se origina de um erro genético durante a mitose de uma determinada célula, dando origem a um genótipo diferente e autônomo de seu hospedeiro. O tempo médio de duplicação de uma célula cancerosa da mama é de 120 dias. Para que o tumor atinja 1 a 2mm de diâmetro, capaz de ser detectado à mamografia, são necessárias 20 duplicações, o que leva cerca de 6 a 7 anos. Para chegar a 1cm (aproximadamente 1 bilhão de células), são necessárias 30 duplicações, o que leva, em média, 10 anos (Wertheimer MD, Costanza ME, Dodson TF, D'Orsi C et al. Increasing the effort toward breast cancer detection. JAMA 1986; 255:1311-9)

O simples conhecimento desse dado já nos alerta para o fato de esses tumores já preexistirem antes do início do tratamento, pois o estudo foi interrompido com o tempo médio de 5 anos e meio. Se os tumores detectados eram maiores do que os do grupo placebo, isso reforça ainda mais a impressão de que eles já estavam presentes e simplesmente tiveram seu crescimento acelerado pelo estrogênio, pois a maioria era receptora estrogênico-positiva. Mais importante ainda, foi detectado aumento na incidência do câncer invasivo, que não foi igualmente acompanhado pelo aumento das lesões pré-cancerosas ou *in situ*. Ora, como pode aumentar o número de lesões invasivas sem ser acompanhado, na mesma proporção, por aumento das lesões pré-invasivas? Isso só se explicaria pela atuação hormonal no câncer já estabelecido. Outra conclusão do trabalho: "Os cânceres invasivos diagnosticados no grupo estrogênio + progestogênio eram semelhantes na histologia e no grau", ou seja, predominantemente carcinoma ductal.

Esse dado está em desacordo com os trabalhos mais recentes, que mostram aumento do carcinoma lobular com o esquema combinado, o que é compreensível pela ação fisiológica do progestogênio sobre os lóbulos. Esse achado não seria mais um forte argumento para mostrar que tais tumores já se encontravam presentes ao se iniciar o tratamento? O uso de um progestogênio atuando em um carcinoma ductal estabelecido jamais iria transformá-lo em carcinoma lobular. E mais, os achados que falam a favor da ação hormonal em tumores preexistentes incluem uma impressionante concordância em todos os estudos, incluindo o recente *Million Women Study* (Lancet 2003, 362:419-27), constatando que não houve aumento do risco em ex-usuárias, e o rápido diagnóstico do câncer da mama nos primeiros anos após o início da terapia.

Um raciocínio mais diferenciado nos alertaria para o fato de que, se a terapia combinada contínua empregada fosse interrompida, os cânceres eventualmente induzidos por ela continuariam a crescer mais lentamente e continuariam sendo diagnosticados nos próximos 10 anos, pois essa é a evolução natural do câncer mamário. Da mesma maneira, o rápido aparecimento nos primeiros anos de tratamento, diminuindo a incidência nos anos subsequentes, seria explicado pela ação cinética sobre os tumores ainda na fase subclínica, tornando-os detectáveis mais cedo pelos métodos diagnósticos.

Um achado da maior importância, e que deveria ter sido divulgado com o mesmo ou maior destaque dado ao trabalho original, refere-se à incidência do câncer da mama no grupo das 10.739 mulheres histerectomizadas e que fizeram uso dos estrogênios isoladamente, pois é tudo o que as mulheres mais gostariam de saber. Elas foram acompanhadas durante 6,8 anos, portanto, aproximadamente 2 anos a mais do que o grupo que usou o esquema combinado contínuo. Confirmando os estudos observacionais já citados neste texto, a incidência do câncer da mama foi 23% menor do que no grupo placebo (P =

0,06), faltando apenas um caso para alcançar significância estatística (JAMA 2004, 291(14):1701-12):

- Na faixa etária de 50 a 59 anos, foram registrados 25 casos, contra 35 no grupo placebo – RR = 0,72 (0,43-1,21).
- Na faixa de 60 a 69 anos, 42 casos, contra 60 no grupo placebo – RR = 0,72 (0,49-1,07)
- Na faixa de 70 a 79 anos, 27 casos contra 29 – RR = 94 (0,56-1,60).

Não vamos nos entusiasmar e dizer que o estrogênio protege contra o câncer da mama, mas vamos parar de afirmar que ele o provoca. Esse trabalho tem, no mínimo, o peso de ser um *clinical trial* com um grande número de pacientes, observadas por um longo período.

Embora fora da proposta deste texto, por abordar efeitos sobre a qualidade de vida e memória, trabalhos publicados posteriormente como extensões do estudo WHI, pelo aspecto absurdo deste, merecem uma observação (JAMA 2003; 289(20):2651-62). Como pode um *clinical trial* avaliar os efeitos de uma intervenção farmacológica na qualidade de vida de um grupo de mulheres que não foram recrutadas devido à má qualidade de vida. Na verdade, essas pacientes eram excluídas do estudo. Avaliar a resposta do tratamento estrogênico em mulheres menopausadas assintomáticas é o mesmo que avaliar um tratamento antimicótico, em estudo duplo-cego, randomizado, placebo-controlado, em mulheres sem candidíase e depois levantar os dados para saber qual grupo obteve melhor resultado.

Em síntese, como assinala Manuel Neves-e-Castro no excelente texto enviado para publicação em *Maturitas* – "*Was it a good initiative*" –, o estudo WHI é uma pesquisa importante, mas não introduz novas regras à boa prática clínica. Privar uma paciente dos benefícios de uma terapia hormonal racional e bem individualizada, por causa do medo de raros efeitos colaterais, não parece ser uma medicina satisfatória. "*Primum non nocere* – nem por excesso nem por abstenção."

E o *Million Women Study*? A indicação quase universal da tibolona para as pacientes com risco elevado de câncer da mama foi duramente atingida com a publicação, em 2003, do *Million Women Study Collaborators* (Lancet 2003; 362:419-27).

É estranho como um único trabalho, mais valorizado pelo grande número de mulheres envolvidas do que pelo rigor analítico de seus dados, consegue desqualificar anos e anos de pesquisas sérias e condutas clínicas universalmente aceitas. Esse trabalho observacional, surpreendentemente, encontrou um risco relativo de 1,45 para as usuárias de tibolona, muito próximo do risco relativo (*hazard ratio*, em inglês) de 1,30 para as usuárias de estrogênio isolado (o que, por si só, já questiona a credibilidade do trabalho, em face do achado do RR de 0,77 encontrado no braço do estrogênio isolado nas 10.739 mulheres do estudo WHI).

Em excelente e minuciosa análise crítica dos grandes estudos observacionais (MWS) e dos *trials* HERS e WHI, realizada por Shapiro e divulgada em dois capítulos do *Climateric medicine* – "*Where do we go?*" (editado por Schneider e Naftolin em 2005, por Taylor & Francis – Parthenon), o autor questiona a validade dos estudos observacionais com um número maciço de pacientes. Possíveis fontes de vieses e *fatores confundidores* são reconhecidos como problemas que nunca poderão ser completamente eliminados em pesquisas desse tipo, e sua possível existência impõe limites na interpretação de qualquer associação identificada em tal pesquisa. Nessas circunstâncias, se uma associação for grande em um estudo bem conduzido (digamos, um risco relativo bem acima de 3,0), é razoável concluir que qualquer fonte residual de viés seja pouco provável de ser responsável por ela. Entretanto, se uma associação for pequena, pode ser impossível discriminar entre viés, fatores confundidores e causalidade como explicações alternativas. Nesse caso, é uma falácia comum interpretar uma associação estatisticamente significativa como causal. Contudo, uma vez esteja presente um viés, tudo o que um grande estudo pode concluir, em relação a um estudo pequeno, é estabelecer limites de intervalo de confiança mais estreitos em volta da magnitude daquele viés. Resumindo, uma vez um estudo apresente um viés, aumentar sua magnitude pode torná-lo mais robusto estatisticamente, mas robusteza não é o mesmo que validade.

Analisando especificamente o MWS, entre mais de 15 erros, alguns grotescos, Shapiro assinala:

> A análise principal foi limitada a ex-usuárias e usuárias atuais, no momento da inclusão. Em relação às não usuárias, entre as mulheres que haviam usado a TRH pela última vez mais de 1 ano antes do recrutamento, não houve evidências de uma associação ao câncer, mesmo quando tal uso durou até 10 anos ou mais. Em contraste, entre as usuárias na época do recrutamento (usuárias atuais), os riscos relativos estimados para o estrogênio isolado, estrogênio mais progestogênio, tibolona e outros hormônios desconhecidos foram de 1,30, 2,0, 1,45 e 1,44, respectivamente, sendo todos estatisticamente significativos. Poderiam esses resultados ser atribuídos a um viés de detecção? Os investigadores excluíram as mulheres com qualquer tipo de câncer relatado antes do recrutamento. Porém, os cânceres identificados durante a mamografia inicial realizada entre as pacientes recrutadas deveriam ser comunicados aos registros de câncer, *e as pacientes continuariam no estudo.* Além disso, nas melhores mãos, a sensibilidade da mamografia é de 70% a 80%, podendo ser mais baixa ainda entre as usuárias de TRH, devido ao aumento da densidade mamária. Assim, mulheres recrutadas que escaparam da detecção mamográfica inicial, alertadas pela presença de um nódulo, poderiam ter o câncer clinicamente diagnosticado pouco tempo depois.

Outro ponto crítico foi levantado pelos próprios investigadores do MWS. Em uma amostra de 1.183 mulheres do estudo, o recrutamento também foi seletivo. As usuárias de TRH representavam 32% das pacientes que atenderam ao convite para participar do estudo, comparadas com 19% das mulheres que não atenderam ao recrutamento. Assim, o risco relativo elevado observado entre as mulheres do estudo poderia ser creditado a esse recrutamento seletivo. Mais ainda, um intervalo médio de apenas 1,7 ano do diagnóstico até a morte só pode ser explicado se um número substancial de cânceres de mama já estivesse presente por um longo período de tempo antes do recrutamento, tendo em vista a história natural do câncer de mama.

Para não deixar de mencionar meu grande mestre Leon Speroff, na conclusão de seu editorial relativo ao estudo MWS, ele assinala:

> A importante questão não respondida é se a terapia hormonal causa o câncer de mama ou está promovendo o diagnóstico de tumores

preexistentes. Os achados que apoiam um impacto em tumores preexistentes incluem uma impressionante concordância, entre todos os estudos, de que não encontraram um risco elevado em ex-usuárias e o rápido diagnóstico do câncer de mama dentro de poucos anos após o início da terapia.

Pelos questionamentos assinalados, não existe nenhuma argumentação sólida que coloque a tibolona como uma droga que favoreça um aumento no risco do câncer da mama. Pelo contrário. Em simpósio realizado em outubro de 2004 em Amsterdã, cujo foco central foi "A saúde da mulher após WHI" (contando com a presença de autoridades internacionais nas áreas afins, inclusive do Dr. Chlebowski, responsável pela parte relacionada com a mama no referido estudo), ficou bem evidente que a maioria dos estudos observacionais, experimentais *in vitro*, em animais e humanos, estudos bioquímicos e metabólicos aponta para um efeito favorável da tibolona sobre o tecido mamário, o que, aliás, fez com que esta se tornasse a droga de eleição para as pacientes com risco elevado. Estudos clínicos randomizados, como o LIBERATE, o THEBES (*Tibolone Histology of the Endometrium and Breast Endpoints Study*) e o OPAT (*Osteoporosis Prevention and Antiatherosclerosis Effects of Tibolone*), irão fornecer dados clínicos adicionais mais concretos. Até que seus resultados sejam conhecidos, não há nenhum motivo para mudarmos a preferência por esse produto.

O objetivo das ciências básicas e clínicas é conhecer a verdade. Todo estudo epidemiológico, não importa o quanto seja bom ou grande, fornece apenas uma visão da verdade. São necessárias muitas visões para chegar perto da verdade absoluta.

Triste fim do WHI

A fim de evitar opiniões pessoais, que poderiam ser consideradas tendenciosas, menciono publicações de alto nível e autores muito bem conhecidos:

1. Panay N, Fenton A. Does HRT increase the risk of breast cancer? Don't forget the menopausal woman! Climateric Editorial April 2012; 15(2):

As recentes críticas ao WHI e ao MWS ilustram claramente um número de falhas básicas que, na opinião dos autores, limitaram a habilidade dos *trials* em estabelecer uma associação causal (se é que existe) entre TRH e câncer de mama. Os argumentos acerca da validade desses *trials* podem virar moda nos próximos anos. Contudo, o que está claro é que, se há um risco, este é pequeno. Enquanto os epidemiologistas continuam a argumentar que esse pequeno risco relativo é válido, nós não devemos cair na armadilha e esquecermos o principal argumento, que é: como iremos otimizar as vidas de milhões de mulheres que atingem a menopausa em uma população cada vez mais idosa?

2. Health Outcomes After Stopping Conjugated Equine Estrogens Among Postmenopausal women with Prior Hysterectomy. LaCroix AZ and the WHI investigators. JAMA April 6 2011; 305(13):1305:

CONCLUSÃO: Entre as mulheres com histerectomia prévia seguidas durante 10,7 anos, o uso de EEC por uma média de 5,9 anos não foi associado a aumento ou diminuição do risco para doença coronariana, trombose venosa profunda, acidente vascular cerebral, fratura de bacia, câncer colorretal ou mortalidade total. Uma diminuição do risco para CA de mama persistiu.

A menor incidência de câncer de mama vista entre as mulheres randomizadas para os EEC durante o período da intervenção tornou-se estatisticamente significativa com a extensão do *follow-up*.

3. Anderson GL, Chlebowski RT et al. Conjugated equine estrogen and breast cancer incidence and mortality in postmenopausal women with hysterectomy: extend follow-up of the Women's Health Initiative randomised placebo-controlled trial. Lancet Oncol 2012; 13:476-86:

No grupo usando estrogênio, menor número de mulheres morreu de câncer da mama (6 mortes – 0,009% ao ano), comparadas com o de controle (16 mortes – 0,024% ao ano).

Menos mulheres no grupo usando estrogênio morreram por qualquer causa após o diagnóstico de câncer da mama (30 mortes por ano) do que os controles (50 mortes por ano).

4. Rossouw JE, Manson JE, Kaunitz AM, Anderson GL. Lessons learned from the Women's Health Initiative Trials of Menopausal Hormone Therapy. Obstet & Gynecol January 2013; 121(1).

De uma maneira geral, em mulheres com menos de 10 anos do início da menopausa, os benefícios do alívio dos sintomas vasomotores e os pequenos riscos absolutos sustentam a posição de que a terapia estrogênica representa o tratamento apropriado para a mulher sintomática sadia histerectomizada e que as decisões acerca da duração da terapia podem ser individualizadas.

5. Halleluiah, lessons from the WHI by WHI people. Climateric out 2013; 16:536: A. Pines: Prof. de Cardiologia da Tel-Aviv University School of Medicine, Israel. Ex-Presidente da IMS.

Eu acredito que esse artigo recentemente publicado em *Obstetrics and Gynecology* é um *"milestone"*, uma vez que ele pode encerrar a disputa amarga entre os investigadores do WHI e os inúmeros lideres mundialmente conhecidos quanto à interpretação correta dos dados do WHI com relação ao balanço dos riscos e benefícios da terapia hormonal.

6. Hormone therapy and breast cancer: the press-release version of WHI study data. Amos. Pines. Climateric 2013; 16:222-5. Prof. Rowan Chlebowski, em entrevista ao Los Angeles Times (7 - março - 2012):

Ele (WHI) vai contra um grande número de estudos observacionais, sugerindo que o estrogênio aumentaria o risco de câncer de mama por si só. Mas o estudo assinala que é muito mais complexo do que nós originariamente pensávamos. Estrogênio isolado pelo período que nós estudamos parece ser bem seguro e, talvez, até benéfico.

(Tal afirmativa pode ser comparada a "um suicídio acadêmico".)

7. Langer RD. On the need to clarify and disseminate contemporary knowledge of hormone therapy initiated near menopause. Climateric August 2010; 13:303-6:

A demonização da TH já pode ter causado um ônus de doenças crônicas que poderiam ter sido mitigadas ou retardadas.

8. Sarrel P, Katz DL et al. The mortality toll of estrogen avoidance: an analysis of excess deaths among hysterectomized women aged 50 to 59 years. American J Public Health Sept 2013; 103(9):1583-8.

Nossa análise sugere que, entre 2002 e 2011, um excesso de mortes, entre o mínimo de 18.601 e o máximo de 61.610, ocorreu entre as mulheres histerectomizadas com idade de 50 a 59 anos, após a publicação original do WHI.

A taxa atual do excesso de mortes situa-se entre 40.292 e 48.835.

CONCLUSÃO: a redução da terapia estrogênica, desde 2002, resultou em aumento significativo na mortalidade das mulheres histerectomizadas entre 50 e 59 anos de idade. Mulheres, clínicos e a mídia devem receber informações claras e acuradas sobre os efeitos positivos da terapia estrogênica isolada nessas mulheres.

Nossa análise sugere que a falha em individualizar o tipo de terapia e as pacientes custaram milhares de vidas.

Para finalizar, permita-me transcrever fielmente as palavras do Professor Leon Speroff, por ocasião do Simpósio Internacional sobre Controvérsias em Endocrinologia Ginecológica e Climatério, transmitido via satélite pela Conexão Médica em 30 de outubro de 2003:

Lucas, eu realmente gostei de sua frase "medicina baseada em inteligência". Parece-me que chegamos a esse extremo, nesta era da medicina baseada em evidência, onde nós achamos que somente dados dos *clinical trials* são válidos e devem orientar nossa tomada de decisões. Nossa tomada de decisão é mais ampla do que isso e, apesar dos esforços dos epidemiologistas, não nos esqueçamos que nós aprendemos com cada paciente que nós vemos. Nossa tomada de decisão é baseada no conhecimento, que inclui nossa educação, nossa literatura e nossa experiência. Isto é "medicina baseada em inteligência," e eu penso que precisamos enfatizar a importância do clínico, e não dos epidemiologistas. É o clínico que, em última análise, tem impacto na paciente, e isso é a arte e a ciência da prática médica. É a razão pela qual nós temos o prazer de sermos clínicos e é a razão pela qual as pacientes nos valorizam como clínicos. Não abramos mão dessa responsabilidade. Voltemos a enfatizar esse importante papel do clínico. Desde a publicação do WHI, desde a investida violenta da MBE, nós perdemos de vista a real importância de sermos bons clínicos, fazendo julgamentos médicos clínicos. É somente o clínico que tem o conhecimento e a compreensão do paciente individualmente, e nossos julgamentos clínicos poderão ser modificados por esses conhecimentos. Ninguém, nenhum epidemiologista, encontra-se nessa posição, e isso nos torna muitíssimo importantes para a prática da medicina e para nossas pacientes. Coloquemos de volta os clínicos nesta posição muito importante.

SEXUALIDADE NO CLIMATÉRIO

Iêda Pinheiro Machado
(Psicóloga – Sexóloga)

Seguramente estamos vivendo em um mundo novo!

O fato de hoje reconhecermos a sexualidade como parte integrante do ser humano nos sinaliza que os tempos são outros, bem diferentes de um passado incrivelmente recente.

E se testemunhamos mudanças em todos os setores de nossas vidas – na alimentação, no vestuário, na tecnologia, na ciência, nas artes – é, sem dúvida nenhuma, no mundo da sexualidade que a coisa virou de cabeça para baixo.

Basta lembrarmos que, se há apenas algumas décadas sexo era um assunto proibido, hoje constatamos que o erotismo anda solto no ar. Ele aparece no cinema, na televisão, em revistas e jornais, em todos os horários e canais – abertos ou não – sem nenhum tipo de censura ou controle.

A sexualidade passou a ser um assunto corriqueiro, e a supervalorização da atividade sexual é quase um fenômeno mundial, que tem como meta a obrigatoriedade de uma *performance* atlética, culminando com orgasmos mirabolantes.

Assistimos a tudo isso com um misto de curiosidade e preocupação, porque temos certeza de que vivemos em um mundo novo sim, mas um mundo em transição, onde valores, comportamentos, crenças e atitudes não estão bem definidos, o que nos faz oscilar entre seguir a onda da modernidade e preservar o antigo padrão, tão apregoado por gerações passadas.

É essa situação ambígua que tem sido foco de conflito e dificuldade no trato com os filhos, clientes e com a própria sexualidade. O que é certo? O que é errado? O apelo do sexo é infindável, e os pais, principalmente se não têm argumentos para reprimi-lo, também não sabem o que fazer para ajudar os filhos em suas dúvidas, curiosidades, aflições e condutas.

Paralelamente às grandes mudanças dos comportamentos sexuais, mitos e desinformações estão sempre presentes quando o assunto é a sexualidade das pessoas mais velhas. Idosos que expressem interesse ou gostem de sexo são frequentemente tratados com humor ou desprezo pela mídia.

Nesse emaranhado de informações e desinformações, como estará a mulher climatérica de hoje? Estão todas bem, chegando à meia-idade sem dificuldades e conflitos, com uma visão positiva da sexualidade, com conhecimento sobre o funcionamento do corpo – suas alterações metabólicas, estéticas e hormonais?

E os médicos que lidam com elas? Estão preparados e aptos a ouvi-las e entendê-las?

E a sociedade, fruto de uma cultura que sempre considerou a sexualidade como um apanágio da juventude? Está pronta a aceitar essa mulher, não jovem, a usufruir as benesses que não seriam apropriadas a ela?

Definitivamente, não.

Então, o que mudou e quem mudou em toda essa história?

Não faz muito tempo, a maioria das mulheres morria antes de alcançar a menopausa ou pouco depois, o que fazia com que esta fosse extremamente temida e só se falasse nela aos cochichos, indicativa que era de declínio e morte. As que sobreviviam a ela tratavam-na como doença, vivida às escondidas, assunto de mulher, coisa para se falar apenas com o médico ou com a melhor amiga.

Foi o desenvolvimento das ciências médicas que, trazendo para homens e mulheres a possibilidade de viver mais, levou um contingente enorme de mulheres não só a chegarem lá, mas também a ultrapassá-la. Ao fazê-lo, no entanto, as mulheres não se livraram do mais pesado dos significados que a menopausa sempre trouxe embutida em seu bojo, a de que se está chegando à tão temida velhice!

E, o que é pior, olha-se no espelho e constata-se. É verdade! O pescoço, ao menor movimento, exibe um plissado indisfarçável. No rosto, os caros cremes e loções milagrosas não conseguem mais os efeitos sonhados – o da eterna juventude. O que dizer das pernas, motivo de tanto orgulho no passado: o que exibem agora são as marcas inexoráveis do tempo e, o pior, uma barriguinha que insiste em não caber na calça *jeans* tão moderninha!

A mulher acaba de transpor uma barreira situada em algum local incerto e desconfortável entre a juventude e a velhice.

"Idade adulta"? "Meia-idade"? "Idade crítica"? "Idade avançada"? "Terceira idade"? Mas, com apenas pouco mais de 50 anos – meio século – que, todas dizem, passou tão rápido!

Apesar de Goethe dizer que "a idade se apodera de nós de surpresa", o envelhecimento vem em etapas e vagarosamente, e tanto o físico como o emocional seguem lentamente uma longa caminhada. A mulher conhece, nessa sua trajetória, três momentos significativos, chamados de crise, de vital importância para a possibilidade de uma vivência sadia ou não, enquanto passam-se os anos.

São as grandes mutações corporais e existenciais, e os choques por elas provocados que podem desencadear as crises de identidade. Por isso, puberdade, gravidez e climatério são períodos de tensão, biologicamente determinados, nos quais a mulher precisa fazer ajustes e reajustes para se inserir em novos papéis e identidades adquiridos. A crise vem para provocar o desequilíbrio, para obrigar a lançar mão de outras maneiras de lidar com a realidade, já que é um momento agudo e penoso, mas implica também um movimento dinâmico para que novas identidades sejam acrescidas.

Já devíamos estar acostumadas às grandes alterações sofridas pelo corpo, na chegada ao climatério. Afinal de contas, a menopausa não é a primeira revolução hormonal em nossa vida. A puberdade e a gravidez já haviam feito isso antes, modificando o organismo e instalando uma ordem diferente, lançando uma semente da inquietação. Já foi preciso, um dia, se adaptar às transformações físicas e psíquicas que exigiram não só aceitação, mas também integração. Quem não se lembra?

Se para algumas esta já tinha sido uma tarefa fácil, sem provocar grandes cataclismos, para outras foi dolorosa, estranha e perturbadora, fazendo-nos entender que uma mesma situação pode representar, em umas, frustração, submissão e medo e, em outras, pode significar satisfação, possibilidade de crescimento e maturidade. Como compreender e explicar tudo isso? Por que tanta contradição? Como pode um mesmo fenômeno incidir de forma tão oposta em pessoas de uma mesma cultura?

Nós, profissionais da saúde, temos obrigação de enxergar todos esses aspectos, se temos alguma pretensão de ajudar as pessoas que vivem essa etapa da vida. O fato de habitarmos em um mundo novo, muito diferente de outros tempos, não deve ser usado como referencial para se imaginar que os problemas e incômodos antigos não mais existem, que foram resolvidos por todas, arriscando-nos desse modo a culpar aquelas que ainda os sofrem profundamente.

Foram exatamente essas discrepâncias de opiniões e constatações, comprovadas através da escuta em um consultório de terapia sexual, do convívio com mulheres nessa faixa de idade, do estudo e interesse no tema e da minha própria experiência como mulher, que me atrevo a dizer que não é a menopausa em si que provoca todo esse turbilhão, mas o caminho que se trilhou para chegar lá.

É um passado que teima em estar presente e que faz com que a história de cada uma e a sua capacidade de lidar com ela tenham um peso mais significativo.

É a possibilidade de questionar valores, ou não, de mudar comportamentos rígidos, ou não, de quebrar tabus, ou não; enfim, de "virar a mesa", ou não, que será determinante para começar, bem ou mal, a percorrer uma estrada tão longa – a outra metade da vida.

E à história de cada uma acrescente-se uma boa dose de uma cultura impiedosamente machista e repressora que por muitos e muitos anos viu a mulher como ser inferior e subordinada ao homem.

Desde a Grécia, onde podemos buscar as raízes de nossa civilização, a mulher não era vista com valor, e a maior parte da evidência literária sugere uma posição inferiorizada.

"As mulheres não são de modo algum inferiores aos homens," comentou Sócrates, gentilmente, mas depois, não muito convicto, acrescentou: "Tudo o que precisam é de um pouco mais de força física e energia mental."

No entanto, o homem grego não tinha do que se queixar, tanto que Demóstenes, considerado o maior orador da antiguidade dizia:

> Temos héteras para o nosso prazer, prostitutas para as nossas necessidades diárias e esposas para nos darem filhos legítimos e administrarem a casa.

Quando Roma dominou a Grécia, dela sofreu muitas influências, mas se distinguiu em um aspecto bastante significativo. Como a mão de obra feminina se fazia necessária, em virtude da expansão do Império, algumas mulheres tiveram vida menos confinada, e ter filhos e administrar a casa era considerado apenas parte das obrigações de uma mulher. Contudo, isso não significava liberdade, porque não podiam passar por cima de qualquer prerrogativa masculina – o mundo político, o mundo das artes e o mundo dos negócios.

Antes que o Império Romano caísse em poder dos povos bárbaros, uma nova era surgia com o cristianismo, mas a situação de subserviência da mulher permanecia. Para os legisladores da nova doutrina, a mulher, tendo sido criada a partir do homem, era inferior a ele e sujeita à sua dominação, mas potencialmente sedutora, perigosa e traiçoeira, capaz de desviar o homem do caminho de Deus.

Essas ideias se consolidaram ao longo dos séculos, ganharam *status* de verdade, e a mulher passou a ser dividida entre inocentes, modestas e assexuadas, e más, ardilosas e sexuadas. A partir daí, a sexualidade passou a ser vivida de forma conflitiva, algo a ser negado e evitado, a não ser para a procriação ou o prazer do homem.

Nos séculos seguintes, esses conceitos foram se tornando rígidos e incontestáveis, recheados da ideia do pecado da carne, que se sobrepujava a todos os outros cometidos pelo ser humano.

E, se até o século XVIII lidamos com a ideia de sexo como pecado, no século seguinte acrescentaram lenha à fogueira vitoriana, introduzindo um conceito novo – o de prejudicial à saúde física e mental.

Esta ideia ganhou força ainda maior na Inglaterra, que vivia, por essa época, o auge do Imperialismo em poder e expansão, conquistando terras e mercado para seus produtos, em função da Revolução Industrial que havia acontecido no final do século anterior.

Aos possíveis benefícios trazidos pela Revolução Industrial, soma-se o fato de que ela destroçou a longa e estável tradição da vida familiar camponesa, não se esquecendo de que 70% da população concentrava-se nos centros, longe das áreas rurais. As transformações sociais foram logo sentidas porque, com o inchaço das cidades, a mão de obra tornou-se disponível, os salários baixíssimos, e os subúrbios miseráveis se transformaram em moradias. Crianças e velhos foram deixados em creches e asilos. Não havia porque perder tempo com eles. Em uma sociedade onde o valor maior é a produção, eles serão sempre marginalizados.

Como disciplinar todas essas pessoas, manter a ordem e fazê-las produzir cada vez mais para o sistema?

Os ingleses fizeram, então, o que outras sociedades autoritárias já haviam descoberto, desde o começo da história. Que por meio do controle da sexualidade é possível exercer controle sobre as pessoas, contribuindo proveitosamente para a estabilidade do Estado. E assim aconteceu!

Tudo isso ainda ganha mais peso quando na Inglaterra e Alemanha são publicados livros, com conceitos supostamente científicos, alertando a população sobre os malefícios causados pela masturbação e pelo coito excessivo. Para William Acton, um urologista inglês da época e um *expert* nos assuntos da sexualidade humana, a perda do sêmen levaria a uma perda do vigor, da saúde física e mental. E para outro renomado e respeitado cientista europeu, Richard von Ebing, cujo livro *Psycopathia Sexualis* teve 12 edições e influenciou a opinião pública daí para a frente, os loucos e criminosos internados em asilos e prisões lá estariam pela prática da masturbação.

Está se vendo que focavam principalmente a sexualidade masculina, e todas as recomendações se dirigiam aos homens porque, naquela época, as mulheres nem eram reconhecidas como seres sexuados. Os vitorianos estavam convencidos de que "*a força total do desejo sexual raramente é reconhecida por uma mulher virtuosa*", e às mulheres que se queixavam de prazer sexual eram indicadas cirurgias mutiladoras, como a clitoridectomia e a infibulação, executadas e ensinadas por um cirurgião inglês – Isaac Brown – como forma de curar as enfermidades que o prazer sexual provocaria.

Mas, por que será que nós, já vivendo no novo milênio, ainda escutamos essas vozes?

A explicação parece ser a de que, como seres sociais, estamos ligados ao destino da coletividade, que assume, com ou sem o nosso consentimento, nossos assuntos mais íntimos. Não somos livres para conduzir, à nossa maneira, as nossas vidas. Os que vieram antes e os que nos cercam, não importa a que distância estejam, exercem um enorme poder sobre nós e, por isso, ficamos marcados por essa cultura secular, com velhos códigos e valores armazenados. O inconsciente coletivo é teimoso e lento em sua evolução e em sua adaptação às mudanças.

E foi assim, entre marchas e contramarchas, que finalmente se chegou ao século XX, com todo esse legado, e com uma sobrecarga a mais – a de ser o século marcado por grandes, rápidas e intensas transformações.

Só que elas foram grandes demais, rápidas demais e intensas demais, mas em um período de tempo curto, também demais.

Uma só geração viu o homem chegar à lua e descer ao fundo dos mares, viu o Ocidente buscar inspiração no Oriente, o Oriente se fascinar pelo Ocidente, a mulher buscar o público e o homem ser jogado no doméstico.

Viu, principalmente, a descoberta da pílula anticoncepcional, que trouxe à mulher o controle sobre seu destino sexual e uma sensação de liberdade, permitindo, assim, a gratuidade do amor.

Viu os movimentos de contracultura, com linguagem e comportamentos novos e revolucionários, cujo desafio ficava patente não só na roupa, nos cabelos compridos e na música, mas também no apoio à liberdade sexual através do "Faça amor, não faça a guerra".

Viu a emancipação feminina, com a ativa participação das mulheres em quase todos os setores, sacudindo responsabilidades e papéis tradicionais.

Viu o mundo se aproximar através da internet.

Viu os avanços científicos, mas tudo isso tão rapidamente, que ficou difícil absorver todas as ideias e valores novos e torná-los, todos, parte do cotidiano, porque a mente não acompanha a velocidade da tecnologia.

As mulheres que estão vivendo o climatério hoje se transformaram em um gigantesco laboratório de experiências.

Nascidas antes, durante ou imediatamente após a Segunda Guerra Mundial, com as raízes plantadas nos anos 1930, 1940 e 1950, participaram das grandes mudanças libertárias que mudaram a face do século, dos comportamentos e das relações na década de 1960, tornando-se personagens e testemunhas de mudanças que nem sempre puderam avaliar e das quais não souberam, obrigatoriamente, extrair os benefícios.

O manual de instrução herdado das mães não teve uso, e não se tratou simplesmente de abandonar velhos modelos em busca de outros mais revolucionários, simplesmente porque não existiam. Foi preciso inaugurar novos! Criadas em um mundo onde o destino da mulher, depois de virar a esquina dos 50, consistia em se ocupar com os netos, com a casa e com a família, ela teve de lidar com as transformações frenéticas pelas quais passou a sociedade.

Mas, com tudo isso, a mulher de 50 anos não é mais a mesma. A geração que está vivendo o climatério hoje está realmente mais jovem e, como se sente com o espírito rejuvenescido, cuida mais da aparência, e não só as caminhadas são uma prática constante, como também ginástica, danças de salão, viagens, cursos e tantas outras coisas. Tem outro visual e outros papéis, e tem sorte em muitos aspectos – possui mais liberdade a respeito de seu corpo, é mais consciente sobre os problemas de saúde e, principalmente, é a geração que ganhou de presente a pílula anticoncepcional, a medicina preventiva, o parto assistido, as psicoterapias e que ganha, agora, a possibilidade da reposição hormonal.

Nos tempos do fax, do computador, da internet, do celular e do microondas, a mulher se ajustou e se organizou para fazer parte de um mundo em que, pela primeira vez na história política, social e industrial, há realmente um número significativo delas desempenhando papéis importantes.

Mas, se tudo é assim tão maravilhoso, por que ouvimos tantas queixas e tantas reivindicações?

É hora de olharmos para a outra face da moeda. Um grande número de mulheres ainda vive esse período com grande pudor, pouco conforto e nenhum consolo.

As que se acomodaram a regras e sistemas de manutenção, por ser um processo mais fácil do que tentar se colocar contra mecanismos sociais já cristalizados, sentem o peso dos efeitos de uma repressão tão violenta, e não mudam. Muito menos têm uma visão positiva da maturidade e dos direitos que a idade confere, presas na armadilha dos rígidos estereótipos que dizem respeito aos papéis da mulher mais velha. A menopausa é, inclusive, uma boa desculpa para o término de uma série de coisas: dos sonhos, da vida sexual, do investir em si própria. Sentem-se marginalizadas, mas se esquecem que contribuíram para a própria marginalidade. E acabam perdendo o "bonde da história".

Profissão? Nem todas tiveram chance de ter um emprego ou de terminar cursos superiores, seja porque sempre havia alguém ao seu lado, criando obstáculos, impondo sua vontade, contrariando seus sonhos e seus projetos de vida, seja porque não havia um real empenho e a coragem de enfrentar tudo e todos. Não conseguiram tomar as rédeas do próprio destino, e isso as torna extremamente dependentes economicamente, não sendo raro manterem o casamento pela dificuldade de sobreviver sem suporte financeiro, mas enfrentando os muitos percalços que uma vida assim construída exige.

E começam, então, a pesar sobre suas cabeças as relações que estabeleceram com o marido, com os filhos e, algumas, com os pais já velhos porque, à medida que estes envelhecem, o relacionamento se inverte. Em muitos casos há que prover suas necessidades emocionais e financeiras, e isso torna fonte de enorme pressão. A filha de meia-idade sente-se dividida entre as obrigações para consigo mesma, a família e os pais idosos e acaba vivendo sob o fogo cruzado das relações afetivas.

Os filhos, se existem, estão crescidos e já batendo as asas, vivendo sua independência em busca de um caminho próprio. Algumas exageraram na dose de investimento neles, os usaram, inclusive, como escudo protetor para não exercerem atividade sexual com os maridos, e agora que os veem partir, sentem-se traídas por não terem sido recompensadas por seus sacrifícios, usando de artimanhas para trazê-los de volta. E a famosa "síndrome do ninho vazio" traz sofrimentos, decepções e uma grande sensação de inutilidade.

Filhos outros, divorciados ou não, voltam ao lar materno, frequentemente com netos a tiracolo, interrompendo os horários e a vida dos pais e transferindo para eles a missão de financiar a manutenção de toda a família, com o minguado salário de aposentados que recebem.

Com o marido, se não houve vontade ou possibilidade de uma relação prazerosa, de tal forma que ficassem juntos, passeassem juntos, viajassem juntos, se divertissem juntos, enfim, se não se curtiram, agora esses episódios têm pouca chance de acontecer. "Amar se aprende amando", já dizia Carlos Drummond de Andrade.

E o que dizer da vida sexual? Como em muitos outros aspectos, aos 50 anos a atividade sexual é a simples continuação do que existiu previamente. Se o passado contiver muitos reveses e desgostos, será difícil, para não dizer improvável, continuar uma vida amorosa. Enferrujaram! Como desfrutar agora de algo que não foi bom desde que se era jovem? Pelo contrário, sempre foi foco constante de conflito emocional, resultante ou causador de relações difíceis com seus parceiros. Por isso, muitas e muitos a interrompem, usando a idade como álibi perfeito para a recusa do sexo sem prazer.

Enquanto os animais praticam um sexo predominantemente genital e com finalidade reprodutiva, homens e mulheres vão além desta atividade. Por isso, a experiência sexual entre os seres humanos é um acontecimento específico e inigualável, fonte e expressão de uma energia vital que todos temos, mas que não aparece de repente na nossa vida. É o produto final de um longo e natural processo de desenvolvimento, que começa com o nascimento e envolve quem somos e o que somos e como lidamos com isso em uma relação. A experiência de aproximação, obtenção de afeto, transmissão de sensações e conservação de vínculos fazem do sexual uma matéria complexa, delicada e exigente.

Mais complexa ainda quando se trata da sexualidade no climatério, porque não podemos perder de vista que a nossa sociedade tem-se apresentado, com bastante ênfase, como depreciadora da velhice. As pessoas mais velhas, antes consideradas uma reserva social, nos tempos modernos têm sido menosprezadas. Como disse Frei Betto:

> A velhice ganha, aos poucos, o estigma da vergonha, como se as rugas fossem cicatrizes socialmente inadmissíveis, os cabelos brancos, sinais de degradação.

Racionalmente, podemos reconhecer não haver motivo para que a sexualidade se extinga em determinada idade, mas cultural e emocionalmente ficamos bastante constrangidos com a ideia de pessoas idosas mantendo relação, porque o desejo sexual, considerado absolutamente natural para os jovens, chega a ser visto como obsceno no caso das pessoas mais velhas. Assim, a pressão social e a família, frequentemente, levam os idosos a uma verdadeira castração.

Mas, culpar a idade é absolutamente injusto, porque os estudos mostram que não é o tempo que dessexualiza o indivíduo, nem é o envelhecimento que, por si só, diminui o interesse da mulher por sexo, e muito menos seu potencial de reação sexual, se a saúde permitir. É lógico que o processo de envelhecimento diminui as funções fisiológicas, incluindo a sexual, mas diminuir não significa parar.

Por intermédio dos estudos de Masters e Johnson sabemos que, à medida que se envelhece, algumas mudanças físicas acontecem nos órgãos reprodutores. Mas, será que essas mudanças são tão importantes assim, e são elas que carregarão a culpa se uma mulher de meia-idade interrompe sua vida sexual?

Seria bem mais fácil se fossem só elas as únicas responsáveis pelas dificuldades sexuais das mulheres no climatério. Hormônios, cremes vaginais e outros truques poderiam ser recomendados, adotados e a situação estaria completamente solucionada, mas sabemos que há mais coisas envolvidas quando se trata da sexualidade feminina.

Enxergar o sexo apenas pela óptica biológica – o que funciona ou não funciona – não ajuda muito, porque o comportamento sexual é a manifestação das necessidades físicas, sim, mas é vestida com a roupagem cultural. E a repressão sexual sempre foi o "prato predileto" da nossa cultura.

As mulheres de 50 anos foram preparadas e educadas para o casamento, mas não para o sexo. O despertar para ele trouxe dúvidas e angústias, e assim, quando a mulher chega à menopausa, os velhos tabus que já haviam sufocado a sexualidade dessas pessoas na infância e na adolescência reaparecem, mais uma vez, com suas proibições e interdições, e os sentimentos de culpa em relação ao sexo que se instalaram nelas continuam impedindo a sua manifestação.

Mas, como disse antes, as mulheres estão mudando, e hoje sabe-se que vovó também tem vida sexual, e muitas gostam!

As que conseguiram ultrapassar as barreiras que encontraram pela vida, mudando um roteiro já estabelecido, dizem que não foi uma batalha fácil, mas que valeu a pena. Só nos contos de fada as pessoas vivem felizes por muitos e muitos anos sem ter de fazer nada para que isso aconteça. Para isso, tiveram de olhar de frente mitos e tabus que sempre foram um entrave à possibilidade de viver plenamente a sexualidade nessa fase da vida, não sendo raro o relato de mulheres que informam que até se interessam mais por sexo agora. Os anos levaram-nas a cortar inibições, a fazer mais experiências, a reivindicar coisas que lhes dão mais prazer. Aprenderam a desejar e a ser desejadas e, principalmente, não negligenciaram a prática regular do amor.

Quando Masters e Johnson demonstraram as alterações na resposta sexual, demonstraram também que mulheres de mais idade que mantêm vida sexual ativa são as que menos sofrem modificações em suas respostas, deixando claro que, se você não usa o sexo, você o perde.

Nessa aventura, os parceiros ajudaram de modo decisivo na descoberta, partilhando da jornada, tornando-se companheiros interessados e interessantes, modificando conceitos arraigados e vendo o sexo não como uma *performance* atlética, mas fundamentalmente uma troca de emoção e afetividade, envolvendo sentimento, cumplicidade e comunicação entre corpos e almas.

Uma relação saudável é a que se apoia na verdade, é a que consegue superar dificuldades com companheirismo, muita conversa, respeito e amor. É certo que pelo menos metade do prazer potencial presente na experiência sexual deriva da maneira como o parceiro reage.

E se os homens foram citados como corresponsáveis pela continuidade da vida sexual da mulher, penso que eles merecem uma atenção especial. Afinal, todos nós sabemos o quanto os relacionamentos afetivos podem ser, e são, determinantes para a saúde ou para a doença.

Por isso, falar de um implicará necessariamente a obrigação de falar do outro. E agora, como estarão? Porque, como as mulheres, eles também envelheceram.

A ideologia machista já não dá mais tanto ibope, tanto que o número de publicações sobre os homens tem aumentado significativamente nos últimos tempos. São livros, revistas, teses, e até filmes, colocando em questão o papel e a atitude do homem no mundo de hoje, em uma clara demonstração de que eles estão tendo outra visão do novo papel masculino e, felizmente, já observamos uma certa parcela deles preocupada em conhecer suas características e necessidades reais. Mas, e a outra parcela que conserva intactos rígidos valores e um aprendizado que resiste por gerações. Em quem eles se transformaram?

Tornou-se um companheiro meio chato, com manias e exigências, um aposentado implicante com a ordem em casa e horários inflexíveis ou o que menos faz é ficar em casa, já que do chopinho, do futebol e do baralhinho com os amigos ele não abre mão?

Ou a velhice da mulher espelha a sua própria e ele acha que poderá receber uma "transfusão de juventude", exercitando aquela abominável matemática de trocar uma de 50 por duas de 25?

Pode ser também que tenha se tornado um homem preocupado e um pouco desiludido com as mudanças que a mulher vem sofrendo nos seus papéis tradicionais, sentindo na própria pele que a esposa já não lhe parece tão dedicada, viaja com as amigas e tem planos arrojados de estudo, trabalho e realizações. "Onde estão as mulheres do tipo de minha mãe?", pergunta assustado.

Não são só as mulheres que detêm o monopólio da angústia da meia-idade. Estamos vendo que o homem pode estar também mergulhado na sua própria crise, pesando sobre os seus ombros as ideias e os valores que cada um construiu e incorporou. Sabemos que muitos sofreram, e ainda sofrem, por causa de uma educação em que "ser homem" significa estar engajado no mercado de trabalho, exercer autoridade na família, desempenhar papéis de marido e pai, bem como o de macho, reprodutor ou não, por meio de uma intensa vida sexual, dentro e fora do casamento.

A essa cobrança muitos pagam um preço alto. É bom lembrar que a maioria dos cinquentões e sessentões de hoje, apesar de exercerem a atividade sexual desde muito cedo, o fez quase sempre com prostitutas que começaram, desenvolvendo atitudes e pontos de vista extremamente distorcidos, sem envolvimento nem responsabilidade, sem nenhum vínculo com afeto, mas apenas um ato, uma conquista, fazendo com que a primazia dos genitais não pudesse dar lugar a outras abordagens. Muitos levaram para o casamento este *script*, tornando-se "instrutores" de uma matéria que tinham mais a aprender do que a ensinar.

Esse desconhecimento costuma acompanhar muitos homens pela vida afora, fazendo com que os tabus que cercam a sexualidade na velhice precipitem o fim de uma vida sexual que poderia ser gratificante até os últimos dias. Isto fica evidente nos estudos do comportamento sexual da idade avançada que indicam que, entre muitos casais que interrompem a vida sexual, a responsabilidade recai sobre o homem. Como se expressaram Butler e Lewis em seu livro *Sexo e Amor na Terceira Idade*:

> Os homens são as principais vítimas de uma vida inteira de ênfase excessiva no desempenho físico. A masculinidade é equiparada à proeza física.

Assim, se ele não aprendeu a valorizar a qualidade do sexo e vê no coito a única forma de interação sexual, quando percebe a diminuição da frequência e da potência do seu desempenho, entra em pânico porque acha que a profecia da velhice assexuada se concretizou. A impotência masculina é, por isso mesmo, a mais temida das disfunções que o homem enfrenta, e ela se torna extremamente vulnerável a vários fatores: pressão social, ansiedade, medo do desempenho, falta de variação no ato sexual, seguindo um roteiro repetitivo e sem imaginação, preocupações profissionais, excesso de comida e bebida, uso de determinadas drogas, doenças físicas ou mentais.

Mas, felizmente, há outros números também comprovando que muitos conseguem vivenciar uma sexualidade diferenciada à medida que envelhecem, porque superaram os rígidos estereótipos culturais machistas e, mais, aprenderam que gentileza, ternura e expressão de sentimentos são características disponíveis a homens e mulheres e devem ser incorporadas à vida de todos. Sexo para eles significa uma arte muito mais aprendida do que instintiva, onde a qualidade se sobrepõe à quantidade, e não se restringe apenas ao encontro dos genitais, mas à participação e ao prazer mútuos.

As pessoas podem funcionar sexualmente bem e experimentar prazer erótico na ausência de um relacionamento intenso ou romântico, porém um sentimento de amor entre os parceiros torna o sexo infinitamente mais satisfatório e agradável como experiência humana.

E, embora um relacionamento de muitos anos permita uma verdadeira intimidade sexual, isto não quer dizer que viver um novo amor, nesse estágio de vida, não possa ser incrivelmente estimulante e excitante.

E como estamos nós, profissionais da saúde, que lidamos com pessoas dessa faixa etária? Quais mitos ainda conservamos em relação aos velhos e à sua sexualidade?

O importante é não nos tornarmos defensores da castidade na velhice, ironizando suas paixões, escandalizando-nos quando a reivindicação da mulher climatérica for a melhoria de sua vida sexual.

Além disso, também é importante tomarmos cuidado para não invertermos a situação, fazendo-as sentirem-se culpadas, desajustadas ou incompletas se o sexo não desempenhar um papel importante em suas vidas, prescrevendo fórmulas que aumentem o desejo sexual, quando não for esta a vontade delas. É perfeitamente possível preencher a vida com atividades não sexuais, mas nem por isso menos prazerosas e menos gratificantes.

Temos de considerar também que uma grande parcela de mulheres mais velhas vive hoje sem parceiro. Separações, morte ou doenças do marido fazem com que muitas vivam sozinhas, e a possibilidade de encontrar alguém diminui consideravelmente à medida que envelhecem. Hoje já se sabe que um grande número de mulheres mais velhas recorre à masturbação como atitude sexual alternativa, não sendo difícil encontrar as que começam a se masturbar depois da idade madura.

Apesar de os estudos mostrarem que tanto a opinião pública quanto a profissional já abrandaram consideravelmente as atitudes em relação à masturbação, sobraram ainda alguns resquícios do passado. Como que brincando, alguns repetem, ainda hoje, que a masturbação deforma os genitais, causa debilidade mental, disfunção sexual, fadiga ou perda de memória. Por isso, é fundamental nos libertarmos da ideia de que a autoestimulação é imoral e imatura, revendo e modificando posicionamentos preconceituosos, se ainda os temos.

Mas, há também o oposto. As que vivem sozinhas e preferem não se masturbar, seja por convicção religiosa, opinião pessoal ou qualquer outra justificativa, as quais também têm todo o direito a essa decisão, sem serem julgadas fora de moda por algum profissional de saúde mais "moderninho".

Como vimos, muita coisa mudou e outras estão mudando.

O medo de entrar em decadência é um fantasma que assombra a muitos de nós, à medida que o tempo avança. O corpo começa a mostrar sinais de desgaste, em obediência à inexorabilidade do ciclo vital, e isso é inevitável. Mas, quando encaramos o tempo com serenidade e conservamos acesa a chama da curiosidade e continuamos a aprender, consolidamos sabedoria, ampliamos a visão e redimensionamos os problemas.

Inquestionavelmente, entramos no século XXI com questões ainda não resolvidas, mas esta nova era que começa traz para a mulher climatérica de hoje a possibilidade de transitar em um mundo cheio de esperança de realizações e conquistas, fazendo com que tenha aproximadamente mais 30 anos de plenitude, coisa que nunca havia acontecido na história humana.

Ao não se conformarem unicamente com os papéis de esposa, mãe ou avó, e brigarem por um lugar próprio, adquiriram uma rica experiência de vida e agora fazem planos futuros, retomam projetos e sonhos arquivados, partem em busca do amor e continuam suas atividades, inclusive a sexual, por muito mais tempo.

Como dizemos em Minas: "Benza a Deus!"

5 Distúrbios da Cronologia

PUBERDADE PRECOCE E TARDIA

Puberdade é definida como o período de transição entre a infância e o período reprodutivo (menacme). Nesse período, desenvolvem-se os caracteres sexuais secundários, seguidos da primeira menstruação, culminando com o início dos ciclos ovulatórios.

Cronologia da puberdade

O principal determinante do início da puberdade é, sem dúvida, genético, mas outros fatores parecem influenciar tanto o início como a progressão do desenvolvimento puberal. Entre essas influências encontram-se o estado nutricional, a saúde geral, a localização geográfica, a exposição à luz e o estado psicológico. A concordância da época da menarca entre mães, filhas e irmãs, bem como entre os grupos étnicos, ilustra a importância dos fatores genéticos. Em geral, em crianças moderadamente obesas (30% acima do peso normal para a idade), a idade da menarca ocorre mais cedo do que na média, ao passo que o retardo da menarca é comum nas jovens severamente desnutridas.

Parece ser necessário atingir um determinado percentual de gordura (em torno de 23%) do peso corporal total para que a função menstrual e reprodutiva se estabeleça. Atletas e bailarinas apresentam um retardo médio de 2 a 3 anos no aparecimento da menarca, e seus percentuais de gordura situam-se em torno de 16%, o que habitualmente é encontrado nas pré-adolescentes.

Crianças que vivem nos centros urbanos, próximo à linha do Equador e em baixas altitudes, iniciam a puberdade mais cedo do que as que vivem nas áreas rurais, afastadas da linha do Equador e em altitudes elevadas.

A luz parece também ter influência nesse processo, pois meninas cegas geralmente menstruam mais cedo do que aquelas que enxergam.

Na Europa Ocidental, a idade média da menarca diminuiu 4 meses por década entre 1850 e 1960, parecendo ter se estabilizado, provavelmente devido à melhora do estado nutricional e às condições de vida mais saudáveis. Nos EUA, tem sido observada uma antecipação da puberdade feminina, em comparação aos últimos 40 a 50 anos. Uma das possíveis causas pode estar relacionada com a chamada epidemia de obesidade, que assumiu proporções alarmantes naquele país e que agora também atinge o Brasil.

Uma nova linha de investigação, levantada pelos recentes avanços da neurociência, refere-se aos possíveis efeitos dos disruptores hormonais sobre o cérebro (veja o tópico *Disruptores hormonais*, no Capítulo 1), dentre eles os fitoestrogênios (Nebesio T et al. Historical perspectives: endocrine disruptors and the timing of puberty. Endocrinologist 2005; 15(1):44-8). Nebesio e cols. analisam os fatores ambientais que podem estar envolvidos na causa da maturação puberal precoce. Agentes químicos industriais, fitoestrogênios e cosméticos contendo estrogênios e pesticidas são exemplos dos disruptores endócrinos potenciais que têm sido apontados como capazes de alterar o início e a cronologia da puberdade. Entretanto, a maioria das pesquisas é, até o momento, especulativa, restando ainda muitas questões a serem respondidas.

Um dos principais avanços no campo do controle metabólico do peso corporal e do tratamento da obesidade foi a identificação de proteínas moduladoras do apetite, dentre as quais a leptina, o neuropeptídeo Y e a grelina. A leptina é um peptídeo solúvel, produzido no tecido adiposo, que circula ligada à proteína carreadora em concentrações positivamente relacionadas com os índices de massa gordurosa (massa gordurosa total, porcentagem de gordura corpórea e índice de massa corpórea). É possível que a presença dessa molécula sinalize a quantidade de depósito gorduroso nos centros hipotalâmicos que regulam o peso corporal, controlando, assim, o comportamento alimentar e o gasto de energia.

Em animais de laboratório, a destruição do núcleo ventromedial hipotalâmico provoca a obesidade. A administração de leptina acelera o desencadeamento da puberdade nesses animais. Na espécie humana, quanto mais elevados os níveis de leptina, mais cedo ocorrerá a menarca. Inversamente, os níveis de leptina encontram-se baixos nas atletas, nas pacientes com anorexia nervosa e nos casos de puberdade retardada.

O neuropeptídeo Y (NPY) é formado por 36 aminoácidos. É um potente estimulador do apetite, quando injetado diretamente no cérebro do roedor. Ele diminui a produção de calor e aumenta a secreção de insulina e cortisol. O jejum e o exercício diminuem a expressão do gene NPY.

A grelina é um hormônio complexo, secretado na porção superior do estômago, mas também no intestino, na hipófise, no hipotálamo, no rim, no ovário, no testículo e na placenta. É assim chamada por sua habilidade em liberar o hormônio do crescimento. Ela influencia inúmeras, atividades como motilidade e secreção gástrica, atividade pancreática e secreção do GH, prolactina, ACTH e gonadotrofinas. Administrada a roedores, aumenta a ingesta de alimentos e causa obesidade. Os neurônios-alvo são os mesmos influenciados pela leptina (principalmente a via NPY), tendo um efeito oposto ao desta.

A duração média do período de desenvolvimento puberal é de 4,5 anos. Apesar de a aceleração do crescimento estatural ser geralmente a primeira indicação do início desse período, o aparecimento do botão mamário, juntamente com a secreção vaginal (o que faz muitas mães aflitas levarem suas filhas ao ginecologista, temendo tratar-se de infecção), é o primeiro sinal reconhecido da puberdade. A seguir, surgem os pelos pubianos e, depois, os pelos axilares, mas não obrigatoriamente nesta ordem.

A menarca surge aproximadamente 2 anos após o início do desenvolvimento do botão mamário, e o período entre esses dois acontecimentos é acompanhado de um rápido crescimento estatural, conhecido como estirão da puberdade. Esse crescimento ocorre, em média, 2 anos mais cedo nas meninas do que nos meninos e é atribuído às ações dos estrogênios e ao aumento concomitante do hormônio do crescimento e do fator de crescimento insulínico I (IGF-I). Após a menarca, ocorre desaceleração no crescimento, embora este continue mais lento até os 17, 18 anos, com um crescimento médio de mais 6cm, quando a cartilagem de conjugação das epífises dos ossos longos se calcifica (Figura 5.1).

Os diversos estágios do desenvolvimento das mamas e dos pelos pubianos foram descritos por Marshall e Tanner e são amplamente utilizados como uma forma de caracterizar o grau mais ou menos avançado do estágio puberal em que a paciente se encontra. São muito empregados em pesquisas e trabalhos científicos, como método de qualificação e quantificação. Na prática clínica, não têm nenhuma utilidade. Basta avaliar a presença desses sinais na paciente e não se preocupar se estão um pouco mais ou um pouco menos desenvolvidos. Quem estiver interessado nessas escalas deve procurar informações em qualquer livro clássico, mas se quiser um conselho, deixe isso para lá. Não é possível que não sejamos capazes de avaliar essas mudanças nos indivíduos que nos cercam. Talvez os epidemiologistas não consigam.

Fisiologia da puberdade

Por volta da décima semana de gestação, o GnRH encontra-se presente no hipotálamo e o FSH e o LH, na hipófise fetal. Os níveis de gonadotrofinas elevam-se até a 30ª semana, quando atingem níveis do adulto, e tornam a cair devido ao *feedback* negativo exercido pelos altos níveis dos esteroides placentários. Esse *feedback* negativo dos estrogênios e da progesterona se interrompe ao nascer pela ligadura do cordão umbilical, fazendo com que haja novamente um rápido aumento das gonadotro-

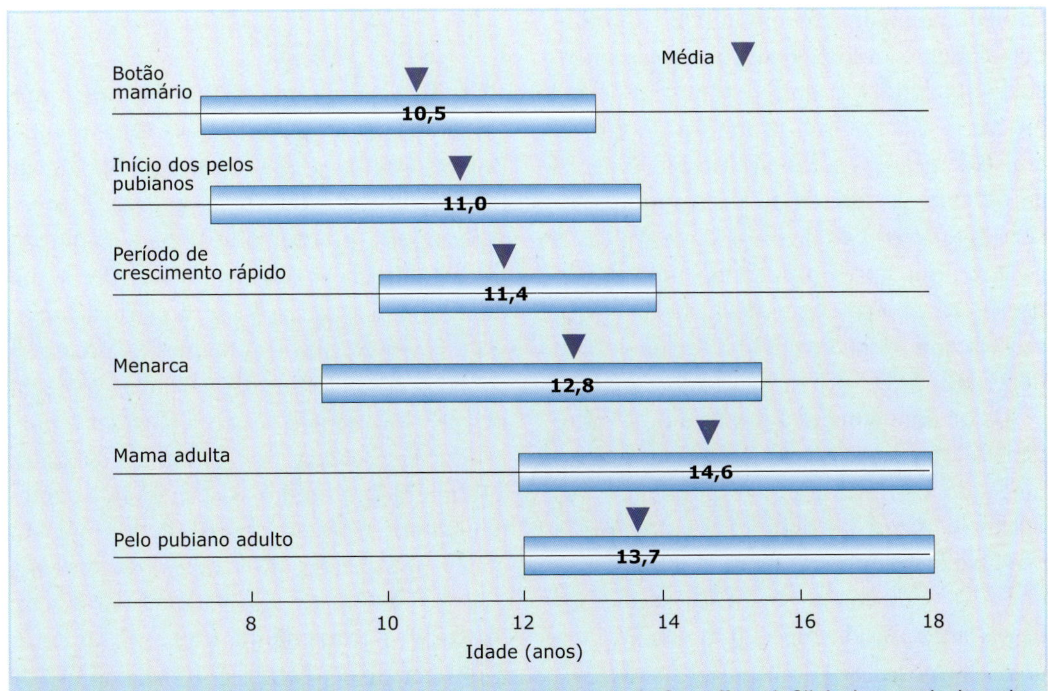

Figura 5.1 Cronologia dos eventos da puberdade. (Reproduzida de Speroff et al. Clinical gynecologic endocrinology and infertility. Lippincott Williams & Wilkins, 2005.)

finas, o que atesta a integridade funcional do eixo hipotálamo-hipófise-ovário. Como consequência, haverá uma elevação transitória da secreção do estradiol ovariano, que se aproxima dos níveis encontrados na fase folicular média. Por volta do quarto ou sexto mês de vida, o sistema de *feedback* negativo torna-se operativo, fazendo com que as gonadotrofinas permaneçam em níveis baixos até os 7 ou 8 anos de idade. Durante esse período, um sistema hipotálamo-hipofisário denominado "gonadostato", ainda não bem conhecido, mostra-se altamente sensível ao *feedback* negativo do estradiol, fazendo com que quantidades baixas (como 10pg/mL) sejam suficientes para bloquear as gonadotrofinas.

A supressão ou lesão desse sistema neural de inibição pode estar envolvida na etiopatologia da puberdade precoce provocada por lesões que comprimam ou destruam o hipotálamo posterior. A melatonina, produzida na glândula pineal, poderia ser um dos fatores que mantêm o hipotálamo sob bloqueio tônico. Por ocasião do amadurecimento do SNC, haveria uma diminuição de sua produção, liberando a produção do GnRH e desencadeando a cascata dos fenômenos da puberdade. Apesar de a melatonina poder alterar o *timing* da puberdade em casos de pinealomas, desencadeando uma puberdade precoce, não existem evidências de que ela seja importante no desencadeamento da puberdade fisiológica em humanos.

De qualquer modo, a resposta do FSH ao GnRH é inicialmente mais precoce e acentuada do que a do LH, respondendo aos pulsos noturnos e estimulando os ovários a produzirem pequenas quantidades de estradiol. Os estrogênios irão manifestar-se pelo aparecimento dos primeiros sinais somáticos da puberdade. A resposta do LH, por sua vez, é baixa no período pré-puberal, aumentando acentuadamente no período puberal. O início dos pulsos de LH ocorre à noite, durante o sono. Com o avançar da puberdade, essa atividade noturna dos gonadotrofos é trocada pela maior produção diurna. Até então, somente o sistema de *feedback* negativo do estradiol encontra-se presente em relação ao LH. Quando a maturação folicular for adequadamente desenvolvida, chegando a produzir níveis de estradiol > 200pg/mL, por um período superior a 50 horas, o *feedback* negativo mudará para positivo, fazendo com que seja liberado o pico ovulatório de LH. O sistema de *feedback* do estrogênio em relação ao LH torna-se, portanto, bifásico: é negativo em concentrações baixas e torna-se positivo em altas concentrações. Ao se tornar bifásico, iniciam-se os ciclos ovulatórios, sinalizando o fim da puberdade. Essa sequência no padrão de secreção e pulsatilidade que ocorre na puberdade normal é vista também nos casos de puberdade precoce.

Puberdade precoce

Se a sequência natural dos eventos que caracterizam a puberdade se iniciar antes dos 8 anos de idade, estaremos diante de um quadro de puberdade precoce. Formas especiais de precocidade sexual incompleta, levando ao aparecimento isolado de um dos caracteres sexuais secundários, como o desenvolvimento das mamas (telarca precoce) ou dos pelos pubianos (pubarca precoce), geralmente não se acham ligadas a uma produção elevada dos esteroides sexuais. São alterações limitadas, benignas, compatíveis com o desenvolvimento normal, na época apropriada. Devem, entretanto, ser acompanhadas e investigadas, caso surjam antes dos 6 anos de idade. Já atendi casos de telarca precoce em decorrência do uso de creme à base de estrogênios para tratar coalescência de pequenos lábios.

Se essas alterações surgirem em consequência de um amadurecimento prematuro dos centros hipotálamo-hipofisários, estaremos diante de uma puberdade precoce verdadeira.

A secreção gonadotrófica ectópica (extra-hipofisária), como nos casos de teratomas ovarianos que contenham tecido coriônico ativo (coriocarcinoma), e a secreção de esteroides sexuais independente da função gonadotrófica, levando a uma feminização ou virilização precoce, constituem pseudopuberdades precoces, iso ou heterossexuais. Qualquer que seja a forma, uma característica comum que chama a atenção é o fato de ambas apresentarem inicialmente um rápido crescimento estatural, o que as diferencia das demais crianças normais, porém, devido ao fechamento precoce das epífises dos ossos longos, esse crescimento é interrompido, ocasionando, como resultado final, indivíduos de baixa estatura, raramente atingindo 150cm.

Poderemos, portanto, inferir um aspecto prático: baixas estaturas estão geralmente associadas a uma disgenesia gonadal do tipo gonadossomática (Turner), a qual não apresenta nenhum sinal de desenvolvimento dos caracteres sexuais femininos, ou a puberdade precoce.

Os quadros de puberdade precoce são separados em duas categorias:

1. **Puberdade precoce verdadeira** (GnRH-dependente, isossexual, central). Na grande maioria (80% dos casos), deve-se ao amadurecimento precoce, idiopático, dos centros hipotalâmicos e hipofisário (Figura 5.2). Mais raramente, pode resultar de um tumor, infecção, anor-

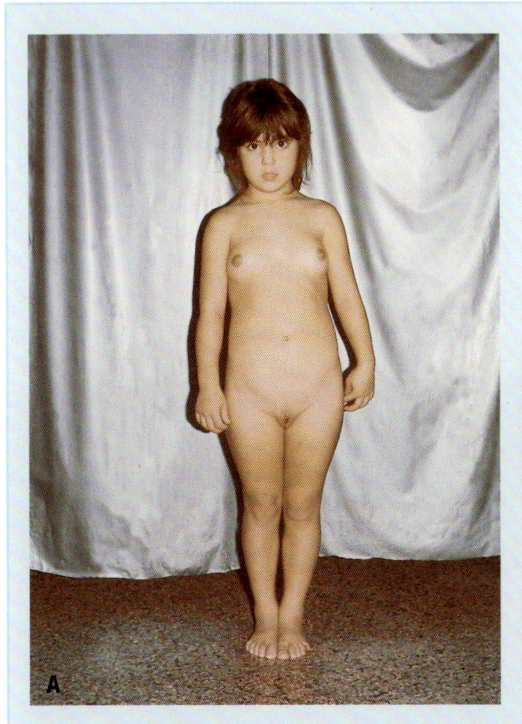

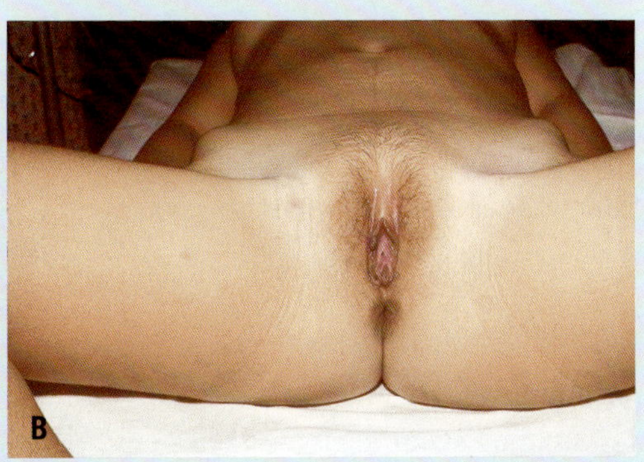

Figura 5.2 Caso de puberdade precoce verdadeira, idiopática. **A** Paciente de 4 anos de idade. **B** Menarca aos 18 anos de idade.

malidade congênita ou lesão traumática, afetando o hipotálamo. Os tumores hipotalâmicos incluem os hamartomas e, menos frequentemente, os neurogliomas e pinealomas. Malformações congênitas do tipo hidrocefalia, microcefalia, cistos aracnóideos e displasias do septo óptico podem estar associadas a puberdade precoce (mas também a infantilismo sexual).

2. **Pseudopuberdade precoce** (GnRH independente, iso ou heterossexual). Nesses casos, a produção de estrogênios ou androgênios pelos ovários ou suprarrenais, ou mais raramente por tumores secretores de esteroides, é responsável pela precocidade sexual. Cistos funcionais ovarianos ou tumores de células da granulosa são os mais frequentes (11%), seguidos pela síndrome de McCune-Albright (displasia fibrosa poliostótica), que é caracterizada por múltiplas lesões ósseas císticas, tornando-os frágeis e suscetíveis a fraturas, manchas cutâneas tipo café com leite e precocidade sexual. Essa síndrome é responsável por cerca de 5% dos casos. Quadros prolongados de hipotireoidismo infantil podem provocar um adiantamento da puberdade. Níveis elevados de TSH estimulam a síntese de receptores de FSH, e a elevação do TRH estimula a liberação da prolactina, provocando a telarca e a galactorreia. A baixa estatura vista nesses casos não é acompanhada da aceleração da idade óssea.

Diagnóstico

O desenvolvimento precoce dos caracteres sexuais secundários é facilmente percebido, tanto pela paciente como pelos familiares, o que gera grandes preocupações e ansiedade. Dois aspectos devem ser realçados. Apesar de inusitado e assustador, esse amadurecimento precoce, na grande maioria das vezes, não está associado a uma patologia grave. Por outro lado, o desenvolvimento corporal precoce não é acompanhado pelo amadurecimento cerebral e psíquico, que continua sendo o de uma criança, tornando-a alvo fácil de abusos sexuais.

A preocupação básica deverá estar voltada para a exclusão das patologias que poderiam colocar em risco a vida da paciente, como os tumores cerebrais e ovarianos, nos casos de puberdade precoce isossexual, ou suprarrenais, nos casos de puberdade precoce heterossexual. O diagnóstico e o tratamento da precocidade heterossexual serão discutidos no tópico *Estados intersexuais*, no Capítulo 6.

Inicialmente, devemos nos certificar de que realmente se trata de uma precocidade sexual, e não de uma variável biológica, ainda dentro dos limites normais. Para isso, devemos coletar a história familiar, avaliar o peso e altura e, se possível, obter do pediatra as medidas anteriores. Sinais sugestivos da síndrome de McCune-Albright devem ser investigados. Casos de telarca ou pubarca precoce serão identificados simplesmente pelo esfregaço vaginal, coletado através do hímen, com um cotonete. O padrão de descamação atrófico, próprio da infância, mostrando ausência de estímulo estrogênico, equivale a uma dosagem biológica de alta sensibilidade. Se não há estímulo estrogênico, não há estímulo gonadotrófico, não existindo, portanto, uma puberdade precoce verdadeira, mas tão-somente uma resposta isolada e limitada do órgão.

Caso mostre índices de maturação elevados, deveremos prosseguir com a investigação, solicitando então a dosagem das gonadotrofinas, que irá nos informar se a causa é central ou periférica. Níveis correspondentes aos de um adulto apontam para uma causa central; se estiverem baixos, para uma causa ovariana ou, excepcionalmente, para um tumor produtor de estrogênios da suprarrenal. Em ambas as situações, teremos de buscar auxílio nos métodos de imagem: tomografia computadorizada ou ressonância magnética, para identificar lesões do SNC e ultrassonografia pélvica e abdominal, para detectar eventuais massas neoplásicas; na dúvida, recorre-se à ressonância ou à tomografia.

A avaliação da idade óssea pela tradicional escala de Grëulich e Pyle indicará se esta corresponde à idade cronológica ou se está nitidamente avançada. Embora os casos de puberdade precoce associados ao hipotireoidismo sejam severos o suficiente para serem identificados clinicamente com facilidade, uma dosagem do TSH deverá fazer parte da rotina semiótica.

Não se deve esquecer, entretanto, que um exame ginecológico prévio poderá identificar massas pélvicas em uma quantidade razoável de neoplasias. A suspeita de um caso excepcionalmente raro de coriocarcinoma ovariano será confirmada pela dosagem do β-HCG. Isso é raro, mas ocorre, e quando ocorre, pode criar situações constrangedoras para o médico assistente. Acompanhei um caso de uma jovem de 11 anos de idade, menarca aos 9 anos, que se apresentou ao ginecologista com amenorreia de 3 meses e uma massa pélvica que imediatamente levantou a suspeita de gravidez. Diante da alegação veemente da paciente de que nunca havia tido relação sexual, foi solicitada uma dosagem de β-HCG, que resultou elevada. O colega disse para a paciente que era suficientemente experiente para não se deixar enganar por ela, e chamou os pais da jovem, comunicando-lhes a gravidez. Diante do impasse, levaram-na a meu consultório para ouvir minha opinião, e eu disse a eles que torceria para que a paciente estivesse mentindo, pois, caso contrário, só poderia tratar-se de um teratoma ovariano com tecido corial ativo (coriocarcinoma ovariano). Infelizmente, era o coriocarcinoma, e a jovem foi operada, reoperada e irradiada, vindo a falecer com metástase cerebral 1 ano após. As gonadotrofinas de origem neoplásica foram responsáveis pelo estímulo ovariano e o desenvolvimento precoce dos caracteres sexuais secundários da paciente.

Tratamento

Os casos de pseudopuberdade precoce serão tratados de acordo com sua etiologia. O hipotireoidismo primário será convenientemente corrigido pela medicação tireoidiana, que promoverá rápida normalização do quadro e retorno ao padrão da idade cronológica. A constatação de um tumor ovariano secretor de estrogênios ou androgênios deverá ser tratada cirurgicamente. Na presença de uma pseudopuberdade precoce heterossexual por hiperplasia congênita da suprarrenal, a corticoterapia, pelo resto da vida, será específica e indispensável (veja no tópico *Estados intersexuais*, no Capítulo 6). Os casos de puberdade precoce verdadeira decorrente de tumores cerebrais (7%) serão encaminhados ao neurocirurgião para ressecção cirúrgica.

Os casos idiopáticos de puberdade precoce verdadeira, que representam a grande maioria (74%), deverão ser tratados com os objetivos de:

- Interromper o desenvolvimento corporal até a idade da puberdade normal.
- Atenuar ou diminuir os sinais do desenvolvimento precoce dos caracteres sexuais secundários.

- Favorecer o crescimento estatural o máximo possível, impedindo a soldadura precoce das epífises.
- Prestar assistência psicológica especializada, a fim de melhor adaptar a paciente a seu estado físico e, principalmente, protegê-la contra abusos sexuais.

O tipo de tratamento irá depender da intensidade do quadro e de um bom julgamento clínico de cada caso. Pacientes que iniciam o desenvolvimento mamário ou dos pelos pubianos aos 7 anos de idade, com estatura compatível com a idade cronológica, necessitam apenas observação periódica, porque provavelmente menstruarão após um ano e meio a 2, ou seja, em torno dos 9 anos, o que é aceitável. Caso a idade óssea esteja um pouco avançada, o retardo da menarca poderá ser obtido simplesmente com a forma injetável de depósito da medroxiprogesterona, 150mg, repetidas doses a cada 1, 2 ou 3 meses, de acordo com a resposta verificada pelo índice de maturação do esfregaço vaginal. Aos 9 anos, a medicação poderá ser suspensa. Danazol e ciproterona têm sido usados por alguns autores, não mostrando vantagens nem comodidade superiores em relação à medroxiprogesterona.

Um grande passo no tratamento da puberdade precoce verdadeira idiopática correspondeu ao advento dos análogos agonistas do GnRH. Esses quadros, juntamente com a reprodução assistida, constituem uma das poucas reais indicações dos análogos do GnRH. Seu emprego permite um bloqueio efetivo da atividade hipofisária, interrompendo o estímulo que promove a secreção dos hormônios ovarianos. Encontram-se disponíveis sob as formas nasais, subcutâneas diárias ou de depósito (mais cômodas). Nos primeiros 10 dias do início do tratamento haverá aumento da secreção das gonadotrofinas, seguido da internalização dos receptores, *down-regulation* e dessensibilização destes, ocasionando uma dramática redução da secreção das gonadotrofinas e, consequentemente, dos esteroides ovarianos, com retorno ao estado pré-puberal. Esse efeito promoverá rapidamente a interrupção das menstruações e uma regressão mais ou menos acentuada dos caracteres sexuais secundários.

O efeito sobre as epífises dos ossos longos dependerá da época em que a medicação for instituída. Quanto menos avançada a idade óssea, maior será o crescimento estatural, mesmo assim dificilmente ultrapassará 150 a 155cm. O emprego concomitante do hormônio do crescimento poderá acrescentar alguns centímetros. Depois dos 12 anos de idade, dificilmente haverá aumento da altura.

Portanto, os análogos do GnRH deverão ser preferencialmente empregados nos casos que se manifestam mais precocemente, até cerca de 6 anos de idade. Os casos que se manifestam após essa idade podem ser tratados com a utilização de agentes progestacionais. O tratamento deverá ser mantido até a comprovação radiológica da soldadura das epífises. Uma vez suspenso o tratamento, haverá a liberação do eixo hipotálamo-hipófise-ovário, permitindo o retorno dos eventos normais da puberdade.

Puberdade tardia

O início da atividade ovariana pode não ocorrer na época habitual, o que nos fará pensar na possibilidade de uma puberdade tardia. Sua investigação estará indicada:

- Quando a menarca não tiver ocorrido até a idade de 16 anos.
- Quando os caracteres sexuais secundários não surgirem até os 14 anos de idade.

- Quando o peso e a altura estiverem significativamente retardados.
- Quando tiverem decorrido 3 anos da telarca, sem o aparecimento da menarca.

É fundamental identificar aquelas pacientes que desenvolverão uma puberdade espontânea, porém tardia, daquelas que apresentam distúrbios que conduzirão ao infantilismo sexual e necessitarão tratamento, ou seja, os casos de retardo constitucional (idiopático) devem ser separados dos de hipogonadismo hipogonadotrófico ou de uma insuficiência ovariana primária, que é sinalizada por um hipogonadismo hipergonadotrófico. A própria denominação desses quadros, hiper ou hipogonadotróficos, já implica, de saída, a necessidade de dosagem desses hormônios:

- Níveis baixos indicam uma causa central, hipotalâmica ou hipofisária.
- Níveis elevados apontam o ovário como o órgão primariamente envolvido, pois revelam a ausência do *feedback* negativo exercido pelos esteroides ovarianos. Enquadram-se neste tópico as amenorreias ovarianas primárias.

Os quadros de hipogonadismo hipogonadotrófico e hipogonadismo hipergonadotrófico são abordados no tópico *Amenorreia*, no Capítulo 2.

MENOPAUSA PREMATURA

Menopausa prematura ou falência ovariana prematura (FOP) foi definida por Moraes-Ruehsen e Jones como o término das menstruações após a puberdade e antes dos 40 anos de idade, associada a um perfil hormonal hipoestrogênico e hipergonadotrófico (Moraes-Ruehsen M, Jones GS. Premature ovarian failure. Fertil Steril 1967; 18:440). A definição implica que os ovários tenham previamente se diferenciado e funcionado normalmente e que tenham deixado de funcionar antes da época usual ou esperada da menopausa.

Incidência

A chance de a menopausa ocorrer antes dos 30 anos é de 0,1%, e antes dos 40 anos, de 0,9%. A literatura mundial aponta uma incidência média de 8% a 10% das pacientes com amenorreia secundária.

Etiologia

A mulher está sujeita à deficiência ovariana durante todo seu ciclo de vida, até a menopausa fisiológica. A deficiência pode estar presente já ao nascimento ou manifestar-se na puberdade ou durante o período reprodutivo. Os diversos graus da falência ovariana são mais bem compreendidos quando são apreciados os fatores que contribuem para o desenvolvimento e a função ovariana normais. Esses fatores podem ser enumerados da seguinte maneira:

1. Ausência de material geneticamente ativo do cromossomo Y e presença de dois cromossomos X intactos e geneticamente ativos nas células gonadais.
2. Migração normal das células germinativas para a crista genital.
3. Atividade mitótica normal das células germinativas na gônada primitiva.
4. Desenvolvimento das células da granulosa e envolvimento das células germinativas por estas.
5. Transformação normal das ovogônias em oócitos primários e bloqueio do desenvolvimento no estágio diploteno (na prófase da primeira divisão meiótica).

6. Resposta fisiológica do folículo primário ao FSH fetal e adulto.

Qualquer interferência nesses mecanismos normais de diferenciação poderá comprometer o desenvolvimento ovariano e resultar na falha de seu desenvolvimento completo ou limitar seu período de vida funcional.

Em seu trabalho pioneiro, Moraes e Jones sugeriram três possíveis explicações: uma dotação reduzida de células germinativas, uma atresia acelerada ou uma destruição pós-natal de células germinativas. Como essas possibilidades não se aplicam a indivíduos nos quais são encontrados inúmeros folículos morfologicamente normais, deve existir algum modo de bloqueio da ação gonadotrófica sobre esses folículos.

O achado de níveis elevados de gonadotrofinas não indica se o problema é uma depleção de folículos ou uma resistência dos folículos ao estímulo hipofisário. Esta última categoria, também conhecida como síndrome do ovário resistente, ou de Savage, é um estado fisiopatologicamente diferente, pois não há falta de folículos, mas, sim, da resposta folicular ao estímulo gonadotrófico. Trata-se de um quadro raro, e para identificá-lo são necessárias uma laparotomia ou videolaparoscopia e a retirada de um fragmento significativo do ovário, no intuito de demonstrar não somente a presença de folículos, mas também a ausência de infiltrado linfocitário, o que caracterizaria uma doença autoimune.

Existem várias causas que podem levar à FOP, porém, na maioria dos casos, elas permanecerão desconhecidas. Esse grupo idiopático é provavelmente heterogêneo, constituído de pacientes com depleção folicular precoce ou com a síndrome dos ovários resistentes, incluídos nesse último grupo os casos por doença autoimune.

A diferenciação entre as formas folicular e afolicular é importante para a avaliação das possíveis intervenções terapêuticas, e várias tentativas têm sido feitas para distinguir os dois tipos por meio de biópsias ovariana ou ultrassonografia transvaginal.

Segundo levantamentos da literatura, 40% das pacientes com FOP ainda têm folículos em seus ovários. Esse grupo de pacientes poderia, teoricamente, responder à indução da ovulação. Entretanto, vários autores também relataram a ocorrência de gravidez em pacientes com ausência de folículos nos fragmentos obtidos por biópsia, o que mostra que as técnicas usuais de biópsias ovarianas não são confiáveis.

Possíveis causas de FOP são a seguir mencionadas.

Anomalias cromossômicas

Alguns trabalhos relatam anomalias nos cromossomos sexuais em torno de 60% dos casos. Níveis mais elevados de estradiol foram encontrados nas pacientes sem anomalias genéticas (40%), comparadas com as portadoras de anomalias (12%). Nas pacientes com alterações genéticas, a lesão resulta frequentemente de uma nova mutação, embora também ocorram casos de FOP familiar. Essa transmissão tanto poderá ser autossômica como por herança dominante ligada ao cromossomo X, menos frequente.

O subgrupo de pacientes que apresenta uma causa genética bem definida de falência ovariana é formado por aquelas com redução estrutural ou numérica dos cromossomos sexuais e englobadas sob a designação de disgenesia gonadal. Nesses casos, há migração normal das células germinativas para a crista genital, e a atividade mitótica das células germinativas é normal, atingindo o número normal de oócitos em torno da 20ª semana embrionária. Posteriormente, ocorrerá uma rápida perda desses oócitos, que podem, ao nascimento, estar totalmente ausentes ou em número bastante reduzido, podendo, entretanto, permitir uma limitada função por ocasião da puberdade, até mesmo com o surgimento de ciclos menstruais, alguns deles ovulatórios, para finalmente, e precocemente, entrarem em amenorreia definitiva.

Outras condições geneticamente herdadas que podem favorecer a FOP incluem a condrodistrofia, particularmente a acondroplasia, e a galactosemia. É possível que a toxicidade pré-natal ou pós-natal da galactose ou seus metabólitos cause uma lesão gonadal, provocando a redução da população folicular ou favorecendo a resistência folicular.

Doenças autoimunes

Várias doenças autoimunes podem estar associadas a deficiências glandulares da tireoide, suprarrenal e ovário. A síndrome dos ovários resistentes encontra-se particularmente envolvida em um processo autoimune. Portanto, as formas foliculares de FOP são fortemente indicativas dessa possibilidade e podem ser reforçadas ou confirmadas pelas evidências circunstanciais da presença de folículos, pela coexistência de endocrinopatia autoimune (particularmente a tireoidite de Hashimoto), pela presença de autoanticorpos, por alterações nas subpopulações de linfócitos e pela infiltração de células plasmáticas e linfócitos no estroma ovariano e nos próprios folículos. Digna de menção é a existência de imunoglobulinas bloqueadoras dos receptores de FSH e LH.

Uma característica clínica inerente aos distúrbios imunológicos, e de importantes implicações prognósticas e terapêuticas, é o fato de a falência ovariana estar sujeita a recuperações transitórias espontâneas ou sob ação de intervenções terapêuticas, podendo ocorrer uma gravidez desejada ou indesejada, dependendo das circunstâncias.

Radioterapia e quimioterapia

À medida que um maior número de crianças, adolescentes e jovens tratadas de tumores malignos, especialmente leucemias, linfomas e tumores de ovário, sobrevive vários anos ou se cura, tornou-se evidente que esses agentes terapêuticos podem produzir uma lesão temporária ou permanente da função ovariana.

As chances de desenvolver a lesão ovariana serão influenciadas por variáveis como o estado reprodutivo e a idade da paciente por ocasião do tratamento, a exposição aos agentes terapêuticos e o tipo da lesão a ser tratada, que é o determinante mais importante da modalidade terapêutica a ser indicada.

Aproximadamente 50% das pacientes que receberam 400 a 500 rads sobre os ovários, por um período de 4 a 6 semanas, desenvolveram uma amenorreia hipergonadotrófica permanente. Quanto mais idosa for a paciente, maior a probabilidade de desenvolver a amenorreia com doses semelhantes de irradiação. Parece que uma dose de 800 rads é suficiente para levar à esterilidade permanente. Os folículos primordiais são destruídos rapidamente, folículos de tamanho médio são destruídos após alguns dias de exposição, e os grandes folículos, após várias semanas.

Por outro lado, quanto mais jovem for a paciente na época do tratamento, maior a probabilidade de a função ovariana não ser comprometida definitivamente pela quimioterapia ou radioterapia. É provável que o número de oócitos presentes por ocasião da terapia determine se a função ovariana será mais ou menos afetada. Quanto maior o número de oócitos, maiores as chances de preservação da função ovariana.

Outras causas

A ooforectomia unilateral poderá antecipar a época da menopausa. Assumindo que mecanismos compensatórios não ajustem o índice de recrutamento ou atresia dos folículos em seus estágios primordiais, a perda cirúrgica da metade da população folicular antes dos 30 anos de idade resultará na menopausa em torno dos 44 anos. Se a ooforectomia unilateral for realizada após os 37 anos, ocorrerá uma antecipação da menopausa natural estimada em 3 anos. A ooforite por caxumba após a puberdade pode, rara e eventualmente, induzir a menopausa prematura. A forma mais rara de hiperplasia suprarrenal congênita, representada pela deficiência da 17α-hidroxilase, é caracterizada por amenorreia primária, infantilismo sexual, gonadotrofinas elevadas, hipertensão, alcalose por hipopotassemia, retenção de sódio e elevação plasmática de progesterona e desoxicorticosterona. Dependendo do grau do bloqueio, algumas pacientes podem apresentar alguma atividade ovariana, seguida de amenorreia secundária definitiva. Biópsias ovarianas revelam numerosos cistos foliculares com falha total da maturação folicular.

Implicações clínicas

Obviamente, todas as consequências clínicas da menopausa natural estarão presentes na FOP, porém acrescidas de um fator agravante: os riscos cardiovasculares, osteometabólicos, urogenitais e cerebrais e a deterioração da qualidade de vida serão muito maiores em função da falência hormonal prematura, possibilitando o aparecimento precoce das alterações degenerativas e estendendo o tempo em que estas atuariam de maneira deletéria sobre o organismo feminino (veja o Capítulo 5). Neste tópico, nos limitaremos aos aspectos reprodutivos. Duas situações clínicas são particularmente desafiadoras e de difícil condução:

- Como fechar o diagnóstico de menopausa prematura e assegurar à paciente que ela não correrá o risco de uma gravidez indesejada?
- Como conseguir uma gravidez naquelas pacientes com quadro de suposta FOP, que assim desejarem?

Vamos considerá-las separadamente.

Diagnóstico

O conhecimento da fisiopatologia da "transição menopausal", definida como o período da perimenopausa compreendido entre o aparecimento das primeiras irregularidades menstruais e a última regra, cuja duração média gira em torno de 4 anos, é fundamental para consolidar o diagnóstico ou orientar eventuais medidas terapêuticas, visando à obtenção de uma gestação. Destaquemos alguns dados importantes.

Com relação à dinâmica folicular, verifica-se que ocorre uma redução numérica dos folículos primordiais de maneira mais ou menos constante, do nascimento até os 37 anos de idade, quando restarão cerca de 25 mil folículos. Nos anos seguintes, até a menopausa, ocorre uma aceleração da depleção. Por ocasião da menopausa, os folículos estarão reduzidos a cerca de 1.000, o que representaria o limite inferior necessário para manter os ciclos menstruais ou apenas um resíduo de folículos funcionalmente incompetentes. A diminuição acelerada da população folicular após os 37 anos irá alterar a dinâmica hormonal do climatério, pois tanto o estradiol como a inibina são produtos das células da granulosa dos folículos. Enquanto o folículo dominante é a principal fonte do estradiol circulante, a inibina é produzida pelos demais folículos.

É interessante observar que a elevação do FSH começa em torno dos 40 anos de idade, coincidindo com o período de aceleração da atresia folicular. Como 90% do estradiol são produzidos pelo folículo dominante, enquanto a mulher estiver ovulando, não haverá deficiência estrogênica; por conseguinte, a elevação do FSH não se deve à falta do *feedback* negativo em razão da queda do estrogênio, mas provavelmente reflete a diminuição acelerada do número de folículos e, consequentemente, da inibina. Essa elevação do FSH, por sua vez, fornece um estímulo adicional à maturação folicular e à manutenção do estradiol circulante, possibilitando a ocorrência de ciclos ovulatórios até próximo aos 50 anos de idade.

Admitindo-se que a capacidade de secreção da inibina folicular permaneça inalterada, ela seria um marcador biológico mais sensível do que o FSH na indicação do envelhecimento ovariano. Contudo, esses critérios podem ser enganosos, e a ciclicidade algumas vezes pode retornar após longo período de refratariedade. O FSH é um indicador indireto da atividade secretora dos grandes folículos e não é afetado pelo número dos pequenos folículos, que se encontram endocrinologicamente ocultos, incapazes de produzir o estradiol.

Como então diagnosticar a FOP?

A elevação do FSH > 40mUI/mL ainda é o meio mais prático e confiável para diagnosticar a falência ovariana e considerar a paciente "praticamente" infértil. Entretanto, o achado de níveis elevados de gonadotrofinas não revela se o problema se deve ao esgotamento folicular ou à resistência dos folículos ao estímulo gonadotrófico. Se a suspeita da FOP for confirmada pela elevação do FSH e nenhuma causa de destruição do parênquima ovariano for levantada na história clínica da paciente, a possibilidade de uma doença autoimune deve ser considerada, particularmente nas pacientes com menor de 35 anos de idade. Nesses casos, anticorpos antitireoidianos e antinucleares devem ser medidos, bem como o cortisol urinário de 24 horas, para afastar a doença de Addison. Podem ser avaliados, também, o fator reumatoide, cálcio e fósforo sérico, T4 livre e TSH.

Se a FOP se estabelecer em pacientes com menos de 25 anos de idade, um cariograma deverá ser solicitado para afastar um mosaicismo, deleções ou translocações cromossômicas. O achado de um cromossomo Y ou de um fragmento deste indicará a necessidade da retirada das gônadas, com o objetivo de prevenir uma transformação maligna.

A assertiva de que a paciente com FOP não conseguirá engravidar suscita uma questão delicada. No passado, o diagnóstico e o prognóstico eram feitos com muita tranquilidade e segurança. Entretanto, têm sido relatados casos de pacientes com amenorreia secundária hipergonadotrófica que recuperaram a função normal após vários meses. Este fato tem sido atribuído ao uso de estrogênios como TRH, sugerindo que eles podem estimular a formação de novos receptores de gonadotrofinas nas células da granulosa e que as altas concentrações séricas dessas gonadotrofinas estimulariam o desenvolvimento e o crescimento dos folículos restantes. Existem relatos de FOP por doenças autoimunes com recuperação espontânea após 12 anos, ou após tratamento de doenças autoimunes de tireoide e suprarrenal coexistentes. Recuperações espontâneas de FOP induzidas por irradiações e quimioterapia de diversos tipos de câncer também já foram relatadas.

Como avaliar o potencial reprodutivo nas pacientes com FOP?

Em princípio, a elevação do FSH > 40mUI/mL já torna muito sombria a perspectiva de uma gravidez; entretanto, os casos de FOP por doença autoimune oferecem uma pequena chance de êxito após tratamentos específicos. O próprio processo autoimune nos indica que pode existir um número suficiente de folículos capazes de amadurecer até a ovulação; portanto, os exames laboratoriais que sugerem uma alteração imunológica ou o achado ultrassonográfico de um número razoável de folículos apontam para a variedade folicular da FOP. Por motivos anteriormente expostos, a biópsia ovariana através de laparotomia ou laparoscopia para comprovação da síndrome dos ovários resistentes não nos assegura esse diagnóstico; portanto, o consenso e o bom senso recomendam não executá-la.

Tratamento

A TRH, em seus diversos esquemas e de acordo com cada caso, é medida indispensável. Deve-se ter o cuidado de alertar a paciente para a possibilidade remota de uma gestação espontânea. Por tratar-se de pacientes mais jovens, familiarizadas com o uso dos contraceptivos orais, o uso desses medicamentos de baixa dosagem pode ser considerado, pois serve aos dois propósitos: reposição hormonal e contracepção. Importante lembrar que a TRH convencional emprega doses de estrogênios muito inferiores às utilizadas nas pílulas anticoncepcionais e que essas pacientes jovens necessitam doses mais elevadas para prevenir doenças osteometabólicas, cardiovasculares e neurodegenerativas. Portanto, nessas pacientes especiais, nada de baixa dose, tipo 1mg de estradiol ou 0,3mg de estrogênios conjugados, conforme apregoam alguns autores para a terapia habitual.

Uma situação especial é representada pelas pacientes com FOP que desejam engravidar. Atualmente, a terapia com maiores chances de sucesso é a fertilização *in vitro* (FIV), empregando-se oócitos de doadoras, que resulta em índices de gravidez de até 60%. Contudo, para muitas pacientes, essa decisão é difícil, ou sua realização é economicamente inviável.

A forma mais simples e imediata é a reposição estrogênica com doses mais elevadas, que poderiam aumentar o número de receptores de gonadotrofinas nas células da granulosa, tornando-as mais sensíveis aos altos níveis de FSH e LH já existentes. Outra ação estrogênica, recentemente comprovada, seria a melhora da resposta imunológica da paciente, que pode estar particularmente afetada em casos de FOP. Quando nada, os estrogênios preparariam o ambiente ovariano para responder mais adequadamente às outras formas de terapia.

Em caso de falha do estrogênio, que é o mais provável, o passo seguinte seria o emprego das gonadotrofinas humanas. Embora tal conduta se mostre pobre em termos de resultados, pois já existe fisiologicamente um estado hipergonadotrófico, nos casos de FOP por doença autoimune a literatura relata uma resposta melhor. Outra manobra endócrina consiste em suprimir as gonadotrofinas com altas doses de estrogênios e GnRH, na tentativa de aumentar a sensibilidade do ovário, provocada pela queda do FSH endógeno, favorecendo o *up-regulation* dos receptores de FSH nas membranas das células da granulosa.

Como um número razoável de pacientes com FOP apresenta a variedade folicular, geralmente associada a estados autoimunes, a imunoterapia representa medida coadjuvante importante. Pode-se lançar mão da corticoterapia, dos imunossupressores, das imunoglobulinas ou até mesmo da plasmaférese, embora questionável por sua forma de tratamento altamente invasiva. O melhor, no entanto, é encaminhar as pacientes para os esterileutas.

6 Distúrbios da Diferenciação Sexual

Ninguém nasce mulher.
Torna-se mulher.
(Simone de Beauvoir)

INTRODUÇÃO

Os distúrbios da diferenciação sexual frequentemente levam a quadros bizarros e aparentemente complicados em sua interpretação e conduta. Permita-me, entretanto, um conselho ou um convite. Pouquíssimas pessoas sabem mais sobre este assunto do que você. Pode ter certeza. Portanto, melhor do que encaminhar a uma "autoridade" no assunto, assuma você mesmo o desafio e a responsabilidade do caso. Foi dessa maneira que, há 60 anos, me apaixonei pela endocrinologia ginecológica. Então, mãos à obra.

Apenas uma observação. Os fantásticos avanços da medicina molecular, a decodificação do genoma humano, a identificação dos genes envolvidos na síntese das proteínas que regulam a determinação e diferenciação sexual, bem como suas mutações responsáveis pelas anomalias que caracterizam os estados intersexuais, fizeram dessa matéria um assunto complexo e difícil para o clínico, seja ele endocrinologista ou ginecologista. Essa é uma área afeita aos geneticistas e a alguns poucos estudiosos. Não importa; antes mesmo de todo esse progresso, o conhecimento clínico baseado em algumas experiências clássicas realizadas em animais de laboratório, e de sua confirmação, mediante a observação da ocorrência espontânea em humanos, nos forneceu uma base científica para a interpretação da grande maioria dos estados intersexuais. Por isso mesmo, não me reportarei aos refinamentos e filigranas biomoleculares, na discussão das diversas anomalias, pois eles enriquecem cientificamente, mas não são indispensáveis para uma correta avaliação e orientação da conduta clínica. Aos interessados, sugiro a leitura do recente e minucioso trabalho de MacLaughlin e Donahoe (Sex determination and differentiation. N Engl J Med 2004; 350:367-78).

DETERMINAÇÃO DO SEXO E DIFERENCIAÇÃO SEXUAL

O sexo de um novo ser humano é determinado no momento da fecundação, pelos cromossomos sexuais paternos e maternos, através de múltiplos eventos moleculares, que direcionam o desenvolvimento das células germinativas, sua migração para a crista urogenital e a formação do ovário ou testículo. Esse primeiro e fundamental momento na história do indivíduo definirá seu *sexo genético*, que será XX ou XY caso um espermatozoide contendo o heterocromossomo X ou Y penetre o óvulo, que normalmente carrega um heterocromossomo X.

A diferenciação sexual, contudo, terá início somente em torno da sexta semana de vida embrionária, e será concluída por ocasião da puberdade.

Orientado pelo sexo genético, haverá uma sequência harmônica de diferenciação, iniciando-se pelas gônadas (*sexo gonadal*), que irão determinar o ambiente hormonal do embrião, induzir a diferenciação da genitália interna e externa e, finalmente, promover o desenvolvimento dos caracteres sexuais secundários.

A organização morfológica do aparelho genital irá caracterizar o fenótipo do indivíduo e constituirá a parte fundamental do que denominamos *sexo somático*. De acordo com a morfologia da genitália externa, será atribuído ao recém-nascido um sexo, macho ou fêmea, o que, de maneira geral, irá orientar seu comportamento masculino ou feminino. É, portanto, através do sexo somático, mais especificamente pela morfologia da genitália externa, que se identificará o indivíduo como masculino ou feminino, sendo então registrado em cartório como tal (*sexo legal*) e desencadeando no seio familiar uma série de atitudes e comportamentos em face da criança que reforçarão sua identidade e comportamento (*sexo de criação* e *sexo psicossocial* ou *gender role*) (Figura 6.1).

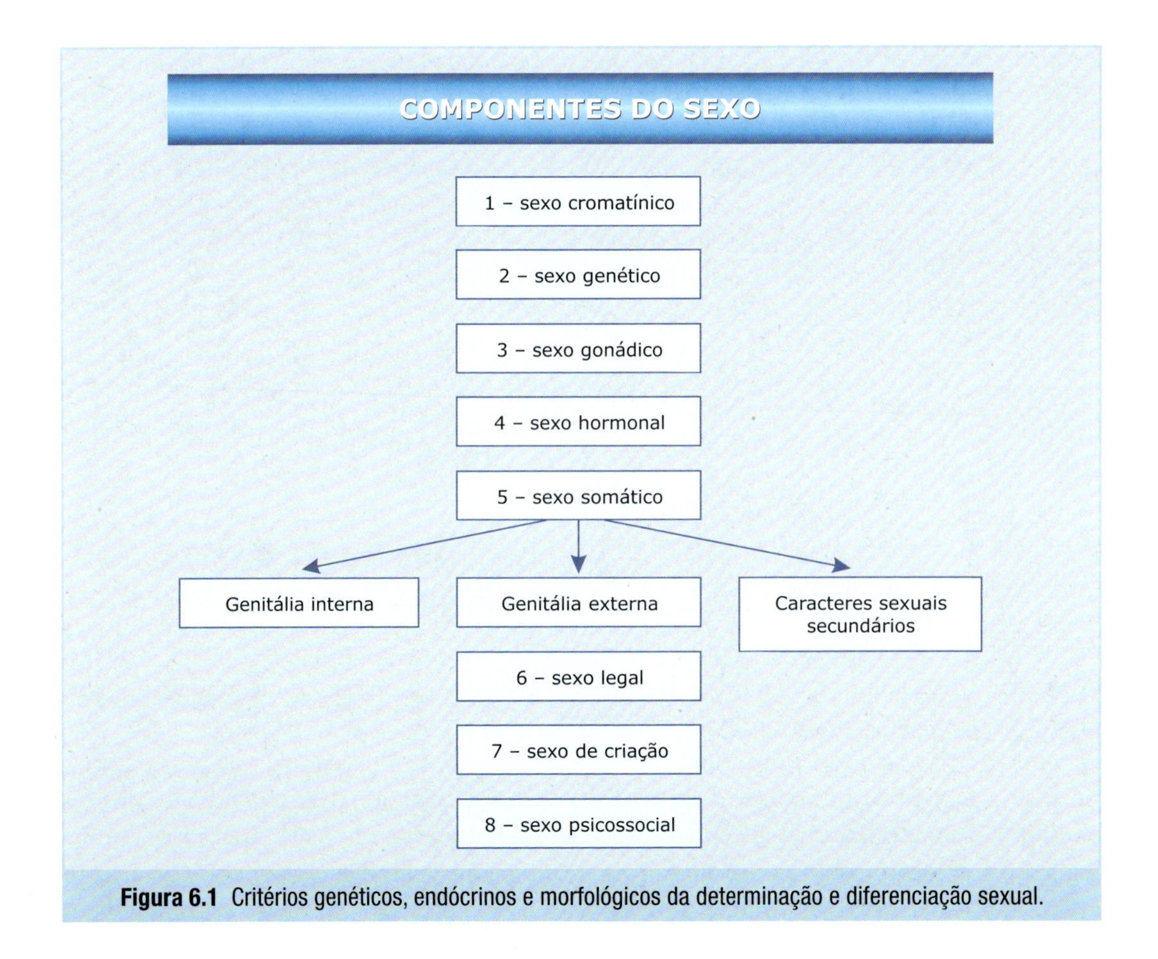

Figura 6.1 Critérios genéticos, endócrinos e morfológicos da determinação e diferenciação sexual.

Alguns autores atribuem diferenciações sexuais no nível do hipotálamo e do cérebro, as quais poderiam influenciar o padrão de secreção gonadotrófica e também o comportamento do indivíduo. O cérebro é sexualmente dimórfico, e a diferenciação sexual inicia nos primórdios de seu desenvolvimento, por meio de um processo amplamente governado pelos hormônios. Essas ações induzidas pelos esteroides sexuais são organizacionais e irreversíveis. A região sexualmente dimórfica, que foi mais amplamente estudada nos roedores, é denominada núcleo sexualmente dimórfico da área pré-óptica. Na ausência da exposição precoce aos esteroides sexuais, o animal desenvolverá um padrão de organização neuronal e comportamentos típicos da fêmea adulta.

Nos mamíferos, o padrão de desenvolvimento feminino é, portanto, preestabelecido, da mesma maneira que também o é o padrão de desenvolvimento da genitália externa na ausência dos androgênios. Curiosamente, a masculinização do cérebro fetal ocorre através do estrogênio produzido localmente, a partir dos precursores androgênicos. Apesar dos altos níveis presentes na circulação materna, os estrogênios acham-se fortemente ligados à alfafetoproteína e não alcançam a circulação fetal e o cérebro.

No desenvolvimento do macho, a testosterona produzida pelo testículo atinge o cérebro e é aromatizada em estradiol, e o padrão de crescimento e diferenciação neuronal é permanentemente alterado (um efeito organizacional dos androgênios atuando através do estrogênio). Barraclough, realizando experiências em ratas, demonstrou que a inoculação de androgênios durante o período neonatal na região do centro cíclico hipotalâmico para liberação do LH anulava sua função, levando a um padrão monofásico de secreção de gonadotrofinas do tipo masculino e resultando, por ocasião da puberdade, em anovulação crônica e formação de ovários policísticos (também um efeito organizacional permanente atuando através do androgênio).

Embora a discussão sobre identidade sexual e papel sexual não caiba em um texto de endocrinologia, esses aspectos são fundamentais na conduta clínica frente aos estados intersexuais, pois, de todos os critérios que entram na identificação do sexo, os mais importantes não são os morfológicos, mas os psíquicos. O indivíduo não é homem ou mulher porque tem um pênis ou uma vagina, secreta testosterona ou estradiol, tem um hipotálamo macho ou fêmea. O que importa é ele sentir-se homem ou mulher.

Devido à enorme importância deste tema, a obra de Patricia Tucker e John Money, *Os papéis sexuais* (Editora Brasiliense), deve ser consultada, pois muitas vezes uma brilhante solução cirúrgica do ponto de vista estético resultará em verdadeira catástrofe para o paciente, podendo levá-lo ao suicídio. Nem sempre a melhor solução anatômica é a mais apropriada para o paciente, pois o importante não é o que nós achamos, mas o que ele acha.

Diferenciação das gônadas

A presença de um cromossomo Y é necessária para a formação do testículo, e os testículos são responsáveis pela organização dos ductos genitais em uma configuração masculina e pela supressão dos canais de Müller ou paramesonéfricos. Na ausência do cromossomo Y, ou na ausência de gônadas, o desenvolvimento da genitália se fará no sentido feminino, pois o desenvolvimento fenotípico geral feminino parece ser um evento neutro, ocorrendo quando faltam ou falham os fatores genéticos responsáveis pela diferenciação masculina (Figura 6.2). Genes codificados no cromossomo Y são responsáveis pela diferenciação do testículo, especialmente o TDF (*testicular determining factor*), localizado na extremidade distal do braço curto, e o SRY (*sex determinig region Y*).

O SRY se expressa na crista genital somente durante o período de desenvolvimento embrionário em que são formados os cordões testiculares. Ele pode sofrer deleções ou mutações nos casos de "mulheres"

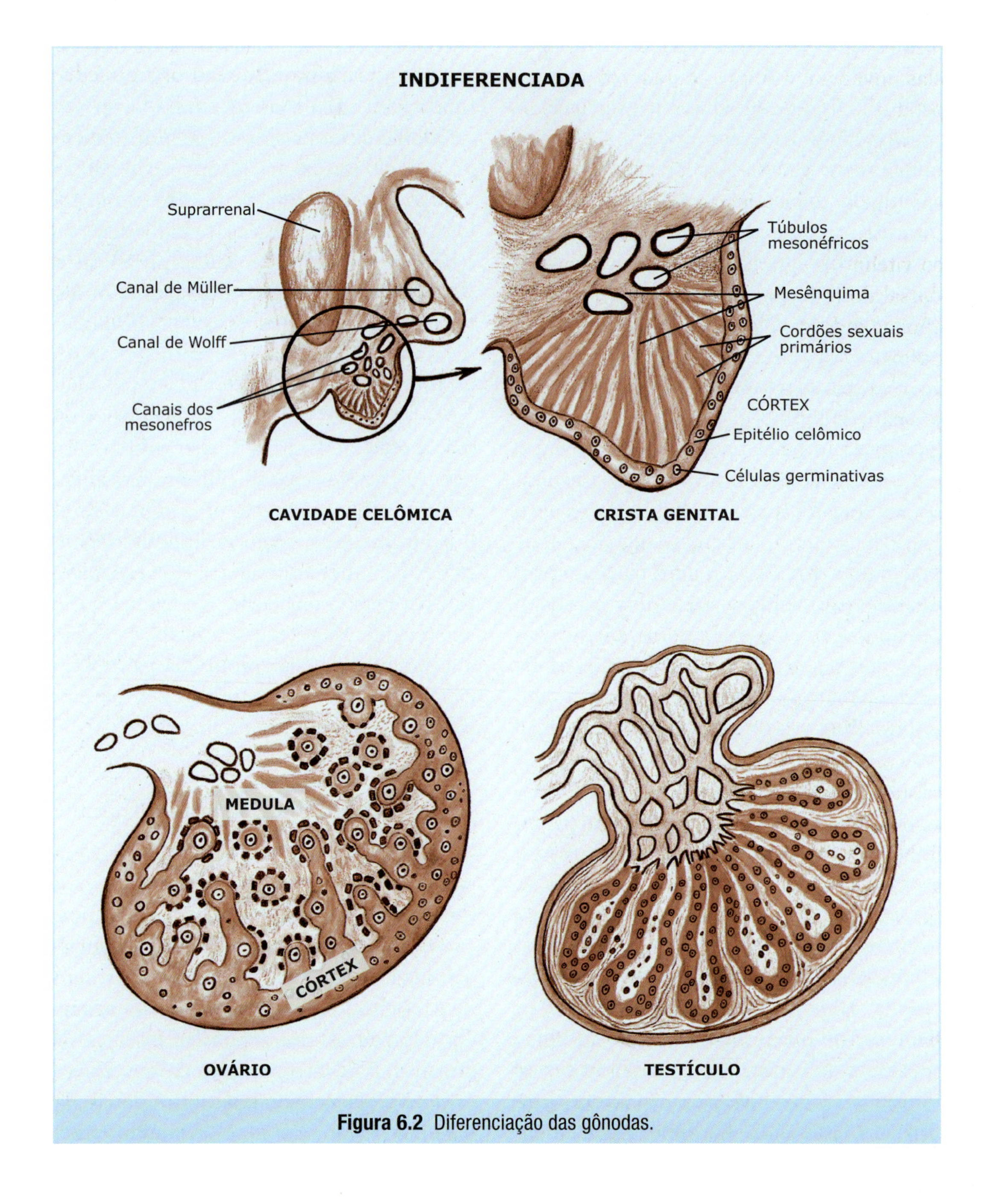

Figura 6.2 Diferenciação das gônodas.

com genótipo XY e estar presente, através de translocações, em "homens" 46/XX.

A partir da quinta semana de vida embrionária, o epitélio celômico, mais tarde denominado epitélio germinativo (uma denominação equivocada, pois as células germinativas não se originam dele), condensa-se na região medial dos mesonefros. À medida que as células epiteliais proliferam, elas invadem o mesênquima subjacente, produzindo uma proeminência conhecida como crista genital ou gonadal.

Na sexta semana, as células germinativas (que são inicialmente identificadas em torno da quarta semana na parede do saco vitelino) migram através do mesentério dorsal do intestino posterior e penetram a gônada indiferenciada. Se elas se perderem no meio do caminho, não haverá o desenvolvimento gonadal (agenesia gonadal), permanecendo apenas um cordão fibroso (gônadas em estria). Até então, a gônada indiferenciada é bipotente, possuindo uma região cortical e uma medular, compostas por células germinativas, células epiteliais (que darão origem às células da granulosa ou de Sertoli), mesênquima (do qual se originam as células da teca ou de Leydig) e o sistema de canais dos mesonefros.

Para a diferenciação em testículo, os genes do TDG e SRY são ativados, induzindo a diferenciação das células somáticas da crista genital primitiva em células intersticiais (células de Leydig) e células de Sertoli. Nessa ocasião, as células germinativas e as de Sertoli serão englobadas dentro dos túbulos seminíferos, permanecendo as células intersticiais fora dos túbulos.

Na oitava semana, as células intersticiais de Leydig diferenciam-se e hipertrofiam sob o estímulo das gonadotrofinas coriônicas e começam a produzir a testosterona. A essa altura, os canais mesonéficos (canais de Wolff) diferenciam-se em epidídimo, vasos deferentes e vesícula seminal, enquanto os canais paramesonéfricos (de Müller) são suprimidos pela ação do MIF (*Müllerian Inhibiting Factor*).

Os cordões sexuais primários, nessa fase, condensaram-se e estenderam-se até a porção medular do testículo em desenvolvimento. Eles se ramificam e se ajuntam para formar a *rete testis*. O testículo é, portanto, primariamente um órgão medular, ou seja, proveniente da região medular da gônada primitiva. A *rete testis*, então desenvolvida, conecta-se com os túbulos do sistema mesonéfrico e se junta aos ductos do epidídimo em desenvolvimento.

A diferenciação do ovário inicia-se aproximadamente 2 semanas mais tarde do que a testicular. A presença de dois cromossomos X funcionalmente ativos é necessária para um desenvolvimento ovariano normal. A ausência ou perda de um fragmento de um cromossomo X implicará a formação de um ovário rudimentar, quase que desprovido de oócitos. Quando as células germinativas não portadoras do cromossomo Y penetram a gônada, os cordões sexuais primários se fragmentam e envolvem os oócitos no córtex da gônada, constituindo os folículos primordiais. Essas células germinativas passam por um processo ativo de multiplicação através de mitoses, atingindo um pico de aproximadamente 7 milhões de oócitos por volta da 20ª semana de vida embrionária. Os elementos medulares da gônada regridem e condensam-se na região hilar.

Diferenciação da genitália interna

No início da vida embrionária, dois pares de ductos genitais desenvolvem-se em cada sexo e são identificados como canais dos mesonefros (canais de Wolff), que constituem o sistema excretor do rim primitivo, e canais dos paramesonéfricos (canais de Müller) (Figura 6.3).

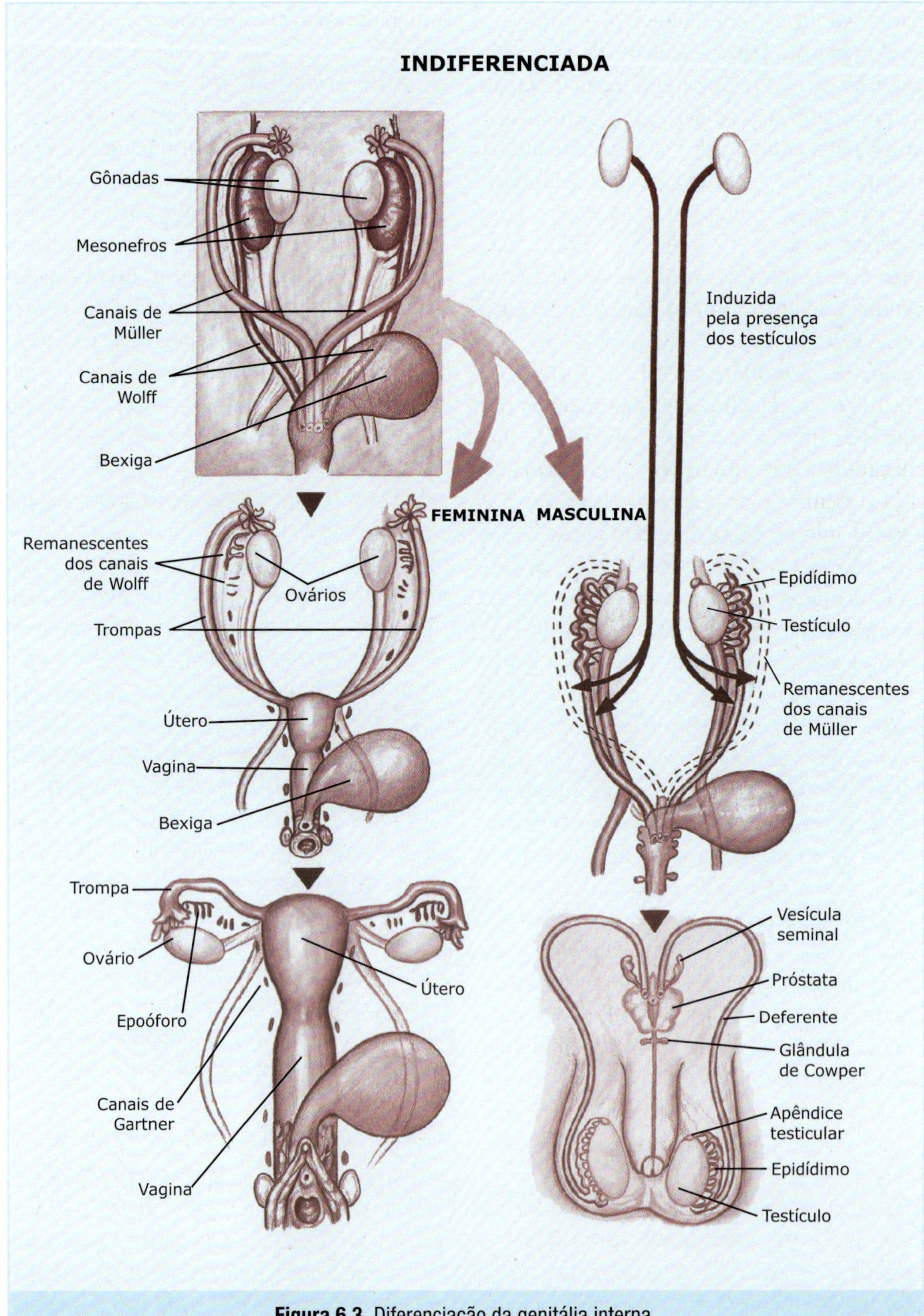

Figura 6.3 Diferenciação da genitália interna.

O desenvolvimento dos canais mesonéfricos (Wolff) precede o desenvolvimento dos canais paramesonéficos (Müller). Estes se formam lateralmente aos canais de Wolff, através de evaginações do epitélio celômico. A parte cefálica abre-se diretamente na cavidade peritoneal, e a porção distal cresce em direção caudal, fundindo-se na linha média com o canal oposto para formar o primórdio uterovaginal. Essa estrutura em cordão funde-se à parede dorsal do seio urogenital, produzindo uma elevação chamada de tubérculo de Müller.

No embrião do sexo masculino, entre a sétima e a oitava semana, inicia-se a formação de alguns túbulos seminíferos e, na oitava semana, as células intersticiais de Leydig iniciam a produção da testosterona. A essa altura, os canais de Wolff diferenciam-se em epidídimo, vasos deferentes e vesículas seminais, ao mesmo tempo que os canais de Müller são suprimidos por uma substância conhecida como fator inibidor mülleriano (MIF), produzida pelas células de Sertoli do testículo. Os remanescentes embrionários dos canais de Müller permanecem no homem como o apêndice testicular e o utrículo prostático. O MIF é uma substância proteica ainda incompletamente caracterizada, produzida pelo testículo em sua fase primordial. Sua influência sobre os canais de Müller é locorregional e unilateral. A diferenciação ductal ocorrerá, então, de acordo com a natureza da gônada adjacente.

A genitália interna apresenta uma tendência intrínseca para desenvolver-se no sentido feminino. Na ausência de um cromossomo Y ou de um testículo plenamente funcionante, a consequente falta do MIF permitirá a retenção dos elementos derivados dos canais de Müller e a diferenciação das trompas, do útero e dos dois terços superiores da vagina. Esse processo de diferenciação dos canais de Müller inicia-se por volta da oitava semana.

Diferenciação da genitália externa

Nas primeiras semanas de vida embrionária, a genitália externa consiste em um tubérculo genital que se desenvolve na extremidade ventral da membrana cloacal, em um par de estruturas laterais, denominadas tuberosidades labioescrotais, e nas pregas urogenitais ou uretrolabiais (Figura 6.4).

O tubérculo genital alonga-se em ambos os sexos para formar o fálus. Na sexta semana, o septo urorretal se junta à membrana cloacal. Este septo divide a cloaca em uma parte ventral, denominada seio urogenital, e uma dorsal, constituída pelo ânus e o reto. A membrana cloacal então dividida em membrana urogenital e cloacal se rompe, abrindo a vulva e o ânus. Com a abertura da membrana urogenital, um sulco urogenital se forma na face ventral do fálus, completando a porção indiferenciada da genitália externa. As modificações no sentido masculino ou feminino podem ser notadas a partir da nona semana, mas somente serão completadas na 12ª semana.

Androgênios produzidos pelo testículo são responsáveis pela masculinização da genitália externa até então indiferenciada. O fálus irá crescer no comprimento para formar o pênis, e as pregas urogenitais (uretrolabiais) serão puxadas para adiante, para formar as paredes laterais do sulco uretral na face ventral do pênis. Essas pregas então se fundem para formar a uretra peniana. Finalmente, as tuberosidades labioescrotais crescem na direção medial e se juntam na linha mediana, formando o escroto. Posteriormente, por volta da 28ª semana, os testículos descem através do canal inguinal para a bolsa escrotal, orientados pelo gubernáculo.

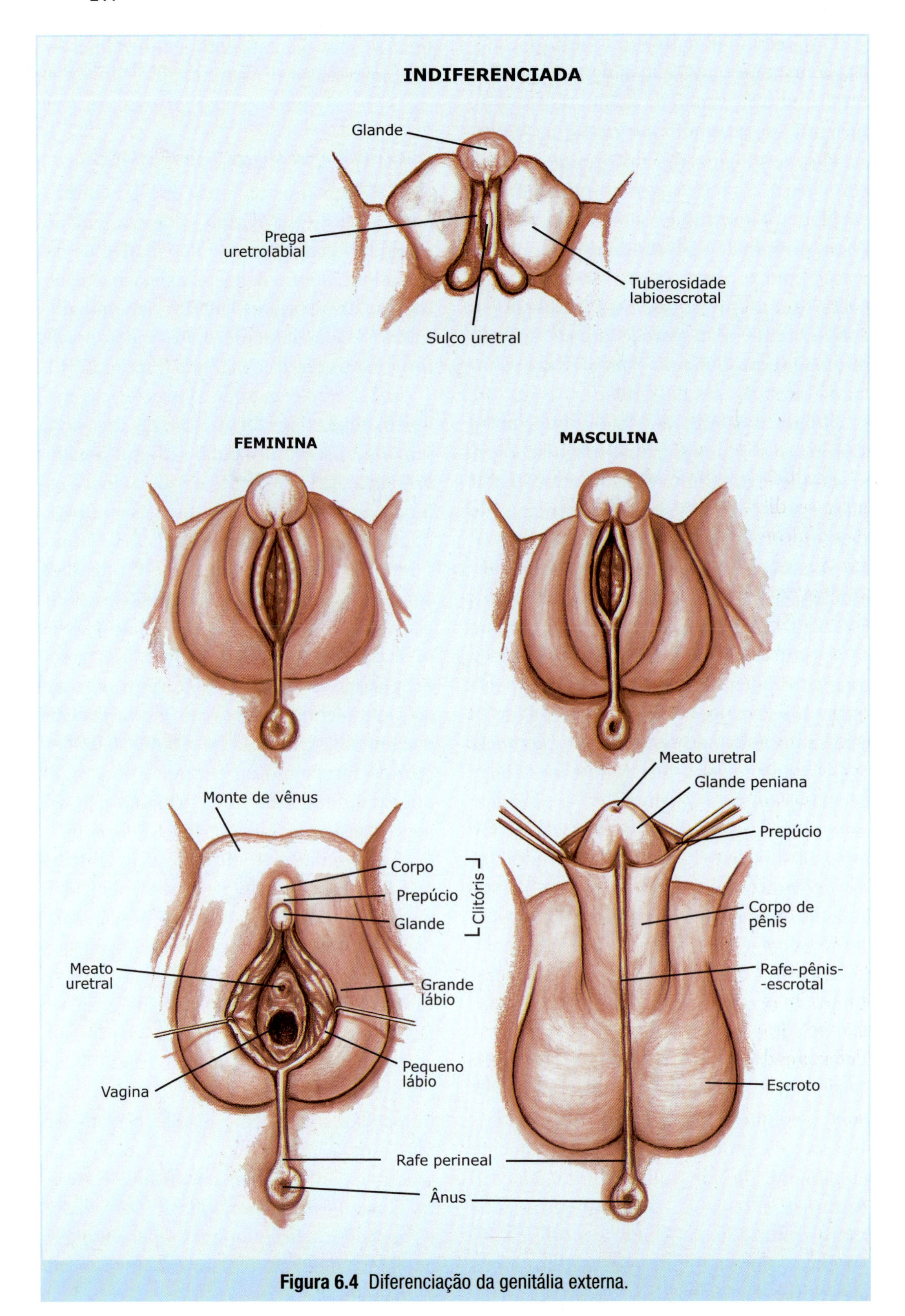

Figura 6.4 Diferenciação da genitália externa.

Na ausência de estimulação androgênica, ocorrerá a feminização da genitália externa indiferenciada. O fálus embrionário não se alongará tanto e formará o clitóris. As pregas urogenitais não se fundem, exceto adiante do ânus, e se diferenciam nos pequenos lábios. As tuberosidades labioescrotais fundem-se posteriormente na região do corpo perineal, suas partes laterais formando os grandes lábios e a parte anterior se juntando com a contralateral para formar o monte de vênus. A parte do seio urogenital entre o hímen e os pequenos lábios formará o vestíbulo da vagina e os ductos da glândula de Bartolino.

A diferenciação da genitália externa acha-se diretamente subordinada à ação dos androgênios. No citoplasma das células dos órgãos-alvo, a testosterona é convertida pela 5α-redutase em di-hidrotestosterona (DHT). Pesquisas indicam que os dois androgênios, testosterona e DHT, estão envolvidos na diferenciação sexual do feto masculino, com papéis seletivos para cada hormônio. Assim, a DHT seria responsável pelo desenvolvimento da genitália externa e da próstata e, posteriormente, pela recessão capilar temporal, crescimento dos pelos faciais e corporais e pela acne. A testosterona seria responsável pela diferenciação da genitália interna (epidídimo, deferente e vesícula seminal).

Para o desenvolvimento normal da genitália masculina, o testículo deve diferenciar-se e funcionar adequadamente. Em um determinado ponto crítico, o MIF será produzido pelas células de Sertoli e a testosterona secretada pelas células de Leydig. Ambos devem ser produzidos em quantidades adequadas. O MIF atua localmente, suprimindo os canais de Müller, e a testosterona atua sistemicamente, induzindo a diferenciação dos canais de Wolff e orientando o desenvolvimento masculino do tubérculo genital, do seio urogenital e das tuberosidades labioescrotais. Assim, a masculinização do feto é um processo multifatorial sob uma variedade de controles genéticos. Genes no cromossomo Y são responsáveis pela diferenciação testicular. Enzimas envolvidas na síntese da testosterona e na conversão em DHT são reguladas por genes localizados nos autossomos. A habilidade em secretar o MIF é um caráter recessivo codificado nos autossomos ou no cromossomo X, e os genes para o desenvolvimento dos receptores citoplasmáticos de androgênios parecem ser codificados no cromossomo X.

Cronologia e determinismo da diferenciação sexual (Figura 6.5)

Resumindo, poderíamos dizer que a diferenciação das gônadas encontra-se subordinada à penetração das células germinativas em seu estroma e à presença dos dois cromossomos sexuais íntegros. Se isso não ocorrer, não haverá diferenciação (agenesia gonadal) ou formar-se-á uma gônada disgenética com baixa população de oócitos ou espermatogênese comprometida. A diferenciação gonadal também se encontra sujeita à lei da dominância do Y, ou seja, não importa o número de cromossomos X presentes no núcleo das células; havendo um cromossomo Y, a diferenciação far-se-á no sentido do testículo, embora geralmente com sua função seriamente perturbada, como na síndrome de Klinefelter (XXY).

A diferenciação da genitália interna está subordinada à presença de um testículo funcionante, e sua influência é unilateral (locorregional).

A diferenciação da genitália externa é induzida pela presença ou ausência de androgênios, qualquer que seja sua fonte (veja as experiências de Jost mais adiante, neste capítulo).

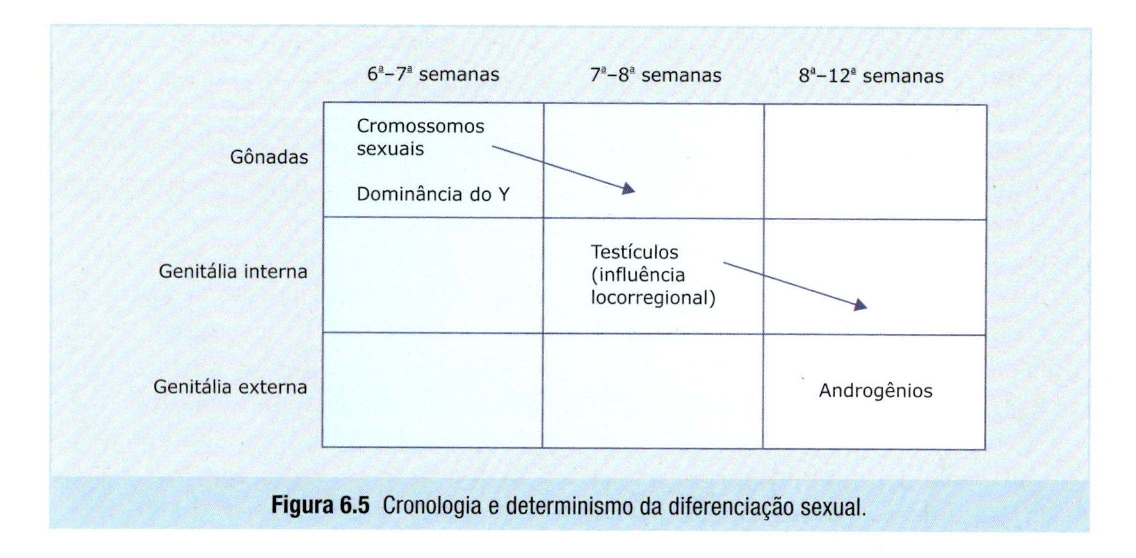

Figura 6.5 Cronologia e determinismo da diferenciação sexual.

ESTADOS INTERSEXUAIS

No início do tópico anterior foi mencionado que a diferenciação sexual se faz através de uma sequência harmônica, orientada pelo sexo genético, tendo como resultado final um indivíduo genotípica e fenotipicamente masculino ou feminino (veja a Figura 6.1). Essas características físicas e psicológicas que definem o sexo do indivíduo foram descritas por Jones e Scott (Jones HW, Scott WW. Hermaphroditism, genital anomalies and related endocrine disorders. Baltimore. The Williams & Wilkins Co, 1971.)

Entretanto, nem sempre a diferenciação sexual segue essa linha harmônica, podendo ocorrer uma discrepância em qualquer nível dos componentes genéticos ou orgânicos que caracterizam o sexo do indivíduo. Em quaisquer dessas eventualidades, estaremos diante de um estado intersexual.

Deve ser ressaltado de início que, embora não sejam considerados na definição de um estado intersexual, a identificação sexual e o papel sexual são os elementos mais importantes da sexualidade humana. Eles geralmente estão de acordo com o sexo legal e de criação que, por sua vez, são influenciados pela morfologia da genitália externa, pelo sexo gonadal e pelo sexo cromossômico. As discrepâncias nesses níveis psicológicos não caracterizam um estado intersexual, mas, sim, quadros de homossexualismo, travestismo e transexualismo, fugindo, portanto, do enfoque deste capítulo.

Classificação

Qualquer um dos critérios genéticos ou morfológicos do sexo mencionados anteriormente pode servir como base para uma classificação dos indivíduos ambissexuais. Existe, contudo, uma aceitação universal da classificação de Klebs (1876) baseada no aspecto microscópico das gônadas. Segundo Klebs, hermafroditismo verdadeiro será identificado quando existirem elementos testiculares e ovarianos nas gônadas. Sua classificação original de hermafroditismo verdadeiro é complexa e preocupa-se em considerar as várias combinações de tecido gonadal que podem ocorrer. Assim teríamos:

- Hermafroditismo verdadeiro bilateral = ovotéstis em ambos os lados.

- Hermafroditismo verdadeiro lateral = ovário de um lado, testículo de outro.
- Hermafroditismo verdadeiro unilateral = ovotéstis de um lado, ovário ou testículo do outro.

Os indivíduos ambissexuais portadores de testículos seriam identificados como pseudo-hermafroditas masculinos e os portadores de ovários, pseudo-hermafroditas femininos. Jones e Scott chamam estes últimos de hermafroditismo masculino e feminino.

Avanços na biologia molecular, citogenética e bioquímica tornaram possíveis classificações mais específicas e abrangentes, apontando para sua provável etiologia. Os distúrbios que conduzem aos estados intersexuais são divididos em duas grandes categorias de acordo com a etiologia: (1) distúrbios do desenvolvimento gonadal e (2) distúrbios da endocrinologia fetal, nos quais o indivíduo tem os cromossomos normais, correspondendo a seu sexo gonadal, mas tem geralmente um defeito genético ou hereditário:

I – Distúrbios do desenvolvimento gonadal:

A. Síndrome de Klinefelter.
B. Disgenesia gonadal:
   1. Síndrome de Turner.
   2. Mosaicismo.
   3. Anormalidade estrutural do segundo cromossomo X.
   4. Cariótipo normal (disgenesia gonadal pura).
C. Hermafroditismo verdadeiro.
D. Pseudo-hermafroditismo masculino:
   1. Defeito gonadal primário.
   2. Defeito do cromossomo Y.

II – Distúrbios da endocrinologia fetal:

A. Pseudo-hermafroditismo feminino com virilização parcial:
   1. Hiperplasia suprarrenal congênita:
      a. Deficiência de C21-hidroxilase sem perda de sal.
      b. Deficiência de C21-hidroxilase com perda de sal.
      c. Deficiência de C11-hidroxilase (hipertensiva).
      d. Deficiência de 3β-ol-hidroxiesteroide desidrogenase.
   2. Pseudo-hermafroditismo feminino não suprarrenal:
      a. Androgenização materna:
         (i) Androgênios exógenos.
         (ii) Tumores virilizantes.
      b. Idiopático.
B. Pseudo-hermafroditismo masculino com falha parcial de virilização:
   1. Anormalidades da síntese ou ação do MIF.
   2. Defeitos na ação da testosterona:
      a. Deficiência completa de receptores androgênicos (feminização testicular completa).
      b. Deficiência parcial de receptores androgênicos (feminização testicular incompleta; pseudo-hermafroditismo masculino familiar incompleto tipo I).
      c. Deficiência de 5α-redutase (pseudo-hermafroditismo familiar incompleto tipo II).
   3. Defeitos na biossíntese da testosterona:
      a. Defeito da síntese da pregnenolona (hiperplasia suprarrenal lipoídica).
      b. Deficiência da 3β-hidroxiesteroide de-hidrogenase.
      c. Deficiência da 17α-hidroxilase.
      d. Deficiência da 17,20-desmolase.
      e. Deficiência da 17β-hidroxiesteroide de-hidrogenase.

Embora aparentemente complexa, esta classificação engloba praticamente todas as formas conhecidas de estados intersexuais.

Distúrbios do desenvolvimento gonadal

A maioria das alterações cromossômicas que causam um desenvolvimento gonadal anormal deve-se a erros na meiose ou mitose. Elas ocorrem ao acaso e não são hereditárias. Vários erros da divisão meiótica podem causar uma aneuploidia (anormalidade caracterizada por um número diferente de cromossomos, a mais ou a menos), bem como um cromossomo sexual estruturalmente anormal. Os mecanismos pelos quais essas alterações numéricas e estruturais ocorrem incluem não disjunção, *anaphase lag*, mosaicismo, translocação, formação do isocromossomo X, translocação recíproca, deleção de segmento e duplicação (Figura 6.6).

Quando ocorre a não disjunção meiótica, os cromossomos sexuais não se separam durante a segunda meiose, resultando em gametas com dois heterocromossomos (XX ou XY) ou nenhum cromossomo.

Quando esses gametas com um cromossomo sexual extra ou nenhum se acoplam, por ocasião da fecundação, a gametas normais, ocorrem várias formas de anomalias sexuais, dentre elas as síndromes de Turner (X0) e Klinefelter (XXY).

A não disjunção e a *anaphase lag* podem também produzir alterações durante a divisão mitótica. Nesses casos, ambas as células filhas permanecem no organismo, criando uma linhagem diferente de células, o que resulta em uma condição denominada mosaicismo. O portador de um mosaico tem células de diferentes cariótipos, mas de uma mesma origem genética. O mosaicismo pode produzir inúmeras variedades cromossômicas porque a divisão anormal poderá ocorrer na primeira ou em qualquer divisão subsequente do ovo. Assim, mais de duas linhagens diferentes de células podem persistir. Como essas várias linhagens celulares podem aparecer em tecidos diferentes, o mosaicismo nunca poderá ser excluído, nem totalmente identificado, a menos que se faça a cariotipagem de todos os tecidos do organismo, o que é praticamente impossível.

Síndrome de Klinefelter

Distúrbio relativamente comum, a síndrome de Klinefelter tem sua incidência estimada em 1/400 homens. Como não há nenhuma alteração morfológica evidente, o diagnóstico excepcionalmente é feito antes da puberdade. Um déficit intelectual e uma inexplicável sociopatia fazem com que seja elevada a frequência desses indivíduos nas instituições penais e em hospitais para doentes mentais. A alteração endócrina característica é a elevação das gonadotrofinas após a puberdade, indicando uma perturbação no nível dos testículos. Estes se apresentam pequenos, e o exame microscópico revela uma hialinização dos túbulos seminíferos e ausência de espermatogênese. A ginecomastia ocorre em 80% dos casos. Os indivíduos afetados são azoospérmicos, e a infertilidade é uma queixa frequente. Estima-se que mais de 10% dos azoospérmicos têm a síndrome de Klinefelter ou uma de suas variantes. A pesquisa da cromatina nuclear no esfregaço bucal é sempre positiva, indicando a presença de um segundo cromossomo X. As características clínicas e o quadro endócrino, associados à presença dos corpúsculos de Barr, dispensam o cariograma. Quando este é feito com finalidades acadêmicas, há sem-

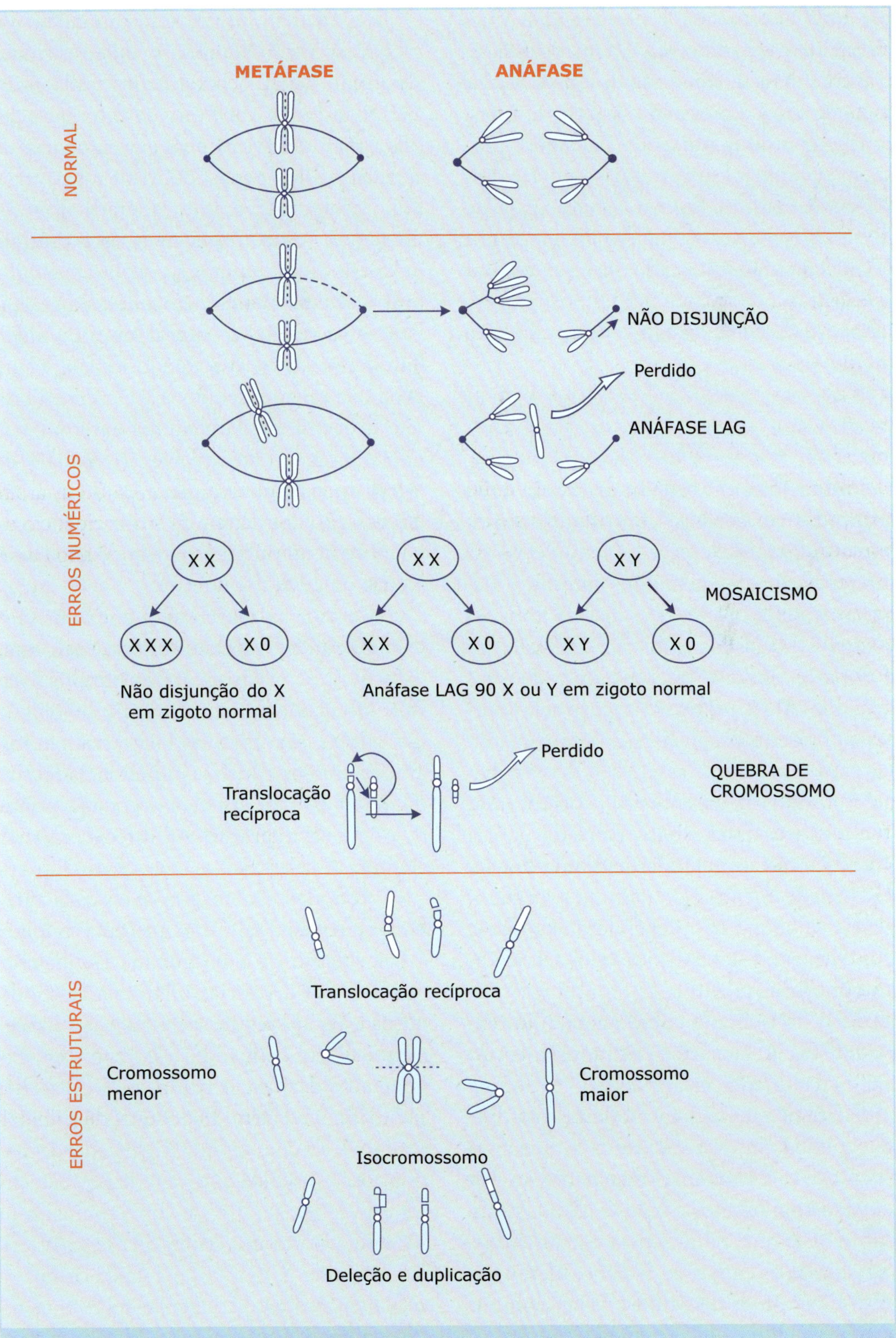

Figura 6.6 Divisão celular e erros de divisão.

pre uma anormalidade numérica. A mais frequente é o padrão XXY. Outros cariótipos com mais de dois cromossomos X e/ou mais de um cromossomo Y já foram descritos; contudo, todos os pacientes possuem pelo menos um cromossomo Y e dois X, o que confirma a lei da dominância do Y na diferenciação gonadal. A síndrome é considerada um estado intersexual por apresentar a cromatina sexual positiva, em desacordo com os demais critérios do sexo do indivíduo.

Disgenesia gonadal

Alfred Jost, em brilhantes experiências realizadas em coelhas, contribuiu definitivamente para esclarecer os fenômenos da diferenciação das genitálias interna e externa. Abrindo o útero de coelhas grávidas e exteriorizando os embriões em fases anteriores e durante diferenciação de suas genitálias, Jost praticava a castração desses embriões e devolvia-os ao útero materno para que completassem seu desenvolvimento. Após o nascimento, constatou-se que: (1) a castração não interferia com a diferenciação da genitália feminina dos fetos geneticamente XX (assim, a organogênese feminina não depende da presença dos ovários); (2) a castração dos fetos XY, ao contrário, mostrou a importância primordial do testículo como agente diferenciador sexual. Nos fetos castrados antes do início da diferenciação sexual, nenhuma característica masculina foi desenvolvida e as genitálias interna e externa seguiram a diferenciação feminina, semelhante ao observado com os fetos fêmeos castrados. Em outras palavras, na ausência de testículos, regrediram os canais de Wolff e diferenciaram-se os canais de Müller, assim como o seio urogenital e a genitália externa tornaram-se femininos.

Jost foi além, praticando castrações em estágios sucessivos após o início da diferenciação genital e castrações unilaterais. Verificou graus variáveis de diferenciação dos canais de Wolff e de permanência de segmentos dos canais de Müller e, o mais importante, que o impulso testicular em direção à masculinização ocorre durante um período de tempo muito limitado, e é uma fase crucial da morfogênese da genitália. Na castração unilateral antes do início da diferenciação, o testículo remanescente produzia uma masculinização completa do seio urogenital e da genitália externa, mas não conseguia desenvolver os canais de Wolff do lado oposto, permitindo uma diferenciação dos canais de Müller em trompa e corno uterino e provocando uma assimetria da genitália interna.

Portanto, as disgenesias gonadais correspondem, na espécie humana, aos quadros obtidos experimentalmente por Jost. Elas se encontram associadas à involução das células germinativas logo após sua migração para as gônadas indiferenciadas, ou quando elas não atingem a gônada primitiva em sua migração em direção à crista genital.

Como elas são responsáveis pela diferenciação gonadal, sua ausência implica a persistência de uma gônada rudimentar sob a forma de estrias bilaterais de tecido fibroso, incapazes de secretar esteroides e, portanto, equivalendo à castração nas experiências de Jost. A síndrome é caracterizada por uma genitália interna e externa feminina e uma grande variedade de cariótipos. Estima-se que metade dos pacientes apresente a falta de um cromossomo X, sendo, portanto, cromatina-negativa. A monossomia X (45/X0) é a única compatível com a sobrevida do embrião. A maioria das anomalias que não envolvem os cromossomos sexuais leva ao abortamento e, por isso, defeitos nos cromossomos sexuais são mais frequentes na clínica.

Os pacientes cromatina-positivos apresentam uma variedade enorme de constituições cromossômicas, que podem ser resumidas afirmando-se que há quase que invariavelmente uma anormalidade no segundo cromossomo sexual. Esta anormalidade pode ser uma deleção parcial de X ou Y, um isocromossomo X ou variações mais complexas. O mosaicismo é comum, e sua frequência é subestimada mesmo pelas técnicas mais sofisticadas de laboratório.

O cariótipo mais frequentemente associado à disgenesia gonadal é o 45/X0, originalmente descrito como síndrome de Turner, e sua incidência é de cerca de 1/7.000 recém-nascidas "femininas". O defeito é encontrado com muita frequência em fetos abortados. A síndrome de Turner é caracterizada por um fenótipo feminino, baixa estatura, infantilismo sexual, amenorreia primária, hipoestrogenismo, gonadotrofinas elevadas e um conjunto de anomalias congênitas denominadas estigmas de Turner, nas quais se enumeram: *pterigium colli*, inserção baixa dos cabelos na nuca, hipertelorismo ocular, epicanto, abóbada ogival, orelha em abano, tórax em escudo, escoliose, micromelia, hipertelorismo papilar, cúbito valgo, quarto metacarpo curto, unhas abauladas, sindactilia, *nevus* pigmentados, manchas café com leite, linfedema dos pés e das mãos, coarctação da aorta, malformações cardíacas e alterações dos dermatóglifos. Devido a essas malformações, o diagnóstico é geralmente feito na infância, e o esfregaço bucal, revelando uma cromatina negativa, dispensa a cariotipagem.

A disgenesia gonadal pode também resultar de vários tipos de mosaicismo ou anomalias estruturais do segundo cromossomo X, como deleção de segmento ou isocromossomo para o braço longo. Os indivíduos com esses distúrbios podem ter uma estatura normal e não apresentar estigmas de Turner. Podem, também, apresentar algum desenvolvimento mamário ou mesmo alguns ciclos menstruais. Deleção do braço curto de X é associada a baixa estatura e anomalias somáticas, mas deleções do braço longo geralmente não produzem essas anomalias.

Outro tipo de disgenesia gonadal é caracterizado pelas gônadas em estrias e genitália feminina, como na síndrome de Turner, associadas a um cariótipo feminino normal. Como a única alteração é a ausência do desenvolvimento gonadal, o quadro é denominado disgenesia gonadal pura. Os indivíduos afetados podem apresentar aspecto eunucoide e, invariavelmente, sinais de hipoestrogenismo, como ausência ou deficiência do desenvolvimento mamário. As gonadotrofinas, como na síndrome de Turner, logicamente se encontram elevadas (hipogonadismo hipergonadotrófico) e, por isso, o quadro é raramente diagnosticado antes da puberdade.

Hermafroditismo verdadeiro

Hermafroditas verdadeiros são indivíduos que apresentam tecidos ovariano e testicular em suas gônadas. Podem apresentar um ovário e um testículo separados, ou esses elementos podem combinar-se em um ovotéstis. O exame histológico da gônada é necessário para se estabelecer o diagnóstico, e é importante enfatizar que uma simples biópsia não é suficiente para esclarecer o caso. É necessária uma secção no sentido longitudinal de ambas as gônadas, pois os ovotéstis geralmente apresentam uma disposição término-terminal com uma proporção de tecido testicular para ovariano de 3:1, e em 20% dos ovotéstis o tecido testicular situa-se na região hilar da gônada.

Um útero encontra-se sempre presente, mas a disposição da genitália interna varia consideravelmente, em geral de acordo com a gônada adjacente, incluindo estruturas wolffianas e müllerianas (veja a experiência de Jost). A genitália externa é quase sempre ambígua, mas três quartos dos casos relatados foram criados como homens. Por ocasião da puberdade, mais de 80% desses indivíduos desenvolvem ginecomastia, e aproximadamente metade menstrua. Oitenta por cento dos pacientes são cromatina-positivos, e o cariótipo mais frequente é 46XX. Admite-se que os genes determinantes da diferenciação testicular localizados no cromossomo Y sejam translocados para um cromossomo X. Mosaicismos ocorrem em alguns casos, especialmente a variedade XX/XY.

Pseudo-hermafroditismo masculino

Essa categoria compreende um grupo de distúrbios do desenvolvimento ou diferenciação testicular. O desenvolvimento adequado e a função das gônadas dependem da presença das células germinativas, da constituição apropriada dos cromossomos sexuais e da presença das células somáticas da crista genital que completarão sua estrutura. Erros na divisão meiótica podem causar aneuploidia e cromossomos sexuais anormais. Eles ocorrem por não disjunção, *anaphase lag*, translocação, deleção ou quebra de cromossomos. As mitoses também podem sofrer alterações por não disjunção ou *anaphase lag*, levando a mosaicismo. Duas ou mais linhagens celulares podem persistir, aparecendo em tecidos diferentes. A gonadogênese anormal pode ocorrer, também, como resultado de patologias que levam à perda de função gonadal.

No pseudo-hermafroditismo masculino provocado por um defeito gonadal primário, a ausência das gônadas ocorre em indivíduos com um cariótipo 46XY normal. Esse quadro é também denominado disgenesia testicular bilateral, ou síndrome de Swyer. O paciente apresenta-se com as gônadas em estrias, genitália externa feminina e genitália interna também feminina, ou com graus variáveis de diferenciação dos canais de Müller e de Wolff, dependendo da ocorrência de uma diferenciação testicular rudimentar. Eles podem apresentar-se no consultório com a queixa primária de amenorreia associada à falta do desenvolvimento mamário. Provavelmente, os testículos não se desenvolveram ou foram eliminados (síndrome de regressão testicular) antes da diferenciação das genitálias interna e externa. À semelhança da disgenesia gonadal que ocorre na síndrome de Turner e suas variantes, esse quadro também confirma na espécie humana as experiências de Jost. A diferença com relação à síndrome de Turner é que, nesses casos, não há alteração nos cromossomos sexuais.

O tipo mais comum de pseudo-hermafroditismo masculino com defeito do cromossomo Y é a síndrome denominada diferenciação gonadal assimétrica, ou disgenesia gonadal mista. Esses pacientes apresentam um testículo de um lado e uma gônada em estria do outro. Existe uma alta incidência de tumor nessas gônadas. A genitália interna é feminina (trompa e hemiútero) do lado correspondente à gônada em estria, podendo persistir ocasionalmente derivados wolffianos. A genitália externa e, por conseguinte, o sexo de criação são variáveis. Genitália ambígua ocorre em mais da metade dos casos. O fenótipo abrange: (1) mulher normal, (2) mulher com ligeira hipertrofia do clitóris, (3) genitália totalmente ambígua, (4) homem com hipospadia e criptorquidismo e, menos frequentemente, (5) homem normal. Citogeneticamente, são sempre cromatina-negativos. A anormalidade básica é a presença de mosaicismo, incluindo linhagens X0/XY. Por ocasião da puberdade não há desenvolvimento mamário nem menstruação, mas graus variáveis de virilização são frequentes. O surgimento da distribuição masculina de pelos, aumento do clitóris e engrossamento da voz, muitas vezes, trazem a paciente criada como mulher ao médico. Um aspecto significativo dessa síndrome é a frequência de neoplasias, que podem desenvolver-se tanto na gônada rudimentar como no testículo.

Distúrbios da endocrinologia fetal

Os distúrbios da endocrinologia fetal são representados pelos pseudo-hermafroditismos feminino e masculino. São indivíduos que apresentam, ao nascer, uma genitália externa ambígua, não permitindo, pelo simples exame físico, afirmar tratar-se de um recém-nascido do sexo masculino incompletamente virilizado ou de um recém-nascido do sexo feminino parcialmente virilizado.

Pseudo-hermafroditismo feminino com virilização parcial

As alterações da genitália externa que caracterizam esse grupo de intersexos são devidas a um excesso de androgênios na circulação fetal, produzidos pela própria suprarrenal ou levados pela circulação materna, seja pela ingestão dessas substâncias, seja pela própria produção por um tumor virilizante do ovário ou suprarrenal. Esse distúrbio, na maioria das vezes, deve-se a uma hiperplasia congênita da suprarrenal (síndrome adrenogenital), embora algumas formas tenham uma etiologia não adrenal.

A hiperplasia congênita da suprarrenal é a causa mais frequente de genitália ambígua no recém-nascido e apresenta ainda duas características especiais: é o único tipo de estado intersexual com possibilidade de apresentar uma função reprodutiva normal e, mais importante, é o único estado intersexual em pacientes geneticamente femininas que pode apresentar graves alterações metabólicas, capazes de levar a paciente à morte, o que exige um diagnóstico precoce e preciso.

O excesso de produção androgênica pela suprarrenal fetal se deve a uma deficiência congênita de uma ou mais enzimas que participam de sua esteroidogênese. Existem vários níveis de bloqueio, provocando tipos diferentes de alterações endócrinas:

- Virilização simples por deficiência parcial da C21-hidroxilase.
- Virilização com tendência à perda de sal por ausência total da C21-hidroxilase. Esses pacientes não produzem aldosterona em quantidades adequadas, o que os leva a crises severas de perda de sal, podendo provocar a morte nas primeiras semanas de vida.
- Virilização associada a hipertensão por deficiência da C11-hidroxilase.
- Virilização da genitália externa feminina por deficiência de 3β-hidroxiesteroide desidrogenase. A maioria desses pacientes exibe, também, uma tendência à perda de sal.

A deficiência da C17-hidroxilase leva a um quadro de hipertensão e alcalose hipopotassêmica, mas não provoca virilização da genitália externa.

Nesses distúrbios autossômicos recessivos, a deficiência enzimática impede uma produção adequada de cortisol, que é o corticoide responsável pelo *feedback* negativo da liberação do ACTH pela hipófise. O excesso de ACTH, por sua vez, levará a uma produção aumentada de todos os corticosteroides e a um represamento dos esteroides imediatamente a montante do bloqueio, como a 17-OH-progesterona, nos casos de deficiência da C21-hidroxilase, que, por sua vez, será metabolizada em androgênios, como a androsterona, a androstenediona e a desidroepiandrosterona, que irão induzir as alterações morfológicas da genitália externa e provocar um aumento da excreção urinária dos 17-cetosteroides e elevação do DHEA-S no plasma. Haverá somente a virilização da genitália externa, porque a diferenciação da genitália interna é induzida pela presença ou ausência dos testículos, e a da genitália externa, pela presença ou ausência de androgênios.

A diferenciação da genitália externa só se completará por volta da 12ª semana; portanto, um excesso de androgênios surgidos precocemente poderá virilizar completamente a genitália, enquanto uma produção iniciada tardiamente (da 18ª à 20ª semana) produzirá somente um grau maior ou menor de hipertrofia do clitóris. Como o córtex da suprarrenal só começa a funcionar em torno da 12ª semana, excepcionalmente encontraremos casos de virilização completa, com fusão dos pequenos lábios, dando a impressão de um pênis com a abertura da uretra na glande ou de uma hipospadia. O tamanho do clitóris dependerá mais da quantidade de androgênios do que da época em que eles começam a atuar.

A persistência da hiperfunção suprarrenal nos casos não tratados fará com que a criança apresente um desenvolvimento corpóreo precoce, em virtude da ação anabolizante dos androgênios. Ela crescerá rapidamente em relação às crianças normais, e os androgênios continuarão a provocar manifestações masculinas, como o aparecimento dos pelos pubianos em torno dos 2 a 4 anos de idade, seguidos dos pelos axilares, distribuição masculina dos pelos corporais e barba.

A musculatura é bem mais desenvolvida, com predominância do diâmetro da cintura escapular sobre a pélvica. A idade óssea encontra-se avançada em aproximadamente 2 anos. Em função dos próprios androgênios elevados, haverá uma soldadura precoce das epífises dos ossos longos, e o resultado final das crianças que de início cresceram rapidamente será um adulto de baixa estatura, raramente chegando a 150cm. As mesmas alterações metabólicas ocorrem nos indivíduos do sexo masculino, com uma diferença básica: como há excesso de androgênios, o crescimento da genitália masculina será potencializado, produzindo uma macrogenitossomia precoce, e essas crianças são denominadas por alguns autores como "pequenos Hércules".

A persistência do quadro hormonal impedirá o aparecimento dos caracteres sexuais secundários femininos em razão do bloqueio androgênico do eixo hipotálamo-hipófise-ovário.

Os tipos de pseudo-hermafroditismo feminino não adrenal, ou não virilizante, são causados pela exposição fetal a excesso de androgênios exógenos. Essa exposição pode ocorrer em virtude da ingestão materna inadvertida de androgênios ou progestacionais orais derivados da 19-nor-testosterona ou, em casos excepcionais, a virilização é provocada por um tumor ovariano ou suprarrenal produtor de testosterona que se desenvolve concomitantemente à gestação. Os casos nos quais não se comprova a ingestão de androgênios pela mãe durante a gravidez são rotulados como "idiopáticos".

Diante de um quadro de genitália ambígua, a hiperplasia suprarrenal congênita é facilmente identificada pela elevação do DHEA-S sérico, pela elevação da 17-hidroxiprogesterona ou pelo pregnanetriol e 17-cetosteroides urinários.

Pseudo-hermafroditismo masculino com falha parcial de virilização

As alterações que impedem a virilização completa da genitália dos indivíduos genética e gonadalmente masculinos podem ocorrer por três mecanismos:

- Ausência ou deficiência de MIF.
- Defeito na ação da testosterona.
- Defeito na biossíntese da testosterona.

Ausência ou deficiência do MIF. Os indivíduos apresentam testículos, genitálias interna e externa masculinas e geralmente mantêm preservada a fertilidade. Entretanto, por falta ou deficiência do MIF, as estruturas müllerianas – útero e trompas – acham-se relativamente bem diferenciadas, frequentemente encontradas dentro de um saco herniário inguinal.

Defeito na ação da testosterona. Existem três tipos de defeitos de ação da testosterona: (1) deficiência total de receptores de androgênios, (2) deficiência parcial dos receptores de androgênios e (3) deficiência da 5α-redutase.

Deficiência total dos receptores de androgênios. Essa é a forma mais conhecida de pseudo-hermafroditismo masculino, sendo também chamada de síndrome de feminização testicular completa ou síndrome de insensibilidade periférica aos androgênios. A ausência dos receptores de androgênios na genitália externa, ou a incapacidade de o androgênio ligar-se ao receptor, ou ainda a incapacidade de o complexo androgênio-receptor ligar-se ao DNA nuclear para exercer sua mensagem, irá impedir a ação androgênica.

Esses indivíduos geneticamente masculinos, portadores de testículos normalmente funcionantes, apresentam uma genitália externa feminina absolutamente normal. Por não apresentarem nenhuma alteração no aspecto da genitália externa, são naturalmente identificados e criados como mulheres. O desenvolvimento dos caracteres sexuais secundários femininos e o crescimento posterior se farão normalmente, incluindo as mamas. Contudo, os pelos faciais, pubianos e axilares encontram-se ausentes ou escassos. A genitália interna não se desenvolve, pois os canais de Wolff não são sensíveis aos androgênios, e o MIF, normalmente produzido, irá provocar a regressão dos canais de Müller. A vagina é curta, terminando em um fundo cego e sendo formada apenas pelo terço inferior, que deriva do seio urogenital.

A ocorrência de hérnia inguinal é frequente, e os testículos podem ser encontrados no canal inguinal. Histologicamente, os testículos mostram túbulos seminíferos imaturos com um número normal ou aumentado de células de Leydig. Os níveis de testosterona encontram-se nos limites superiores da normalidade para os homens. O cariótipo é 46XY normal. A síndrome é transmitida por meio de um gene recessivo ligado ao cromossomo X materno, responsável pela síntese dos receptores de androgênios, ou um distúrbio autossômico dominante limitado ao sexo, transmitido pela mãe. É frequente a ocorrência de amenorreia primária entre "irmãs" de mães de pacientes com feminização testicular. Metade dos filhos geneticamente masculinos desenvolve a síndrome. Cerca de um terço desses indivíduos desenvolve um tumor testicular na idade adulta, o que indica sua remoção e a terapia estrogênica de substituição após as modificações corporais próprias da puberdade.

Deficiência parcial dos receptores de androgênios. Os distúrbios dessa categoria produzem um tipo de pseudo-hermafroditismo masculino incompleto, familiar, e resultam de defeito parcial, hereditário, da síntese dos receptores androgênicos, causando graus variáveis de ambiguidade da genitália externa. É conhecida também como pseudo-hermafroditismo masculino familiar incompleto tipo I.

A morfologia da genitália externa pode situar-se dentro de um espectro que vai desde uma genitália quase totalmente virilizada, com um falus suficientemente desenvolvido para se atribuir o sexo masculino, apesar de uma hipospadia perineal, até uma genitália mais próxima da feminina. Essas formas intermediárias, que variam de acordo com o grau de deficiência dos receptores androgênicos, são também conhecidas como síndrome de Reifenstein, Gilbert-Dreyfus e Lubs. Após a puberdade, é comum o aparecimento de ginecomastia. Infertilidade é a regra, e a administração de testosterona não é seguida de efeitos virilizantes.

Deficiência da 5α-redutase. Também conhecida como pseudo-hermafroditismo masculino familiar incompleto tipo II, resulta de uma deficiência de 5α-redutase (enzima que transforma a testosterona em di-hidrotestosterona [DHT] no citoplasma das células-alvo do seio urogenital). O defeito provoca diminuição da conversão da testosterona em DHT, resultando em níveis séricos normais de testosterona e baixos de DHT.

O quadro é um distúrbio autossômico recessivo encontrado em certas famílias, caracterizando-se por severa hipospadia perineal e desenvolvimento rudimentar da vagina. Uma característica que a diferencia das formas incompletas de feminização testicular é a masculinização, que ocorre na puberdade, devido à função testicular normal.

Nessa época, devido a um grande aumento da testosterona e à conversão parcial em DHT, ocorre uma virilização, com o crescimento do falus e a descida dos testículos para as pregas labioescrotais, que se tornam rugosas e hiperpigmentadas. Não há desenvolvimento das mamas, e o desenvolvimento da massa muscular e da força física é proeminente.

A testosterona e a DHT são essenciais para o completo desenvolvimento da genitália externa. O testículo fetal secreta testosterona, que vai promover a diferenciação dos vasos deferentes, do epidídimo e da vesícula seminal. A DHT, por sua vez, é responsável pela diferenciação da genitália externa e da próstata; sua deficiência, portanto, resultará na genitália ambígua. Após a puberdade, ocorre aumento do falus, e a resposta sexual é completada com a ejaculação. Eventualmente, esses indivíduos poderão ser férteis.

O fundamental é estabelecer o diagnóstico precoce e diferenciá-lo das formas de pseudo-hermafroditismo masculino por deficiência de receptores de androgênios, pois os portadores desta anomalia são geralmente criados como mulheres, enquanto os portadores da deficiência da 5α-redutase devam ser criados como homens. Se o diagnóstico for tardio, depois de atribuído o sexo feminino e criado como tal, assim deverá permanecer, sendo então indispensáveis a castração e a eventual correção da genitália, para que se evite a incômoda situação de uma virilização inesperada na puberdade.

Defeito na biossíntese da testosterona. Os indivíduos que apresentam esse tipo de distúrbio são morfologicamente semelhantes ao grupo de pseudo-hermafroditas masculinos que apresentam defeitos na ação da testosterona, por deficiência parcial de receptores androgênicos (grupo II-B.2.b – veja a classificação). Isso porque tanto um defeito na síntese da testosterona como uma deficiência parcial de receptores androgênicos apresentam o mesmo resultado final, ou seja, uma virilização incompleta da genitália externa, cujo grau irá variar conforme a intensidade do defeito. Por outro lado, esse grupo apresenta distúrbios enzimáticos semelhantes aos quadros de pseudo-hermafroditismo feminino por hiperplasia congênita da suprarrenal, e ao simples exame físico é impossível afirmar que se trata de um indivíduo do sexo masculino ou feminino.

Recordar alguns dados básicos da bioesteroidogênese auxilia a compreensão desses quadros. Quase todas as células do organismo humano são capazes de sintetizar o colesterol via acetato, acetil-coenzima-A, ácido mevalônico, esqualeno, lanosterol e, finalmente, colesterol. Porém, somente determinadas células especializadas são capazes de reduzir a cadeia lateral do colesterol, produzindo os esteroides pertencentes aos grupos do pregnano, androstano e estrano. Essas células encontram-se localizadas nos órgãos produtores de esteroides, ou seja, glândulas suprarrenais, gônadas e placenta.

Existe um conceito unitário da esteroidogênese no qual suprarrenal, ovário e testículo produzem as quatro classes de esteroides: corticoides (C21-esteroides), progestogênios (C21-esteroides), androgênios (C19-esteroides) e estrogênios (C18-esteroides). O principal produto secretado por cada órgão é determinado pela capacidade funcional das enzimas contidas dentro das células desse órgão. Assim, o ovário e os testículos não secretam mineralocorticoides e glicocorticoides porque suas células não contêm as enzimas C21 e C11-hidroxilases. O testículo, por sua vez, é deficiente em aromatases, daí os níveis de estrogênios nos homens serem baixos, enquanto nas mulheres, devido à grande quantidade de aromatases nas células da granulosa, os androgênios são reduzidos para estrona e estradiol.

Existem cinco etapas básicas na biossíntese da testosterona a partir do colesterol, catalisadas pela 20,22-desmolase, 3β-ol-hidroxiesteroide desidrogenase; 17α-hidroxilase 17-20-desmolase e 17β-hidroxiesteroide desidrogenase. Deficiências dessas enzimas, que são também necessárias para a síntese do cortisol, constituem formas de síndrome adrenogenital. Essas deficiências ocorrem tanto nas suprarrenais como nas gônadas, e são defeitos autossômicos recessivos. Quando a enzima deficiente participa de uma reação ativa na suprarrenal, como a 3β-ol-hidroxiesteroide desidrogenase, o bloqueio é grave, levando com frequência à falência glandular e à morte no período neonatal.

Diagnóstico e conduta em caso de genitália ambígua

Do ponto de vista prático, podemos dividir os estados intersexuais em dois grandes grupos: (1) aqueles que não apresentam a genitália externa ambígua e (2) os que apresentam a genitália externa ambígua. Essa separação é muito importante porque, nos casos em que não há ambiguidade da genitália externa, a atribuição do sexo legal e o sexo de criação corresponderão à morfologia da genitália. Assim, a síndrome de Klinefelter e o quadro de deficiência isolada do MIF acham-se associados a uma genitália externa masculina normal, podendo eventualmente manter a fertilidade. Da mesma maneira, o quadro de feminização testicular completa exibirá uma genitália externa feminina normal e, portanto, será mulher, independente da presença de testículos, testosterona ou padrão cromossômico XY. Mesmo que o diagnóstico não seja feito precocemente, não haverá nenhuma alteração na morfologia ou no desenvolvimento futuro. O que irá chamar a atenção serão a "amenorreia" e a infertilidade.

Já nos casos que apresentam genitália ambígua, o diagnóstico correto e precoce é fundamental, pois poderão estar associados a graves alterações metabólicas, que podem caracterizar uma urgência médica. Nesse grupo encontram-se os quadros de:

1. Hermafroditismo verdadeiro.
2. Disgenesia gonadal mista.
3. Pseudo-hermafroditismo masculino (formas incompletas).
4. Pseudo-hermafroditismo feminino.

Desses, sem dúvida, destaca-se o pseudo-hermafroditismo feminino por hiperplasia congênita da suprarrenal, não só pela possibilidade de apresentar sérios distúrbios eletrolíticos capazes de levar o paciente à morte, como também por ser responsável pela grande maioria dos casos de estados intersexuais. A ocorrência de vômitos, diarreia, desidratação e choque, logo após o nascimento, nos remete de imediato a essa síndrome.

O exame clínico cuidadoso de um recém-nascido com genitália ambígua pode revelar dados importantíssimos para se chegar ao diagnóstico correto. O fálus é o primeiro elemento a ser pesquisado. Embora existam diferenças consideráveis no tamanho de um pênis, e apesar de um clitóris hipertrofiado poder se aproximar do tamanho de um pênis normal, não deverá haver dificuldades em sua identificação. A palpação revelará três estruturas cilíndricas no pênis, formadas pelos dois corpos cavernosos e um corpo esponjoso. O clitóris apresentará somente os dois corpos cavernosos. O pênis apresenta somente um freio na linha média da face ventral, enquanto um clitóris hipertrofiado geralmente mostrará duas pregas laterais, que constituem os pequenos lábios. A posição do orifício uretral pode variar no homem, levando a graus variáveis de hipospadia, mas haverá sempre uma uretra peniana ou perineal. Nos indivíduos geneticamente femininos, excepcionalmente encontra-se uma uretra peniana e, nesses casos, há deficiência quase completa da C21-hidroxilase, o que levará fatalmente a um quadro gravíssimo de perda de sal, com chances reduzidas de sobrevida.

Outro elemento valioso é a palpação das gônadas. A presença de uma ou de ambas as gônadas nas pregas labioescrotais, canal inguinal ou hérnia inguinal certamente caracterizará um testículo, pois os ovários são órgãos intra-abdominais e quase nunca são encontrados nesses locais. Esse achado afasta a possibilidade de virilização por hiperplasia congênita da suprarrenal, a causa mais comum de estados intersexuais.

A presença do útero é mais fácil de ser detectada nos primeiros 2 dias após o nascimento do que semanas depois. Isso se deve à ação remanescente dos estrogênios placentários que estimularam seu crescimento na vida intrauterina. Após o nascimento, esse estímulo desaparece e o útero regride (muitos recém-nascidos do sexo feminino apresentam menstruação por deprivação nos primeiros dias de vida). Um toque retal, ou preferentemente a ultrassonografia, poderá revelar sua presença. Isso limitará o diagnóstico ao pseudo-hermafroditismo feminino, seja por hiperplasia congênita da suprarrenal, por androgênios exógenos ou patologias virilizantes maternas, a um quadro de disgenesia gonadal mista ou ao hermafroditismo verdadeiro.

Após exame físico cuidadoso, duas investigações deverão ser inicialmente solicitadas: a pesquisa da cromatina nuclear no esfregaço da mucosa oral e a dosagem dos 17-cetosteroides urinários ou do DHEA-S e da 17-OH-progesterona sérica. A Figura 6.7, modificada de Federman e Speroff, oferece um roteiro prático para o diagnóstico diferencial da genitália ambígua. A Figura 6.8 nos mostra também os principais metabólitos encontrados nos diversos tipos de bloqueios da suprarrenal, que podem ser dosados no soro ou urina e que indicam precisamente o local do bloqueio.

A pesquisa da cromatina nuclear poderá revelar resultados conflitantes nas primeiras 48 horas de vida, pois a contagem em mulheres normais tende a ser baixa nesse período, elevando-se acima de 20% somente após o terceiro dia. O cariograma é dispensável, podendo ser solicitado como documentação científica ou para confirmar os achados clínicos e anatômicos.

A conduta clínica diante de um quadro de genitália externa ambígua deverá ser a mais cuidadosa possível. Apenas os membros da equipe diretamente envolvida no caso deverão prestar os esclarecimentos junto aos pais ou responsáveis pela criança e, idealmente, um dos membros deverá ser escolhido para esses contatos, para que sejam evitadas informações contraditórias. Expressões como estado intersexual, hermafroditismo e genitália ambígua deverão ser evitadas. A comunicação aos pais deverá ser imediata e feita de maneira não traumática. Eles deverão ser informados de que a genitália externa não completou seu desenvolvimento, como em um caso de lábio leporino, e que serão necessários alguns exames para que não haja nenhuma dúvida quanto ao problema da criança. Até lá, o registro da criança deverá ser adiado. Alguns autores sugerem atribuir à criança um nome que sirva tanto para homens como para mulheres, como Eli, Juraci etc., mas isso pode reforçar a ideia de ambiguidade sexual e deve ser evitado.

Existe um consenso de que no pseudo-hermafroditismo feminino, uma vez que os ovários e a genitália interna são normais e as pacientes podem ter uma atividade sexual normal, e que inclusive podem ser férteis, o sexo de criação deverá ser feminino.

Nos demais casos, o sexo de criação deverá ser ditado unicamente pela capacidade de adequação ao coito. Não basta uma estrutura semelhante a um pênis, é necessário que este pênis funcione como tal, daí ser mais fácil transformar cirurgicamente uma genitália externa no sentido feminino do que no masculino. As técnicas cirúrgicas são bem detalhadas no texto de Jones e Scott.

É importante enfatizar que o objetivo fundamental será adotar o sexo de criação que possibilite uma função sexual adequada, não importando o sexo cromossômico ou a histologia da gônada. Qualquer mudança de sexo deverá ser feita até os 18 ou 24 meses, antes de se estabelecer o sexo psicossocial (*gender role*). As mudanças realizadas após o terceiro ano de vida são geralmente seguidas de graves perturbações psíquicas e de identidade.

Finalmente, deve ser enfatizado o fato de que um testículo ectópico, abdominal ou no canal inguinal, ou uma gônada em estria em paciente portador de um cromossomo Y, apresenta um potencial de malignização elevado, sendo mais frequentes os disgerminomas e os gonadoblastomas. São aí incluídos os casos de disgenesia gonadal, disgenesia gonadal mista e outros tipos de

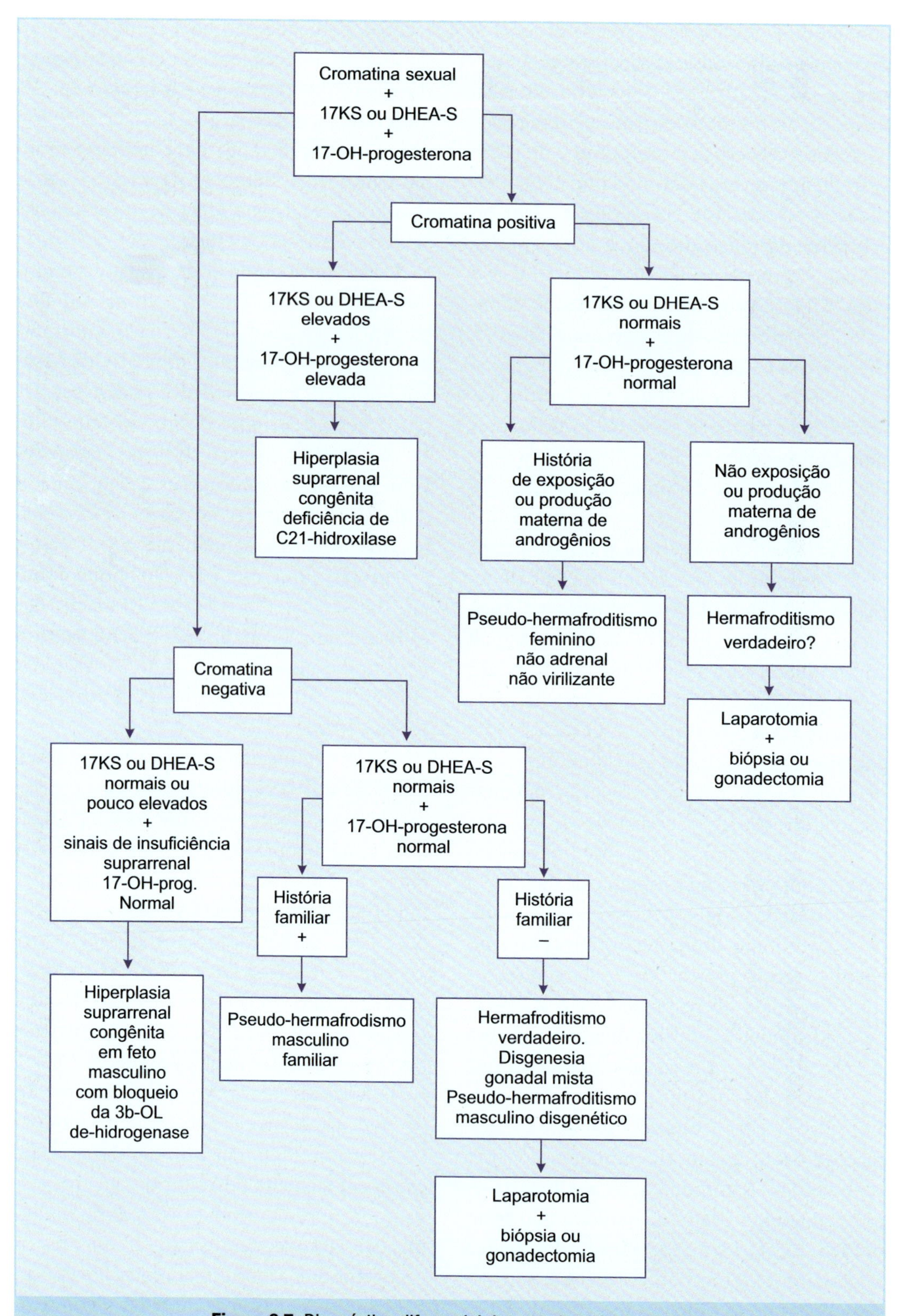

Figura 6.7 Diagnóstico diferencial dos estados intersexuais.

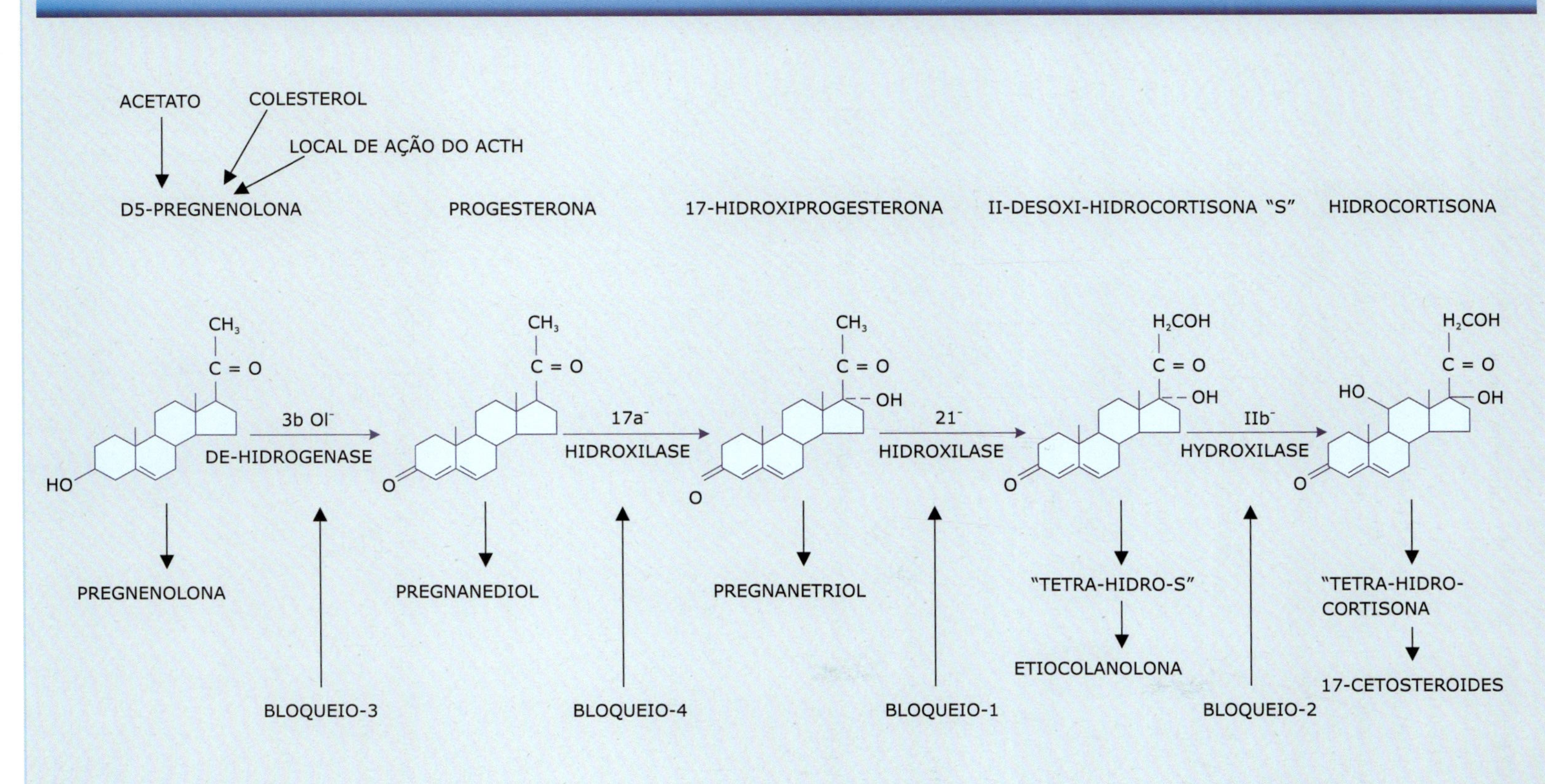

Figura 6.8 Os diversos níveis dos bloqueios da esteroidogênese adrenal e seus respectivos metabólitos.

pseudo-hermafroditismo masculino. Nesses casos, a gônada deverá ser retirada antes da puberdade. Nos pacientes com quadro de feminização testicular, os tumores são raros antes dos 25 anos de idade. Como a secreção gonadal desses indivíduos induz o desenvolvimento dos caracteres sexuais secundários femininos normais, por ocasião da puberdade, a remoção das gônadas poderá ser adiada até os 20 anos. Obviamente, a substituição hormonal será imperiosa.

ADENDO Hormônios e Câncer de Mama *Reflexões*

INTRODUÇÃO

A elaboração de novas ideias depende da libertação das formas habituais de pensamento e expressão. A dificuldade não está nas novas ideias, mas em escapar das velhas, que se ramificam por todos os cantos da nossa mente.
(JM Keynes – 1883-1946)

Pouquíssimos sabem, mas minha fixação (científica) pela mama vem de longa data. Circunstâncias muito especiais contribuíram, e muito, para tal. Tudo começou em 1956, quando ingressei na Faculdade de Medicina. Meu pai era o Diretor da Faculdade, professor de ginecologia e chefe da enfermaria de ginecologia da Santa Casa de Belo Horizonte, que contava com 52 leitos.

Logo que iniciei o curso, seguindo um conselho paterno, fui para o laboratório de anatomia patológica da Santa Casa, chefiado pelo grande patologista e professor Moacyr Junqueira de Alvarenga. Meu pai me dizia: "Se você quiser ser um bom ginecologista, terá de ter uma sólida base de anatomia patológica e patologia cirúrgica." Lá permaneci por 8 anos. Todos os dias, depois de permanecer a maior parte das manhãs na enfermaria de ginecologia, eu descia para o porão da Santa Casa, onde funcionava o laboratório. Devo confessar que durante todo o curso médico somente assistia às aulas das cadeiras que tinham algum elo com a ginecologia, como fisiologia, histologia, patologia, endocrinologia, cirurgia e afins. As outras eu enrolava e fazia uma espécie de "média social" com os respectivos professores, afinal eu era o filho do diretor da Faculdade.

Justamente no início de 1956, chegou dos EUA, onde trabalhou durante 2 anos com Papanicolaou, o professor Roberto Alvarenga, que foi um dos pioneiros da citopatologia oncótica e hormonal no Brasil. Naquela época, os casos de patologia mamária eram internados na clínica ginecológica e inúmeros leitos da enfermaria eram ocupados por casos avançadíssimos e inoperáveis de cânceres de mama, provenientes de todos os cantos de Minas e estados vizinhos. Lá permaneciam, praticamente sem nenhuma esperança, até que viessem a falecer (Figura 1).

Roberto Alvarenga trouxe, em sua bagagem, um livro sueco onde havia um trabalho sobre o diagnóstico citológico das lesões da mama. Interessado em avaliar o método, sugeriu que fizéssemos a citologia do material obtido através da

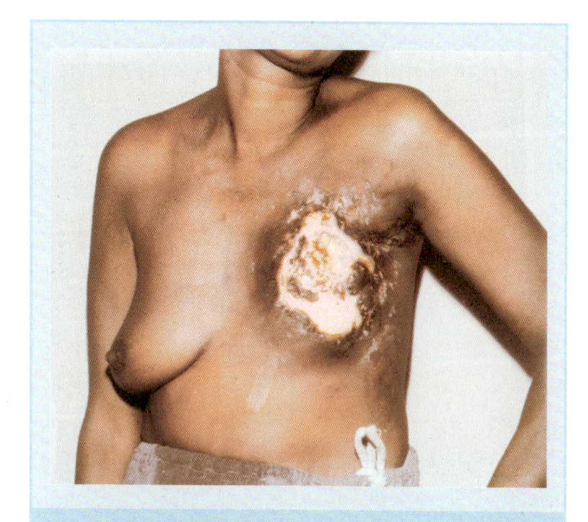

Figura 1 Imagem desoladora de paciente com caso avançadíssimo de câncer de mama.

punção com agulha fina de todos os nódulos mamários que fossem detectados nas pacientes da enfermaria. E assim foi feito. Nos fins de 1961, por ocasião da conclusão de meu curso, já tínhamos avaliado mais de 400 casos. O que ficou muito claro foi que nas patologias benignas o método não era conclusivo e apenas sugeria, em alguns casos, um fibroadenoma ou necrose gordurosa. Ao contrário, nos casos de câncer, o resultado era conclusivo em mais de 90% das vezes. Em síntese, um resultado negativo não afastava a possibilidade de câncer e a propedêutica seguiria normalmente mas, quando positivo, não haveria necessidade de prolongar a propedêutica e a conduta poderia ser programada imediatamente. Esses resultados foram apresentados em 1961, no *VI Congresso da Associação Médica de Minas Gerais*. Durante anos, fomos os únicos no Brasil a utilizar o que hoje é conhecido como PAF. Posteriormente, o professor João Gomes da Silveira, em Porto Alegre, publicou em revista nacional seus casos e, a partir daí, o método foi largamente difundido.

E os inúmeros casos inoperáveis como o ilustrado na Figura 1? O que poderíamos fazer para dar às pacientes algum alívio? Mais uma vez, as prerrogativas de filho do chefe e a disponibilidade de uma fantástica biblioteca, onde fazia imersões durante o tempo em que ficava em casa, permitiu-me descobrir um livro recém-adquirido, no qual havia um capítulo sobre "Quimioterapia intra-arterial no tratamento de cânceres das extremidades (membros e cabeça)". A grande vantagem do método era que poderia ser feita, em uma única aplicação, toda a série do quimioterápico (na época o Enduxan® ou o Onco thio-tepa®, em um total de oito a dez ampolas). Esse processo permitiria o aporte de altíssimas concentrações intratumorais da droga, evitando-se, ao mesmo tempo, sua distribuição venosa para o resto do organismo e limitando os efeitos supressivos na medula óssea. A proteção da medula óssea era reforçada pelo garroteamento dos membros durante a administração do quimioterápico.

Vislumbrei, então, a possibilidade de aplicar o método nos cânceres avançados da mama. Procurei o Professor Ricardo Pereira de Souza, um corajoso e habilidoso cirurgião cardiovascular, para que ele pensasse em uma maneira de chegar até a emergência da mamária interna na subclávia. Sua criatividade de pronto o levou a introduzir, por via retrógrada, um cateter na artéria umeral, no terço distal do braço, logo após a emissão das colaterais para as extremidades. Nesse local seria possível a posterior ligadura da artéria, sem comprometer a irrigação da extremidade do membro. Através de uma arteriografia contrastada, era possível identificar a ponta do cateter na artéria subclávia, possibilitando avançar ou recuar com ele até a saída da mamária interna. Feito o ajuste, administrava-se o tratamento em dose única retirando, a seguir, o cateter e ligando a artéria umeral (veja as Figuras 2 a 5).

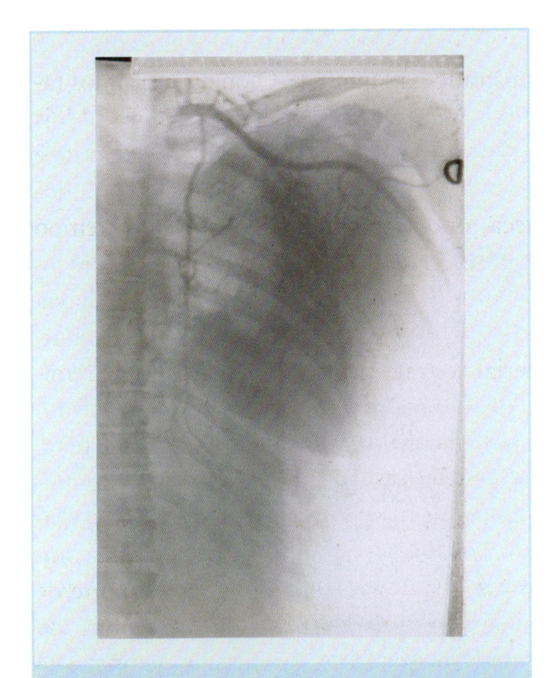

Figura 2 Quimioterapia intra-arterial. Sequência do procedimento. Detalhe da mamária interna e da subclávia.

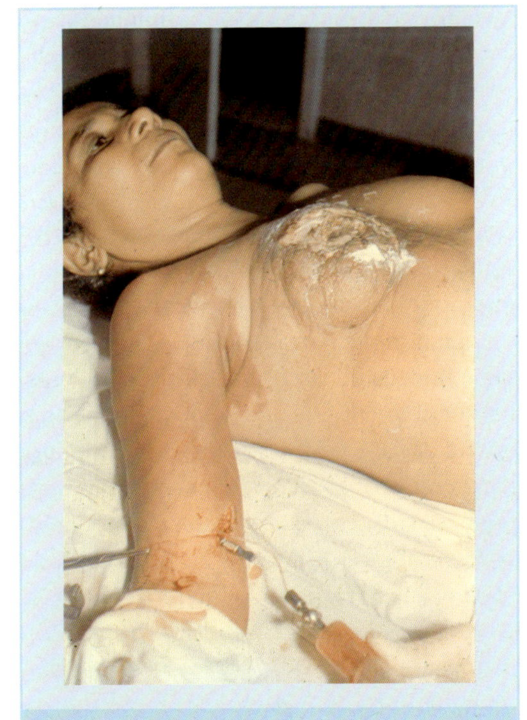

Figura 3 Quimioterapia intra-arterial. Sequência do procedimento.

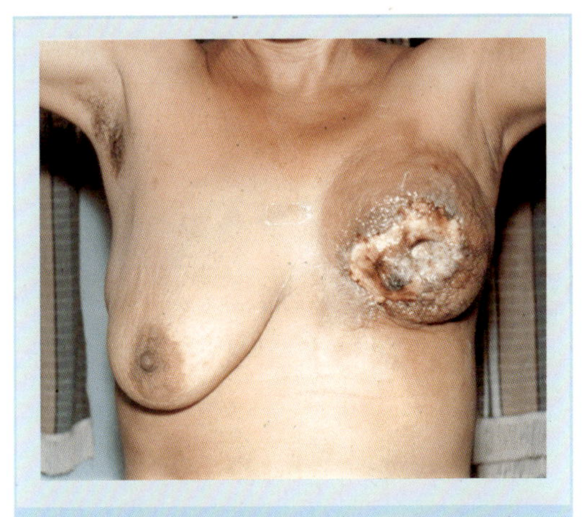

Figura 4 Quimioterapia intra-arterial. Sequência do procedimento. Mesma paciente da Figura 3.

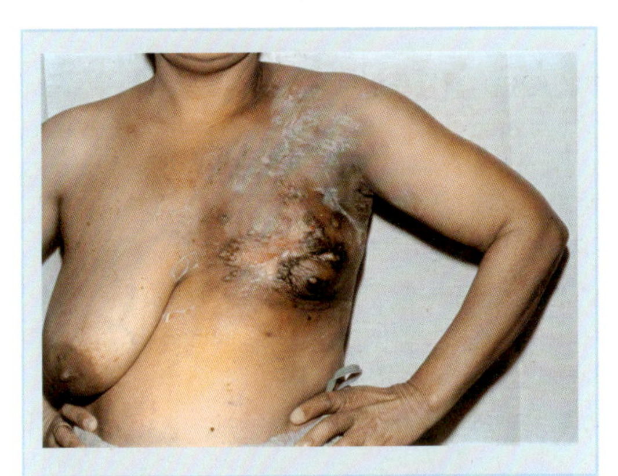

Figura 5 Quimioterapia intra-arterial. Sequência do procedimento. Resultado após 30 dias.

Os resultados imediatos foram animadores, com rápida e objetiva regressão (veja as Figuras 6 e 7). Porém, poucos meses depois, seguia-se o retorno ao estado anterior, fazendo-nos abandonar o procedimento. Nossa experiência foi apresentada em trabalho na XIV Jornada Brasileira de Ginecologia e Obstetrícia realizada em São Paulo, em dezembro de 1964, e no Congresso da Associação Médica de Minas Gerais, em Belo Horizonte, em 1965.

Meu grau de envolvimento com a patologia mamária e a influência do grande

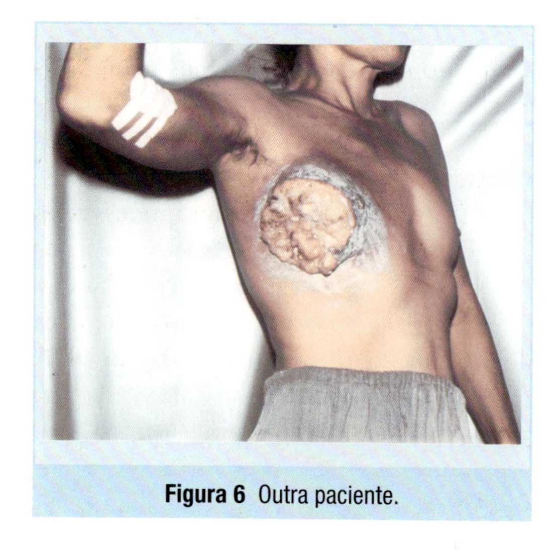

Figura 6 Outra paciente.

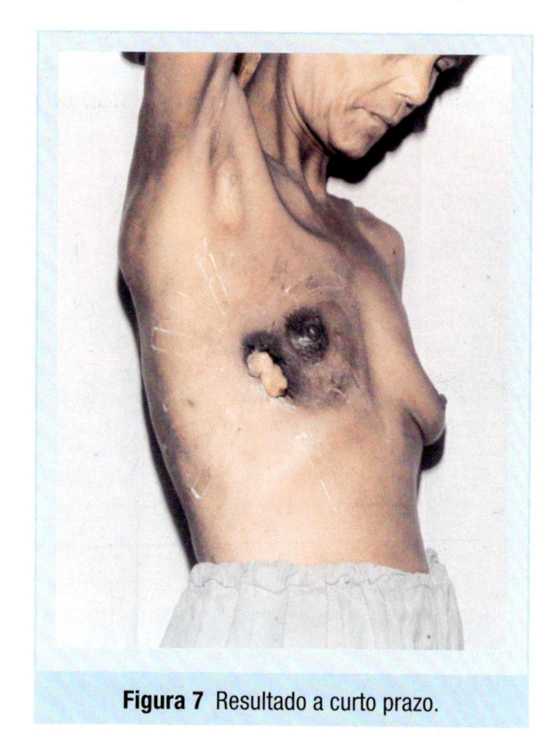

Figura 7 Resultado a curto prazo.

amigo João Sampaio Góes Jr., um dos pioneiros da mastologia no Brasil, quase me fizeram abandonar a ginecologia e a obstetrícia para me dedicar exclusivamente à mama. Isso, porém, implicaria abrir mão de uma já bem encaminhada clínica tocoginecológica. Contudo, os fortes vínculos com a mama permanecem até hoje.

A mama era domínio do ginecologista, por tratar-se de um órgão diretamente ligado à reprodução. Era objeto do "Conselho Consultivo de Mastologia da FEBRASGO", posteriormente renomeada "Comissão Nacional de Mastologia da FEBRASGO", das quais fui membro efetivo durante 10 anos (maio de 1979 a novembro de 1989), sob o comando do Professor José Aristodemo Pinotti.

Com os constantes avanços e o grande crescimento do setor, aliado ao natural interesse despertado nas especialidades afins, como a oncologia (que nem existia quando me formei) e a cirurgia geral, foi criada a Sociedade Brasileira de Mastologia, não sem antes inúmeras e acaloradas discussões entre elas.

Faço o relato desses fatos por dois motivos: (1) contribuir com uma pequena parcela para a história da mastologia brasileira e (2) ratificar a minha longa trajetória em assuntos relacionados com a mama. Assim chego ao objetivo deste texto.

HORMÔNIOS, TERAPIA HORMONAL E CÂNCER DE MAMA

Ainda envolto em polêmicas, controvérsias e incertezas, vejo, com curiosidade, que pouquíssima coisa mudou em relação à origem molecular da neoplasia, suas causas e fatores de risco nos últimos 25 anos. Frequentemente, o que se apresenta como novidade já é conhecido há muito tempo. Para comprovar esta afirmação, tomo como base três textos que escrevi e que foram apresentados e discutidos em simpósios do "Grupo de Estudo do Climatério".

O primeiro, no *Simpósio sobre Terapêutica de Reposição Hormonal no Climatério e Mama*, com o tema: "Efeitos da adição do progestogênio", realizado em São Paulo, em 26 de outubro de 1991. O segundo, na *V Reunião do Grupo de Estudos sobre Climatério*, São Paulo, em 30 de outubro de 1993, intitulado: "Terapêutica de reposição hormonal em pacientes tratadas de câncer de mama". O terceiro, na *VI Reunião do Grupo de Estudos sobre o Climatério*, São Paulo, em 29 de outubro de 1994, em sessão conjunta com mastologistas e oncologistas, intitulado: "Terapêutica de reposição hormonal em mulheres com câncer de mama prévio." Coube-me abordar o "enfoque do ginecologista," e o professor Fausto Baracat o "enfoque do oncologista".

Não quero ser redundante, muito menos preencher o espaço com algumas figuras que se repetem, mas quero transcrever na íntegra, com as respectivas bibliografias, os referidos textos. Tratando-se de temas correlatos e apresentados em intervalos de 1 ano, ao reproduzi-los, alguns parágrafos e figuras se repetem. Para manter a sequência dos argumentos, resolvi conservá-los para não quebrar o raciocínio. Mesmo porque os textos fornecem dados interessantes e ajudam na compreensão dos intrincados mecanismos biomoleculares envolvidos na divisão celular, em sua diferenciação, nos desvios que favorecem uma lesão do DNA e subsequente reparo ou acúmulo de mutações genéticas que darão origem ao câncer.

Estes textos, reproduzidos dos Simpósios do "Grupo de Estudo do Climatério" nos anos de 1991, 1993 e 1994, páginas 17 a 64, foram distribuídos aos colegas pelo laboratório patrocinador dos eventos e é possível que alguns tenham tomado conhecimento deles.

TERAPÊUTICA DE REPOSIÇÃO HORMONAL NO CLIMATÉRIO E MAMA

EFEITOS DA ADIÇÃO DO PROGESTOGÊNIO

Prof. Lucas V. Machado

TEMA APRESENTADO NO SIMPÓSIO SOBRE A ASSOCIAÇÃO DO PROGESTOGÊNIO À TERAPIA DE REPOSIÇÃO HORMONAL NO CLIMATÉRIO

SHERATON MOFARREJ HOTEL
São Paulo, 26 de outubro de 1991

TERAPÊUTICA DE REPOSIÇÃO HORMONAL NO CLIMATÉRIO E MAMA - EFEITOS DA ADIÇÃO DO PROGESTOGÊNIO

Prof. Lucas V. Machado

Tema controverso e polêmico que exige um enfoque multifatorial envolvendo aspectos fisiológicos, histológicos, oncológicos, farmacológicos, demográficos, epidemiológicos, clínicos e fisiológicos.

Conhecimentos básicos sobre a formação e desenvolvimento mamário, ações dos hormônios e controle hormonal da proliferação do epitélio mamário são indispensáveis para a abordagem do assunto.

FORMAÇÃO E DESENVOLVIMENTO DA GLÂNDULA MAMÁRIA

A mama é um órgão relativamente inativo até a puberdade. Alguns anos antes da menarca, discos de tecido conjuntivo estromal desenvolvem-se abaixo da papila e areola.

Dentro destes discos, ductos lactíferos se alongam e ramificam, abrindo externamente na papila que torna-se evertida. Simultaneamente desenvolvem-se brotos lobulares, que só irão completar seu desenvolvimento com o aparecimento dos ciclos ovulatórios e no fim da 1ª gestação. O lóbulo mamário maduro é a unidade funcional da mama adulta e o seu componente básico é o alvéolo, revestido por uma camada simples de células epiteliais secretoras de leite, derivadas de uma invaginação da epiderme no mesênquima subjacente. O lúmen do alvéolo se liga a um ducto coletor intralobular por meio de um delgado ducto desprovido de fibras musculares. Células musculares contráteis envolvem os ductos intralobulares e se estendem pelos canais galactóforos até a papila.

O desenvolvimento da glândula mamária depende de vários fatores hormonais que atuam fundamentalmente em dois períodos distintos: puberdade e gravidez, ocasiões em que a produção destes hormônios é dramaticamente aumentada.

Devido a sinergismos e outras interações, nenhuma substância hormonal pode ser considerada isoladamente. Estrogênios desempenham papel central no desenvolvimento mamário da puberdade, porém, o aparecimento de receptores estrogênicos na mama só ocorre na presença da prolactina.

A total diferenciação e função mamária necessitam da presença de insulina, cortisol, tiroxina, prolactina e hormônio do crescimento. Os papéis individuais destes hormônios não são bem definidos, e o desenvolvimento mamário requer uma cooperação entre vários hormônios (Fig.1). Contudo, algumas generalizações podem ser feitas sobre os efeitos dos estrogênios e progestogênios na mama:

- As principais ações dos estrogênios parecem ocorrer no sistema ductal. Na maioria das espécies animais, a administração de estrogênios promove a proliferação do epitélio ductal, contudo, o desenvolvimento acinar pode ser também estimulado, particularmente em altas concentrações. Contrastando com a ação estrogênica, a progesterona parece ser dirigida para o desenvolvimento lóbulo-alveolar. Assim, as estruturas lóbulo-alveolares só se desenvolvem após o estabelecimento dos ciclos ovulatórios, quando surge a produção da progesterona[1].

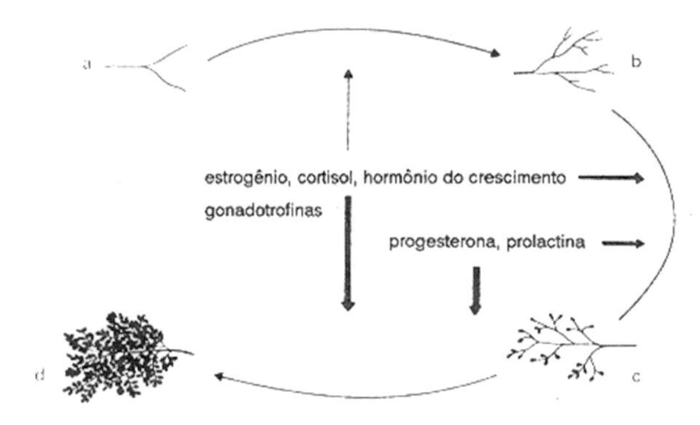

Figura 1 - Representação esquemática da multiplicidade de hormônios necessários para o desenvolvimento da mama de (a) estado pré-púbere rudimentar para (b) mama púbertal mostrando alongamento e ramificação do ducto para (c) mama adulta com unidades lobuloalveolares e finalmente para (d) mama na gravidez mostrando o desenvolvimento lobular completo e múltiplos alvéolos.

CONTROLE HORMONAL DA DIVISÃO CELULAR DO EPITÉLIO MAMÁRIO

Estudos de biópsias de Anderson e Ferguson[2] e de necrópsias de Longacre e Bartow[3] mostram claramente que os índices de divisão celular do epitélio mamário são baixos durante a fase folicular e altos durante a fase lútea, com um pico entre os dias 23-25.

Efeitos dos estrogênios e progestogênios na divisão das células da mama humana foram também estudados em culturas: estradiol isoladamente provoca um grande aumento da síntese do DNA, enquanto que a progesterona isolada causa um pequeno aumento e, associada ao estradiol, tem uma ação similar a do estradiol isoladamente[4].

Longman e Buehring[5] detectam que o estradiol isoladamente estimulava a divisão das células mamárias em culturas, e que a progesterona isoladamente não apresentava ação significativa.

Segundo Key e Pike, duas interpretações sobre as evidências relacionadas ao controle hormonal da divisão das células da mama devem ser consideradas. A explicação simples dos estudos de biópsias e necrópsias é que o estradiol isoladamente (na fase folicular) induz alguma divisão celular, mas a associação do estradiol mais progesterona (na fase luteínica) leva a um aumento muito maior da divisão celular (hipótese do estrogênio + progesterona). Os estudos que mostram que a progesterona isoladamente não possui efeito significativo sobre a proliferação epitelial sugerem uma explicação alternativa: a divisão celular mamária é induzida somente pelos estrogênios de uma maneira dose-dependente, tendo a progesterona pouco ou nenhum efeito (hipótese do estrogênio isolado). Se monitorizarmos os níveis séricos do estradiol, veremos que ele é baixo na fase folicular inicial, elevando-se bruscamente na fase pré-ovulatória, mantendo-se após pequena queda em níveis elevados durante toda a segunda fase, o que acarretaria um maior estímulo à atividade proliferativa do epitélio mamário, independente da ação progestacional.

A MAMA NA PÓS-MENOPAUSA

Com o declínio da função ovariana, ocorre a involução do tecido mamário, representada pela diminuição do epitélio glandular e tecido acino-lobular. No período pós-climatério há uma redução mais acentuada do tecido glandular, concomitante com aumento do tecido adiposo e uma relativa predominância do tecido conjuntivo.

Enquanto que o tecido glandular pode chegar a 1/3 de uma mama adulta, após a menopausa ele diminui rapidamente, podendo chegar a apenas 5% da glândula na senilidade (Fig.2). A involução contudo não é um processo uniforme. Freqüentemente, uma parte da mama pode perder todos seus lóbulos, enquanto outras partes ainda retêm um padrão lobular normal. A presença destes lóbulos persistentes na mulher pós-menopáusica pode estar associada com risco aumentado para câncer da mama, pois são encontrados com maior freqüência em peças de mastectomia por câncer do que em peças de autópsias de rotina.

O objetivo desta exposição é focalizado nos efeitos da adição do progestogênio sobre as mamas, na reposição hormonal do climatério.

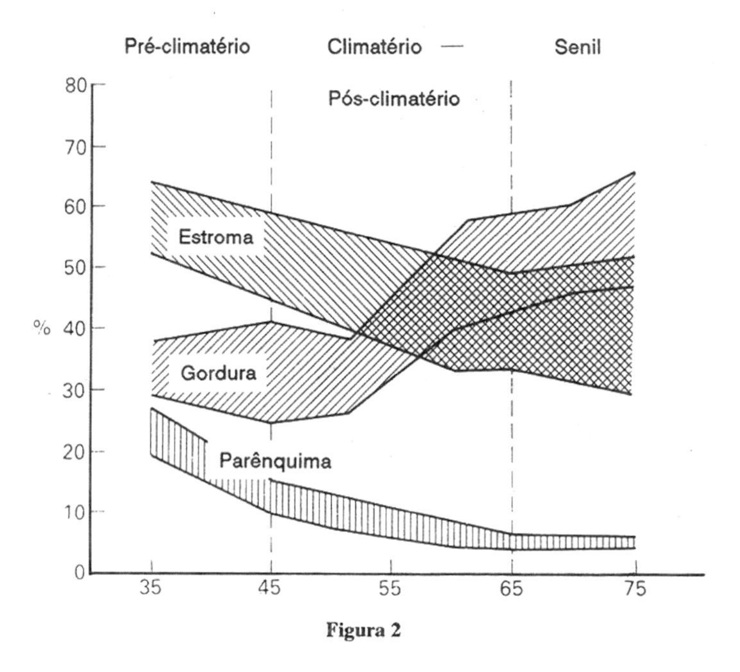

Figura 2

POR QUE PROGESTOGÊNIO?

Em princípio, o agente básico e essencial na reposição hormonal do climatério é o estrogênio. Todos os efeitos benéficos obtidos pelo tratamento hormonal estão diretamente ligados às ações estrogênicas sobre o organismo feminino. A progesterona e progestogênios, ao contrário, podem não apenas anular algumas ações estrogênicas, como também provocar efeitos desagradáveis como depressão, diminuição da libido, ganho de peso e varizes. É bem verdade que, associados ao estrogênio, podem recuperar parte da massa óssea perdida.

O fato é que a administração isolada de estrogênio aumenta o risco do desenvolvimento do câncer de endométrio, e a adição do progestogênio não só elimina este risco como parece oferecer uma proteção. Mas quais os efeitos da adição do progestogênio sobre as mamas? Haverá uma

4

proteção à semelhança do que ocorre no endométrio? Haverá um aumento na incidência do câncer da mama como sugerem alguns autores? Ou será indiferente, e tanto faz, dar ou não a medicação? Como devemos orientar nossas pacientes? A resposta não é simples e qualquer afirmativa num sentido ou outro seria leviana, prematura, tendenciosa e inconsistente. É necessário analisar vários aspectos, entre eles, especificamente, o câncer da mama.

CÂNCER DA MAMA

É o câncer mais freqüente nos países desenvolvidos, sendo estimado que 1 em cada 10 mulheres desenvolverão câncer da mama ao longo de suas vidas. Sua incidência é progressiva. Quanto mais a mulher viver, maior será a chance de desenvolver o câncer de mama (Fig. 3). A curva do gráfico mostra nitidamente um comportamento bifásico, formado por duas retas: a incidência aumenta rapidamente a partir dos 30 anos até a menopausa, quando sofre uma desaceleração. O que isto pode significar?

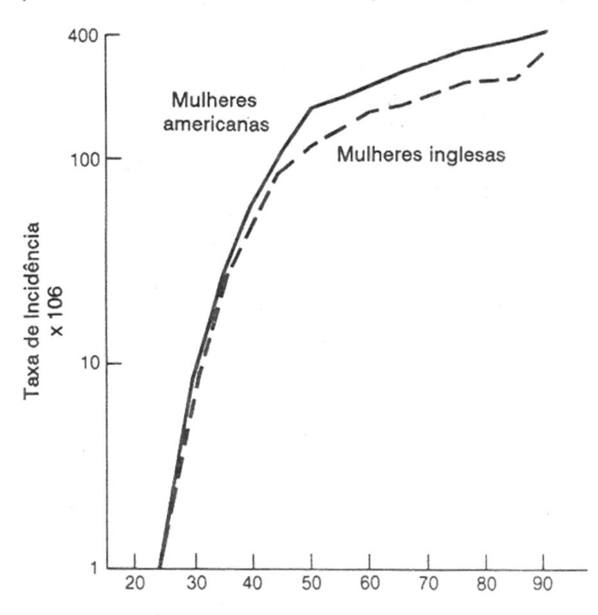

Figura 3 - Incidência anual de câncer de mama, em relação à idade, em mulheres no Reino Unido (1983) e Estados Unidos (1973-1977). (Dados tirados do SEER Incidence & Mortality Data. NCI Monograph No. 57, 1981, and Center Statistics: incidence survival and mortality in England and Wales. Series SMPS No. 43. OPCS/CRC. HMSO, 1981).

5

Que o estrogênio + progestogênio da pré-menopausa aumenta o risco do câncer de mama, comparado com os baixos níveis de estrogênios e nenhuma progesterona na pós-menopausa? Ou que as ações dos hormônios possuem um efeito retardado com relação a mama, pois a incidência continua subindo ao longo do período pós-menopausa, apesar de não haver mais o estímulo hormonal adequado? Ou haverá ainda outros fatores não hormonais mais importantes na etiologia do câncer de mama?

A epidemiologia do câncer mamário fornece alguns dados interessantes. Mulheres são as vítimas quase que exclusivas da patologia: 100 mulheres para 1 homem, exceto em países do leste da África, onde se constatou níveis elevados de estrogênios urinários em homens, devido a alta prevalência de bilharziase associada à cirrose hepática e ginecomastia[6]. Isto sugere a relação estrogênio e câncer de mama.

Existe uma variação de pelo menos cinco vezes na incidência do câncer de mama relatado entre diferentes países (Tabela I). Estes dados diluem a importância exclusiva dos hormônios ovarianos da gênese do câncer de mama, pois os níveis hormonais séricos são os mesmos em todas as populações.

TABELA I - VARIAÇÃO INTERNACIONAL DA INCIDÊNCIA ANUAL DE CÂNCER DA MAMA FEMININA

	Taxa Padronizada por Idade (por 100.000)	**Taxa Acumulada* (%)**
Japão (Osaka)	12,1	1,3
Nigéria (Ibidan)	15,3	1,7
Índia (Bombaim)	20,1	2,2
Cuba	28,0	3,1
Finlândia	32,9	3,7
Noruega	44,4	4,9
Suécia	52,4	5,8
Nova Zelândia	52,5	5,8
Reino Unido (Oxford)	54,5	5,9
Estados Unidos (Nova Iorque)	57,2	6,2
Estados Unidos (Los Angeles)	79,9	8,9
Canadá (Alberta)	57,4	6,2
Canadá (Columbia Britânica)	80,3	8,8
Suíça (Genebra)	70,6	7,5

* Refere-se ao tempo de sobrevida acumulado.

6

ETIOPATOGENIA

É certamente errôneo pensar que o câncer de mama tem uma causa única. De uma maneira simplista, uma clara distinção deve ser feita entre indução e promoção do câncer.

O câncer de mama nasce como o resultado de mutações somáticas do DNA em linhagens de células indiferenciadas da mama. Há dúvidas se estas células são de origem ductal ou lóbulo-alveolar. Estas alterações na divisão celular são causadas por fatores indutores (iniciantes), tais como radiações ionizantes, carcinogênicos químicos específicos e vírus.

Assim como a castração precoce confere acentuada proteção, os hormônios ovarianos devem ter pelo menos um papel permissivo no desenvolvimento da doença.

Estes hormônios, contudo, não são mutagênicos e parecem não lesar o ácido nucleico. São provavelmente promotores, estimulando a proliferação de linhagens celulares, portanto, aumentando a população de células susceptíveis aos carcinogênios, ou encorajando o crescimento seletivo de células já alteradas. As ações proliferativas sobre a mama dos estrogênios isoladamente ou em combinação com a progesterona seriam compatíveis com este mecanismo de ação.

ESTROGÊNIOS E CÂNCER DE MAMA

A etiologia do câncer de mama tem um importante componente hormonal.

Devido a suas propriedades proliferativas no tecido mamário normal, é compreensível que estrogênios e progestogênios estejam envolvidos.

Na espécie humana, o principal fator de risco isoladamente é ser mulher. A incidência no homem é de apenas 1% da incidência feminina, entretanto, a administração de estrogênios em casos de câncer da próstata ou transexualismo aumenta o risco. Uma vida reprodutiva prolongada por menarca precoce ou menopausa tardia, a obesidade, possivelmente devido a diminuição da SHBG e aumento da produção periférica da estrona, são também fatores de risco conhecidos. Inversamente, a castração ou menopausa precoce e a menarca tardia oferecem uma relativa proteção.

Contudo, como já foi mencionado, o papel dos estrogênios endógenos na carcinogênese é modulador, promocional, aumentando o "pool" de células susceptíveis ou já parcialmente transformadas por carcinogênios, ou estimulando o crescimento de células malignas, levando a progressão de uma lesão oculta para um tumor clinicamente detectável.

O estrogênio endógeno mais importante e que prevalece no plasma durante o menacme é o estradiol, mas na pós-menopausa predomina a estrona, que também tem efeito significante. Um dos grandes problemas é que os níveis circulantes de estrogênios não refletem necessariamente os níveis de estrogênios na mama, particularmente na mulher pós-menopáusica[7].

De fato, enquanto os níveis de estrogênios circulantes caem acentuadamente após a menopausa, os estrogênios dentro do tecido mamário não sofrem estas modificações, o que significa que os níveis plasmáticos periféricos não refletem as concentrações endógenas na mama. Além do mais, enquanto que o principal estrogênio circulante na pós-menopausa é a estrona e seu sulfato, o estradiol predomina no compartimento intracelular mamário, sugerindo um metabolismo local, dentro deste tecido.

Trabalhos recentes têm valorizado a importância da fração livre do estradiol[8], seguindo a sugestão de Siiteri e col. de que o risco de câncer da mama pode ser aumentado por uma elevação do estradiol livre, ou da fração instavelmente ligada a albumina. Dados levantados por Key e Pike[4] sugerem fortemente que os casos de câncer da mama na pós-menopausa estão expostos a maiores quantidades de estrogênios endógenos que os controles.

Korenman[9,10] propõe uma hipótese muito interessante a respeito da endocrinologia do câncer da mama, baseado num modelo em que existe susceptibilidades diferentes, em idades diferentes, e por ele denominado janela estrogênica. Para o autor, a estimulação estrogênica na ausência de progesterona é o estado mais favorável para a indução do câncer mamário, particularmente durante a puberdade e na perimenopausa. Estas duas janelas estrogênicas possibilitariam períodos de máxima inducibilidade pelos carcinogênios ambientais. A teoria da janela estrogênica é exposta nos seguintes itens:

1. O câncer mamário humano é induzido por carcinogênios ambientais em uma glândula mamária susceptível;
2. Estimulação estrogênica não oposta é o estado mais favorável para a indução tumoral;
3. Existe um longo período latente entre a indução tumoral e expressão clínica;

4. A duração da exposição aos estrogênios determina o risco;
5. Susceptibilidade à indução (inducibilidade) declina com o estabelecimento da secreção normal de progesterona na fase lútea e torna-se muito baixa durante a gravidez.

Korenman chama a atenção para a intensa diferenciação da glândula mamária que acompanha a 2ª metade da primeira gestação, levando a uma grande redução na inducibilidade do câncer. Esta observação é corroborada pelo recente trabalho de Lindefors-Harris e col.[11], mostrando o risco elevado de câncer de mama em abortos durante o primeiro trimestre da 1ª gestação.

Korenman menciona trabalhos que fornecem suportes independentes à teoria da janela estrogênica, provenientes de populações expostas a um simples carcinogênio, sobreposto aos riscos ambientais normais. Dados são derivados de estudos dos efeitos tardios nos sobreviventes das bombas atômicas de Hiroshima e Nagasaki. O câncer da mama foi induzido pela irradiação de uma maneira dose-dependente. Baseado na idade do indivíduo quando ocorreu a explosão, não houve nenhum caso de crianças abaixo de 10 anos, e os maiores índices de lesão, comparados com o grupo controle não exposto, ocorreram na faixa de 10 a 14 anos. Aumento significante ocorreu também até a idade de 29 anos. O período latente médio entre a indução e o diagnóstico clínico foi de 20 anos. Suporte adicional foi fornecido por trabalho em pacientes tuberculosos, recebendo irradiações repetidas através da fluoroscopia, onde os resultados foram semelhantes aos observados com a bomba atômica. Dois outros recentes trabalhos, um sobre efeitos da irradiação do timus na infância e o risco de câncer mamário[12] e outro sobre a mortalidade por câncer de mama após irradiação durante exames fluoroscópicos em tuberculosos[13], confirmam os dados anteriores.

Apesar da teoria da janela estrogênica não estar comprovada, ela explica os aspectos epidemiológicos endrócrinos já estabelecidos, relacionando os hormônios com a etiologia do câncer da mama. Ela enfatiza a duração da exposição aos estrogênios não opostos mais do que a intensidade da exposição. Ela fornece uma explicação para a ausência de alterações hormonais consistentes em populações com câncer de mama ou de riscos para o câncer. Chama também a atenção para períodos críticos para exposição aos carcinogênios.

Contrariando a teoria de Korenman, La Vecchia[14], estudando o padrão menstrual e risco de doença mamária, conclui que existe uma associação negativa entre irregularidade menstrual e doenças da mama. Seus achados mostraram que uma história prolongada de ciclos irregulares e conseqüentemente anovulatórios, era menos freqüente em mulheres com doenças benignas e malignas da mama, sugerindo a hipótese de que ciclos ovulatórios freqüentes podem ser mais carcinogênicos do que os anovulatórios.

REPOSIÇÃO ESTROGÊNICA (ESTROGÊNIOS EXÓGENOS)

Em contraste com o óbvio papel dos estrogênios endógenos na carcinogênese mamária, evidências de que estrogênios exogenamente administrados possam aumentar o risco de câncer têm sido surpreendentemente difíceis de se obter, e esta esperada associação ainda não foi conclusivamente demonstrada, apesar dos inúmeros trabalhos publicados sobre o assunto. Resultados divergentes provavelmente são devidos ao tamanho do estudo, com resultados positivos baseados em trabalhos com pequeno número de casos, com dados insuficientes acerca de doses e duração do uso, e a definitiva possibilidade de "bias".

Uma série de estudos caso-controle cuidadosamente conduzidos, usando população sadia como controle, foram publicados[15,16]. Neles, o uso de estrogênios a longo prazo foi associado a um pequeno a moderado aumento no risco de câncer mamário.

Estudos usando pacientes hospitalares como grupo controle não acharam evidências que sugerissem que o risco de câncer de mama estivesse aumentado[17].

Em uma meta análise realizada por Armstrong[18], baseada em 23 trabalhos bem conduzidos, cujos resultados estão resumidos na Tabela II, podemos inequivocamente deduzir que o uso prolongado de estrogênio não altera o risco de câncer da mama de uma maneira mensurável. Ele

TABELA II - SUMÁRIO DOS RISCOS RELATIVOS DE CÂNCER DE MAMA EM RELAÇÃO AO USO DE ESTROGÊNIO, DERIVADO DE META-ANÁLISE (ADAPTADO COM PERMISSÃO DO AUTOR[76]).

Tipo de estudo (No. de estudos)	Risco relativo (95% de intervalo de confiança)
Todos os estudos (23)	1,01 (0,95–1,08)
com ajuste[a] (12)	1,05 (0,97–1,14)
Estudos em mulheres na pós-menopausa (12)	0,96 (0,89–1,05)
com ajuste[a] (7)	0,99 (0,90–1,08)
Categoria com altas doses em cada estudo	1,28 (1,06–1,54)
Mulheres com histórico familiar	1,25 (0,83–1,88)

[a]Ajuste pelo tipo de menopausa (natural ou cirúrgica), idade na menopausa, ou ambos.

conclui que a preocupação com o câncer da mama não deve inibir a prescrição de estrogênios para a mulher menopausada, contudo, a análise atribui um pequeno risco para pacientes tratadas com altas doses de estrogênios exógenos e mulheres com história familiar de câncer mamário.

Recente revisão por Pejovic Lenfant[19], analisando 26 trabalhos epidemiológicos, mostrou:

- Somente 8 destes estudos relataram um aumento significativo do risco relativo (entre 1,3 e 3,4);
- Em dois estudos, o uso de estrogênios sintéticos (dietilestilbestrol e etinilestradiol) mostrou um aumento no risco;
- 3 em 10 estudos que investigaram a influência da dose do estrogênio, mostraram um risco significativamente elevado para dosagens diárias acima de 1,25 mg de estrogênios conjugados, implantes e formulações de depósito;
- 2 em 17 estudos que observaram o efeito da duração do uso do estrogênio, relataram aumento do risco relativo de 2,7 a 3,0 após 10 a 15 anos de tratamento.

Da análise global da literatura podemos afirmar que a prescrição de doses fisiológicas de estrogênios não aumentará significativamente a incidência de câncer da mama.

EFEITOS DA ADIÇÃO DO PROGESTOGÊNIO

A adição do progestogênio às pacientes usuárias de estrogênios diminui efetivamente a incidência do câncer do endométrio, conferindo inclusive uma razoável proteção. Tal fato se deve à ação da progesterona, bloqueando a síntese de novos receptores citosólicos de estrogênio (portanto, uma ação antiestrogênica), e ao aumento da atividade da 17-ß-hidroxiesteróide deidrogenase, enzima que transforma o estradiol em estrona, atenuando as ações estrogênicas. Este efeito protetor dos progestogênios sobre o endométrio pensou-se estender à mama.

Os dados são conflitantes. Gambrell[20], observando 48.669 pacientes no Wilford Hall USAF Medical Center, no período de 1975 a 1983, em trabalho prospectivo, encontrou 69 casos de câncer da mama (Tabela III), numa incidência de 141,8:100.000 mulheres/ano. A menor incidência de câncer da mama foi observada no grupo que usou estrogênios + progestogênios. Observação interessante no seu trabalho foi que, com o aumento de pacientes que acrescentaram progestogênios aos estrogênios de 9,1% em 1972 para 61,1% em 1983, ocorreu uma significativa diminuição na incidência de câncer da mama no 9º e 10º ano de follow-up (Fig. 4). Entretanto, a validade deste estudo tem sido muito criticada. Nachtigall e col.[21] em estudo prospectivo, duplo-cego, de 10 anos, avaliam a relação de carcinoma, problemas cardiovasculares e metabólicos com a terapêutica de reposição hormonal, concluindo que não houve aumento na incidência de câncer da mama e, estatisticamente, mostrou uma ligeira diminuição.

TABELA III - INCIDÊNCIA DE CÂNCER DE MAMA NO WILFORD HALL USAF MEDICAL CENTER: 1975-1983.

Grupo terapêutico	Pacientes-ano observadas	Pacientes com câncer	Incidência (por 100.000)
Usuárias de estrogênios-progestogênios	16.466	11	66,8
Usuárias de estrogênios	19.676	28	142,3
Usuárias de estrogênios creme vaginal	4.298	5	116,3
Usuárias de progestogênios	1.825	3	164,4
Não-usuárias	6.404	22	343,5
Total de pacientes	48.669	69	141,8

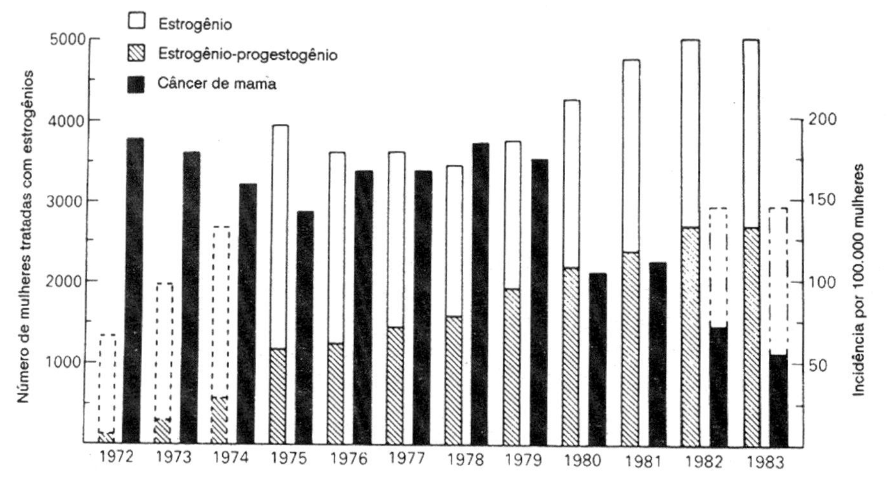

Figura 4 - Comparação do número de usuárias de estrogênio e usuárias de estrogênio e progestogênio com a incidência de câncer de mama, ano a ano (1972-1983). As linhas sólidas indicam os estudos prospectivos e de follow-up. As linhas interrompidas ilustram os dados retrospectivos e as linhas semi-interrompidas (1982-1983) indicam câncer em ex-usuárias.

Bergkvist[22], em trabalho muito divulgado pela imprensa leiga, conclui que os resultados acrescentam evidências de um risco ligeiramente aumentado para o câncer da mama após exposição a longo prazo aos estrogênios, que não era prevenido e poderia mesmo ser aumentado com a adição de progestogênios.

Várias críticas também surgiram a este trabalho pelas falhas metodológicas[23]. O mesmo grupo sueco publicou outro trabalho, no mesmo mês[24], onde mulheres acima de 50 anos que desenvolveram câncer de mama e que faziam uso de estrogenioterapia apresentaram uma sobrevida maior do que as mulheres não tratadas.

Os dados recentes sobre o papel da progesterona e progestogênios na proliferação do epitélio mamário, revistos por Anderson, citados por L'Hermite[25], ressaltam que a progesterona deve ser interpretada como um agente permissivo na estimulação da mama e que sua ação não pode ser comparada ao endométrio.

DISCUSSÃO

Colocando todos estes dados em perspectiva, Miller e Anderson[1] assinalam que os fatores de risco ligando o excesso de estrogênios endógenos e exógenos ao câncer de mama não são tão fortes como no câncer do endométrio. A mama deve, portanto, ser menos susceptível às ações promotoras dos estrogênios do que o endométrio. Sendo a incidência de câncer da mama muito maior que do endométrio, ou os estrogênios desempenham um pequeno papel na gênese do câncer mamário, ou as ações estrogênicas são submetidas a diferentes influências modificadoras nos dois tecidos, alterando a captação, metabolismo e interações com outros hormônios. De qualquer modo, estrogênios parecem ser apenas uma peça no "quebra-cabeça" multifatorial do desenvolvimento do câncer mamário. Se a progesterona é outra peça do "quebra-cabeça", é mais discutível ainda. Existe, indubitavelmente, um sinergismo entre estrogênios e progestogênios, e nos tecidos mais sensíveis a ação da progesterona depende do estrogênio. Por outro lado, no útero, a progesterona bloqueia a síntese de receptores de estrogênios. Sabe-se que a progesterona induz a síntese da 17-beta-hidroxiesteróide deidrogenase, que cataliza a interconversão entre estradiol e estrona. Se a conversão se faz no sentido estradiol → estrona, o estímulo estrogênico é diminuído. Como a reação é reversível, poderá haver também a conversão estrona → estradiol. É possível que no endométrio predomine a direção estradiol → estrona, ao passo que na mama, a reação siga o caminho inverso.

Se ficarmos somente nas ações estrogênicas e progestacionais sobre a mama para explicarmos uma eventual relação com o câncer, seguramente não chegaremos a lugar nenhum. Os estudos epidemiológicos continuarão a oscilar para uma ou outra direção, na dependência de variáveis e "bias" metodológicas, e mesmo assim os resultados apontarão uma pequena diferença estatística.

As doses relativamente baixas usadas na terapêutica de reposição hormonal, aparentemente, não oferecem um risco maior de indução de câncer da mama. Os recentes trabalhos de Dickson e Lippman[26] mostraram a regulação do crescimento do epitélio mamário benigno e maligno através de um sistema de feed-back autócrino e parácrino dentro da própria mama. Nele, o crescimento tumoral seria regulado pelo estrogênio produzido localmente, no tecido adiposo circundante e regulado por fatores de crescimento produzidos pelo tumor, em resposta a estrogênios também produzidos localmente pelas células tumorais. Estes mesmos fatores de crescimento induzem o aumento das aromatases, contribuindo para elevar os estrogênios.

A importância destes fatores de crescimento pode ser deduzida por experiências citadas por Dickson e Lippman. Estudos em ratos e na mulher mostraram que o estradiol é essencial na fase de desenvolvimento dos ductos mamários. Quando estradiol é administrado sistemicamente a ratos castrados, os brotos ductais sintetizam o DNA e promovem o crescimento ductal. Em contraste, se a mesma experiência for feita em animais castrados e hipofisectomizados, este resultado não é obtido. Estas experiências sugerem hipóteses que o estrogênio não atuaria diretamente no tecido mamário, mas indiretamente, através de uma substância de ação sistêmica, tal como o hormônio do crescimento. Estrogênio e hormônio do crescimento revertiam parcialmente a regressão dos brotos ductais nos animais castrados, hipofisectomizados e adrenalectomizados.

Estudos in vitro com cultura de células de epitélio mamário reforçam a hipótese de ação indireta dos estrogênios. A proliferação induzida pelo estrogênio era observada somente quando as células epiteliais eram cultivadas com células do estroma mamário. Tais experiências apóiam um mecanismo de ação estrogênica indireta, mas local, envolvendo uma íntima comunicação entre os componentes de estroma e epitélio.

Embora exista uma relação entre estrogênios e epitélio mamário, não está ainda claro que a resposta proliferativa do epitélio normal seja resposta direta ao estrogênio. A interação estroma - epitélio e mediadores do fator de crescimento, tais como EGF (Fator de crescimento epidérmico), TGF α (Fator de crescimento de transformação alfa), IGFI (Fator de crescimento insulina simile) também chamado somatomedina C, entre outros, parecem estar envolvidos.

CONCLUSÕES

1. Examinando os vários aspectos das ações dos esteróides ovarianos sobre a mama, achamos que não existem evidências objetivas e inequívocas de que o progestogênio aumente o risco de câncer da mama.

2. Também não se pode afirmar que o progestogênio possui um efeito protetor como no endométrio.

3. Existe um consenso de que somente as pacientes com útero intacto necessitariam a adição de progestogênio[27].

4. A análise global das estatísticas mostram uma pequena tendência a um aumento na incidência do câncer de mama, tempo de exposição e dose-dependentes. Contudo, o seu emprego cuidadoso, individualizado e vigilante deve ser estimulado, face aos enormes benefícios da reposição hormonal no climatério, principalmente na prevenção da osteoporose e suas graves complicações médicas, bem como pelo seu efeito cardio-protetor. Não devemos nos esquecer que os índices de mortalidade por acidentes cardiovasculares nos países do primeiro mundo é quatro vezes maior do que a mortalidade para câncer de mama e endométrio juntos. Henderson[28] calculou que mulheres não histerectomizadas, entre 65 e 74 anos, uma dose diária equivalente a 0,625 mg de estrogênios conjugados, durante 10 anos, salvaria 302 vidas em 100.000 mulheres por ano. Nas pacientes histerectomizadas estes números subiriam para 328 vidas.

5. Por fim, nós ginecologistas, devemos nos despir do rótulo de investigador e não nos perder em discussões acadêmicas infindáveis que não chegarão tão cedo a um consenso, e vestir o avental do clínico preparado e atualizado, que estará ao lado de sua cliente, ajudando e permitindo que ela tenha uma melhor qualidade de vida. Se para isto tenhamos que lançar mão da reposição hormonal, com ou sem progestogênios, que o façamos, e ao fazê-lo, assumamos a responsabilidade de vigiar atentamente esta paciente, para que se ela estiver destinada a desenvolver um câncer da mama, do endométrio, do ovário ou outro qualquer, que ele seja pronta e precocemente diagnosticado. Este atento controle seja, talvez, uma das grandes vantagens da hormonoterapia.

O auto-exame mensal das mamas, a mamografia periódica, o ultra-som vaginal para monitorizar endométrio e ovários são procedimentos indispensáveis para a vigilância destas pacientes.

BIBLIOGRAFIA

1. Miller WR, Anderson TJ. Oestrogens, progesterone and the breast. In: The menopause. Studd JWW, Whitehead MI, eds. Blackwell, Oxford, 1988.
2. Ferguson DJP, Anderson TJ. Morphological evaluation of cell turn over in relation to the menstrual cycle in the resting human breast. Br J Cancer 1981; 44:177.
3. Longavre TA, Bartow SA. A correlative morphologic study of human breast and endometrium in the menstrual cycle. Am J Surg Pathol 1986; 10:382.
4. Key TJA, Pike MC. The role of oestrogens and progestagens in the epidemiology and prevention of breast cancer. Eur J Cancer Clin Oncol 1988;.24:29.
5. Longman SM, Buerhring GC. Oral contraceptives and breast cancer. Cancer 1987; 59:281.
6. Kalache A, Vessey M. Risk factors for breast cancer. Clin Oncol 1982; 1:661.
7. Landeghem AAJ, Poortman J, Nabvurs M, Thijssen JHH. Endogenous concentration and subcellular distribution of estrogens in normal and malignant human breast tissue. Cancer Research 1985; 45:2900.
8. Bernstein L, Ross RK, Pike MC, Brown JB, Henderson BE. Hormone levels in older women: a study of pos-menopausal breast cancer patients and healthy population controls. Br J Cancer 1990; 61:298.
9. Korenman SG. The endocrinology of breast cancer. Cancer 1980; 46:874.
10. Korenman SG. Oestrogen window hypothesis of the aetiology of breast cancer. The Lancet 1980; march 29.
11. Lindefors-Harris BM, Eklund G, Meirik O, Rutqvist LE, Wilklund K. Risk of cancer of the breast after legal abortion during first trimester: a swedish register study. Br Med J 1989; 299:1430.
12. Hildreth NG, Shore RE, Dvoretsky PM. The risk of breast cancer after irradiation of the thymus in infancy. N Engl J Med 1989; 321:1281.
13. Miller AB, Howe GR, Sherman GJ, Lindsay JP, Yaffe MJ, Dinner PJ, Risch HA, Preston DL. Mortality from breast cancer after irradiation during fluoroscopic examinations in patients being treated for tuberculosis. N Engl J Med 1989; 321:1285.
14. La Vecchia C, De Carli A, Di Pietro S, Franceschi S, Negri E, Parazzini F. Menstrual cycle patterns and the risk of breast disease. Eur J Cancer Clin Oncol 1985; 21:417.

15. Brinton LA, Hoover R, Fraumeni JF. Menopausal oestrogens and breast cancer risk: an expanded case control study. Br J Cancer 1986; 54:825.

16. Wingo PA, Layde PM, Lee NC, Rubin G, Ory HW. The risk of breast cancer in post menopausal women who have used estrogen replacement therapy. JAMA 1987; 257:209.

17. Kaufman DW, Miller DR, Rosenberg L, Helmrich SP, Stolley P, Schottenfeld D, Shapiro S. Noncontraceptive estrogen use and the risk of breast cancer. JAMA 1984; 252:63.

18. Armstrong BK. Oestrogen therapy after the menopause boon or bane? Med J Aust 1988; 148:213.

19. Pejovic Lenfant MH. Risque carcinologique des traitments hormonaux substitutifs de la menopause. J Ginecol Obstet Biol Reprod 1989; 18:153.

20. Gambrel Jr. RD. Studies of endometrial and breast disease with hormone replacement therapy. In: The menopause Studd JWW, Whitehead MI, eds. Oxford, Blackwell 234, 1988.

21. Nachtigall LE, Nachtigall RH, Nachtigall RD, Beckman EM. Estrogen replacement therapy II: a prospective study in the relationship to carcinoma and cardiovascular and metabolic problems. Obstet Gynecol 1979; 54:74.

22. Bergkvist L, Adami HO, Persson I, Hoover R, Schairer C. The risk of breast cancer after estrogen and estrogen-progestin replacement. N Engl J Med 1989; 321:293.

23. Correspondence. In: Breast cancer vol. I. Reprints from the New England Journal of Medicine. Nejm Books, Massachusetts 88-91, 1990.

24. Bergkvist L, Adami HO, Persson I, Bergström R, Krusemo UV. Prognosis after breast cancer diagnosis in women exposed to estrogen and estrogen-progestogen replacement therapy. Am J Epidemiol 1989; 130:221.

25. L'Hermite M. Risks of estrogens and progesterone. Maturitas 1990; 12:215.

26. Dickson RB, Lippman ME. Growth regulation of normal and malignant breast epithelium. In: The breast. Bland KI, Copeland EM. W.B. Saunders 363, 1991.

27. Editorial. Consensus statement on progestin use in post menopausal women. Maturitas 1988; 11:175.

28. Henderson BE. The cancer question: an overview of recent epidemiologic and retrospective data. Am J Obstet Gynecol 1989; 161:1859.

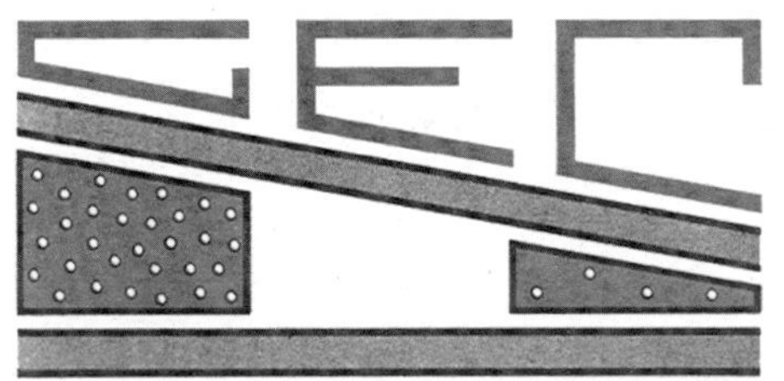

V REUNIÃO DO GRUPO DE ESTUDOS SOBRE CLIMATÉRIO

São Paulo, 30 de outubro de 1993

TERAPÊUTICA DE REPOSIÇÃO HORMONAL EM PACIENTES TRATADAS DE CÂNCER DA MAMA

Lucas Vianna Machado
Professor Titular de Ginecologia da Faculdade de Ciências Médicas de Minas Gerais

PROMOÇÃO: Grupo de Estudos sobre Climatério - REGESC
APOIO: Sociedade Brasileira do Climatério - SOBRAC
Federação Brasileira das Sociedades de Ginecologia e Obstetrícia - FEBRASGO
Sociedade de Ginecologia do Estado de São Paulo - SOGESP
EDITORES: José Mendes Aldrighi
Salim Wehba
Laurival A. De Luca
César Eduardo Fernandes
Nilson Roberto de Melo

ANO I - Nº 1

ORGANIZADORES:	José Mendes Aldrighi Salim Wehba
SECRETÁRIOS:	Álvaro Petracco Benedicto Nelson dos Santos José Arnaldo S. Ferreira Valdemar Iwamoto
COORDENAÇÃO/ RELATORES:	Angela Maggio da Fonseca Antonio Roberto Chacra César Eduardo Fernandes Edmund Chada Baracat Eulógio Martinez Jacob Szejnfeld José Mendes Aldrighi Laurival A. De Luca Lucas Vianna Machado Lucy Kerr Marcos Felipe Silva de Sá Nilson Roberto de Melo Salim Wehba Vera Szejnfeld Wagner José Gonçalves
PARTICIPANTES:	Alberto Soares Pereira Filho Alkindar Soares Almir Antonio Urbanetz Altamiro Araújo Campos Eduardo Lane Fernando M. de Freitas Hans Wolfgang Halbe João Sabino Pinho Neto José Weydson de Barros Leal Mauro Abi Haidar Roberto Hegg Rosana Simões Sonia Maria Rolim Rosa Lima Vera Lúcia Escobar Archilla

TERAPÊUTICA DE REPOSIÇÃO HORMONAL EM PACIENTES TRATADAS DE CÂNCER DA MAMA

"Nem tudo que é questionado
pode ser modificado,
mas nada será modificado
até que se questione."
James Baldwin

"Época triste a nossa.
É mais difícil quebrar um preconceito
do que um átomo."
Albert Einstein

É tema provocante e atual. Inadmissível até há poucos anos atrás, vem sendo questionado e aceito por vários autores, numa série de artigos e trabalhos que se acumulam na literatura mundial.

É imperativo trabalhos prospectivos, randomizados para esclarecer, em bases sólidas, os efeitos da TRH em pacientes tratadas de câncer da mama.

Como não teremos os resultados de tais estudos ainda neste fim do século, temos que discutir com as nossas pacientes sobre esta delicada situação, apoiados nos dados disponíveis que permitam avaliar os riscos e benefícios de uma eventual reposição hormonal.

Eis aí o grande dilema do ginecologista: decidir sobre o risco teórico de TRH e o risco real da deficiência estrogênica (osteoporose e acidentes cardiovasculares).

Atualmente, cerca de 175.000 casos de câncer da mama ocorrem por ano, nos EUA. Aproximadamente 2/3 destas pacientes sobreviverão à doença e teremos que aconselhá-las adequadamente sobre TRH[1].

É imperiosa a reavaliação da conduta de longa data estabelecida, de que a TRH é contra-indicada em mulheres com história de câncer da mama, pela possibilidade de ativar o crescimento de um tumor oculto ou encurtar o tempo livre da doença.

Os altos índices de cura nos estágios iniciais, que ocorre paralelamente ao diagnóstico mais precoce e conseqüentemente em pacientes mais jovens, aumentam o contingente de mulheres que cursarão um longo período de vida pós-menopausa, expostas, portanto, a complicações que podem ser mais graves e letais que o próprio câncer da mama, como a osteoporose e acidentes cardiovasculares.

Em dois artigos publicados no Medical Journal of Austrália, Eden[2,3] desafia o dogma que a mulher que teve câncer da mama nunca deve tomar estrogênios. No primeiro artigo, o autor aborda os mitos sobre estrogênios e câncer da mama e os enumera:

Mito nº 1 - Estrogênios nunca devem ser tomados por mulheres com câncer da mama.

Mito nº 2 - Se uma mulher desenvolver câncer da mama durante a gravidez, o prognóstico é pior do que o da correspondente não grávida.

Mito nº 3 - Mulher com história de câncer da mama não deve engravidar novamente.

Mito nº 4 - A maioria das mulheres que desenvolvem câncer da mama morrerão de câncer da mama.

Mito nº 5 - Ooforectomia profilática é terapia adjuvante comprovada no câncer da mama pré-menopausa.

Mito nº 6 - Tamoxifen e um antiestrogênio.

Mito nº 7 - A pílula contraceptiva causa câncer da mama.

Mito nº 8 - Terapia de reposição hormonal causa câncer da mama.

No segundo artigo, discute a conduta na mulher menopausada com câncer da mama e assinala os fatores que sugerem um papel promotor do estrogênio no câncer mamário, tais como:

- Sexo feminino.
- Menarca precoce.
- Menopausa tardia.
- Obesidade.
- 1ª gravidez tardia.
- Ação mitogênica e proliferativa no epitélio ductal.
- Algumas linhagens de células mamárias são estimuladas pelo estrogênio em culturas.
- Tamoxifen, um "antiestrogênio", é terapia coadjuvante efetiva no câncer da mama.
- A quimioterapia na pré-menopausa leva geralmente à falência ovariana (com efeito positivo sobre o câncer).
- Ooforectomia bilateral melhora alguns casos de câncer avançado.
- A gravidez tem efeito adverso no prognóstico do câncer da mama.

2

A seguir, menciona fatos que questionam o papel dos estrogênios na promoção do câncer da mama:

- Tamoxifen tem atividade agonista e antagonista estrogênica.
- A gravidez não parece ter efeito adverso no prognóstico do câncer da mama quando comparado por estágios.
- Alta dose de estrogênios é uma terapia coadjuvante comprovada no câncer avançado da mama e é tão eficiente quanto o tamoxifen.
- Estudos randomizados falham em mostrar efeitos benéficos da ooforectomia profilática em mulheres pré-menopausa com câncer da mama.

Wile e DiSaia[4] sugerem que, na falta de estudos prospectivos de TRH em pacientes com câncer da mama, deveriam ser analisadas situações nas quais as pacientes seriam expostas a altos níveis de hormônios femininos em épocas em que poderiam estar abrigando um câncer da mama.

Estas situações seriam: 1) gravidez coincidente com câncer da mama; 2) gravidez subseqüente a câncer da mama; 3) câncer da mama em usuárias (presente ou passado) da pílula anticoncepcional e 4) câncer da mama desenvolvido em pacientes pós-menopausa recebendo TRH.

Em recente reavaliação da TRH em pacientes com câncer da mama, Disaia[1] aborda cada uma destas situações:

Gravidez coincidente com câncer da mama

Cerca de 10 - 25% dos cânceres da mama ocorrem nos anos reprodutivos e 0,5 a 4% são diagnosticados durante a gravidez ou lactação. A prolongada evolução subclínica do câncer mamário (média de 5 a 8 anos), baseada no atual conhecimento dos índices de crescimento tumoral, sugere que os cânceres diagnosticados até 7 anos após o parto podem ter coexistido com a gravidez.

Trabalhos sugerem que o prognóstico do câncer da mama durante a gravidez é desfavorável somente quando o diagnóstico é feito na gravidez avançada. O adiamento do tratamento até depois do parto, numa tentativa de salvar o feto, é considerado responsável pelo prognóstico adverso mencionado anteriormente.

Vários autores mostraram que, quando as pacientes grávidas com câncer da mama foram comparadas com pacientes não grávidas com câncer da mama de idades e estágios semelhantes, o fator adicional da gravidez não conferia pior prognóstico, por isto têm desencorajado a interrupção da gravidez em favor do combate direto ao câncer.

Gravidez subseqüente ao câncer da mama

A incidência de câncer da mama na idade reprodutiva vem aumentando; assim podemos esperar que o número de gravidezes ocorrendo após tratamento do câncer da mama também aumente.

Felizmente, gravidez após tratamento de câncer da mama não afeta negativamente a sobrevida. Foi verificado que pacientes com câncer da mama que engravidaram subseqüentemente, tiveram índices de sobrevida maior, comparadas com aquelas que não engravidaram.

Câncer da mama em usuárias de pílulas anticoncepcionais

Dada à longa história natural do tumor, é inevitável que grande número de pacientes tenha sido exposto à pílula durante a gênese e progressão da neoplasia. Quando estas mulheres foram estudadas e comparadas com aquelas com câncer da mama de idades semelhantes que nunca usaram o anticoncepcional oral, foi observado uma tendência para identificação em estágios mais iniciais nas usuárias da pílula e conseqüentemente com melhor prognóstico. É possível que o acompanhamento mais freqüente destas pacientes facilite o diagnóstico em fases mais iniciais.

Câncer da mama desenvolvido em pacientes pós-menopausa recebendo TRH

Bergkvist e colaboradores[5] estudaram o prognóstico após o diagnóstico de câncer da mama em mulheres expostas a estrogênio e estrogênio/progestogenioterapia substitutiva.

Foram comparadas 261 mulheres que desenvolveram a doença durante o tratamento com 6.617 pacientes com câncer da mama que não fizeram uso da hormonoterapia. O índice de sobrevida relativa em 8 anos foi significativamente maior (cerca de 10%) nas pacientes que receberam tratamento estrogênico, correspondendo a uma redução de cerca de 40% na mortalidade. Este curso mais favorável foi confirmado somente em pacientes de 50 anos ou mais na época do diagnóstico e foi mais pronunciado em usuárias recentes, isto é, em mulheres cujo tratamento estava em curso ou interrompido dentro de 1 ano antes do diagnóstico do câncer da mama.

Wile e colaboradores[6] relatam a experiência com 25 mulheres previamente tratadas de câncer da mama que subseqüentemente receberam TRH para alívio dos sintomas climatéricos e prevenção de doença cardiovascular e osteoporose.

Estas pacientes foram comparadas por idade e estágios da doença com pacientes do programa de vigilância de câncer do município de Orange, Califórnia. Um dado adicional desta pesquisa mostrou que 6% das pacientes contactadas receberam TRH após o diagnóstico do câncer da mama ter sido feito, e vinte e quatro por cento recebiam TRH na época do diagnóstico.

Este trabalho prospectivo observou as pacientes por um período médio de 35 meses (24 a 82 meses) e dividiu-as em 2 grupos: I (n = 17) pacientes que iniciaram TRH com menos de 24 meses após cirurgia e II (n = 8) que iniciaram TRH após 24 meses após cirurgia (este grupo considerado de baixo risco pelo maior período de tempo de observação sem sinais clínicos de recidiva). Houve uma morte relacionada ao câncer da mama no grupo tratado e duas no grupo controle. A sobrevida geral foi de 96% e do grupo I (alto risco) de 94%, com um follow-up médio de 30,4 meses. Os autores reconhecem que, embora o número de pacientes seja pequeno, a falta de um efeito adverso óbvio da TRH neste grupo e os efeitos benéficos conhecidos da TRH nas doenças cardiovasculares e osteoporose exigem estudos prospectivos formais da terapia hormonal de substituição nestas pacientes.

Se fizermos um exercício de lógica puramente acadêmica, iremos encontrar um rico material que pode nos ajudar a tirar conclusões próprias, em relação à TRH em pacientes tratadas de câncer mamário.

A incidência de câncer da mama nos EUA é cinco vezes maior que no Japão. Se o estrogênio é tão importante na gênese do câncer da mama, a molécula do 17 ß estradiol da americana seria cinco vezes mais potente do que a da japonesa? Obviamente existem outros fatores mais importantes na gênese do tumor.

Existe uma relação inversa entre os níveis de estrogênio e incidência de câncer da mama (Fig. I). A elevação exponencial do câncer com o avançar da idade coincide com a queda dos níveis estrogênicos. O que isto significa? Haverá outros fatores não hormonais mais importantes na gênese do câncer da mama? Ou este fato apenas confirma a teoria da janela estrogênica de Korenman?

Vorherr[7] estudando a endocrinologia do câncer mamário conclui: "A população de câncer da mama consiste de indivíduos nos quais mais de 20 subtipos diferentes de tumor podem estar presentes, isto é, pacientes com diferentes biopatologias tumorais e diferentes padrões endócrinos, portanto, com prognósticos diferentes." Estes dados nos alertam contra generalizações.

5

Comparemos os níveis de estradiol no menácme, pós-menopausa e pacientes em reposição hormonal (Fig. II). Na pós-menopausa encontramos níveis em torno de 20 a 40 picogramas/ml. A reposição hormonal eleva estes níveis para cerca de 50 a 70 picogramas/ml. Entretanto, no menácme os níveis são muito mais elevados do que na reposição hormonal. Com estes números em mente, costumo perguntar aos ginecologistas e mastologistas: Você castraria uma paciente com câncer estágio I, axila negativa, aos 35-40 anos? A resposta invariavelmente é não. Ora, se você não castra, por que negar a reposição hormonal com doses muito inferiores aos níveis encontrados no menácme a uma paciente acima de 50 anos?

Com outras palavras, Creasman[8] reforça esta linha de raciocínio ao afirmar: "Não parece lógico uma mulher com câncer da mama aos 35 anos usufruir dos benefícios dos estrogênios endógenos durante 15 anos e ser-lhe negada a substituição exógena quando chegar na menopausa."

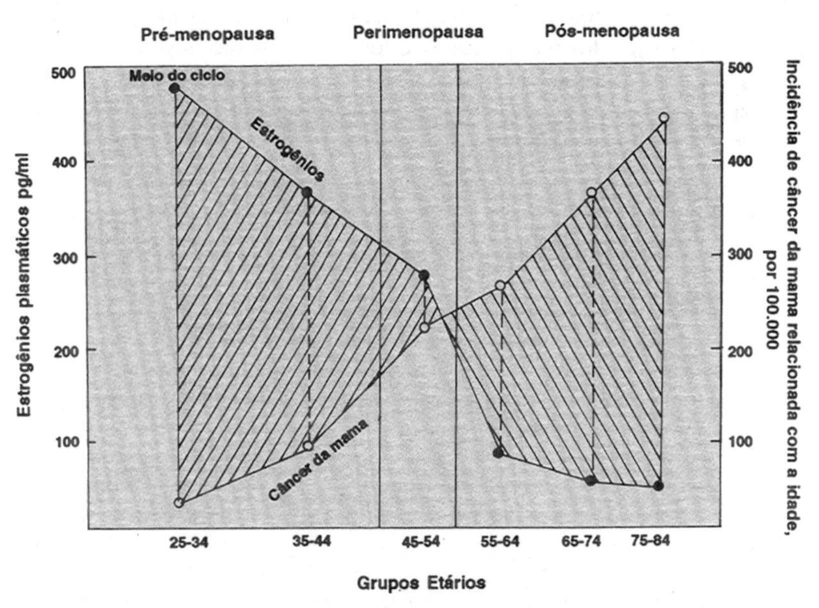

FIG. I - Relação inversa entre níveis de estrogênios e incidência de câncer da mama. O aumento relacionado com a idade na curva de incidência de câncer da mama coincide com a diminuição da secreção ovariana de estrogênios e dos níveis plasmáticos. Depois dos 40 anos de idade, a incidência da curva de carcinoma aumenta exponencialmente. Essa curva apresenta um platô entre os 50 e 60 anos, sendo que depois volta a crescer novamente.

Eden[2] assinala: "A TRH mostrou-se benéfica ou sem efeito negativo em pacientes com história de câncer de endométrio, colo e ovário. Apesar disto, o estrogênio parece ter sido discriminado como um mal hormônio para a mama. Claramente, este é um pensamento ingênuo."

Trabalhos de Dickson e Lippman[9] mostraram a regulação do crescimento do epitélio mamário benigno e maligno através de um sistema de feed-back autócrino e parácrino dentro da própria mama. Nele, o crescimento tumoral seria regulado por fatores de crescimento produzidos pelo próprio tumor e estroma subjacente, em resposta a estrogênios produzidos localmente no tecido adiposo e pelas células tumorais.

Embora exista uma relação entre estrogênios e epitélio mamário, não está ainda claro que a resposta proliferativa do epitélio normal seja resposta direta ao estrogênio. A interação estroma-epitélio e mediadores dos fatores de crescimento, tais como EGF (Fator de crescimento epidérmico), TGF alfa e beta (Fator de crescimento de transformação alfa e beta), IGF1 (fator de crescimento insulinóide) também chamado somatomedina C, entre outros, parecem estar envolvidos.

Portanto, não podemos valorizar somente o papel dos estrogênios no crescimento tumoral.

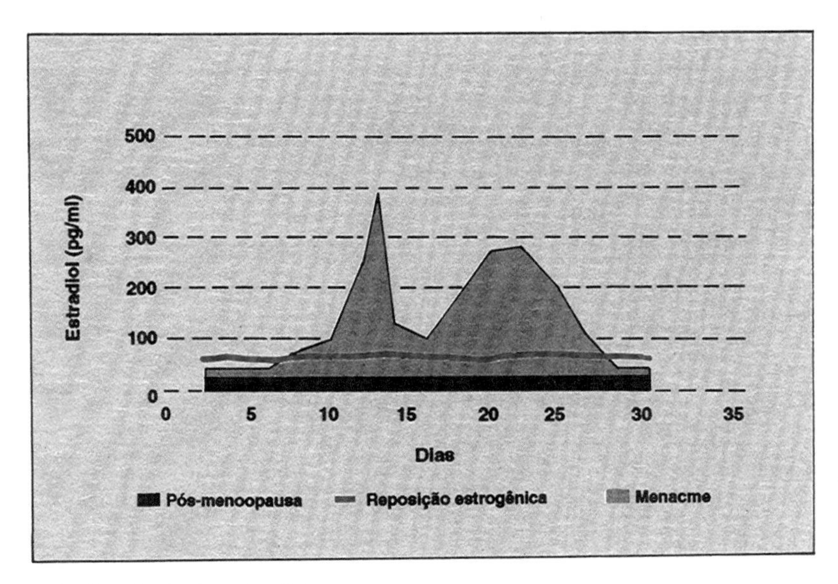

FIG. II - Níveis de estradiol.

Os trabalhos de meta-análise mostram a ausência de risco significativo na incidência de câncer da mama em pacientes usando doses fisiológicas de reposição hormonal.

Uma vez operada, a paciente terá somente duas alternativas: ou ela estará curada, ou não estará curada. Se estiver curada, qual o problema em fazer TRH? Se ela não estiver curada, a sua sobrevida não encurtará e sua qualidade de vida será provavelmente melhor.

Dois trabalhos, aparentemente desconectados um do outro, permitem-nos fazer ilações interessantes. Um deles é o de Wile[6], citado anteriormente, mostrando uma sobrevida maior nas pacientes em TRH após mastectomia. O outro é de DuPont, Page e colaboradores[10] sobre a influência dos estrogênios exógenos, doenças proliferativas da mama e outras variáveis no risco de câncer da mama. Em 1985 estes autores publicaram um trabalho clássico mostrando que pacientes com hiperplasias histologicamente comprovadas apresentavam um risco aumentado de desenvolver um câncer da mama. Agora, reavaliaram 10.366 biópsias mamárias consecutivas de lesões benignas. Foram obtidos o acompanhamento de 3.303 pacientes com uma duração de 17 anos de follow-up. O risco relativo (RR) de desenvolver câncer da mama foi 0,98 para as mulheres que tomaram estrogênios exógenos, após a cirurgia comparados com 1,8 para mulheres que não tomaram. Estrogênios exógenos diminuíram o risco de câncer da mama observado em pacientes com hiperplasia atípica (RR = 3,0 versus 4,5), doença proliferativa sem atipia (RR = 0,92 versus 1,9), e em mulheres sem doença proliferativa (RR = 0,69 versus 0,91).

Ora, a ação do estrogênio mostrou-se nitidamente benéfica, fortalecendo e dando credibilidade ao trabalho de Wile, que aponta efeitos favoráveis da TRH em portadoras de câncer da mama.

Com referência a manipulação hormonal em pacientes com câncer da mama, vamos encontrar dados interessantes e aparentemente conflitantes.

Tamoxifen é o agente mais usado no câncer avançado e a resposta global situa-se em torno de 35%. Paradoxalmente, no passado, altas doses de estrogênios alcançaram popularidade como terapia adjuvante no câncer da mama avançado pós-menopausa. Os efeitos colaterais, mais do que a falta de eficácia, limitaram o seu uso (Tabela 1)[2].

Rose[11], em uma revisão da terapia endócrina do câncer avançado da mama, chegou a seguinte conclusão: "Um índice de resposta de 30 a 35% foi obtido, independente do tratamento ter sido tamoxifen, aminoglutemida + hidrocortisona, estrogênios, acetato de medroxiprogesterona ou acetato de megestrol" (Tabela 2). Stoll[12] também relata remissão significativa em 22% de um grupo de 65 pacientes pós-menopausa com câncer avançado da mama tratadas com o lindiol (etinilestradiol + linestrenol).

Um dos argumentos mais usados de que os estrogênios são prejudiciais às pacientes com câncer da mama é que o tamoxifen, um "antiestrogênio", é um medicamento que mostrou-se eficaz no controle da doença em pacientes com metástases e RE-positivas.

O que precisa ser reavaliado é quão antiestrogênio o tamoxifen é. Aprofundemos um pouco no estudo desta substância.

TAMOXIFEN

Tamoxifen é uma substância derivada do trifenil etileno, assim como o Clomifeno, o Nafoxidine, o Tace e o CI 628. São compostos não esteróides que possuem algumas similaridades estruturais com os estrogênios e se ligam fortemente a seus receptores. O complexo tamoxifen-receptor estrogênico possui uma longa retenção nuclear (maior que 24-28 horas). Investigadores propuseram que o mecanismo de ação dos antagonistas estrogênicos reside na sua habilidade de competir com os estrogênios pelos receptores, reduzindo portanto o número de complexos receptor-estrogênio no núcleo das células-alvo, levando a uma diminuição da resposta fisiológica. Implícito nesta hipótese é que o complexo receptor-antagonista deva ter uma atividade biológica intrínseca menor do que aquela do complexo receptor-estradiol.

ANTIESTROGÊNIOS

Compostos que bloqueiam a ação de um determinado hormônio esteróide são chamados antagonistas ou anti-hormônios[13].

Os antiestrogênios são divididos em 3 grupos: 1) antagonistas de curta retenção nuclear, como o estriol; 2) antagonistas de longa retenção nuclear, como o tamoxifen e o clomifeno; e 3) antagonistas fisiológicos, como a progesterona, androgênios e glicocorticóides.

Os derivados do trifenil etileno, como o tamoxifen, são agonista/antagonistas da ação estrogênica. Agonista é um composto que estimula uma resposta, enquanto um antagonista inibe completamente a ação de um agonista.

Um agonista/antagonista inibirá parcialmente a ação de um agonista, mas por apresentar propriedades agonistas inerentes, ele irá mimetizar parcialmente a resposta do agonista.

TABELA 1 - Estudos Randomizados Comparando Tamoxifen e Estrogênios em Câncer da Mama Avançado

Autor	Tratamentos	Taxa de Resposta		Duração Média da Resposta (dias)
Stewart (1980)	TAM 30 mg	9/29	31%	266
	DES 15 mg	6/27	22%	226
Ingle (1981)	TAM 20 mg	23/69	33%	238
	DES 15 mg	30/74	41%	393
Ribeiro (1981)	TAM 20 mg	13/47	28%	720
	DES 3 mg	14/45	31%	720
Gockerman (1986)	TAM 20 mg	3/54	6%	-
	DES 15 mg	5/50	10%	-
Beex (1981)	TAM 40 mg	10/30	33%	330
	EE 3 mg	9/29	31%	360
Matelski (1985)	TAM 20 mg	5/10	50%	-
	EE 3 mg	6/24	25%	-

TAM = Tamoxifen
DES = Dietilestilbestrol
EE = Etinilestradiol

TABELA 2 - Revisão Bibliográfica sobre a Resposta de Pacientes com Cancêr da Mama Avançado

Terapia	Nº de Pacientes	Taxa de Resposta (%)	Referência
Estrogênios (altas doses)	1683	26	Henderson (1980)
Progestogênios	1746	29	Rose (1989)
Androgênios	2250	21	Henderson (1980)
Glicocorticóides	756	25	Santen (1979)
Tamoxifen	1239	32	Mouridsen (1978)

O grau de atividade agonista ou antagonista dependerá da espécie, órgão, tecido ou tipo celular que está sendo observado. Clomifeno e tamoxifen estimulam o crescimento do útero de ratas quando administrados isoladamente, mas inibem o crescimento total promovido pelo estradiol quando ambas substâncias são dadas simultaneamente (Fig. III)[14].

Podemos identificar as seguintes características do tamoxifen:

- Agonista/antagonista estrogênico de longa retenção nuclear.
- Induz efeitos estrogênicos na vagina, útero e ossos[15], aumentando inclusive o risco de adenocarcinoma do endométrio.
- Ações favoráveis sobre o colesterol (< 12%) e LDL-colesterol (< 20%)[16].
- Eleva em aproximadamente 15% os níveis estrogênicos séricos totais.
- Inibe a secreção do TGF alfa e EGF pelas células cancerosas da mama e estimula a produção do TGF beta (TGF alfa e EGF promovem o câncer da mama. TGF beta inibe o crescimento de linhagens de células epiteliais, incluindo células mamárias malignas ER-negativas)[1].
- Efeitos antiproliferativos adicionais podem estar relacionados com a inibição da proteína Kinase C, sua ligação à calmodulina e sua habilidade de diminuir o IGF1.

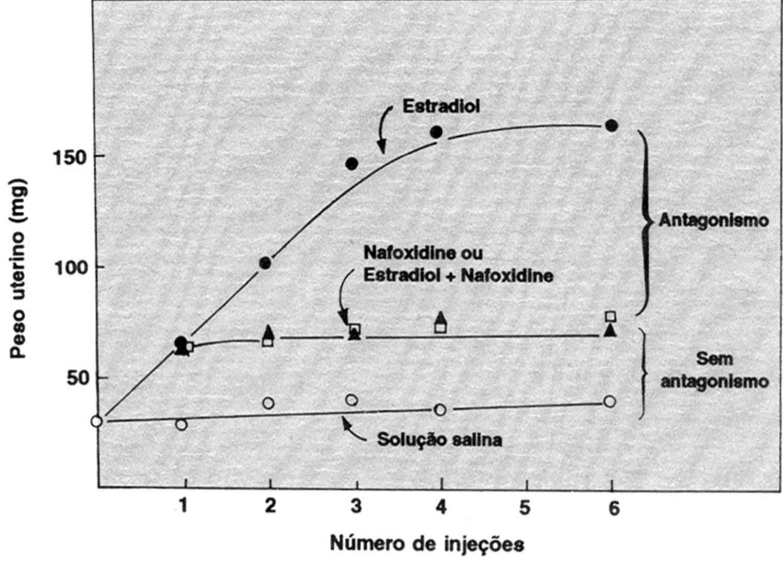

FIG. III - Efeito de injeções diárias de estradiol, Nafoxidine ou estradiol associado ao Nafoxidine sobre o peso uterino. Ratas castradas imaturamente receberam a cada 24 horas injeções com 2,5 mcg de estradiol (●), 100 mcg de Nafoxidine (▲), uma combinação dos dois compostos (□), ou solução salina (O).

Fica uma indagação: Os efeitos benéficos sobre o câncer da mama são devidos às ações estrogênicas ou antiestrogênicas?

Finalmente, algumas palavras sobre as atitudes das pacientes com câncer da mama frente à reposição hormonal, pois são elas que estão diretamente envolvidas e interessadas no problema.

No único trabalho junto às pacientes, Vassilopoulou-Sellin e Zolinski[17] selecionaram aleatoriamente um grupo de 224 mulheres com câncer da mama que responderam a um inquérito anônimo, referente à menopausa, terapias antecedentes, sintomas relacionados a deficiência estrogênica, preocupações sobre osteoporose e doença cardíaca, atitudes acerca da TRH, e percepção sobre risco de câncer relacionado a TRH. O resumo da pesquisa mostrou:

Pacientes pós-menopausa (77%):
- 27% acreditam necessitar tratamento;
- 8% fizeram uso da TRH após tratamento;
- 78% têm medo da TRH precipitar a recorrência;
- 70% preocupam-se com o risco de osteoporose;
- 72% preocupam-se com o risco de doença cardiovascular;
- 44% desejam TRH sob supervisão médica;
- 71% das tratadas somente com cirurgia desejam TRH.

Pacientes pré-menopausa (23%):
- 82% preocupam-se com o risco de osteoporose;
- 92% preocupam-se com o risco de DCV;
- 98% têm medo da TRH precipitar recorrência;
- 59% desejam TRH sob supervisão médica.

DISCUSSÃO

O mito de que mulheres que desenvolveram câncer da mama não devem tomar estrogênios está sendo reavaliado.

Apesar do estrogênio estar indiretamente implicado na promoção do crescimento do câncer mamário, há evidências clínicas que indicam um efeito inverso.

Embora a experiência seja ainda pequena e na ausência de trabalhos prospectivos randomizados com número adequado de pacientes, o uso da TRH para aliviar sintomas intoleráveis dos anos pós-menopausa não é mais contra-indicado em mulheres que foram tratadas com sucesso do câncer da mama nos estágios iniciais. É óbvio que não se deve sair receitando TRH indiscriminadamente. Entretanto, maior controle deve ser exercido em mulheres com lesões clinicamente evidentes, exceto naquelas com a doença muito avançada, nas quais o hormônio poderia aliviar os sintomas, sem modificar a evolução do quadro. Muitas dores lombares, que nos fazem pensar em metástases, podem ser devidas à osteoporose.

Esta revisão, apesar de alguns achados conflitantes, fornece boas evidências de que o uso da TRH não tem efeito significativo no risco global do câncer da mama.

A grande dificuldade pode ser resumida nas palavras de Rogério Lobo: "Nos EUA, talvez a maior preocupação com relação a prescrição de estrogênios a mulheres com história de câncer da mama é o litígio: a prática da medicina é "defensiva", embaraçosa e dispendiosa"[18].

Como a ausência de recorrência não pode jamais ser garantida, haverá pacientes com câncer da mama que desenvolverão metástases coincidentes com a medicação hormonal. Esta possibilidade deverá ficar bem clara para a paciente.

Todos estes aspectos, bem como os riscos e benefícios da TRH, deverão ser amplamente informados e discutidos. A decisão final caberá à paciente.

Assim, no momento atual, o uso da TRH é uma questão de consentimento pós-informado, se possível mediante documento assinado.

Inúmeros ginecologistas, mastologistas, oncologistas e cirurgiões estão assumindo esta postura em todo o mundo.

O que ainda se discute é o esquema e as dosagens. Claro, o estrogênio deverá ser natural e em dosagens fisiológicas, como empregado usualmente, que possibilitem uma proteção cardiovascular e previnam a osteoporose. Divergências existem quanto às doses dos progestacionais. Alguns, principalmente australianos, dão preferência a altas doses, como 50 - 100 mg de medroxiprogesterona ou 5 - 10 mg de noretisterona de maneira contínua. Outros dão preferência a doses habituais, também em esquema combinado e contínuo[12].

Fentiman[19] em seu livro sobre câncer inicial da mama adota um esquema relacionado a reposição hormonal conforme a Figura IV.

Diante dos fatos aqui expostos, julgo da maior importância modificar a nossa visão referente ao tamoxifen. Sem dúvida, não é um antiestrogênio-puro. Na verdade possui ações estrogênicas, não tão potentes quanto o estradiol, porém suficientes para aliviar vários sintomas desagradáveis do climatério, bem

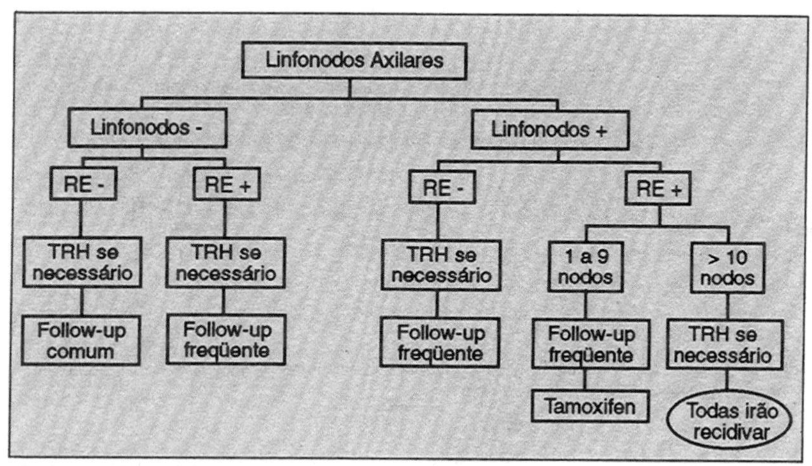

Fentiman, I. Câncer Inicial da Mama.

FIG. IV - TRH em Pacientes com Câncer Inicial da Mama.

como para proteger a massa óssea e melhorar o perfil lipídico da paciente. Neste sentido é superior ao estriol.

Então, por que não considerá-lo como uma opção na TRH, especialmente nas pacientes com câncer da mama, independentes da presença de metástases ou de receptores estrogênicos? Esta é uma idéia que pode levar a importância do tamoxifen para além dos limites do câncer mamário.

Nesta eventualidade, devemos acrescentar o progestogênio periodicamente para proteger o endométrio.

Lucas Vianna Machado
Prof. Titular de Ginecologia da Faculdade de Ciências Médicas de Minas Gerais.

BIBLIOGRAFIA

1. Disaia PJ. Hormone - Replacement therapy in patients with breast cancer. A Reappraisal. Cancer 1993; 71: 1490.
2. Eden JA. Oestrogens and the breast 1. Myths about oestrogen and brest cancer. Med. J. Aus. 1992; 157: 175.
3. Eden JA. Oestrogens and the breast 2. The management of the menopausal woman with breast cancer. Med. J. Aus. 1992; 157:247
4. Wile AG, Disaia PJ. Hormones and breast cancer. Am. J. Surg. 1989; 157:438.
5. Bergkvist L, Adami HO, Persson I, Bergström R, Krusemo UB. Prognosis after breast cancer diagnosis in women exposed to estrogen and estrogen/progestogen replacement therapy. Am. J. Epidem. 1989; 130:221.
6. Wile AG, Opfell RW, Margileth DA. Hormone replacement therapy in previously treated breast cancer patients. Am. J. Surg. 1993; 165:372.
7. Vorherr H. Endocrinology of breast cancer. Maturitas 1987; 9: 113.
8. Creasman WT. Estrogen replacement therapy: Is previouly treated cancer a contra indication? Obst. Gynecol. 1991; 77:308.
9. Dickson RB, Lippman ME. Growth regulation of normal and malignant breast epithelium. In: The breast. Bland KI, Copeland E.M. W.B. Saunders 363, 1991.
10. DuPont WD, Page DL, Lowell W, Rogers WD, Parl FF. Influence of exogenous estrogens, proliferative breast desease, and other variables on breast cancer risk. Cancer 1989; 63:948.
11. Rose C, Mouridsen HT. Endocrine management of advanced breast cancer. Horm. Res. 1989; 32: Suppl 1: 189.
12. Stoll BA. Hormone replacement therapy in women treated for breast cancer. Eur. J. Cancer Clin. Oncol. 1989; 25: 1909.
13. Clark JH. Mechanism of action of steroid hormones and antagonists. In: Sex steroids. Infert. and Reproduct Med. Clin. North Am. 1992; 3:7.
14. Clark JH, Peck, Jr. EJ. Female sex steroids. Receptors and function. Monographs on Endocrinology 1979, Springer-Verlag, Berlin Heidelberg New York.
15. Love RR, Mazess RB, Barden HS. et al. Effects of tamoxifen on bone mineral density in postmenopausal women with breast cancer. N. Engl. J. Med. 1992; 326:852.
16. Love RR, Wiebe DA, Newcomb PA, Cameron L, Leventhal H, Jordan VC, Feyzi J, De Mets DL. Effects of tamoxifen on cardiovascular risk factor in postmenopausal women. Ann. Inter. Med. 1991: 115:860.
17. Vassilopoulou-Sellin R, Zolinski C. Estrogen replacement therapy in women with breast cancer: a survey of patient attitudes. Am. J. Med. Scien. 1992; 304: 145.
18. Lobo RA. Hormone replacement therapy. Oestrogen replacement after treatment for breast cancer. Lancet 1993; 341: 1313.
19. Fentiman I. Diagnóstico e tratamento do câncer inicial de mama. Artes Médicas, Porto Alegre. 1993.

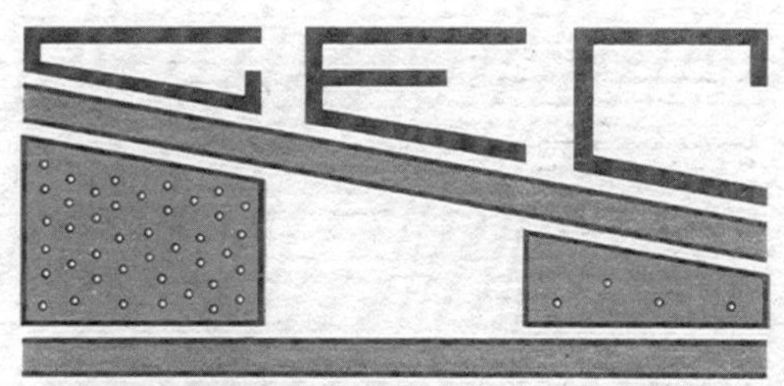

VI REUNIÃO DO GRUPO DE ESTUDOS SOBRE CLIMATÉRIO

São Paulo, 29 de outubro de 1994

TERAPÊUTICA DE REPOSIÇÃO HORMONAL NO CLIMATÉRIO E CÂNCER DE MAMA

PROMOÇÃO:
Sociedade Brasileira do Climatério - SOBRAC
Comissão Nacional Para o Estudo do Climatério da FEBRASGO

EDITORES:
José Mendes Aldrighi
Salim Wehba
César Eduardo Fernandes
Nilson Roberto de Melo

Nº 6

TERAPÊUTICA DE REPOSIÇÀO HORMONAL EM MULHERES COM CÂNCER DE MAMA PRÉVIO - ENFOQUE DO GINECOLOGISTA -

Lucas Vianna Machado*

Uma das grandes dificuldades na prática clínica é a tendência universal em generalizar as situações em detrimento da discriminação. GENERALIZAÇÃO é uma forma primitiva, infantil de raciocínio. DISCRIMINAÇÃO caracteriza uma fase mais evoluída de elaboração do pensamento.

Portanto, não devemos tratar de temas delicados e polêmicos como este, generalizando: prescrevo, não prescrevo; protege, não protege e assim por diante

Tucker e Money assinalam com muita sabedoria no livro "Os Papéis Sexuais":

- Uma fonte de confusão é que a mente humana acha conveniente perceber as coisas pelo contraste. O pensamento bipolar é provavelmente a forma mais primitiva de pensamento lógico e as pessoas falam naturalmente em claro ou escuro, frio ou quente, bom ou mau, macho ou fêmea, vivo ou morto e assim por diante, como se houvesse uma linha divisória bem precisa entre um e outro. Todo mundo sabe que a realidade consiste em infinitas faixas ao longo de um espectro entre os absolutos imaginados. O erro é esquecer que os absolutos, se é que existem, estão bem fora da experiência humana; e que qualquer linha divisória é basicamente uma questão de contexto. A mesma água pode ser quente demais (para tomar banho) e fria demais (para esterilizar); a mesma iluminação pode ser clara demais (para dormir) e escura demais (para ler); e matar alguém pode fazer com que você vá para a cadeia ou seja condecorado, conforme as circunstâncias que determinam se o ato cometido foi bom ou mau.

Com relação a terapia de reposição hormonal em pacientes tratadas de câncer de mama temos de assumir uma posição fria e científica, livre de preconceitos, mitos e tabus que, com muita freqüência, envolvem a prática médica.

*Professor Titular de Ginecologia da Faculdade de Ciências Médicas de Minas Gerais.

A mama é um órgão-alvo dos hormônios ovarianos e inquestionavelmente os estrogênios, mediados por outros hormônios e fatores de crescimento, atuando de maneira autócrina e parácrina, são responsáveis pela proliferação do epitélio mamário. Segue-se naturalmente o conceito que o câncer de mama é estrogênio dependente e, portanto, este hormônio estaria formalmente contra-indicado com pacientes tratadas desta patologia.

Embora haja argumentos teóricos para se assumir esta posição, os estudos até o momento não consubstanciam esta atitude.

É imperativo trabalhos prospectivos, randomizados, envolvendo milhares de pacientes, para esclarecer em bases sólidas os efeitos da TRH em pacientes tratadas de câncer de mama.

Como não teremos os resultados de tais estudos ainda neste fim do século, temos que discutir com as nossas pacientes sobre esta delicada situação, apoiados nos dados disponíveis que permitam avaliar os riscos e benefícios de uma eventual reposição hormonal.

Eis aí o grande dilema do ginecologista: decidir sobre o risco teórico da TRH e o risco real da deficiência estrogênica (osteoporose e acidentes cardiovasculares).

A mulher não é somente uma mama. Oncologistas e mastologistas devem ampliar os horizontes específicos e considerar a mulher na sua dimensão global; a sua qualidade de vida e, sobretudo, a mortalidade por outras causas.

Cálculos sofisticados, usando os melhores dados epidemiológicos disponíveis, revelam: para cada caso de câncer de mama induzido pela TRH, 6 mortes por doença cardiovascular serão prevenidas[1].

Atualmente, cerca de 175.000 casos de câncer de mama ocorrem por ano, nos EUA. Aproximadamente 2/3 destas pacientes sobreviverão à doença e teremos que aconselhá-las adequadamente sobre THR[2].

É fundamental reavaliar a conduta, de longa data estabelecida, de que a TRH é contra-indicada em mulheres com história de câncer de mama, pela possibilidade de ativar o crescimento de um tumor oculto ou encurtar o tempo livre da doença.

Os altos índices de cura nos estágios iniciais, que correm paralelamente ao diagnóstico mais precoce e conseqüentemente em pacientes mais jovens, aumentam o contingente de mulheres que cursarão um longo período de vida pós-menopausa, expostas, portanto, a complicações que podem ser mais graves e letais que o próprio câncer de mama, como a osteoporose e acidentes cardiovasculares.

Wile e DiSaia[3] sugerem que, na falta de estudos prospectivos de TRH em pacientes com câncer de mama, deveriam ser analisadas situações nas quais as pacientes eram expostas a altos níveis de hormônios femininos em épocas em que poderiam estar abrigando um câncer de mama.

Estas situações seriam: 1) gravidez coincidente com câncer de mama; 2) gravidez subseqüente a câncer de mama; 3) câncer de mama em usuárias (presente ou passado) da pílula anticoncepcional e 4) câncer de mama desenvolvido em pacientes pós-menopausa, recebendo TRH.

Em recente reavaliação da TRH em pacientes com câncer de mama, Disaia[2] aborda cada uma destas situações:

GRAVIDEZ COINCIDENTE COM CÂNCER DE MAMA

Cerca de 10 - 25% dos cânceres de mama ocorrem nos anos reprodutivos e 0,5 a 4% são diagnosticados durante a gravidez ou lactação. A prolongada evolução subclínica do câncer mamário (média de 5 a 8 anos), baseada no atual conhecimento dos índices de crescimento tumoral, sugere que os cânceres diagnosticados até 7 anos após o parto podem ter coexistido com a gravidez.

Trabalhos sugerem que o prognóstico do câncer de mama durante a gravidez é desfavorável somente quando o diagnóstico é feito na gravidez avançada. O adiamento do tratamento até depois do parto, numa tentativa de salvar o feto, é considerado responsável pelo prognóstico adverso mencionado anteriormente.

Vários autores mostraram que, quando as pacientes grávidas com câncer de mama foram comparadas com pacientes não grávidas com câncer de mama de idades e estágios semelhantes, o fator adicional da gravidez não conferia pior prognóstico, por isto têm desencorajado a interrupção da gravidez em favor do combate direto ao câncer.

GRAVIDEZ SUBSEQÜENTE AO CÂNCER DE MAMA

A incidência de câncer de mama na idade reprodutiva vem aumentando; assim, podemos esperar que o número de gravidezes ocorrendo após tratamento do câncer de mama também aumente.

Felizmente, gravidez após tratamento de câncer de mama não afeta negativamente a sobrevida. Foi verificado que pacientes com câncer de mama, que engravidaram subseqüentemente, tiveram índices de sobrevida maior, comparadas com aquelas que não engravidaram.

CÂNCER DE MAMA EM USUÁRIAS DE PÍLULAS ANTICONCEPCIONAIS

Dada à longa história natural do tumor, é inevitável que grande número de pacientes tenha sido exposto à pílula durante a gênese e progressão da neoplasia. Quando estas mulheres foram estudadas e comparadas com aquelas com câncer de mama de idades semelhantes que nunca usaram o anticoncepcional oral, foi observada uma tendência para identificação em estágios mais iniciais nas usuárias da pílula e conseqüentemente com melhor prognóstico. É possível que o acompanhamento mais freqüente destas pacientes facilite o diagnóstico em fases mais iniciais.

CÂNCER DE MAMA DESENVOLVIDO EM PACIENTES PÓS-MENOPAUSA RECEBENDO TRH

Bergkvist e colaboradores[4] estudaram o prognóstico após o diagnóstico de câncer de mama em mulheres expostas a estrogênio e estrogênio progestogenioterapia substitutiva.

Foram comparadas 261 mulheres que desenvolveram a doença durante o tratamento com 6.617 pacientes com câncer de mama que não fizeram uso da hormonioterapia. O índice de sobrevida relativa em 8 anos foi significativamente maior (cerca de 10%) nas pacientes que receberam tratamento estrogênico, corrrespondendo a uma redução de cerca de 40% na mortalidade. Este curso mais favorável foi confirmado somente em pacientes de 50 anos ou mais na época do diagnóstico e foi mais pronunciado em usuárias recentes, isto é, em mulheres cujo tratamento estava em curso ou interrompido dentro de 1 ano antes do diagnóstico do câncer de mama.

Se fizermos um exercício de lógica puramente acadêmica, iremos encontrar um rico material que pode nos ajudar a tirar conclusões próprias, em relação a TRH em pacientes tratadas de câncer mamário.

- A incidência de câncer de mama nos EUA é cinco vezes maior que no Japão. Se o estrogênio é tão importante na gênese do câncer de mama, a molécula do 17-β-estradiol da americana seria cinco vezes mais potente do que a da japonesa?
- Existe uma relação inversa entre os níveis de estrogênio e incidência de câncer de mama. A elevação exponencial do câncer com o avançar da idade coincide com a queda dos níveis estrogênicos. O que isto significa? Haverá outros fatores não hormonais mais importantes na gênese do câncer de mama? Ou este fato apenas confirma a teoria da janela estrogênica de Korenman?
- Vorherr[5], estudando a endocrinologia do câncer mamário, conclui: "A população de câncer de mama consiste de indivíduos nos quais mais de 20 subtipos diferentes de tumor podem estar presentes, isto é, pacientes com diferentes biopatologias

tumorais e diferentes padrões endócrinos, portanto, com prognósticos diferentes." Estes dados nos alertam contra generalizações.

- Comparemos os níveis de estradiol no menácme, pós-menopausa e pacientes em reposição hormonal (Fig.1). Na pós-menopausa encontramos níveis em torno de 20 a 40 picogramas/ml. A reposição hormonal eleva estes níveis para cerca de 50 a 70 picogramas/ml. Entretanto, no menácme os níveis são muito mais elevados do que na reposição hormonal. Com estes números em mente, costumo perguntar aos ginecologistas e mastologistas: Você castraria uma paciente com câncer estágio I, axila negativa, aos 35-40 anos? A resposta invariavelmente é não. Ora, se você não castra, por que negar a reposição hormonal com doses muito inferiores aos níveis encontrados no menácme a uma paciente acima de 50 anos?

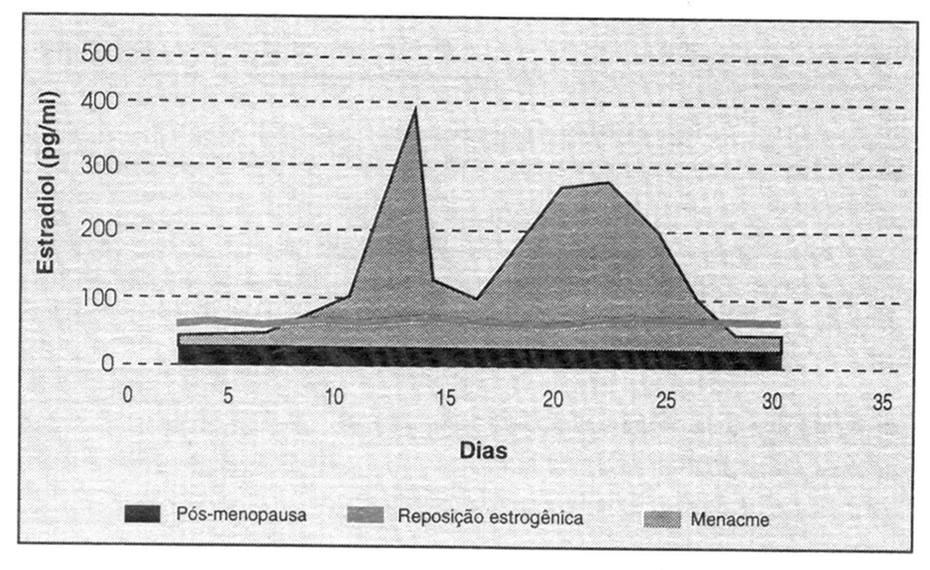

FIG. 1 - Níveis de estradiol.

Com outras palavras, Creasman[6] reforça esta linha de raciocínio ao afirmar: "Não parece lógico uma mulher com câncer de mama aos 35 anos usufruir dos benefícios dos estrogênios endógenos durante 15 anos e ser-lhe negada a substituição exógena quando chegar na menopausa."

- Eden[7] assinala: "A TRH mostrou-se benéfica ou sem efeito negativo em pacientes com história de câncer de endométrio, colo e ovário. Apesar disto, o estrogênio parece ter sido discriminado como um mau hormônio para a mama. Claramente, este é um pensamento ingênuo."

- Trabalhos de Dickson e Lippman[8] mostraram a regulação do crescimento do epitélio mamário benigno e maligno através de um sistema de *feed-back* autócrino e parácrino dentro da própria mama. Nele, o crescimento tumoral seria regulado por fatores de crescimento produzidos pelo próprio tumor e estroma subjacente, em resposta a estrogênios produzidos localmente no tecido adiposo e pelas células tumorais.

Embora exista uma relação entre estrogênios e epitélio mamário, não está ainda claro que a resposta proliferativa do epitélio normal seja resposta direta ao estrogênio. A interação estroma-epitélio e mediadores dos fatores de crescimento, tais como EGF (Fator de crescimento epidérmico), TGF alfa e beta (Fator de crescimento de transformação alfa e beta), IGF1 (Fator de crescimento insulinóide) também chamado somatomedina C, entre outros, parecem estar envolvidos.

Portanto, não podemos valorizar somente o papel dos estrogênios no crescimento tumoral.

- Os trabalhos de meta-análise mostram a ausência de risco significativo na incidência de câncer de mama em pacientes usando doses fisiológicas de reposição hormonal.

Uma vez operada, a paciente terá somente duas alternativas: ou ela estará curada ou não estará curada. Se estiver curada, qual o problema em fazer TRH? Se ela não estiver curada, a sua sobrevida não encurtará e sua qualidade de vida será provavelmente melhor.

- Wile e colaboradores[9] relatam a experiência com 25 mulheres previamente tratadas de câncer de mama que subseqüentemente receberam TRH para alívio dos sintomas climatéricos e prevenção de doença cardiovascular e osteoporose.

As pacientes foram comparadas por idade e estágios da doença com pacientes do Programa de vigilância de câncer do município de Orange, Califórnia.

Este trabalho prospectivo observou as pacientes por um período médio de 35 meses (24 a 82 meses) e dividiu-as em 2 grupos: I (n = 17) pacientes que iniciaram TRH com menos de 24 meses após cirurgia e II (n = 8) que iniciaram TRH após 24 meses após cirurgia (este grupo considerado de baixo risco pelo maior período de tempo de observação sem sinais clínicos de recidiva). Houve uma morte relacionada ao câncer de mama no grupo tratado e duas no grupo controle. A sobrevida geral foi de 96% e do grupo I (alto risco) de 94%, com um *follow-up* médio de 30,4 meses. Os autores reconhecem que, embora o número de pacientes seja pequeno, a falta de um efeito adverso óbvio da TRH neste grupo e os efeitos benéficos conhecidos da TRH nas doenças cardiovasculares e osteoporose exigem estudos prospectivos formais da terapia hormonal de substituição nestas pacientes.

- Dois trabalhos, aparentemente desconectados um do outro, permitem-nos fazer ilações interessantes. Um deles é o de Wile[9], citado acima, mostrando uma sobrevida maior nas pacientes em TRH após mastectomia. O outro é de DuPont, Page e colaboradores[10] sobre a influência dos estrogênios exógenos, doenças proliferativas da mama e outras variáveis no risco de câncer de mama. Em 1985 estes autores publicaram um trabalho clássico mostrando que pacientes com hiperplasias histologicamente comprovadas apresentavam um risco aumentado de desenvolverem um câncer de mama. Agora, reavaliaram 10.366 biópsias mamárias consecutivas de lesões benignas. Foram obtidos o acompanhamento de 3.303 pacientes com uma duração média de 17 anos de *follow-up*. O risco relativo (RR) de desenvolver câncer de mama foi 0,98 para as mulheres que tomaram estrogênios exógenos, após a cirurgia, comparado com 1,8 para mulheres que não tomaram. Estrogênios exógenos diminuíram o risco de câncer de mama observado em pacientes com hiperplasia atípica (RR = 3,0 versus 4,5), doença proliferativa sem atipia (RR = 0,92 versus 1,9), e em mulheres sem doença proliferativa (RR = 0,69 versus 0,91).

  Ora, a ação do estrogênio mostrou-se nitidamente benéfica, fortalecendo e dando credibilidade ao trabalho de Wile que aponta efeitos favoráveis da TRH em portadoras de câncer de mama.

- DiSaia et al[11] acompanharam, durante 15 anos, 77 pacientes tratadas de câncer de mama que aceitaram receber a TRH. Das 77 pacientes, 71 (92%) não mostraram evidências da doença; 3 pacientes (4%) estão vivas com a doença, e 3 faleceram, sendo 1 delas por complicações da quimioterapia (à necrópsia, não havia sinais da doença).

À semelhança do trabalho de Wile, eles assinalaram: Apesar deste estudo não ser suficiente para garantir uma segurança absoluta da TRH em mulheres previamente tratadas de câncer de mama, ele sugere fortemente que a reposição hormonal não provoca a recorrência como se temia.

Curioso, os poucos trabalhos de TRH em pacientes tratadas de câncer de mama mostraram efeitos favoráveis sobre a evolução da doença, mas por tratarem de número reduzido de pacientes, não randomizados e sem grupo controle, eles sofrem a crítica de uma metodologia inadequada; entretanto, não há nenhum trabalho mostrando um efeito negativo, mesmo com metodologia inadequada.

Os dados recolhidos na literatura mundial foram objeto de uma comunicação especial pela Seção de Oncologia Médica do Rush-Presbyterian - St. Luke's Medical Center de Chicago para os Comitês de Câncer de Mama do Grupo de Oncologia Coperativa do Leste, cujo título era: "Terapia de Reposição Estrogênica em Sobreviventes de Câncer de Mama - Tempo de Mudanças"[11]. Após analisarem os vários fatores envolvidos, concluem que é hora de mudança. As mulheres confiam no conselho de seus oncologistas e estes devem ter suas mentes abertas e considerarem todas as causas de mortalidade e não somente a provocada pelo câncer de mama.

Hindle[13], co-editor do Year Book of Obstetric and Gynecology, responsável pelo setor de mama, diz textualmente: "Baseado em nenhum dado, a TRH tem sido rotulada como 'contra-indicada' para a mulher que teve câncer de mama. Esta restrição tem privado as pacientes do alívio dos sintomas menopausais e dos benefícios da TRH na diminuição da osteoporose e da doença cardiovascular associada à idade. A prática clínica está mudando. Hoje, a TRH está sendo prescrita após o consentimento pós-informado".

Com referência à manipulação hormonal em pacientes com câncer de mama, vamos encontrar dados interessantes e aparentemente conflitantes.

Tamoxifen é o agente mais usado no câncer avançado e a resposta global situa-se em torno de 35%. Paradoxalmente, no passado, altas doses de estrogênios alcançaram popularidade como terapia adjuvante no câncer de mama avançado pós-menopausa. Os efeitos colaterais, mais do que a falta de eficácia, limitaram o seu uso (Tabela 1)[7].

TABELA 1- Estudos randomizados comparando tamoxifen e estrogênios em câncer de mama avançado

Autor	Tratamentos	Taxa de Resposta		Duração Média da Resposta (dias)
Stewart (1980)	TAM 30 mg	9/29	31%	266
	DES 15 mg	6/27	22%	226
Ingle (1981)	TAM 20 mg	23/69	33%	238
	DES 15 mg	30/74	41%	393
Ribeiro (1981)	TAM 20 mg	13/47	28%	720
	DES 3 mg	14/45	31%	720
Gockerman (1986)	TAM 20 mg	3/54	6%	-
	DES 15 mg	5/50	10%	-
Beex (1981)	TAM 40 mg	10/30	33%	330
	EE 3 mg	9/29	31%	360
Matelski (1985)	TAM 20 mg	5/10	50%	-
	EE 3 mg	6/24	25%	-

TAM = Tamoxifen DES = Dietilestibestrol EE = Etinilestradiol

Rose[14], em uma revisão da terapia endócrina do câncer avançado da mama, chegou a seguinte conclusão: "Um índice de resposta de 30 a 35% foi obtido, independente do tratamento ter sido tamoxifen, aminoglutemida + hidrocortisona, estrogênios, acetato de medroxiprogesterona ou acetato de megestrol" (Tabela 2). Stoll[15] também relata remissão significativa em 22% de um grupo de 65 pacientes pós-menopausa com câncer avançado da mama tratadas com o lindiol (etinilestradiol + linestrenol).

TABELA 2 - Revisão bibliográfica sobre a resposta de pacientes com câncer de mama avançado

Terapia	Nº de Pacientes	Taxa de Resposta (%)	Referência
Estrogênios (altas doses)	1683	26	Henderson (1980)
Progestogênios	1746	29	Rose (1989)
Androgênios	2250	21	Henderson (1980)
Glicocorticóides	756	25	Santen (1979)
Tamoxifen	1239	32	Mouridsen (1978)

Um dos argumentos mais usados de que os estrogênios são prejudiciais às pacientes com câncer de mama é que o tamoxifen, um "antiestrogênio", é um medicamento que mostrou-se eficaz no controle da doença em pacientes com metástases e RE-positivas.

O que precisa ser reavaliado é quão antiestrogênio o tamoxifen é. Aprofundemos um pouco no estudo desta substância.

TAMOXIFEN

Tamoxifen é uma substância derivada do trifenil-etileno, assim como o clomifeno, o nafoxidine, o tace e o CI-628. São compostos não esteróides que possuem algumas similaridades estruturais com os estrogênios e se ligam fortemente a seus receptores. O complexo tamoxifen-receptor estrogênico possui uma longa retenção nuclear (maior que 24-28 horas). Investigadores propuseram que o mecanismo de ação dos antagonistas estrogênicos reside na sua habilidade de competir com os estrogênios pelos receptores, reduzindo, portanto, o número de complexos receptor-estrogênio no núcleo das células-alvo, levando a uma diminuição da resposta fisiológica. Implícito nesta hipótese é que o complexo receptor-antagonista deva ter uma atividade biológica intrínseca menor do que aquela do complexo receptor-estradiol.

ANTIESTROGÊNIOS

Compostos que bloqueiam a ação de um determinado hormônio esteróide são chamados antagonistas ou anti-hormônios[16].

Os antiestrogênios são divididos em 3 grupos: 1) antagonistas de curta retenção nuclear, como o estriol; 2) antagonistas de longa retenção nuclear, como o tamoxifen e clomifeno; e 3) antagonistas fisiológicos, como a progesterona, androgênios e glicocorticóides.

Os derivados do trifenil-etileno, como o tamoxifen, são agonista/antagonistas da ação estrogênica. Agonista é um composto que estimula uma resposta, enquanto um antagonista inibe completamente a ação de um agonista.

Um agonista/antagonista inibirá parcialmente a ação de um agonista, mas por apresentar propriedades agonistas inerentes, ele irá mimetizar parcialmente a resposta do agonista.

O grau de atividade agonista ou antagonista dependerá da espécie, órgão, tecido ou tipo celular que está sendo observado. Clomifeno e tamoxifen estimulam o crescimento do útero de ratas quando administrados isoladamente, mas inibem o crescimento total promovido pelo estradiol quando ambas substâncias são dadas simultaneamente (Fig. 2)[17].

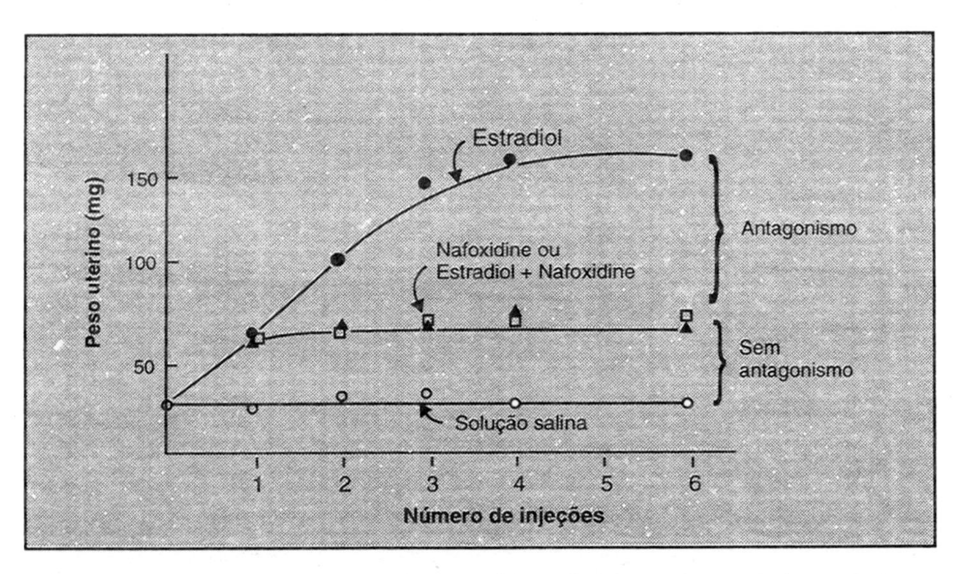

FIG. 2 - Efeito de injeções diárias de estradiol, nafoxidine ou estradiol associado ao nafoxidine sobre o peso uterino. Ratas castradas imaturamente receberam a cada 24 horas injeções com 2,5 mcg de estradiol (●), 100 mcg de nafoxidine (▲), uma combinação dos dois compostos (□), ou solução salina (○).

Podemos identificar as seguintes características do tamoxifen:

- Agonista/antagonista estrogênico de longa retenção nuclear.
- Induz efeitos estrogênicos na vagina, útero e ossos[18], aumentando inclusive o risco de adenocarcinoma do endométrio.
- Ações favoráveis sobre o colesterol (< 12%) e LDL-colesterol (< 20%)[19].
- Eleva em aproximadamente 15% os níveis estrogênicos séricos totais.
- Inibe a secreção do TGF alfa e EGF pelas células cancerosas da mama e estimula a produção do TGF beta (TGF alfa e EGF promovem o câncer de mama. TGF beta inibe o crescimento de linhagens de células epiteliais, incluindo células mamárias malignas RE-negativas)[2].
- Efeitos antiproliferativos adicionais podem estar relacionados com a inibição da proteína Kinase C, sua ligação à calmodulina e sua habilidade de diminuir o IGF1.

Fica uma indagação: Os efeitos benéficos sobre o câncer de mama são devidos às ações estrogênicas ou antiestrogênicas?

O tamoxifen é classicamente indicado nas pacientes pós-menopausa RE-positivas. Na pré-menopausa sua resposta não é significativa e a preferência é pela quimioterapia. Não é uma enorme incoerência empregar um "antiestrogênio" nas pacientes sem estrogênios circulantes (pós-menopausa) e não utilizá-los nas pacientes com níveis elevados de estrogênios (pré-menopausa)?

Ou será que o seu efeito favorável é exatamente pela sua ação agonista estrogênica, conforme sugerem os poucos trabalhos de TRH e Ca de mama já mencionados?

Se entendermos bem os mecanismos de ação do tamoxifen, veremos que ele é um estrogênio de longa retenção nuclear, não tão potente como a estrona e estradiol, porém mais potente que o estriol. Sua ação dependerá basicamente do contexto endócrino da paciente. Na pré-menopausa, onde os níveis estrogênicos são elevados, ele atuaria como antagonista, ao ocupar o receptor estrogênico e impedindo a ação de um estrogênio mais potente.

Na pós-menopausa, onde os níveis estrogênicos são baixos, ele atua como agonista, exercendo uma ação estrogênica limitada, se comparado com pacientes em TRH.

Quem pode afirmar que sua ação sobre o câncer de mama pós-menopausa não seria exatamente por sua ação agonista, reforçando os achados que mostram um efeito benéfico da TRH em pacientes tratadas de câncer mamário. Raciocinando desta maneira, as peças do quebra-cabeça começam a se encaixar e os supostos efeitos paradoxais começam a fazer sentido.

DISCUSSÃO

O mito de que mulheres que desenvolveram câncer de mama não devem tomar estrogênios está sendo reavaliado.

Apesar do estrogênio estar indiretamente implicado na promoção do crescimento do câncer mamário, há evidências clínicas que indicam um efeito inverso.

Embora a experiência seja ainda pequena e na ausência de trabalhos prospectivos randomizados com número adequado de pacientes, o uso da TRH para aliviar sintomas intoleráveis dos anos pós-menopausa não é mais contra-indicado em mulheres que foram tratadas com sucesso do câncer de mama nos estágios iniciais. É óbvio que não se deve sair receitando TRH indiscriminadamente. Entretanto, maior controle deve ser exercido em mulheres com lesões clinicamente evidentes, exceto naquelas com a doença muito avançada, nas quais o hormônio poderia aliviar os sintomas, sem modificar a evolução do quadro. Muitas dores lombares, que nos fazem pensar em metástases, podem ser devidas à osteoporose.

Esta revisão, apesar de alguns achados conflitantes, fornece boas evidências de que o uso da TRH não tem efeito significativo no risco global do câncer de mama.

A grande dificuldade pode ser resumida nas palavras de Rogério Lobo: "Nos EUA, talvez a maior preocupação com relação a prescrição de estrogênios a mulheres com história de câncer de mama é o litígio: a prática da medicina é 'defensiva', embaraçosa e dispendiosa"[20].

Como a ausência de recorrência não pode jamais ser garantida, haverá pacientes com câncer de mama que desenvolverão metástases coincidentes com a medicação hormonal. Esta possibilidade deverá ficar bem clara para a paciente.

Todos estes aspectos, bem como os riscos e benefícios da TRH, deverão ser amplamente informados e discutidos. A decisão final caberá à paciente.

Assim, no momento atual, o uso da TRH é uma questão de consentimento pós-informado, se possível mediante documento assinado.

Inúmeros ginecologistas, mastologistas, oncologistas e cirurgiões estão assumindo esta postura em todo o mundo.

O que ainda se discute é o esquema e as dosagens. Claro, o estrogênio deverá ser natural e em dosagens fisiológicas, como empregado usualmente, que possibilitem uma proteção cardiovascular e previnam a osteoporose. Divergências existem quanto as doses dos progestacionais. Alguns, principalmente australianos, dão preferência a altas doses, como 50-100 mg de medroxiprogesterona ou 5-10 mg de noretisterona de maneira contínua. Outros dão preferência a doses habituais, também em esquema combinado e contínuo[14].

Fentiman[21] em seu livro sobre câncer inicial da mama adota um esquema relacionado a reposição hormonal, conforme a figura 3.

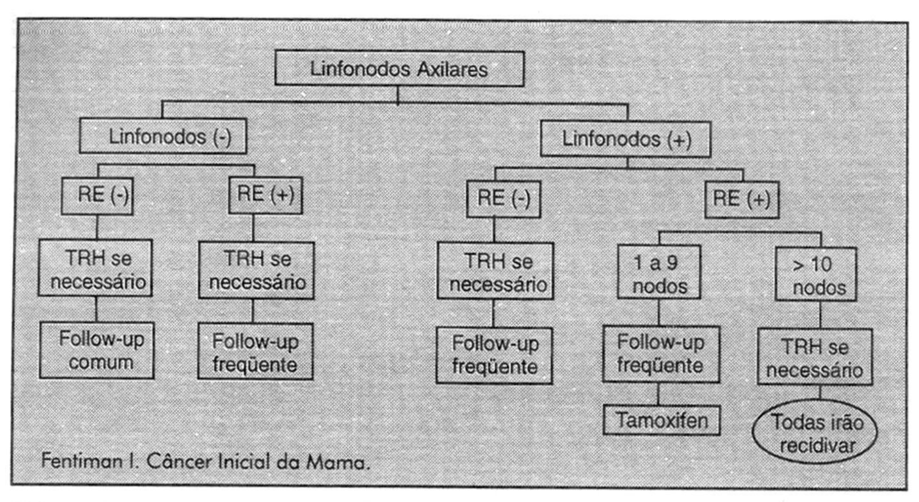

FIG. 3 - TRH em pacientes com câncer inicial da mama.

Diante dos fatos aqui expostos, julgo da maior importância modificar a nossa visão referente ao tamoxifen. Sem dúvida, não é um antiestrogênio-puro. Na verdade, possui ações estrogênicas não tão potentes quanto o estradiol, porém suficientes para aliviar vários sintomas desagradáveis do climatério, bem como para proteger a massa óssea e melhorar o perfil lipídico da paciente. Neste sentido é superior ao estriol.

Então, por que não considerá-lo como uma opção na TRH, especialmente nas pacientes com câncer de mama, independentes da presença de metástases ou de receptores estrogênicos? Esta é uma idéia que pode levar a importância do tamoxifen para além dos limites do câncer mamário.

Nesta eventualidade, devemos acrescentar o progestogênio periodicamente para proteger o endométrio.

REFERÊNCIAS BIBLIOGRÁFICAS

1. Ross RK, Pike MC, Henderson BE, et al. Letter to the editor: Stroke prevention and oestrogen replacement therapy. Lancet, 1989, 1:505.
2. DiSaia PJ. Hormone replacement therapy in patients with breast cancer. A reappraisal. Cancer, 1993, 71:1490.
3. Wile AG, DiSaia PJ. Hormones and breast cancer. Am J Surg, 1989, 157:438.
4. Bergkvist L, Adami HO, Persson I, Bergström R, Krusemo UB. Prognosis after breast cancer diagnosis in women exposed to estrogen and estrogen/progestogen replacement therapy. Am J Epiderm, 1989, 130:221
5. Vorherr H. Endocrinology of breast cancer. Maturitas, 1987, 9:113.
6. Creasman WT. Estrogen replacement therapy: Is previously treated cancer a contra indication? Obst Gynecol, 1991, 77:308.
7. Eden JA. Oestrogens and the breast 1. Myths about oestrogen and breast cancer. Med J Aus, 1992, 157:175.
8. Dickson RB, Lippman ME. Growth regulation of normal and malignant breast epithelium. In: The breast. Bland KI, Copeland EM. WB Saunders 363, 1991.
9. Wile AG, Opfell RW, Margileth DA. Hormone replacement therapy in previously treated breast cancer patients. Am J Surg, 1993, 165:372.
10. DuPont WD, Page DL, Lowell W, Rogers WD, Parl FF. Influence of exogenous estrogens, proliferative breast disease, and other variables on breast cancer risk. Cancer, 1989, 63:948.
11. Cobleigh MA, Berris RF, Bush T, et al. Estrogen replacement therapy in breast cancer survivors. JAMA, 1994, 272:540.
12. DiSaia PJ, Odicino F, Grosen EA, Cowan B, et al. Hormone replacement therapy in breast cancer. Lancet, 1993, 342:1232.
13. Hindle WH. Year Book Obst Gynec. Mosby Year Book, Chicago, 1994, 632.
14. Rose C, Mouridsen HT. Endocrine management of advanced breast cancer. Horm Res, 1989, 32:Suppl 1:189.

O QUE TEM SIDO RELATADO E REALÇADO NA LITERATURA CIENTÍFICA RECENTE?

Vivemos atualmente a tirania da medicina baseada em evidências, em franco confronto com a medicina baseada em inteligência. Criei esta expressão logo após a publicação, em 2002, do estudo WHI. Ela expressa bem a minha avaliação dessa infeliz, inadequada e distorcida publicação.

Seu efeito, entretanto, foi devastador e sua ampla divulgação na mídia criou um pânico generalizado entre as usuárias da terapia hormonal e na comunidade médica de todo o mundo. Muitos ginecologistas, oncologistas, mastologistas, cardiologistas e clínicos orientaram suas pacientes a suspenderem imediatamente a terapia hormonal, sem sequer terem lido e analisado o trabalho, em uma atitude mais emocional do que racional. A primeira e imediata reação foi trocar a terapia hormonal pelos seguros (?) e ineficazes fitoestrogênios.

Que desastre! Que engodo! Pense bem, medicar pacientes com idade média de 63,2 anos, a maioria com sobrepeso ou obesas, hipertensas, sem indicação clínica e, pior, assintomáticas. Coisa de epidemiologista alienado! Estão querendo provar o quê? Em quem não fazer e como não fazer TRH?

Felizmente, a reação da comunidade científica foi imediata e inúmeros autores respeitáveis fizeram coro com essas críticas e manifestaram pontos de vista semelhantes. Citemos alguns:

- **Leon Speroff** (em videoconferência sobre Controvérsias em Ginecologia e Climatério, transmitida via satélite em 30 de outubro de 2003):

> Lucas, eu realmente gostei de sua frase "medicina baseada em inteligência". Parece-me que chegamos a esse extremo, nesta era da medicina baseada em evidência, onde nós achamos que somente dados dos *clinical trials* são válidos e devem orientar nossa tomada de decisões. Nossa tomada de decisão é mais ampla do que isto e, apesar dos esforços dos epidemiologistas, não nos esqueçamos que aprendemos com cada paciente que vemos. Nossa tomada de decisão é baseada no conhecimento, que inclui nossa educação, nossa literatura e nossa experiência. Isso é Medicina Baseada em Inteligência, e eu penso que precisamos enfatizar a importância do clínico e não dos epidemiologistas. É o clínico que, em última análise, tem impacto na paciente, e isso é a arte e a ciência da prática médica. É a razão pela qual temos o prazer de sermos clínicos e é a razão pela qual as pacientes nos valorizam como clínicos. Não abramos mão dessa responsabilidade. Voltemos a enfatizar esse importante papel do clínico. Desde a publicação do WHI, desde a investida violenta da MBE, nós perdemos de vista a real importância de sermos bons clínicos, fazendo julgamentos médicos clínicos. É somente o clínico que tem o conhecimento e a compreensão do paciente individualmente, e nossos julgamentos clínicos poderão ser modificados por esses conhecimentos. Ninguém, nenhum epidemiologista, se encontra nessa posição, e isso nos torna muitíssimo importantes para a prática da medicina e para nossas pacientes.
>
> Coloquemos de volta os clínicos nessa posição muito importante.

- **John Studd** (em conferência durante o *5th Amsterdam Menopause Symposium*, em junho de 2007, intitulada "WHI: um Estudo de Desconcertante Incompetência").

> Como pôde o NHI/WHI e NAMS torná-lo tão compreensivelmente errado? O estudo foi elaborado na suposição de que uma mesma dose se adequaria a todas as mulheres na

> pós-menopausa assintomáticas. Os investigadores, portanto, usaram a dose errada, dos hormônios errados, nas pacientes erradas e chegaram a uma conclusão errada.

- **Manuel Neves e Castro** (Gynecol Endocrinol 2007; 23(8):433 – em corajoso texto intitulado "*When a Dream Comes True*").

> Por que o braço do estrogênio isolado do WHI foi suspenso faltando apenas 1 ano para seu término? Se um caso extra de câncer de mama tivesse sido detectado no grupo de controle, a conclusão seria estatisticamente significativa de que estrogênio isolado protege contra o câncer de mama. Quem se beneficiaria com essa atitude? Certamente não seriam as mulheres! Esperemos que os contribuintes americanos forcem o WHI a dizer a verdade, somente a verdade e nada mais que a verdade – *So Help Them God.*

- **Shapiro**, epidemiologista da Mailman School of Public Health da Universidade de Colúmbia, em excelente e minuciosa análise crítica dos grandes estudos observacionais, Million Women Study (MWS) e dos Trials HERS e WHI, publicados em dois capítulos do livro *Climateric Medicine – where do we go?*, editado por Schneider e Frederick Naftolin (Taylor & Francis – Parthenon 2005), questiona a validade dos estudos com número maciço de pacientes. Em relação ao WHI:

> Possíveis fontes de vieses e fatores confundidores são reconhecidos como problemas que nunca poderão ser completamente eliminados em pesquisas desse tipo, e suas possíveis existências impõem limites na interpretação de qualquer associação identificada em tal pesquisa. Nessas circunstâncias se, em um estudo bem conduzido, uma associação for grande (digamos, um risco relativo bem acima de 3.0), é razoável concluir que qualquer fonte residual de viés seja pouco provável de ser responsável por ele. Entretanto, se uma associação for pequena, pode ser impossível discriminar entre viés, fatores confundidores e causalidade como explicações alternativas. Nessas circunstâncias, é uma falácia comum interpretar uma associação estatisticamente significativa como causal. Contudo, uma vez presente um viés, tudo o que um grande estudo pode acrescentar em relação a um estudo pequeno é o estabelecimento de limites de intervalos de confiança mais estreitos em volta da magnitude daquele viés. Resumindo, uma vez que um estudo apresente um viés, aumentar sua magnitude pode torná-lo mais robusto estatisticamente, mas robusteza não é a mesma coisa que validade.

O autor continua:

> Era previsível que o estudo não permaneceria "duplo-cego", porque as pacientes do grupo estrogênio mais progestogênio inevitavelmente desenvolveriam sintomas como sangramento de escape, aumento e dolorimento mamário, que as alertariam sobre o tipo de tratamento. Como consequência da perda do estado de duplo-cego, foi também previsível que haveria um potencial de fatores confundidores por causa do diferencial da não aderência ao tratamento alocado, bem como *cross-overs* entre os grupos de tratamento. Nessas circunstâncias, o estudo deixou de ser duplo-cego, passando a ser um grande estudo observacional.

Quanto ao MWS, Shapiro assinala:

> Dentre mais de 15 erros, alguns grotescos, merecem destaque:
>
> 1. Foram excluídas as mulheres com qualquer tipo de câncer relatado antes do re-

crutamento. Porém, os cânceres identificados durante a mamografia inicial realizada entre as pacientes recrutadas deveriam ser comunicadas aos registros de câncer e as pacientes continuariam no estudo.

2. Um intervalo médio de apenas 1,7 ano do diagnóstico até a morte só poderia ser explicado se um número substancial de cânceres de mama já estivesse presente por um longo período de tempo antes do recrutamento, tendo em vista a história natural do câncer de mama.

- **Leon Speroff**, em seu texto em Maturitas 2007; 57:103, "O futuro da terapia hormonal pós-climatério: é tempo de seguir adiante", cautelosamente nos adverte:

> Muitas mulheres necessitam e querem terapia hormonal. Extrair a verdade das evidências é um trabalho para todos nós, porque é necessária uma massa crítica de mentes preparadas para fazer uma mudança, para seguir adiante. O futuro favorece as mentes preparadas. Não sofremos de um número insuficiente de mentes preparadas.

Com tantas e severas críticas ao WHI, o que se pode creditar a tão polêmico estudo, no que concerne especificamente à mama?

1. Ele foi o maior estudo prospectivo, duplo-cego (?), placebo-controlado, jamais realizado e que, certamente, não poderá mais ser repetido, devido ao grande número de pacientes observadas e ao enorme custo de 725 milhões de dólares.
2. Foi encontrado um RR de 1,26. Nada diferente do encontrado no estudo HERS (RR = 1,27) e menor que o relatado na reanálise das meta-análises de Valerie Beral et al., publicado no Lancet, em outubro de 1977 (RR = 1,35 nas usuárias por mais de 5 anos).
3. Um dado, publicado pelo mesmo grupo no JAMA de abril de 2004, de aparente importância e até certo ponto tranquilizador, apesar de ignorado por clínicos e pela mídia, foi que, o braço do estrogênio isolado, mostrou um RR de 0,77, assim discriminado: faixa etária de 50 a 59 anos, RR = 0,72; de 60 a 69 anos, RR = 0,72; de 70 a 79 anos, RR = 0,94. Esses números deveriam merecer o mesmo destaque sensacionalista dado ao trabalho inicial. Afinal, isso era tudo o que as mulheres gostariam de ouvir! Mas, ao mesmo tempo, levantou uma hipótese, até então impensável, de que o perigo reside não no estrogênio, mas na associação ao progestogênio.

Não vamos acreditar piamente e dizer que estrogênios protegem contra o câncer de mama, mas sejamos menos terroristas. Afinal, o estudo WHI original, com a terapia combinada, mostrou que o risco absoluto foi de 8 casos a mais em 10 mil mulheres/ano, o que equivale a 0,8 caso em 1.000 mulheres/ano ou 0,08 em 100 mulheres/ano. Ou seja, pouco mais do que coisa nenhuma.

Estudo clínico prospectivo, randomizado, duplo-cego, placebo-controlado é o padrão-ouro na avaliação de uma proposta terapêutica, desde que tenha um desenho inteligente, senão pode ser desastroso. O desenho deve ser cuidadosamente revisto, porque ele determina seu desfecho. Se ele estiver errado, as conclusões não valerão o papel no qual foram escritas. Os dados estatísticos podem ser manipulados para provar o que o autor deseja comprovar. Ele usa a estatística como um bêbado usa o poste: mais para se apoiar do que para iluminar.

Podemos resumir o estado atual da relação terapia hormonal/câncer de mama, em três publicações de peso:

1. No *Position Paper* da Sociedade internacional de Menopausa, emitido durante um *workshop de experts* em ginecologia, endocrinologia, mastologia e oncologia, realizado em Pisa (Itália), em junho de 2001, em que concluem: "O elo entre a TRH e o aumento na incidência do câncer de mama é biologicamente plausível, mas há, no máximo, somente uma modesta associação" (Gynecol Endocrinol 2001; 15:443).
2. Na revisão qualitativa da epidemiologista Truddy Bush et al. publicada na Obstet and Gynecol; setembro de 2001; 98:498: "As evidências não apontam a hipótese de que o uso de estrogênio aumente o risco de câncer de mama e que a terapia combinada aumente o risco mais do que estrogênios isolados. É pouco provável que estudos observacionais adicionais alterem essa conclusão. Apesar de um pequeno aumento no risco de câncer de mama com a terapia hormonal ou um risco aumentado com o uso prolongado (15 anos ou mais) não poderem ser excluídos, a possibilidade deve ser pequena, dado o grande número de estudos conduzidos até esta data."
3. Kuhl, em capítulo do livro *Climateric medicine – where do we GO?* (Taylor & Francis, 2005), intitulado "Risco de câncer mamário: diferenças entre preparações hormonais?" assinala: "Em face do alto custo para o organismo humano com os carcinogênios ingeridos diariamente com a dieta normal que se originam das proteínas cozidas, grelhados ou assados, carboidratos e gorduras, mas que se encontram também naturalmente nas plantas e frutas, o fraco efeito mutagênico dos estrogênios e seus metabólitos é desprezível."

Ou seja, nada diferente dos textos iniciais. Se nada mudou até agora, não adianta aguardar novos *clinical trials*. Eles, invariavelmente, mostrarão os mesmos números e terminarão com a tradicional sentença: "Serão necessárias novas pesquisas, com um número maior de indivíduos, avaliados em estudos randomizados, duplo-cegos, placebo-controlados, para se chegar a uma conclusão definitiva."

Por outro lado, as pesquisas e os fantásticos progressos nas áreas da medicina molecular estão desvendando e enriquecendo nosso conhecimento sobre a carcinogênese e nos orientando na seleção de uma propedêutica refinada, possibilitando melhores e mais específicas intervenções terapêuticas e, consequentemente, melhores resultados clínicos. Este é um campo fascinante de pesquisa, mas a identificação de mutações genéticas, os avanços na tecnologia das microvarreduras do DNA (*microarrays*), o Ki-67, o PCNA, os marcadores tumorais, a extensa e crescente identificação de novos genes oncogênicos e supressores não irão modificar a incidência do câncer de mama entre as usuárias e não usuárias da terapia hormonal. Ela continuará com seu risco relativo próximo dos já encontrados há décadas, comparável ou inferior ao das fumantes, obesas, usuárias de bebida alcoólica, consumidoras de carnes vermelhas e processadas, nulíparas, primeiro filho após os 35 anos de idade, menarca precoce, menopausa tardia, as que apresentam aumento da densidade mamária, história prévia de hiperplasias glandulares atípicas e portadoras da síndrome metabólica. Se apurarmos a procura, encontraremos também um RR aumentado nas mulheres com maior poder aquisitivo, mais estressadas, consumidoras de *chips* (aqueles deliciosos pacotinhos de batatinhas fritas e similares), moradoras de grandes centros urbanos, além de mulheres portadoras de mamas assimétricas, entre outras. Por acaso os autores do WHI avaliaram a contribuição específica de cada um desses fatores de risco para o câncer de mama isoladamente? Se não, por que não? Tudo se resume apenas à associação estrogênio/progestogênio? Já dizia o grande filósofo Confúcio: "Pensar sem aprender é inútil. Aprender sem pensar é perigoso."

Convenhamos, é hora de descriminalizar a terapia hormonal ou, pelo menos, equipará-la aos acima referidos. É bom lembrar, para se ter a devida dimensão do problema, que o risco relativo de câncer de pulmão associado ao cigarro é de 10 a 20 (RR = 10 a 20). Fico imaginando quantos clínicos e especialistas estão proibindo enfaticamente o uso da terapia hormonal em meio a fumegantes baforadas.

O GRANDE PARADOXO: MAIOR INCIDÊNCIA E MENOR MORTALIDADE NAS USUÁRIAS DA TERAPIA HORMONAL

O aspecto mais intrigante e ainda não devidamente esclarecido é o paradoxo que intitula este tópico. A grande massa de evidências na literatura aponta para um pequeno aumento nas lesões de baixo grau e estágios iniciais nas usuárias de terapia hormonal, resultando em melhores índices de sobrevida e menor mortalidade.

De um modo geral, a maioria dos estudos indica um risco maior associado à terapia utilizando estrogênio + progestogênio, comparada com o estrogênio isolado. Essa impressão foi particularmente reforçada no braço do estudo WHI das pacientes histerectomizadas, que usaram apenas os estrogênios conjugados, apontando um RR de 0,77. Esses dados sugerem o quê? Que o estrogênio protege contra o câncer de mama? Que o progestogênio é o vilão da história? Em se tratando do WHI, todos os seus achados devem ser vistos com sérias dúvidas e restrições. Se o trabalho inicial está cheio de falhas, todos os seus subprodutos provavelmente também estarão. Voltaremos a esse item específico mais adiante.

Um dado que chama a atenção é a mudança do tipo histológico dos cânceres de mama nas duas últimas décadas. Antes do *boom* da terapia hormonal e da adição do progestogênio ao estrogênio visando à proteção endometrial, a grande maioria dos cânceres de mama era representada pelo carcinoma ductal. Com a disseminação da TRH associada ao progestogênio, o carcinoma lobular passou a predominar. Há uma certa lógica nessa mudança. Os estrogênios atuam fundamentalmente sobre os ductos e a progesterona e progestogênios, sobre os lóbulos.

Dois trabalhos de Christopher Li et al. do The Fred Hutchinson Cancer Research Center da Universidade de Washington (Seatle), publicados em 2000 e 2003 (Cancer 2000; 88:2570; Arch Int Med 2003; 163:2149), intitulados "Hormone replacement therapy in relation to risk of lobular and ductal breast carcinoma in midle-aged women" e "Risk of mortality by histologic type of breast cancer among women age 50 to 79 years", mostraram, no primeiro, um OR de 2,6 para o câncer lobular e 0,7 para o ductal, nas pacientes sob terapia combinada, contra um OR de 1,5 para o lobular e 0,7 para o ductal nas pacientes sob terapia com estrogênio isolado. No primeiro trabalho, a conclusão foi: "Os resultados desse estudo sugerem que o uso combinado aumenta o risco de carcinoma lobular, mas não o ductal, na mulher de meia-idade." A conclusão do segundo trabalho foi:

"Foram identificadas diferenças no prognóstico, de acordo com o tipo histológico. Índices de sobrevida das mulheres com câncer lobular invasivo, o tipo histológico de câncer mais intimamente ligado ao uso da terapia combinada E+P, é mais favorável do que o das mulheres com câncer ductal invasivo e parece estar melhorando com o correr dos anos." Parte da melhora, segundo os autores, seria devido ao advento e uso do tamoxifeno.

Esses achados, aparentemente contraditórios, fazem sentido. A progesterona atua na diferenciação lobuloalveolar e o número de mitoses na glândula mamária é maior na fase progestacional. Estrogênios e progestogênios atuam principalmente via receptores intranucleares, cuja quantidade é proporcional ao grau de diferenciação da célula. Se o tumor for hormônio-dependente, logicamente terá de ser mais diferenciado histologicamente, sobretudo aqueles que são também receptores de progesterona positivos, pois caracteriza o grau mais avançado da diferenciação da glândula mamária, o que tem implicação direta com um melhor prognóstico. Da mesma maneira, quanto maior o número de receptores, melhor a resposta à manipulação hormonal e melhores serão os resultados. Ao inverso, quanto menos diferenciadas forem as células, maiores os índices de mitoses, menores as quantidades de receptores, pior a resposta à manipulação hormonal, pior o prognóstico e melhor a resposta à quimioterapia e à radioterapia (Figura 8).

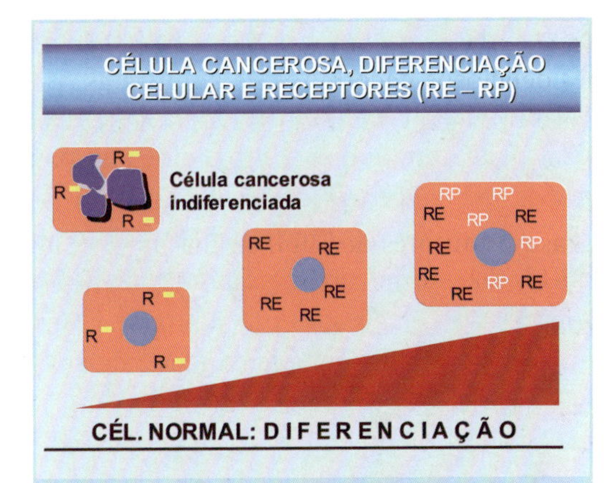

Figura 8 Na glândula mamária, receptores de estrogênio e progestogênio encontram-se ausentes na célula cancerosa indiferenciada. Na célula normal, quanto maior a diferenciação, maior o número de receptores estrogênicos. Os receptores de progesterona só aparecem na fase de diferenciação máxima.

Um recente e interessante trabalho de Mara Costa Dutra et al., tendo como orientadora a conhecida patologista da UFMG, Professora Helenice Gobbi, publicado na RBGO (2009; 31[2]:54-60), comparou o imunofenótipo e a evolução do câncer de mama entre mulheres muito jovens e mulheres na pós-menopausa. Ele confirma os dados da literatura e reforça de maneira cabal a relação entre receptores hormonais, diferenciação celular, evolução e prognóstico da neoplasia mamária. O estudo mostrou que os carcinomas de mama em mulheres muito jovens apresentam características clínicas, patológicas e imuno-histoquímicas desfavoráveis, quando comparadas a mulheres com idade entre 50 e 65 anos. Diferenças significativas foram observadas em relação a diâmetro do tumor, estadiamento clínico avançado, maior positividade dos linfonodos axilares e tumores pouco diferenciados, além de baixa positividade para o receptor de estrogênio e alta positividade da proteína HER2.

HORMÔNIOS PROVOCAM O CÂNCER DA MAMA OU SIMPLESMENTE ANTECIPAM O DIAGNÓSTICO DE TUMORES PREEXISTENTES?

As palavras de Leon Speroff sobre a necessidade de mentes preparadas são muito bem ilustradas em uma das estapafúrdias conclusões do WHI: "Ocorreu um aumento na incidência do câncer invasivo, mas não houve um aumento na incidência das lesões pré-cancerosas ou carcinoma *in situ.*" Como assim? Que mágica é essa? A TRH faz surgir um carcinoma invasivo sem passar pelas lesões precursoras? E nós engolimos calados uma leviandade dessas!

Speroff, em artigo publicado em Maturitas (2008; 15:393), intitulado *Postmenopausal hormone therapy and the risk of breast cancer: a contrary thought*, questiona:

> Estudos recentes apoiam a conclusão de que o risco relativo para o câncer de mama é maior em usuárias de combinações estrogênios + progestogênios. O efeito é confinado aos tumores RE+/RP+, principalmente cânceres lobulares. A maioria dos estudos que relatam aumento no risco de câncer de mama com a terapia hormonal detectou o aumento dentro de poucos anos após o início do tratamento. Lembrando que a duplicação do câncer de mama leva aproximadamente 7 anos para ser detectada à mamografia e 10 anos para atingir 1cm de diâmetro, o rápido achado do risco aumentado em poucos anos sugere que os estudos epidemiológicos estão detectando tumores preexistentes.

Na opinião de Speroff,

> Não se deve enfatizar, nem é apropriado comparar os dois braços interrompidos do WHI e concluir que as diferenças refletem os efeitos da exposição ao progestogênio. E se esta conclusão refletir uma detecção precoce dos tumores mais diferenciados, uma consequência da resposta favorável de tumores preexistentes à exposição do estrogênio + progestogênio?

Com relação ao risco de câncer de mama, Speroff acentua que:

> As mulheres do braço do estrogênio isolado tiveram um índice maior de exposição prévia aos hormônios e por maior tempo de uso. É possível que o uso prévio e por maior tempo da hormonioterapia, antes da entrada no estudo, identificasse aqueles indivíduos com tumores preexistentes, que seriam, então, excluídos da participação. Esse dado explicaria a menor incidência de câncer no grupo tratado somente com estrogênios.

Este é um belo exemplo de "Medicina Baseada em Inteligência.

As ações dos hormônios esteroides sobre a mama foram descritas no meu primeiro texto, transcrito no início deste capítulo, e podem ser encontradas na primeira página com o subtítulo: "Formação e desenvolvimento da glândula mamária".

Antes de entrar no assunto, vamos fazer um breve resumo da maneira pela qual os esteroides sexuais atuam em seus órgãos efetores.

As frações livres dos esteroides circulantes no plasma (não ligadas à SHBG) penetram livremente todas as células do organismo, mas somente aquelas que contêm receptores nucleares específicos para cada tipo de esteroide é que formarão o complexo receptor-esteroide, possibilitando o acoplamento ao *locus* específico do DNA, dando início à transcrição genética e à síntese de uma proteína específica.

A sequência desse processo se dá através:

- do acoplamento do hormônio ao domínio de ligação hormonal do receptor que se encontra inativo em razão da presença das *heat shock proteins;*
- da ativação do complexo hormônio-receptor em virtude de sua alteração conformacional (halostérica), provocada pela separação das *heat shock proteins;*

- da dimerização do complexo receptor-esteroide;
- do acoplamento do dímero ao SRE (*Steroid Response Element)* do DNA através dos "dedos de zinco" do domínio de ligação ao DNA;
- da iniciação da transcrição influenciada pelos TAF (*Transcriptional Activation Function*) e pelo contexto das proteínas adaptadoras.

A resposta celular, por sua vez, dependerá:

- da natureza do receptor-esteroide (alfa ou beta, para os estogênios; A e B para os progestogênios);
- da prevalência da cada tipo de receptor nos diversos tecidos;
- da dimerização dos receptores, formando homodímeros:
  - dois receptores alfa ou dois receptores beta, no caso dos estrogênios;
  - dois receptores A ou dois receptores B, no caso dos progestogênios ou
  - heterodímeros (um receptor alfa e um beta para os estrogênios, ou um receptor A e um B para os progestogênios).

Cada um deles induzindo mensagens diferentes.

- do SRE e promotores vizinhos (TAF1 e TAF2);
- do contexto celular das proteínas adaptadoras que podem atuar como coativadoras ou correpressoras e são específicas de cada tipo de célula dos diversos órgãos;
- da potência do ligante (hormônio), que é proporcional ao tempo em que o complexo hormônio/receptor permanece ligado ao DNA das células-alvo, transmitindo sua mensagem;
- da modulação pelos fatores de crescimento e agentes que atuam, por via não genômica, nos receptores da membrana celular através das proteinocinases e fosforização.

Esses diversos mecanismos que influenciam ou modificam a resposta ao estímulo hormonal introduziram um conceito muito importante, denominado "contexto celular," no qual o mesmo hormônio poderá produzir respostas diferentes em células diferentes, de acordo com o contexto celular das proteínas adaptadoras, da homo ou heterodimerização e da presença e prevalência dos tipos de receptores.

É importante lembrar que o equilíbrio dos tecidos resulta do balanço entre proliferação, diferenciação e apoptose. *Proliferação* é essencial para a renovação dos tecidos, mas expõe as células, nessa fase, à ocorrência de danos ao DNA. A *diferenciação* permite que o tecido exerça sua função específica, mas não é compatível com proliferação. Quando as células estão diferenciadas, elas não podem mais transmitir uma mutação do DNA. A *apoptose* diminui o *pool* de células em proliferação e permite a eliminação das células geneticamente lesadas após sua divisão.

Afinal, a quem atribuir o pequeno aumento no RR para o câncer da mama nas usuárias da TRH?

Vamos tentar outra abordagem.

O câncer de mama surge como resultado de mutações somáticas do ácido desoxirribonucleico em linhagens de células indiferenciadas da mama.

Em 1 minuto, ocorrem em nosso organismo cerca de 400 milhões de mutações. Alarmante, não? Essas mutações são induzidas por diversos oncogenes que atuam nas quatro fases da divisão celular. Entretanto, entre a fase G1 e a S e a fase G2 e a

M, existem dois pontos de restrições, um *check point*, onde genes supressores, como o *p16*, os BRCA 1 e 2, o *p53*, o *p63* e outros, identificam esses erros genéticos, interrompendo o ciclo da divisão celular e levando-as à apoptose. Se esses mecanismos falharem, aí sim teremos a formação de um clone com o código genético diferente do hospedeiro, que será independente e não mais responderá aos mecanismos de autorregulação biológica do organismo.

Não basta, porém, uma única mutação. É necessário um acúmulo de mutações para iniciar um câncer. Devemos, de início, separar *indução* da *promoção* do câncer. Nosso organismo encontra-se sob constante agressão pelas irradiações, erros genéticos, agentes químicos, vírus, pelo meio ambiente, através do ar que respiramos, da água que bebemos, dos alimentos que ingerimos e pela hereditariedade. Esses agentes podem provocar uma lesão no DNA; contudo, as ações dos genes supressores promovem o reparo da célula ou desencadeiam o processo de apoptose. Se não houver a identificação e o reparo celular, permitindo que as mutações se acumulem, teremos então o aparecimento do câncer (Figura 9).

Uma vez que as mutações genéticas representam o fator etiológico central na origem do câncer, uma pequena discussão sobre a carcinogênese deve incluir os princípios básicos da genética molecular.

Todos os cânceres são de origem genética. A força propulsora do desenvolvimento da neoplasia é a mutação genética. O tumor pode originar-se de um acúmulo de mutações, que são de origem exclusivamente somática, ou da herança de uma ou mais mutações das células germinativas, seguidas de mutações somáticas adicionais. Essas duas possibilidades genéticas fazem a diferença do que é geralmente referido como cânceres esporádicos e hereditários.

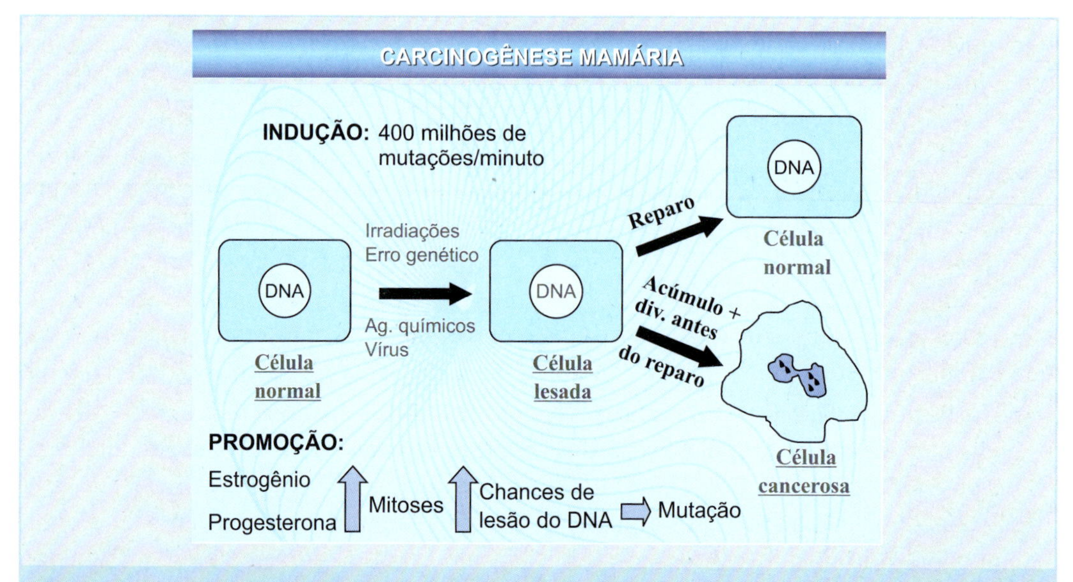

Figura 9 Estrogênios e progestogênios, ao aumentarem o número de mitoses, aumentam também as chances de lesão do DNA e, consequentemente, as chances de um determinado erro passar despercebido pelos genes supressores que, somado a outros erros acumulados, darão origem ao câncer. Os hormônios não lesionam diretamente o DNA. Nesse sentido, são agentes promotores e não indutores.

As alterações genéticas das células cancerosas têm sido atribuídas, até o momento, a duas grandes famílias de genes: oncogenes e genes supressores. As proteínas codificadas pelos oncogenes podem ser vistas geralmente como estimuladoras e as codificadas pelos genes supressores, como inibidoras do fenótipo neoplásico. A ativação dos oncogenes e/ou a inativação dos genes supressores deve ocorrer para que se origine o câncer.

Um excelente texto sobre o assunto pode ser encontrado no capítulo de Jeff Boyd sobre "*molecular carcinogenesis*", do livro *Reproductive medicine – Molecular, cellular and genetic fundamental*s editado por Bart C.J.M. Fauser, pela The Parthenon Publishing Group (2003).

O corpo humano contém um grande número de moléculas reguladoras que estão envolvidas no controle dos processos de proliferação e diferenciação. Dentre os oncogenes codificados, podemos citar: os fatores de crescimento, os receptores dos fatores de crescimento, as proteínas G, as quinases citoplasmáticas, o ras (K-, H-, N-), o ERB-2, o myc (C-, N-, L-), as ciclinas. Dentre os genes supressores encontram-se o Rb1, o *p53*, o *p63*, os *BRCA-1* e *BRCA-2*, o *CDKN2* (*p16*), o *PTEN*, o *LKB1* e outros.

As proteínas supressoras tumorais codificadas geneticamente estão envolvidas no controle da estabilidade genética ou na regulação negativa do crescimento celular. O mais investigado gene supressor é o *p53*, que codifica a fosfoproteína de ligação ao DNA. Após o dano ao DNA, um aumento no nível dessa proteína desencadeia uma série de reações complexas que levam à parada do crescimento celular em G1 ou à apoptose (no segundo *checkpoint*). A ativação de diferentes oncogenes e a inativação de vários genes supressores são necessárias para o desenvolvimento de um completo fenótipo neoplásico.

Cabe aqui uma indagação: o grande avanço da medicina biomolecular chegou a um nível tal que nos permite identificar aquelas pacientes de altíssimo risco para o câncer de mama, portadoras de mutações do *BRCA-1* e do *BRCA-2*. O problema é que o conhecimento deste fato tem levado inúmeros clínicos, em todo o mundo, a solicitarem esses exames, na maioria das vezes desnecessários.

Cito um texto de Roxanne Nelson publicado no *Medscape Oncology*, em dezembro de 2014: *Universal BRCA testing "would break the bank"*.

Nota do editor:
Os cientistas que identificaram o gene *BRCA-1* recomendaram que todas as mulheres façam o teste para mutações genéticas – mas quem pagará por eles?

O efeito "Angelina Jolie" no Reino Unido, o número de encaminhamentos para aconselhamento genético e exames aumentaram 2 vezes e meia nos meses que se seguiram ao anúncio de Jolie, comparados com o mesmo período em 2012.

Está bem estabelecido que mutações herdadas no *BRCA-1* e no *BRCA-2* podem predispor as mulheres a um risco extremamente elevado de desenvolver câncer de mama e de ovário, mas o risco hereditário representa apenas uma pequena fração desses cânceres na população geral. Essas mutações particulares são raras, encontradas em cerca de 2% a 4% das mulheres, e tendem a se manifestar naquelas famílias com história de câncer de mama e ovário, bem como em certos subgrupos.

Mas todas as mulheres devem ser testadas? Mesmo aquelas cujo risco de carregar a mutação seja aparentemente baixo? Se assim for, quem deverá arcar com os custos dos testes e do *follow-up*?

Telômeros

São complexos DNA-proteína encontrados nas extremidades dos cromossomos lineares, que os protegem da degradação, da recombinação ou da mutação, estabilizando-os. A telomerase é uma enzima que adiciona uma repetição de DNA nos telômeros e, desse modo, restaura a capacidade de multiplicação celular e retarda o envelhecimento dos tecidos. É ela que determina a vida média das espécies (*life span*), que é o limite biológico da vida.

Durante a vida celular ocorre um progressivo encurtamento dos telômeros. A vida da célula está sob controle do progressivo encurtamento da sequência do DNA localizado na extremidade do cromossomo. Quando os telômeros se esgotam, as células morrem. As células cancerosas imortalizadas são caracterizadas pela falta da perda progressiva dos telômeros, que se deve, principalmente, à ativação das telomerases, um sistema enzimático que promove o alongamento (crescimento) dos telômeros.

Matrizes metaloproteinases (MMP)

Pertencem à família das endopeptidases, capazes de degradar componentes da matriz extracelular. É inibida especificamente pelos *tissues inhibitors of metaloproteases* (TIMP), poduzidos por vários tipos de células (fibroblastos, queratinócitos, endotélio e osteoblastos). Os tumores apresentam uma superexpressão das MMP, que parecem estar envolvidas na invasão tumoral e nas metástases, bem como na carcinogênese inicial.

Apesar de não haver evidências de que os genes das MMP contenham o *hormone responsive element* (HRE), estrogênios e progestogênios parecem regular a expressão das MMP em vários sistemas experimentais.

O câncer representa o ponto final de um longo e complexo processo envolvendo múltiplas alterações no genótipo e no fenótipo do hospedeiro. Os tumores sólidos na espécie humana são de natureza monoclonal; todas as células de determinado tumor maligno nascem de uma única célula progenitora. O processo pelo qual a célula maligna e suas descendentes mantêm e acumulam múltiplas mutações é conhecido como evolução clonal ou expansão clonal.

Nesse contexto, níveis fisiológicos de estrogênios têm efeito mitogênico e não mutagênico no tecido mamário. É, portanto, pouco provável que os estrogênios iniciem o câncer de mama mas, ao aumentarem a proliferação das células, eles aumentam também o número de células vulneráveis, além de aumentarem o crescimento de tumores preexistentes, se forem RE^+.

Quer dizer então que o problema é com o progestogênio? Vamos ver!

Musgrove et al., em elegante estudo *in vitro*, publicado na *Molecular and Cellular Biology* (1991; 11:5032), mostraram uma atividade bifásica dos progestogênios em células cancerosas da mama. Inicialmente, eles aumentam os índices de mitoses das células mamárias. Isso parece ocorrer após aumento da atividade das ciclinas, estimulando uma onda de células, passando da fase G1 do ciclo celular para a fase S. Contudo, há poucas horas da entrada das células em divisão, o ciclo é bloqueado entre as fases G1 inicial e a S, em razão da presença contínua do progestogênio. Se essa ação for também reproduzida *in vivo*, a presença contínua do progestogênio deve ter um efeito inibidor no índice de mitoses das células mamárias, reduzindo, assim, o risco de mutações oncogênicas espontâneas (Figuras 10 e 11).

Progestogênios, além de induzirem a onda inicial de mitoses, também levam a mudanças no citoplasma das células alveola-

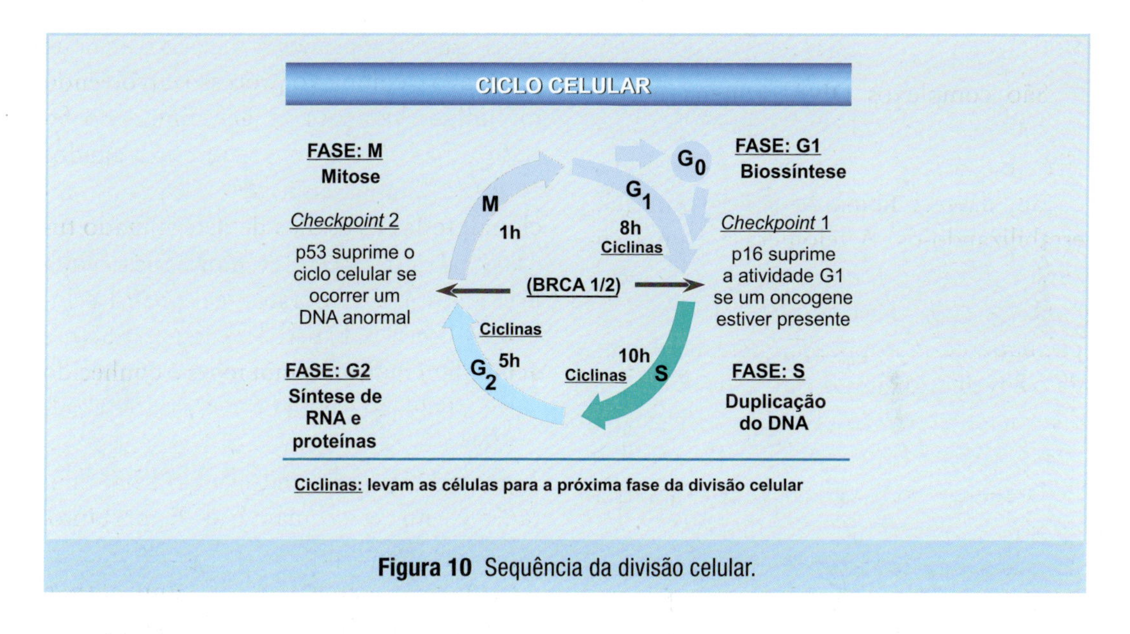

Figura 10 Sequência da divisão celular.

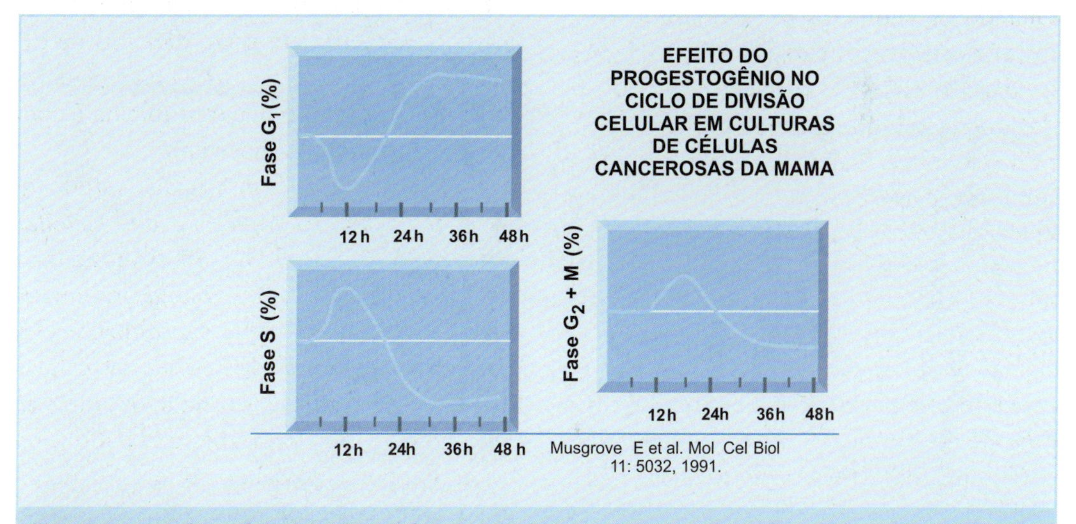

Figura 11 No início, há diminuição no número das células na fase G1 porque elas entraram na fase S, o que resultará no aumento das mitoses. A imagem gráfica é a de espelho. Algumas horas depois, sob a ação contínua do progestogênio, as células permanecerão retidas na fase S, fazendo com que as mitoses, que aumentaram no início, sejam bloqueadas e assim permaneçam enquanto durar a ação do hormônio.

res. Elas começam a desenvolver alterações associadas à secreção láctea. Há acúmulo de fluido, eletrólitos e proteínas, resultando no aumento do tamanho da célula alveolar. Clinicamente, o efeito inicial da progesterona é induzir uma mama cheia e sensível por 2 a 4 semanas, mas, não ocorrendo a lactação, as células alveolares entram em regressão, na qual a apoptose supera os índices mitóticos.

Esses achados poderiam explicar o fato de encontrarmos na glândula mamária, ao contrário do endométrio, índices mais elevados de mitose na segunda fase do ciclo ovulatório e, ao mesmo tempo, ratificar a ação do progestogênio como o antiestrogênio natural, bloqueando, depois da onda inicial de mitoses, a síntese de novos receptores de estradiol.

A aparente discrepância entre os achados *in vitro* e *in vivo* pode ser explicada pelo fato de as células do epitélio mamário estarem fisiologicamente distribuídas no tecido gorduroso e com ele interagindo constantemente por mecanismos parácrinos. Segundo Söderqvist et al. (Am J Obstet Gynecol 1993; 168:874-9), a matriz extracelular da mama e o ácido hialurônico também estão implicados no aumento da proliferação das células mamárias. Em culturas, as células mamárias estão separadas de seu estroma adjacente de gordura e tecido conjuntivo, e esses componentes podem exercer uma considerável influência hormonal e parácrina, via hormônios como esteroides sexuais e fatores de crescimento e seus inibidores. Além disso, ocorre uma *down regulation* dos receptores estrogênicos na mama durante a fase lútea do ciclo menstrual, enquanto os receptores da progesterona permanecem no mesmo nível durante todo o ciclo.

Pesquisas recentes indicam que o metabolismo local do estradiol pode ter um significado biológico especial. Alguns autores assinalam que o estradiol e a estrona, ao sofrerem a ação da 17-cetosteroide redutase, são transformados em catecol-estrogênios, e esses metabólitos são capazes de lesar o DNA *in vitro*, sendo, portanto, cancerígenos.

Essa é uma meia-verdade. A continuidade do metabolismo dos estrogênios mostra que os catecol-estrogênios são a seguir convertidos, pela catecol-ol-metiltransferase (COMT), em estrogênios metoxilados, que apresentam ações anticancerígenas (Clemons e Gross. N Engl J Med 2001; 344:276).

Um aspecto metabólico importante é destacado por Mueck e Seeger (Climateric 2007; 10[Suppl 2]:27-31):

> Já é sabido que a terapia estrogênica oral na pós-menopausa leva a aumento dos 4-catecol-estrogênios. Nós conseguimos demonstrar que o metabolismo do estradiol, durante a terapia de reposição hormonal, pode ser influenciado pela via de administração e o tipo do progestogênio. Durante a terapia estrogênica oral, o risco de câncer de mama é maior do que o da terapia transdérmica, pois nós encontramos os precursores dos possíveis metabólitos tóxicos em concentrações cerca de 10 vezes maiores durante a terapia oral, comparados com a terapia transdérmica.

Os autores acentuam:

> Os 4-OH-estrogênios (catecol-estrogênios) estimulam o crescimento da linhagem de células MCF-7, mediado pela via RE-alfa clássica. Evidências crescentes sugerem que alguns catecol-estrogênios podem ligar-se com grande afinidade a uma proteína, que seria um novo receptor que mediaria a expressão genética, independente da via clássica dos receptores. O pré-requisito é que tem de haver um estresse oxidativo simultâneo (por exemplo, cigarro, fatores ambientais) para produzir radicais que alterariam o DNA. Mas os catecol-estrogênios são apenas produtos intermediários do metabolismo final do estradiol. A conversão dos catecol-estrogênios pela catecol-ol-metiltransferase (COMT) leva ao 2-metoxiestradiol. O crescimento de células cancerosas da mama (e de outras células tumorais) é inibido por esse metabólito metoxilado, o qual tem sido testado experimentalmente no tratamento de alguns outros tipos de tumores.

Inúmeros estudos prospectivos com mulheres na pós-menopausa relacionam níveis elevados de estrogênios endógenos com o subsequente desenvolvimento do câncer da mama. Esses dados foram extrapolados para uma possível associação entre a administração de estrogênios exógenos e o aumento do risco de câncer de mama. Existe, entretanto, uma aparente discrepância entre a associação de altos níveis de estrogênios endógenos com o risco de câncer de mama e a falta de uma forte associação entre estrogênios exógenos e o risco de câncer de mama. Em outras palavras, estrogênios endógenos são desfavoráveis primariamente naquelas mulheres com suscetibilidade genética (Foidart et al. Climateric 2007; 10[suppl 2]:54-61).

Existe uma biossíntese e metabolismo local dos estrogênios na mama humana. A manutenção dos níveis de estradiol nos tumores, independente das concentrações do estrogênio circulante, implicaria que esteroides exógenos dificilmente seriam capazes de influenciar os níveis intratissulares e, assim, não influenciariam o crescimento/promoção de lesões pré-malignas ou pequenos tumores preexistentes. Evidências sugerem que as concentrações de estradiol nos tumores de pacientes em uso de TRH são muito semelhantes às das pacientes que não estão em uso de hormônios (Thijssen JHH. Maturitas 2004; 49:25-33).

Vamos agora seguir outra linha de raciocínio.

O clássico estudo de Wertheimer et al. (JAMA 1986; 255:1311) sobre a evolução do câncer de mama mostrou que o tumor, em média, duplica de tamanho a cada 3 ou 4 meses (mais ou menos 100 dias). São necessárias 20 duplicações para que o tumor atinja 1 a 2mm de diâmetro, o tamanho que poderá ser detectado pela mamografia. Para atingir 1cm (um bilhão de células) são necessárias 30 duplicações, o que leva, em média, de 8 a 10 anos (Figura 12).

Claramente, os cânceres relatados no estudo WHI já preexistiam antes do início do *trial*. Isso certamente mostra o desconhecimento dos autores do WHI quanto às noções básicas de biologia celular.

Esse estudo de Wertheimer et al. faz-nos reavivar a esquecida teoria de Korenman, descrita anteriormente, chamando a atenção para o longo período de latência entre a exposição ao agente cancerígeno e o aparecimento do tumor. Vale revê-lo.

Leva-nos, também, ao antigo questionamento de Leon Speroff na sexta edição (1999) de seu livro de texto, que sugere o título deste tópico, "*Tamoxifeno e raloxifeno previnem o câncer da mama e estrogênios o provocam, ou será que estamos apenas mudando a época de seu diagnóstico? Em vez de causar/prevenir, não estaremos*

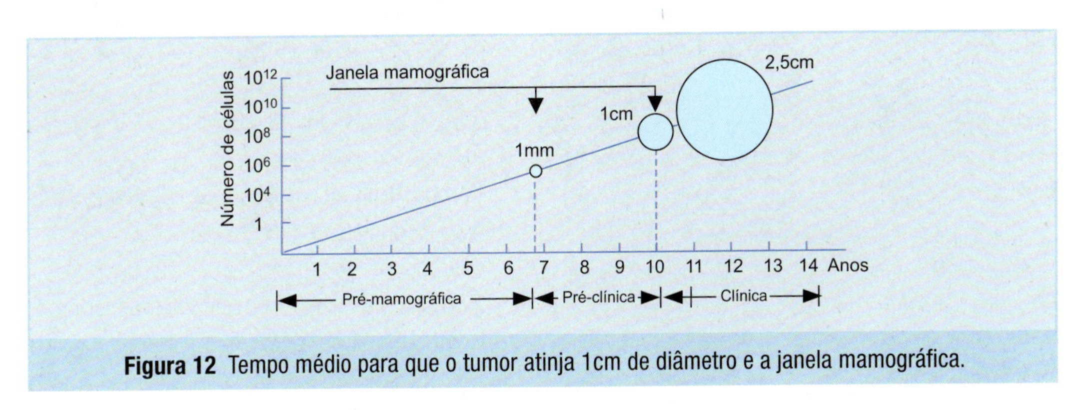

Figura 12 Tempo médio para que o tumor atinja 1cm de diâmetro e a janela mamográfica.

observando uma aceleração/desaceleração de um tumor preexistente?"

Em abril de 2007, o Departamento de Bioestatística do M.D Anderson Cancer Center (Houston), juntamente com o Division of Cancer Control and Population Sciences, o National Cancer Institute (Bethesda) e o Los Angeles Biomedical Research Institute (UCLA Medical Center), publicaram um *Special Report* sobre "A diminuição na incidência do câncer de mama em 2003 nos Estados Unidos" (N Engl J Med april 19 2007; 356:16 – www.nejm.org), analisando as conclusões dos dois trabalhos do grupo WHI, de 2002 e 2006 (Breast Cancer Res Treat 2006; 100:[Suppl]:S2). Assinalam textualmente:

> Nossos dados sugerem que grande parte da diminuição na incidência de câncer de mama que é atribuída à mudança no uso da terapia de reposição hormonal já havia ocorrido antes, mas permanecem importantes questões:
>
> - Podemos esperar somente um retardo no aparecimento de tumores clinicamente detectáveis, sem redução na incidência a longo prazo, ou haverá uma redução a longo prazo?
> - Uma mudança no meio hormonal pode ter diminuído ligeiramente o crescimento de tumores ou temporariamente?
> - Se este for o caso, quando o uso da TRH se estabilizar, a incidência do câncer de mama subirá novamente?
> - Alternativamente, a mudança no meio hormonal pode ter um efeito mais profundo, semelhante ao da terapia hormonal coadjuvante?
>
> Nós acreditamos que os dados são mais consistentes com um efeito direto da TRH na doença pré-clínica, mas esta conclusão não afasta uma contribuição das mudanças no *screening* mamográfico.

Vamos aprofundar mais um pouco o assunto. Uma sequência de publicações citadas por Speroff em Maturitas (2008; 15: 393) traz-nos informações muito interessantes. Para orientar os interessados, menciono apenas suas fontes. São elas:

- Fournier A et al. Int J Cancer 2005; 114: 448-54.
- Fournier A et al. Breast Cancer Res Treat 2008; 107:103-11.
- Frasor J et al. Endocrinology 2003; 144: 4562-74.
- Hall P et al. BMC Medicine 2006; 4: 16-29.
- Wang X et al. Breast Cancer 2002; 9: 216-9.
- Feil PD et al. Endocrinology 1998; 123: 2506-13.
- McDonald DP, Goldman ME. J Biol Chem 1994; 269:11945-9.
- McDonald DP et al. J Steroid Biochem Mol Biol 1994; 48:425-32.
- Richer JK et al. J Biol Chem 2002; 277:5209-18.
- Giangrande PH et al. Molec Cellular Biol 2000; 20:3102-15.
- Jacobsen BM et al. Molecular Endocrinology 2005; 19:574-87.
- Hopp TA et al. Clin Cancer Res 2004; 10:2751-60.
- Mote PA et al. Cancer 2004; 39:236-48.
- Isaksson E et al. Breast Cancer Res Treat 2003; 79:233-9.
- Toth-Fejel et al. Arch Surg 2004; 139: 50-4.
- Garreau JR et al. Am J Surg 2006; 191: 576-80.

Podemos resumi-las nos parágrafos seguintes, seguidos pelas respectivas observações de Speroff:

Um estudo de coorte francês comparou a terapia estrogênica pós-menopausa combinada com a progesterona micronizada e com progestogênios sintéticos. Nenhum aumento no risco de câncer foi aparente com a progesterona micronizada, mas um risco estatisticamente significativo, de 1,69, foi calculado para os progestogênios sintéticos. Os autores argumentam que seus dados indicam, portanto, que estrogênio combinado com progesterona foi mais seguro.

Entretanto, o risco com os progestogênios sintéticos foi significativamente aumentado não apenas com menos de 2 anos de uso, mas também com menos de 1 ano de exposição! Se a terapia hormonal está afetando tumores preexistentes, é possível que um progestogênio sintético mais potente tenha impacto benéfico maior, levando a uma detecção mais precoce nesse estudo francês.

Estudos *in vitro*, usando análises por *microarray* de células cancerosas da mama humana, levantaram o perfil genético que eram *up and down* regulados pelo estrogênio. Os genes que eram *up* regulados pelo estrogênio eram *down* regulados pelo tratamento estrogênio + progestogênio. Comparando as usuárias e não usuárias de hormônios, 276 genes foram ativados pela exposição (11 de 13 mulheres usando estrogênio + progestogênio, duas somente estrogênio). Todas as pacientes desse grupo encontravam-se livres de recorrência 5 anos após o diagnóstico.

Em uma coorte de 131 mulheres, as pacientes exibindo o perfil genético associado à exposição estrogênio/progestogênio se beneficiaram do tratamento com tamoxifeno. Esse estudo sueco achou que o uso de estogênio/progestogênio alterou o perfil da expressão genética somente nos cânceres RE$^+$. Entre os genes regulados, muitos estavam envolvidos ou no reparo do DNA ou na regulação do ciclo de divisão celular. Por exemplo, o gene *p63*, envolvido na diferenciação celular, encontrava-se superexpresso nas usuárias de estrogênio + progestogênio. Relatos prévios encontraram esse gene expressado no tecido normal, parcialmente expressado na hiperplasia ductal e não expressado nos cânceres invasivos.

Agentes progestacionais podem provocar uma variedade de respostas determinadas pela produção e atividade das duas formas de receptores presentes nos órgãos-alvo; através da dimerização em AA e BB (homodímeros) ou AB (heterodímeros). RP-A e RP-B são expressos em quantidades variáveis nas linhagens de células cancerosas do endométrio e da mama. Estudos indicam que os dois receptores podem ser regulados independentemente (por exemplo, os níveis relativos diferem no endométrio durante o ciclo menstrual). A especificidade dos tecidos com os receptores de progesterona é influenciada por qual receptor e qual dímero são ativos e, em adição, a atividade de transcrição do RP-A e do RP-B depende das diferenças nas células-alvo, especialmente do contexto dos promotores. Na maioria das células, o RP-B é o regulador positivo dos genes que promovem resposta à progesterona e o RP-A inibe a atividade do RP-B. Assim, a repressão da atividade de transcrição do receptor estrogênico humano (bem como das transcrições dos glicocorticoides, mineralocorticoides e androgênios) é dependente da expressão do RP-A. Os receptores de progesterona A e B têm funções moleculares diferentes, afetando genes diferentes e, portanto, as respostas dos órgãos-alvo à progesterona serão influenciadas pela expressão diferencial de cada receptor e à relação de suas concentrações, bem como do contexto celular das proteínas adaptadoras dos órgãos-alvo.

Células mamárias RP-A exibem crescimento mais agressivo e as isoformas do RP-A predominam na ausência da progesterona. Mesmo sem seu ligante (progesterona), o RP-A pode exercer a regulação genética na linhagem de células cancerosas RE^+. Na ausência da progesterona, o RP-A hiperexpressa genes associados a invasão e mau prognóstico, incluindo os genes que oferecem resistência à apoptose. Na presença da progesterona, o RP-B é o regulador principal da transcrição genética. As mamas de mulheres normais expressam quantidades iguais de RP-A e RP-B.

O excesso de RP-A e o câncer de mama estão unidos. Tumores RE^+ com altos níveis de recorrência são ricos na isoforma RP-A. À medida que o câncer se torna menos diferenciado, as lesões metastáticas tornam-se dominadas ou pelo RP-A ou pelo RP-B. Tumores ricos em RP-A evoluem mal e respondem menos ao tamoxifeno. Excesso de RP-A está também presente no tecido mamário das mulheres com mutações dos BRCA.

Assim, os receptores de progesterona não são somente marcadores passivos da atividade estrogênica. Tumores RE^+/RP^+ são bem diferenciados e têm melhor prognóstico. Na ausência da progesterona, o RP-A não ligado pode influenciar negativamente a biologia celular dos tumores RE^+. Células ricas em RP-A são mais propensas à invasão, pobremente diferenciadas e agressivas. Em macacas, os níveis de RP-A permaneceram inalterados após 3 anos de tratamento único com estrogênios conjugados. Tratamento com estrogênios conjugados e acetato de medroxiprogesterona produziu um declínio nos níveis de RP-A, levando a uma alteração benéfica 10 vezes maior na relação RP-A/RP-B. É possível que a exposição de um tumor RE^+ ao tratamento combinado de estrogênio + progestogênio previna uma relação RP-A/RP-B desfavorável, promovendo as ações benéficas do RP-B. Além disso, os progestogênios podem ativar os receptores de androgênios, um fator que tem demonstrado inibir o crescimento e causar apoptose nas células cancerosas da mama.

É possível que os efeitos favoráveis dos progestogênios no tecido mamário se traduzam em maior diferenciação e na detecção precoce de tumores preexistentes.

Nesse contexto, fica difícil sustentar a hipótese de que os progestogênios estejam realmente envolvidos com maior risco de desenvolver um câncer mamário. Ao contrário. Pelos achados de Musgroove citados anteriormente, progestogênios podem exercer, à semelhança do que ocorre no endométrio, uma pequena ação protetora, e nos cânceres desenvolvidos durante sua atuação, o tipo histológico (lobular) possibilitaria um melhor prognóstico, com maiores sobrevida e índices de cura.

TAMOXIFENO E SERM

Falamos muito do tamoxifeno. Que droga misteriosa é esta? Uma descrição mais aprofundada encontra-se reproduzida no início deste adendo.

Um dado curioso acerca dos receptores estrogênicos, e que os diferencia dos demais receptores de esteroides, é que seu domínio de ligação hormonal é dobrado em sua forma helicoidal, produzindo uma concavidade semelhante à dobra de um sanduíche, para receber a molécula do estradiol. Apesar de o arranjo em forma de pinça em volta do anel A dos esteroides impor um pré-requisito absoluto aos ligantes, qual seja, o de conter um anel fenólico aromatizado em sua molécula, o restante da cavidade pode aceitar um número variado de compostos esteroides e não esteroides, contendo diferentes grupos hidrofílicos. Essa "promiscuidade" geral pode ser atribuída ao tamanho da concavidade do receptor (quase o dobro da molécula do estradiol), que poderá ser ocupado por outros compostos de tamanhos espaciais menores ou maiores do que a molécula do estradiol, desde que contenham um anel fenólico aromatizado com um radical oxidrila em um de seus carbonos.

Assim, ao ocupar o receptor de estradiol, o composto poderá exercer uma potente mensagem agonista, como o estilbestrol e o dietilestilbestrol; uma mensagem totalmente antagonista, como o ICI-182780; ou uma mensagem mista (agonista e antagonista), como o tamoxifeno. Este último exerce a ação agonista nos receptores alfa, via formação do complexo receptor-tamoxifeno que se liga ao TAF-1 através das proteínas adaptadoras, ativando-o mesmo na ausência do estradiol. Sua ação antagonista é exercida ao acoplar-se ao receptor estrogênico e ocupar o ERE (*estrogen response element)*, impedindo que o estradiol o faça, o que, por sua vez, impossibilita também a ativação via TAF-2, já que, para tanto, é necessária a ligação do complexo receptor-estradiol ao ERE (que já se encontra ocupado).

Transferindo essas noções para os efeitos do tamoxifeno na mama, retomemos o questionamento de Speroff: "Os estrogênios provocam e o tamoxifeno evita o câncer da mama, ou estamos apenas adiantando ou retardando o aparecimento clínico do tumor?"

Curiosamente, o trabalho que teve uma tremenda repercussão nos meios científicos mundiais e se transformou em realidade inquestionável foi o de Fisher e cols. publicado no Journal of the National Cancer Institute 1998; 90 [18]). O título era: "Tamoxifeno para prevenção do câncer de mama: Relatório do *National Surgical Adjuvant Breast and Bowell Project P-1 Study"*. Como frequentemente ocorre, muitos leitores atentam apenas para o título da publicação. Prevenção e pronto. O resultado do estudo mostrou: "O tamoxifeno reduziu o risco do câncer invasivo da mama em 49%, com uma incidência cumulativa durante 69 meses de *follow-up* de 43,4 *versus* 22,0 por 1.000 mulheres nos grupos placebo e tamoxifeno, respectivamente." Isso é simplesmente fantástico! Mas, no primeiro parágrafo do trabalho, os autores advertem:

> o termo prevenção, como usado neste artigo, indica uma redução na incidência (risco) de câncer de mama invasivo *no período do estudo.* Apesar de o tamoxifeno ter prevenido o aparecimento de um número substancial de cânceres de mama durante o período do estudo, o termo "prevenção" *não implica necessariamente que a iniciação do câncer da mama tenha sido prevenida ou que os tumores tenham sido permanentemente eliminados*".

Ah, bom! Mas o que fica guardado para as argumentações é apenas o título do trabalho.

A Figura 13 ilustra os eventuais e possíveis efeitos do estradiol e do tamoxifeno sobre um carcinoma mamário já presente, mas em fase pré-clínica. Um câncer ainda não diagnosticado (digamos, de 2mm de diâmetro), ao ser submetido ao estímulo proliferativo do estradiol, fará com que seu crescimento seja acelerado e, consequentemente, será identificado mais cedo. O mesmo câncer ainda não detectado clinicamente, ao ser submetido "profilaticamente" ao tamoxifeno, terá seu tamanho temporariamente reduzido.

Isso é prevenção? Se aguardarmos mais alguns anos, eles não voltarão a crescer e serão tardiamente detectados? Por que será que o tamoxifeno só é utilizado pelo pe-

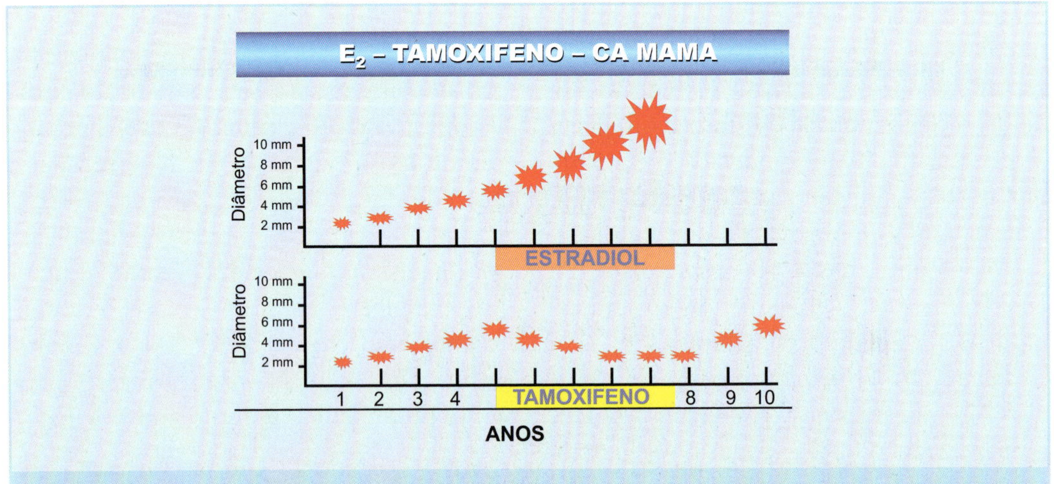

Figura 13 Câncer de mama. Possível aceleração do crescimento pelo estrogênio e regressão parcial com posterior retomada do crescimento sob ação do tamoxifeno.

ríodo de 5 anos, devendo ser substituído depois por um inibidor das aromatases, por exemplo, ou por um quimioterápico de última geração?

É pelo avanço das pesquisas em medicina biomolecular e das novas armas propedêuticas e terapêuticas que temos de caminhar. Não cabe mais ficar simplesmente incriminando a terapia hormonal como fator desencadeante do câncer mamário! Esta fala já está ultrapassada!

SERM

Qual estrogênio não é um modulador seletivo dos receptores de estrogênio?
(Lucas V. Machado)

Não uso este termo porque não sei o que isto significa.
(Robert Lindsay)

Ações agonistas e antagonistas dos SERM

Os SERM são capazes de induzir ações estrogênicas mistas, agonistas e antagonistas. Produzem mensagens agonistas parciais via TAF-1 nos receptores α, mas, pelo fato de os receptores β não conterem o TAF-1 correspondente, esses agentes atuam como antagonistas puros nas células que contêm apenas receptores β (Figura 14).

Devido às suas propriedades seletivas agonistas dos estrogênios, alguns SERM podem ser usados para prevenir ou tratar doenças causadas pela deficiência estrogênica, como osteoporose, sem a maioria das ações indesejáveis dos estrogênios (Riggs BL, Hartmann LC. N Engl J Med 2003; 348:619-29).

Convenhamos: não são os SERM que são moduladores seletivos dos receptores de estrogênio. São os diversos tecidos do organismo feminino que respondem seletivamente aos estímulos das substâncias hormonais e as respostas variam, na dependência dos tipos de receptores, do TAF-1 e do TAF-2 e das proteínas adaptadores específicas de cada órgão.

Questões semânticas à parte, a classificação histopatológica dos diversos tipos de tumores mamários nos orienta na escolha

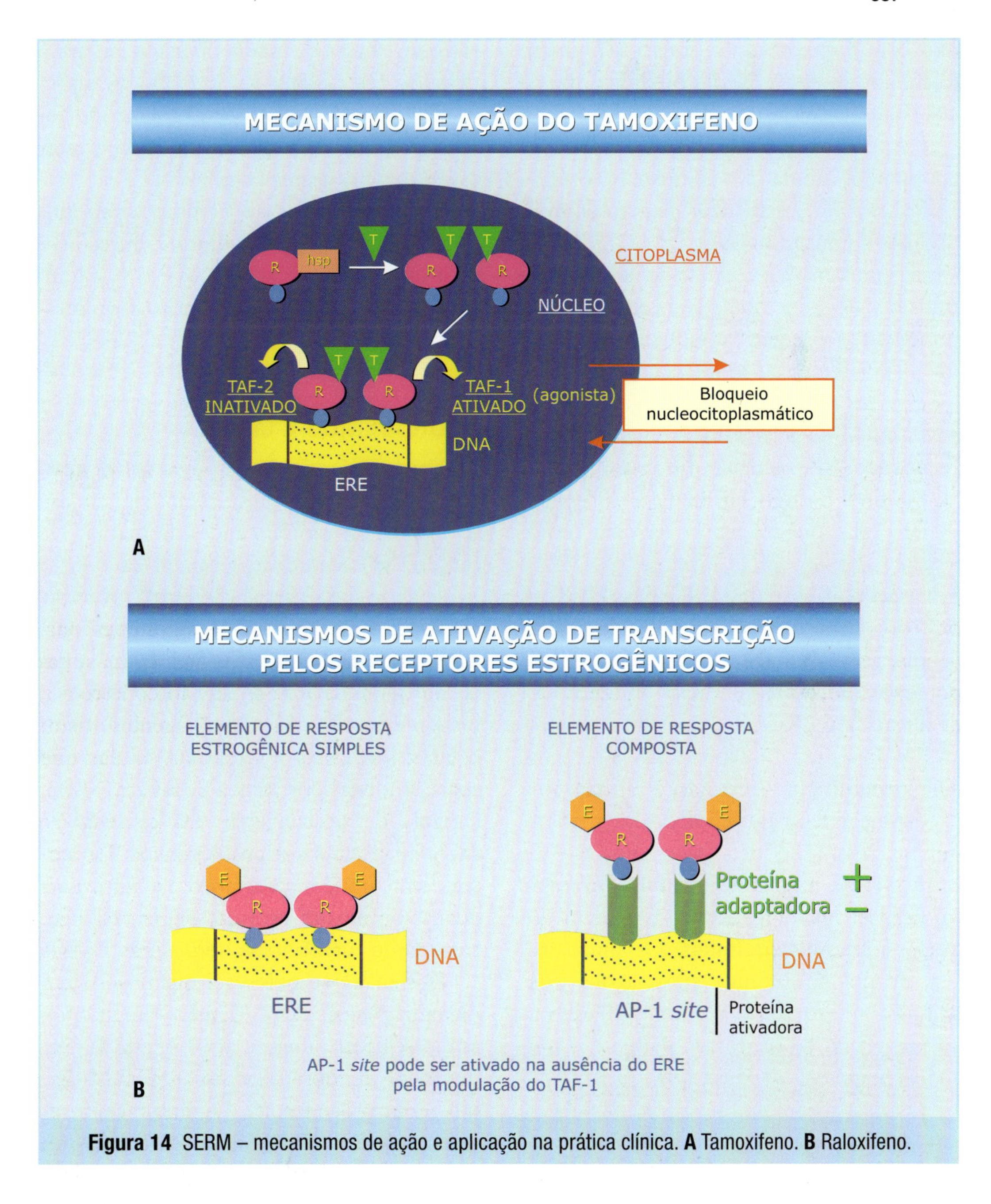

Figura 14 SERM – mecanismos de ação e aplicação na prática clínica. **A** Tamoxifeno. **B** Raloxifeno.

dos procedimentos cirúrgicos e da terapia adjuvante mais adequada para cada caso. Citemos a classificação internacional das doenças oncológicas baseada na morfologia tumoral: “o carcinoma ductal e o lobular são os mais frequentes, correspondendo de 85% a 90% de todos os cânceres da mama, sendo o ductal bem mais frequente do que o lobular.”

Seus prognósticos são diferentes, sendo bem melhores nos casos do carcinoma lobular (claro, se chegaram a desenvolver os lóbulos foi porque foram estimulados pela progesterona, o que significa um tumor bem diferenciado e, consequentemente, menos agressivo e com melhor resposta aos tratamentos adjuvantes).

Os outros tipos são: carcinomas medular, papilar, tubular e mucinoso.

Por sua vez, os avanços na área da imuno-histoquímica, através do *cDNA microarray*, tornam possível identificar subtipos a partir dos quais se pode avaliar o prognóstico e sugerir condutas mais adequadas. São eles:

- **Luminal A– RE+ HER2⁻:** melhor prognóstico. Responde aos antiestrogênios.
- **Luminal B– RE+ HER2⁺:** pior prognóstico relacionado com a recidiva tumoral.
- **Superexpressão do HER2 RE– HER2⁺⁺:** respondem a drogas inibidoras do HER2, tipo trastuzumabe.
- **Basal: RE– HER2⁻:** pior prognóstico. Ligado ao BRCA-1. Não tem alvo terapêutico.
- **Normal *breast-like*:** não estão claros a distinção e o valor clínico.

A terapia adjuvante racional deverá se apoiar na morfologia do tumor e em seu perfil imuno-histoquímico. Os inibidores das aromatases, como anastrazole, exemestane e letrozole, têm sido estudado para prevenção de câncer de mama em mulheres na pós-menopausa que são RE⁺.

O anastrazole diminuiu a incidência do câncer de mama em cerca de 50% das mulheres na pós-menopausa com alto risco que usaram a droga durante 5 anos, sem registro de aumento de câncer do endométrio, sangramento, coágulos sanguíneos ou eventos tromboembólicos.

Um estudo recente mostrou que o exemestane bloqueou a produção das pequenas quantidades de estrogênios produzidos na pós-menopausa, diminuindo, assim, o risco de câncer de mama invasivo em cerca de 65% dos casos.

Tudo bem! Resta saber se foi o risco para novos casos ou apenas retardou o crescimento de cânceres subclínicos.

Entre os efeitos adversos comuns dos antiestrogênios, estão rigidez e dores articulares e perda de massa óssea, resultando em alto risco para osteoporose ou mesmo fraturas.

ANDROGÊNIOS E MAMA

Existem dados conflitantes sobre a associação entre níveis circulantes de androgênios e risco de câncer de mama. Na maioria dos estudos prospectivos não se evidenciou uma correlação entre níveis séricos de testosterona, androstenediona, de-hidroepiandrosterona (DHEA), sulfato de de-hidroepiandrosterona (DHEA-S) e risco de câncer de mama. Em culturas de células mamárias e experiências em animais, androgênios não aromatizáveis (incapazes de se converter em estrogênios) exerciam efeitos antiproliferativos. Em outros trabalhos, androgênios aromatizáveis em estrogênios mostravam efeito proliferativo (Zhou et al. FASEB 2000; 14:1725-30).

Existem várias observações sugerindo que os androgênios, além de induzirem apoptose do tecido glandular mamário, podem bloquear os efeitos proliferativos dos estrogênios e da progesterona. Dimitrakakis et al. (Menopause 2003; 10:292-8) mostraram que o tratamento pela flutamida (potente inibidor androgênico) aumentou acentuadamente a proliferação epitelial mamária em macacas *Rhesus* com ciclos normais. A supressão da proliferação do epitélio mamário está relacionada com a *down regulation* dos receptores estrogênicos alfa, induzida pelo androgênio, e pela *up regulation* dos receptores estrogênicos β, resultando na reversão da relação RE-α/RE-β encontrada no epitélio mamário dos animais tratados com estradiol. Uma importante consequência dessa reversão dos receptores estrogênicos foi a *down regulation* da expressão do gene *MYC*, induzida pelo estradiol.

Posteriormente, o mesmo grupo formulou a hipótese de que a adição da testosterona à terapia hormonal usual poderia proteger a mulher do câncer mamário. Apesar das limitações metodológicas do estudo, suas observações clínicas, associadas a vários outros tipos de evidências sugerindo a supressão do crescimento epitelial da mama pelos androgênios, fortalecem o conceito de que uma formulação balanceada dos hormônios ovarianos, incluindo estrogênio, androgênio e progestogênio, pode ser vantajosa no tratamento da mulher com falência ovariana (Menopause 2004; 5:531-5).

Dados experimentais em roedores e primatas sugerem que o tratamento convencional com estrogênios em animais ooforectomizados (sem a produção da testosterona e androstenediona provenientes do estroma ovariano) perturba o balanço estrogênio/androgênio normal e promove uma estimulação estrogênica isolada do epitélio mamário, possibilitando o aumento no risco de câncer.

A supressão das gonadotrofinas pelo tratamento estrogênico resulta na redução global da esteroidogênese ovariana, particularmente dos androgênios produzidos pelo estroma sob o estímulo do LH (que se encontra naturalmente elevado na menopausa). Nessa situação, prevalecerá o estrogênio fornecido pelo regime terapêutico. Por acréscimo, os estrogênios estimulam a síntese hepática da SHBG, que, por sua vez, liga-se à testosterona com maior afinidade do que ao estradiol, reduzindo ainda mais a biodisponibilidade dos androgênios e acentuando o desequilíbrio.

Por estas observações, pode-se concluir que seria mais fisiológico, possivelmente mais seguro, administrar a testosterona com o regime de estrogênio e progestogênio. Entretanto, a terapia usual consiste em usar o estrogênio associado ao progestogênio em mulheres com útero e somente estrogênios em pacientes histerectomizadas, apesar do risco ligeiramente aumentado para o câncer de mama. A racionalidade da suplementação com testosterona em mulheres ooforectomizadas já é bem estabelecida, porém, ao não fazê-la em pacientes somente histerectomizadas, pode levar um número grande de mulheres na pós-menopausa a se queixarem da perda da libido e/ou sintomas de fraqueza e desânimo com o tratamento estrogênico isolado. Isso é explicado pela supressão da produção androgênica ovariana, devido ao *feedback* negativo sobre as gonadotrofinas (mais especificamente sobre o LH) exercido pelos estrogênios.

Estudos sobre os efeitos da testosterona na mama em humanos têm sido prejudicados pela falta de preparados adequados para as mulheres. Atualmente, um adesivo transdérmico que libera 300μg de testosterona por dia está sendo avaliado em estudos clínicos prospectivos randomizados em mulheres climatéricas. Um estudo prospectivo, randomizado, duplo-cego, placebo-controlado, de Hofling et al., citado por Bo Van Schoultz (Maturitas 2007; 57:47-9), avaliou esse adesivo durante 6 meses em mulheres na pós-menopausa. Pacientes usando, por via oral, o regime combinado contínuo de estradiol 2mg/acetato de noretisterona 1mg, foram igualmente randomizadas para receber um tratamento adicional com um adesivo de testosterona ou um adesivo placebo. Células mamárias foram coletadas por biópsia de aspiração com agulha fina, antes e após 6 meses de terapia. No grupo placebo, concordando com os relatos prévios, houve aumento de mais de cinco vezes na proliferação total de células mamárias entre o início e o término do estudo. Em contraste, durante a adição da testosterona, nenhum aumento significativo na proliferação de células mamárias foi registrado. Os diferentes efeitos nos dois grupos foram aparentes tanto nas células do epitélio glandular como nas células do estroma. Esses achados indicam que a adição de testosterona a um regime de estrogênio/progestogênio pode ter o potencial de modular os efeitos estimuladores dos hormônios na proliferação das células mamárias.

Resta investigar os efeitos da testosterona isolada na mama pós-menopausa sem o tratamento simultâneo com estrogênio/progestogênio.

Um grupo denominado "*FSD education group*", formado pelos departamentos da Universidade da Basileia (Suíça), da Universidade de Amsterdã (Holanda) e do Hospital Universitário de Mulheres de Tubingen (Alemanha), reavaliou os dados clínicos disponíveis na literatura sobre o impacto da testosterona exógena contida nos preparados usados na TRH no risco de câncer de mama (Bitzer et al. Maturitas 2008; 59:209-18). A conclusão aponta:

> No momento, não há nenhum estudo clínico randomizado ou observacional válido que forneça evidência de que a adição de testosterona à terapia de reposição hormonal convencional influencie o risco de câncer de mama.

O ASPECTO MAIS POLÊMICO: TERAPIA HORMONAL EM PACIENTES TRATADAS DE CÂNCER DE MAMA

Pouca coisa pode ser acrescentada ao segundo texto da V Reunião do Grupo de Estudos sobre Climatério, de 1993, reproduzido no início deste adendo. Para não me ater apenas a ele, vamos fazer algumas citações, que robustece a tendência atual.

> A terapia primária para o câncer recorrente da mama em mulheres na pós-menopausa, antes do tamoxifeno, consiste em estrogênios exógenos. É difícil entender a hipótese de que estrogênios exógenos em sobreviventes de câncer mamário na pós-menopausa ativarão a doença oculta, enquanto a doença recorrente macroscópica em uma paciente pós-menopausa é suprimida (Decker D et al. Breast J 1997; 3:63-8).

Mais uma vez, Creasman nos chama a atenção em "*Hormone replacement therapy after cancer*" (Curr Opin Oncol 2005; 17(5):493-9):

> Vários estudos de caso-controle e de coorte não notaram nenhum aumento no risco ou, na verdade, encontraram menor risco de recorrência em mulheres tomando estrogênio após terapia de câncer de mama. Apesar do consenso geral de que tal recomendação seja contraindicada, os dados não apoiam esta advertência.
>
> Se ERT e HRT são fatores de risco para o câncer de mama, uma dicotomia que muitos estudos notaram foi uma mortalidade reduzida em pacientes com câncer de mama que usaram TRH antes do diagnóstico do câncer.
>
> Todos os dados relatados avaliando as pacientes fazendo terapia hormonal após o câncer de mama, com exceção do estudo HABITS, notaram um benefício com relação a menor recorrência, menor mortalidade por câncer de mama e menor mortalidade total, ou notaram um impacto neutro nestes parâmetros.

E o que nos mostra o estudo HABITS?

O título menciona: "Risco aumentado de recorrência após terapia de reposição hormonal". Os números mostraram que, no grupo de 221 pacientes que usaram terapia hormonal, houve 39 casos de recidiva. No grupo de 221 pacientes que não usaram a terapia hormonal, houve 17 casos de recidiva, conforme destacado no título. Quando foi analisada a mortalidade, os números mostraram seis mortes no grupo das 39 pacientes com terapia hormonal e cinco mortes nas 17 pacientes sem terapia hormonal.

Se usarmos a medicina baseada em inteligência (MBI), um título alternativo para o mesmo trabalho poderia ser: "Menor mortalidade após terapia de reposição hormonal em sobreviventes de câncer de mama".

A única diferença observada entre os grupos estudados foi acerca do uso do tamoxifeno, com risco de recidiva maior entre as mulheres que estavam usando a droga no início do *trial,* comparadas às mulheres que não estavam usando o tamoxifeno na época da randomização.

Esse é um achado interessante, mas previsível. O conhecimento da biologia molecular nos mostra que o tamoxifeno e os estrogênios competem pelo mesmo receptor. Assim, o estrogênio, ao ocupar o receptor, impediria que o tamoxifeno o fizesse, atenuando ou anulando a ação do medicamento e favorecendo uma recidiva mais precoce.

Aqui cabe um alerta. O mesmo raciocínio se aplica também aos fitoestrogênios. Seu uso para atenuar as ondas de calor (cuja resposta se deve quase que exclusivamente ao efeito placebo) certamente irá interferir com a ação terapêutica do tamoxifeno.

Muitos especialistas prescrevem fitoestrogênios com essa finalidade, por tratar-se de um medicamento "seguro e sem contraindicações". Sem contraindicações e sem ações na sintomatologia do climatério, mas certamente, e por motivos óbvios, contraindicados nas pacientes em uso de tamoxifeno.

Finalmente, um trabalho intitulado "*Oral contraceptives, postmenopausal hormones, and risk of asynchronous bilateral breast cancer*", realizado pelo The WECARE Study Group e publicado no J Clin Oncol (2008; 26:1411-8), conclui:

"Estes achados têm implicações clínicas importantes para a mulher com câncer de mama. Apesar dos atuais *guidelines* não recomendarem que a mulher com história de câncer de mama use anticoncepcional oral ou terapia de reposição hormonal, os resultados desse grande estudo observacional, combinado com os de outros estudos observacionais e *clinical trials,* sugerem que o uso desses preparados hormonais exógenos não aumenta o risco de um segundo câncer primário."

Nesta nova edição, gostaria de abordar duas recentes publicações. A primeira é um trabalho muito citado na literatura mundial e, por isso, limito-me às conclusões.

Hormone replacement therapy after breast cancer: 10 year follow-up of the Stockholm randomized trial. Fahlén M, Fornander T, Johansson H et al. European Journal of Cancer 2013; 49:42-59.

O controle dos sintomas da deficiência hormonal nas sobreviventes do câncer da mama é um problema não resolvido. Enquanto a TRH pode aumentar o risco de câncer em mulheres sadias, seus efeitos na recorrência não são claros. Estudos observacionais sugerem diminuição nos índices de recorrência. Os poucos *clinical trials* nesse campo foram encerrados prematuramente.

Após 10,8 anos de *follow-up*, não houve diferença nos novos casos de câncer de mama: 60 no grupo TRH *versus* 48 entre os controles

(RR = 1,3; 95% IC = 0,9 -1,9). Entre as mulheres em TRH, 11 tiveram recorrência local e 12 metástases a distância *versus* 15 e 12 entre os controles. Houve 14 casos de câncer na mama contralateral no grupo em TRH e quatro no grupo de controle. Não houve diferença na mortalidade nem novos tumores primários foram encontrados.

Interpretação: o número de novos eventos não aumentou significativamente entre os grupos, em contraste com relatos anteriores. O aumento da recorrência no estudo HABITS foi atribuído à maior exposição ao progestogênio. Como ambos os *trials* foram prematuramente encerrados, os dados não permitem conclusões firmes. Ambos os estudos não encontraram diferenças na mortalidade por câncer de mama ou outras causas pela TRH. Os *guidelines* atuais tipicamente consideram a TRH contraindicada nas sobreviventes de câncer de mama. Os achados sugerem que, em algumas mulheres, o alívio dos sintomas pode ultrapassar os riscos potenciais da TRH.

Resumindo, o manejo dos sintomas menopausais e a qualidade de vida para as pacientes com câncer de mama permanecem como importante problema não resolvido.

As mulheres tratadas de câncer mamário continuam pedindo um alívio para os sintomas da deficiência estrogênica quando as alternativas não hormonais são ineficazes. Contudo, ambos os estudos não encontraram aumento na mortalidade por câncer de mama ou qualquer outra causa durante a TRH. Os atuais *guidelines* clínicos sugerem que a TRH deva ser considerada como contraindicação nas sobreviventes de câncer de mama. Contudo, em algumas mulheres com sintomas menopausais severos, que afetem a qualidade de vida, a TRH pode superar os riscos potenciais.

Para finalizar, a SOBRAC (Associação Brasileira de Climatério) e a Sociedade Brasileira de Mastologia, com o apoio da FEBRASGO promoveram o "Consenso Terapia Hormonal e Câncer de Mama", realizado em São Paulo. Dele participaram especialistas de alto conceito e titulação escolhidos entre ginecologistas, mastologistas e oncologistas. O trabalho foi posteriormente distribuído a todos os especialistas do Brasil, em maio de 2013.

As diversas questões eram atribuídas a relatores das três especialidades, que fariam antecipadamente os respectivos relatórios. Estes deveriam conter a revisão da bibliografia mais recente, publicada em revistas de alto impacto. Durante a reunião, cada relator e correlatores fariam suas apresentações ao plenário, as quais eram discutidas (algumas acaloradamente) para finalmente chegarmos às conclusões da plenária.

Uma das questões era: "Quais os efeitos da terapêutica hormonal da pós-menopausa (estrogênica isolada e combinada) no risco de recidiva local do câncer de mama, no tempo livre de doença e na mortalidade por câncer de mama? Há diferenças conforme estadiamento no momento do tratamento oncológico?"

Os relaores e correlatores foram:

1. Guilherme Novita Garcia (oncologista).
2. Fernanda Barbosa Coelho da Rocha (mastologista).
3. Fabrício Palermo Brenelli (mastologista e oncologista).

Conclusões da plenária

- A terapêutica hormonal na pós-menopausa não deve ser recomendada a pacientes com história pregressa de câncer de mama, independente do estadiamento ou do momento do tratamento, pois pode aumentar o risco de recidiva da doença.

- Também não é possível afirmar o risco efetivo da TH com base apenas nos estudos atuais, havendo, inclusive, ensaio clínico randomizado, com baixo poder, que não demonstrou aumento do risco.
- Desse modo, sugere-se evitar o uso dessas terapias o máximo possível, reservando-as para situações extremas, com a anuência da paciente e o uso de doses pequenas e de breve duração.

Algumas considerações pessoais

Vamos tentar colocar ordem na casa. Existem dados concretos, e alguns nem tanto, que nos permitem deduzir, com relativa segurança, uma sequência de acontecimentos que estão envolvidos na relação entre hormônios esteroides e mama:

- Estrogênios administrados juntos aos progestogênios antecipam a identificação dos cânceres de mama.
- Progestogênios atuam especificamente no tecido lobuloalveolar.
- A associação estrogênio/progestogênio aumenta preferencialmente a incidência do carcinoma lobular.
- O aumento na incidência do carcinoma lobular provavelmente se deve à ação do progestogênio.
- O carcinoma lobular é sempre bem diferenciado, pois os receptores de progesterona são dependentes de estrogênio. Sem estrogênio não há formação de receptores de progesterona.
- O estágio mais diferenciado do carcinoma lobular confere um melhor prognóstico em relação ao carcinoma ductal.
- Pacientes em uso de estrogênio + progestogênio que se apresentaram com um câncer de mama mostram maior sobrevida e maiores índices de cura.
- Não seria a ação proliferativa do progestogênio sobre os lóbulos, associada ao estrogênio, que possibilitaria a identificação de um tumor subclínico mais rapidamente, favorecendo o melhor prognóstico e a menor mortalidade?
- A terapia estrogênica isolada, ao contrário do encontrado no estudo WHI, não aumenta nem diminui a incidência do câncer de mama.
- O risco absoluto da terapia combinada estrogênio + progestogênio, entretanto, é clinicamente desprezível: 8 casos a mais em 10 mil mulheres/ano. Ao menos para isso o estudo WHI, em razão do grande número de pacientes e pelo tempo de observação, se prestou.
- Qual o risco de associar o progestogênio ao estrogênio? Nenhum. Ao contrário, a progesterona e os progestogênios são os antiestrogênios naturais.
- Estrogênios estimulam a proliferação de todos os tecidos do aparelho reprodutivo, e a mama não é exceção.
- Ao aumentarem o número de células em divisão, os estrogênios provavelmente aceleram o crescimento de uma lesão preexistente e favorecem o acúmulo de erros genéticos. Essa ação é cancerocinética. Entretanto, eles não são cancerígenos.
- O tamoxifeno evita ou apenas retarda o crescimento do câncer da mama? Possivelmente retarda. Por que sua resposta favorável é limitada apenas aos 5 primeiros anos? De qualquer modo, seu uso constitui, ainda, uma arma terapêutica importante.
- Seu efeito favorável se deve à ação estrogênica ou antiestrogênica? Boa pergunta! Não sei!

Como conduzir idealmente a TRH?

Jamais prescreva terapia hormonal para prevenir o climatério ou a menopausa. Prevenir, nesse sentido, é tão irracional quanto prescrever insulina para pacientes euglicêmicas para prevenir o diabetes.

Pense duas vezes antes de iniciar o tratamento hormonal em pacientes com mais de 60 anos de idade. Elas podem estar fora do prazo de validade. Segundo o conselho do renomado clínico português Pedro Mayar Garção, "para que o medicamento seja eficaz, é preciso que o paciente esteja no prazo de validade". Benefícios máximos são obtidos quando se inicia na transição menopausal. Pense duas vezes, mas não afaste essa possibilidade. Muitas poderão se beneficiar, quando criteriosamente avaliadas e submetidas a um tratamento hormonal racionalmente prescrito.

Dê preferência à via não oral, por ser mais fisiológica e não apresentar a primeira passagem hepática. É mais segura em relação ao risco de câncer de mama, doenças cardiovasculares, tromboembólicas e nas diabéticas.

Nas mamas densas, a tibolona é uma boa opção e está em linha com os achados que relatam efeitos favoráveis dos androgênios sobre as mamas.

Lembre-se: a palavra final cabe à paciente, após ampla e detalhada exposição e discussão sobre os riscos e benefícios.

RECOMENDAÇÕES AO CLÍNICO

Não enxergue a mulher sob uma ótica míope, limitada a um osso, a uma variz, a uma coronária, a uma mama. A mulher é muito mais do que isso. Procure entender e valorizar sua feminilidade, seus sentimentos, seus anseios, sua sexualidade, a importância de sua autoimagem e sua inserção no mercado de trabalho. Procure saber mais sobre os hormônios e seus respectivos mecanismos de ação. Procure diferenciar ações estrogênicas, progestacionais, androgênicas e as interações entre elas, assim como as diversas vias e esquemas de administração. Se houver incompatibilidade da TRH com uma situação clínica específica, antes de proibi-la ou falar que ela vai ter câncer, enfarte ou trombose, telefone para o ginecologista e discuta o caso com ele. Quem sabe ambos não terão algo mais a aprender?

Ao encerrar, vamos transcrever a conclusão do primeiro texto do simpósio sobre "Terapêutica de reposição hormonal no climatério e mama", escrito em 1991:

> Por fim, nós, ginecologistas, devemos nos despir do rótulo de investigadores e não nos perder em discussões acadêmicas infindáveis, que não chegarão tão cedo a um consenso, e vestir o avental do clínico preparado e atualizado, que estará ao lado de sua cliente, ajudando e permitindo que ela tenha uma melhor qualidade de vida. Se para isso tivermos de lançar mão da reposição hormonal, com ou sem progestogênios, que o façamos e, ao fazê-lo, assumamos a responsabilidade de vigiar atentamente essa paciente para que, se ela estiver destinada a desenvolver um câncer da mama, do endométrio, do ovário ou outro qualquer, este seja pronta e precocemente diagnosticado. Esse atento controle talvez seja uma das grandes vantagens da hormonioterapia.

MAMOGRAFIA, EXCESSO DE DIAGNÓSTICO E EXCESSO DE TRATAMENTO (UM ALERTA)

A introdução da mamografia digital como método propedêutico na detecção precoce do câncer mamário promoveu uma intervenção efetiva nos estágios subclínicos da lesão, resultando em real e significativo aumento de curas definitivas, com consequente diminuição da mortalidade.

Os enormes avanços nas técnicas de imagem, as cirurgias menos agressivas e mais estéticas, os novos agentes quimioterápicos e os chamados SERM, que atuam de acordo com as indicações norteadas pela medicina biomolecular, têm levantado alguns questionamentos sobre os quais devemos estar informados e atentos.

Como esta é uma área extremamente técnica, envolvendo vários avanços da ciência e da oncologia, em vez de emitir opiniões pessoais, julguei mais importante mencionar trechos de trabalhos relevantes da literatura internacional, que podem nos ajudar em nossas escolhas e encaminhamentos. Eles foram extraídos de revistas conceituadas e de alto impacto. Detalhes sobre metodologias, desenhos dos estudos e análises estatísticas foram omitidos, focalizando apenas os aspectos mais instigantes. Havendo interesse especial, sugiro a leitura dos artigos completos, cujas referências são mencionadas:

- Nick Mulcahy. NCI panel: Stop calling low risk lesions "cancer". Medscape, Jul. 30, 2013. New proposals to reduce overdiagnosis.

A prática da oncologia nos EUA está necessitando de um conjunto de reformas e iniciativas para mitigar o problema do *overdiagnosis* e do *overtreatment* do câncer, de acordo com o grupo de trabalho sancionado pelo NIC (Instituto Nacional do Câncer).

Talvez dramaticamente, o grupo diz que um grupo de condições pré-malignas, incluindo o carcinoma ductal *in situ* e a neoplasia intraepitelial prostática de alto grau, não mais deveria ser chamada de "câncer". Em vez de câncer, deveriam ser rotuladas como algo mais apropriado, como lesões indolentes de origem epitelial (IDLE). Esse ponto de vista foi publicado *on line* em 29 de julho de 2013, no JAMA.

O uso do termo "câncer" deve ser reservado para descrever lesões com razoável probabilidade de progressão letal se deixada sem tratamento.

No cerne do problema está o fato de que os programas destinados a reduzir os índices de estádios avançados da doença e diminuir a mortalidade por câncer não atingiram esses objetivos. Ao contrário, os dados nacionais demonstraram aumento significativo das doenças nos estágios iniciais, sem um declínio proporcional das doenças nos estágios avançados.

Overdiagnosis ocorre quando os tumores são detectados e, se não fossem, não se tornariam clinicamente aparentes ou causariam a morte. Se não identificados, o *overdiagnosis* geralmente leva ao *overtreatment*.

Existe atualmente uma concepção de que a superdetecção e o supertratamento estão se tornando um problema real. Senão, vejamos:

- Amir E, Bedard PL, Ocaña A, Seruga B. Benefits and harms of detecting clinically ocult breast cancer. Natl Cancer Inst 2012; 104(20):1542-7. Oxford University Press.

O câncer de mama em seu estágio inicial pode ser curado, enquanto a doença metastática é geralmente incurável. É, portanto, intuitivo assumir que a detecção do câncer de mama inicial conduzirá a melhores desfechos. Avanços nos métodos de imagem permitem aos clínicos a detecção de cânceres primários da mama, envolvimento locorregional e a doença recorrente antes que ela se torne sintomática. A força-tarefa dos serviços preventivos dos EUA (USPSTF) concluiu que a mamografia, nas mulheres de risco médio, estava associada a redução estatisticamente significativa na mortalidade das mulheres entre 39 e 69 anos de idade.

Em termos absolutos, os benefícios da mamografia parecem menos impressionantes. Baseados nos dados de *trials* randomisados, para a prevenção de morte por câncer de mama entre os 50 e os 69 anos, mais de 700 mulheres necessitariam ser vigiadas por cerca de 10 anos.

Mamografias de *screening* podem estar associadas a malefícios. Em um período de 10 anos, entre 30% e 50% das mulheres acompanhadas a cada 1 ou 2 anos podem esperar um resultado falso-positivo e entre 7% e 20% recebem um resultado falso-positivo, com recomendação de biópsia.

Outra potencial fonte de malefício é o *overdiagnosis*, um cenário que refere à detecção de um câncer que não seria diagnosticado clinicamente durante a vida da paciente. Ela morreria por outras causas que não o câncer detectado, antes que o tumor tenha se manifestado clinicamente. Inúmeros dados de necropsias confirmam essa possibilidade.

A detecção precoce de um câncer oculto e indolente pode, portanto, levar a um aparente aumento na incidência do câncer de mama, bem como pode, potencialmente, levar a uma associação errônea com melhores desfechos.

A mamografia de *screening* apresenta benefícios nas mulheres sadias entre os 50 e os 74 anos de idade, mas o balanço entre os benefícios e o risco mostra que o *screening* a cada 2 ou 3 anos é a frequência ideal.

- Duffy SW, Parmar D. Overdiagnosis in breast cancer screening – The importance of length of observation period and lead time. Breast Cancer Res 2013; 15(3):R41.

A questão do *overdiagnosis* é um tópico de muito interesse e controvérsias. Ele é definido como o resultado do *screening* positivo ou suspeito de câncer que jamais seria diagnosticado durante a vida da mulher se ela não fosse submetida ao *screening*.

Uma dificuldade na avaliação do *overdiagnosis* é sua separação do *lead time*, que é a antecipação no tempo do diagnóstico do câncer, que confere um aumento artificial na incidência quando um programa de *screening* é introduzido.

Overdiagnosis é geralmente definido como o diagnóstico resultante de um *screening* de câncer que jamais seria identificado durante a vida da mulher, na ausência do *screening*.

O avanço temporal da época do diagnóstico é conhecido como *lead time*.

Overdiagnosis pode ser definido como casos cujos *lead times* ultrapassariam os anos remanescentes de vida.

- Welch HG, Passow HJ. Quantifying the benefits and harms of screening mammography. JAMA Intern Med Dec 30 2013.

O *screening* mamográfico oferece o potencial de evitar o câncer de mama, mas também corre o risco de apresentar resultados falso-positivos, *overdiagnosis* de cânceres de mama e tratamentos desnecessários.

O estudo também estima os riscos associados ao *overdiagnosis* dos cânceres de mama, ou seja, quantos casos de câncer de mama são diagnosticados e tratados por cirurgia, irradiação ou quimioterapia e que nunca iriam causar problemas sem tratamento.

O fato crucial é que, com ou sem *screening*, poucas mulheres morrem por câncer de mama a cada ano. A questão permanece: todos esses diagnósticos precoces fazem uma diferença efetiva? O número de mortes prevenidas pelo *screening* permanece muito pequeno, enquanto o número de cânceres diagnosticados aumentou.

Overdiagnosis identifica uma doença que nunca causaria sintomas ou morte durante o tempo de vida da paciente, mas transforma pessoas sadias em pacientes e pode resultar em tratamentos inócuos e que podem causar malefícios. Esses números são pequenos, mas reais.

Nós devemos individualizar o tratamento para as pacientes, levando em conta seus próprios valores e perspectivas.

- Roxanne Nelson. Value of mamography questioned by canadian trial. Medscape Feb 11 2014.

O valor da mamografia de *screening* em detectar câncer de mama e reduzir a mortalidade tem sido ferozmente debatido. Os estudos chegaram a conclusões conflitantes, e um novo estudo, mostrando que a mamografia não produz efeito na mortalidade por câncer de mama, irá indubitavelmente soprar a chama novamente.

Os pesquisadores canadenses concluíram que mamografia de *screening* anual em mulheres de 40 a 59 anos de idade não reduz a mortalidade além daquela de um exame físico ou cuidados usuais. Os resultados do *trial* foram publicados on line em 11 de fevereiro de 2014, no BMJ.

Assim, a mortalidade cumulativa por câncer de mama foi semelhante entre mulheres no braço da mamografia e no grupo de controle.

Em adição, quase um quarto dos cânceres detectados durante o *screening* foram *overdiagnosed*.

- Mamography debated: to do or not to do. Medscape Mar 12 2014.

Aproximadamente 40 milhões de mamografias foram realizadas nos EUA no ano passado. Para muitos, elas são vistas como instrumentos vitais para salvar vidas, mas um número de médicos encontra razões para duvidar da eficácia da mamografia. Nessa amostragem de doutores, a grande maioria considerava o mérito e o custo do exame com acentuado ceticismo e preocupação.

Um radiologista opinou: "Eu estou pensando por que nenhum de meus colegas, até agora, não opinou sobre o assunto." Muitos estudos desnecessários são feitos. Mamografias irão certamente salvar vidas e reduzir o número de operações drásticas, irradiações desconfortáveis e quimioterapia, quando o câncer é detectado precocemente. Muitas mulheres estão mais confusas, agora, em razão das repetições desses estudos mencionados e explicações dadas por médicos não qualificados. Ele sugeriu que seria sempre aconselhável ouvir um segunda opinião de um radiologista experiente.

Um neurologista opinou que detectar ou não um tumor é amplamente irrelevante: "São as metástases que te matam. Até entendermos a biologia celular das metástases e como elas se relacionam com a proliferação incontrolada das células, todos os *screenings* populacionais do mundo não reduzirão a mortalidade. *Screenings* para tumores de qualquer espécie continuarão a detectar um grande número de tumores que não matariam ninguém se fossem deixados sozinhos, e isso diluiria estatisticamente o pequeno número de vidas que, na verdade, seriam salvas."

- Passow G. Quantifying the benefits and harms of screening mamography. JAMA Intern Med March 2014; 174(3).

Screening de câncer envolve conflitos. Ele oferece o benefício potencial de evitar o câncer avançado e a morte subsequente. Ele também produz o malefício dos falsos alarmes, *overdiagnosis* e tratamentos desnecessários.

Porque diferentes indivíduos valorizam os benefícios e malefícios diferentemente, não há uma fórmula simples para responder a questão: "o que fazer?". Em vez disso, cada um de nós necessita de informação sobre os riscos e benefícios para chegarmos a nossa própria decisão.

Reduzir a frequência de anual para a cada 2 anos tem demonstrado diminuir substancialmente os malefícios do falso alarme e seria esperado que reduzisse os malefícios do *overdiagnosis*.

Para lançar mais lenha na fogueira, mencionemos um recente trabalho:

- The role dynamic contrast enhanced screening breast MRI in populations at increased risk for breast cancer. Jennifer Gillman BA, Hildegard K. Toth, Linda Moy. Medscape Ob/Gyn & Women's Health (http://www.medscape. Org/viewarticle/835653. – 15/12/2014.

RMI da mama é mais sensível do que a mamografia na detecção do câncer de mama. Entretanto, como instrumento de screaning a RMI está limitada às pacientes de alto risco devido ao custo, à baixa especificidade e às evidências insuficientes para seu uso na população de risco intermediário. No entanto, na década passada, houve um dramático aumento no uso desse exame nessa comunidade.

- Guidelines Atual No Screening Por RMI.

As diversas sociedades americanas de cancerologia, radiologia, obstetrícia e ginecologia e cirurgiões mamários estabeleceram que um *screening* anual por RMI é apropriado para pacientes com alto risco de desenvolver câncer de mama, em complementação à mamografia anual. Pacientes de alto risco incluem aquelas com conhecida ou suspeitada mutação do BRCA-1 ou do BRCA-2, história de terapia por irradiação torácica entre as idades de 10 e 30 anos, síndromes genéticas associadas ao câncer de mama, ou com um *lifetime risk* de desenvolver câncer de mama > 20% a 25%. Todas as organizações citadas acima concordam que o *screening* por RMI não deveria ser recomendado às mulheres com risco médio com um *lifetime risk* < 15%. Apesar desses *guidelines* americanos, na década passada houve um aumento de 20 vezes no uso da MRI. De acordo com um novo estudo, de Stout et al., o *screening* por RMI, que era uma indicação rara no ano 2000, sofreu um aumento de 57,6% em 2011; contudo, somente 21% das pacientes se enquadrariam nos critérios da American Cancer Society para esse *screaning*.

HORMÔNIOS BIOIDÊNTICOS – ENGODO, MÁ-FÉ OU IGNORÂNCIA? É A HERANÇA MALDITA DO WHI!

Que fique bem claro, este texto não é contra as farmácias de manipulação, mas contra alguns indivíduos despreparados que exploram a boa-fé alheia.

Apesar de refletir meu pensamento, a fim de evitar uma interpretação passional e tendenciosa, julguei mais impactante e fidedigno simplesmente transcrever diretrizes de entidades oficiais e de autores de reconhecida fama internacional.

Veja como são apresentadas ao público leigo essa aberração científica. O que rezam os nossos órgãos reguladores:

Conselho Federal de Medicina.
Código de Ética Médica

É VEDADO AO MÉDICO:
Art. 50. Acobertar erro ou conduta antiética de médico.
Art. 112. Divulgar informação sobre assunto médico de forma sensacionalista, promocional ou de conteúdo inverídico.
Art. 113. Divulgar, fora do meio científico, processo de tratamento ou descoberta cujo valor ainda não esteja expressamente reconhecido cientificamente por órgão competente.

CONSELHO FEDERAL DE MEDICINA. Manual de publicidade médica. Resolução CFM nº 1.974/11.
Apresentação do Dr. Roberto Luiz D'Ávila (Presidente do CFM).

"Numa sociedade consumista, na qual valores, infelizmente, se diluem, a medicina deve atuar como a guardiã de princípios e valores, impedindo que os excessos do sensacionalismo, da autopromoção e da mercantilização do ato médico comprometam a própria existência daqueles que dele dependem."

A revista Climateric, da Sociedade Internacional de Menopausa, em seu volume 15, número 3, de junho de 2012, publicou uma edição com o tema "O WHI – Uma década de progresso". Seus editores-chefes, Anna Fenton e Nick Paney, escrevem: "A proclamação não baseada em evidências da 'menor dose pelo menor período de tempo' tornou-se uma prática aceitável ao se prescrever a TH. A realidade, contudo, é que uma geração inteira de jovens doutores nunca prescreveu a reposição hormonal. Nós podemos também especular que a manipulação dos resultados do WHI ajudou a gerar o crescimento da chamada terapia hormonal bioidêntica."

- Sood R, Shuster L, Smith R. Counseling postmenopusal women about bioidentical hormones. J Am Board Farm Med 2011; 24:202-10.

A *Bioidentical Compound Hormone Therapy* (BCHT) só recentemente ganhou popularidade nos EUA, junto com o crescente receio das mulheres quanto à terapia hormonal convencional, especialmente após a publicação do estudo WHI. A afirmativa de que a BCHT diminui o risco de câncer de mama, doença arterial coronariana, acidente vascular cerebral ou tromboembolismo não está apoiada por pesquisas científicas.

Compostos hormonais individualizados nos EUA são regulados pelas comissões estaduais de farmácias, e existem *guidelines* para seu uso apropriado, mas eles não estão sujeitos às leis do FDA porque não é possível a aprovação de cada produto composto feito individualmente para um consumidor.

Compostos hormonais são frequentemente promovidos como "seguros" ou "opções seguras", apesar de não terem sua segurança pesquisada da mesma maneira que os preparados hormonais convencionais. Portanto, o conceito das "necessidades individuais" tem uma limitada base científica.

- FDA Takes Aim at "Bioidentical Hormones" Endocrine Insider. January 10, 2008. The American Endocrine Society.

O FDA anunciou, em 9 de janeiro de 2008, que iniciou uma ação de execução contra sete farmácias de manipulação que faziam falsas e enganosas afirmativas sobre a segurança e a eficácia dos "hormônios bioidênticos". O FDA considera o termo "bioidêntico" como uma expressão de *marketing* e não de mérito científico ou médico. Os oficiais do FDA afirmam repetidamente que as alegações sobre a segurança e a eficácia das formulações de hormônios bioidênticos são falsas e enganosas, sem credibilidade científica para sustentá-las.

- Sturdee DW, Pines A, on behalf of the IMS Writing group. Updated IMS recommendations on postmenopausal hormone therapy and preventive strategies for midlife health. Climateric 2011; 14:302-20.
- Dosagens hormonais na saliva são frequentemente reivindicadas como uma maneira de avaliar as necessidades hormonais e a titulação da composição dos hormônios naturais. Não existe nenhum dado que mostre que as dosagens hormonais na saliva possam atingir esses objetivos de maneira confiável.
- Hormônios bioidênticos são extensamente comercializados diretamente com o público pela internet e outros meios, muitas vezes com afirmativas não comprovadas e improváveis, como não apresentam efeitos colaterais, são seguros, ajudam a perder peso e são *antienvelhecimento.*
- Esses produtos não comprovados associados às dosagens salivares imprecisas são usualmente promovidos para lucro comercial e são muito mais caros do que os produtos farmacêuticos hormonais comprovados e registrados.
- Todas as principais entidades científicas, clínicas e agências reguladoras da saúde feminina advertem contra a prescrição e o uso desses hormônios.
- O médico que prescreve está sujeito ao risco de futura ação médico-legal.
- Miriam Tucker. Use of unaproved menopausal hormone therapy skyrocekts. Medscape Oct. 16 2014.
- Cerca de 1 a 2,5 milhões de mulheres nos EUA – aproximadamente 2% da população feminina com mais de 40 anos – estão usando compostos bioidênticos não aprovados pelo FDA.
- Esses produtos correspondem atualmente a quase 40% de todos os hormônios usados nos EUA a preços exorbitantes, de 1 a 2 bilhões de dólares anualmente. Mais ainda, 86% das mulheres não sabem que o que estão tomando não é aprovado pelo FDA, de acordo com os dados de dois *posters* apresentados no encontro anual da Sociedade Norte-Americana de Menopausa.
- Muitas das prescrições são feitas pelos chamados "doutores antienvelhecimento", mas gineco-obstetras e clínicos gerais também estão receitando.
- Pinkerton JAV. What are the concerns about custom-compounded "bioidentical" hormone therapy? Menopause 2014; 21(12):1298-300.

Em 2012, o New England Compounding Center em Framingham, Massachusetts, foi fechado após esteroides contaminados estarem envolvidos em mais de 750 casos de meningite fúngica ou doenças relacionadas e mais de 64 mortes.

Risco médico-legal para os médicos: os que prescrevem produtos compostos podem estar pessoalmente expostos em caso de um evento adverso resultante de um produto cujo prescritor e o formulador não podem provar se a dose estava correta e livre de contaminantes. Possíveis consequências incluem a invalidação do seguro por "má prática", responsabilidade pessoal e processo criminal.

E o que diz o grande mestre Leon Speroff:

"Bioidêntico" e "natural" são termos frequentemente usados indistintamente. Estritamente definindo, os hormônios devem ser precisamente os mesmos que a estrona, o estradiol e o estriol, os três estrogênios endógenos; a progesterona, secretada pelo corpo lúteo após a ovulação, e a testosterona e a DHEA, androgênios produzidos pelo corpo humano. Esses termos têm obviamente um valor de *marketing*, e eles sugerem maior segurança e mesmo maior eficácia. A situação é mais complicada, porque é provável que muitas pacientes assumam que os bioidênticos e hormônios naturais comecializados tiveram confirmadas a sua efetividade e segurança por estudos apropriados.

Os hormônios bioidênticos e os vários produtos hormonais femininos comercializados são produzidos pelas companhias farmacêuticas, usando métodos similares provenientes da mesma matéria-prima, geralmente soja ou *yam*. A principal diferença entre os produtos comerciais e os produtos das farmácias de manipulação é o importante fato de que os produtos comerciais são regulados por agências federais e têm testadas a sua pureza e potência, enquanto as farmácias de manipulação não são reguladas da mesma maneira.

PACIENTES QUE DESEJAM USAR PRODUTOS SIMILARES AOS HORMÔNIOS ENDÓGENOS DEVEM SER PREVENIDAS DO CONTEÚDO DAS FORMULAÇÕES COMERCIAIS DISPONÍVEIS. LIVROS E FARMÁCIAS QUE PROMOVEM SEUS PRÓPRIOS PRODUTOS DEVEM SER VISTOS COM CAUTELA.

"NÃO CONFUNDA *MARKETING* COM CIÊNCIA."

CONSIDERAÇÕES FINAIS

Os esteroides sexuais naturais produzidos fora de nosso organismo precisam passar sempre por um processo de síntese em laboratório para adquirirem uma estrutura molecular idêntica à dos esteroides produzidos pelo corpo humano (bioidênticos). Os esteroides assim processados produzem os mesmos efeitos que os hormônios produzidos pelo organismo humano. Os esteroides naturais (bioidênticos) também podem ser produzidos a partir da soja. A matéria-prima será a "planta da vez", ou seja, aquela mais disponível no momento, mais barata e que contenha diosgenina ou outra substância com estrutura molecular adequada e em quantidade suficiente. Os esteroides sexuais comercializados pela indústria farmacêutica ou pelas farmácias de manipulação são exatamente os mesmos produzidos pelo organismo humano (bioidênticos). As fontes de onde são obtidos também são as mesmas, o que difere uma da outra é o rigor na seleção da matéria-prima pelos laboratórios da indústria farmacêutica, seu controle de qualidade e sua constante vigilância pelos órgãos reguladores (ANVISA, FDA etc.), o que não ocorre com as farmácias de manipulação. Terão esses hormônios realmente a dosagem mencionada? Estarão realmente presentes na formulação? Existirão contaminações com outras substâncias? Serão confiáveis?

Claramente, este não é o caso, embora pareça uma conclusão óbvia considerar o produto A e o produto B idênticos, já que eles têm a mesma molécula.

O problema é que as farmácias de manipulação não são obrigadas a comparar a formulação com a *performance* de um produto aprovado, nem há possibilidade de a paciente ser assegurada de que a dosagem está correta (que a droga contém o que supostamente deveria conter).

A utilização de dosagens hormonais na saliva para individualizar o tratamento é interpretada como adequada a cada paciente. A avaliação dessa conduta pelos pesquisadores, bem como organizações como ACOG e as Sociedades de Endocrinologia, levou à conclusão de que o método impossibilita uma interpretação clínica.

Bibliografia

Evans TN. Ovarian follicular hyperplasia. In: Mack HC. The ovary. Proceedings of the Second Annual Symposium on the Physiology and Pathology of Human Reproduction. Springfield: Charles C Thomas Publisher, 1968:130-48.

Goldzieher JW. Polycystic ovarian disease. In: Walach EE, Kempers RD. Modern trends in infertility and conception control. Vol. 2, Philadelphia: Harper & Row Publishers, 1982:65-88.

Greemblatt R. Some Historic and Biblical Aspects of Endocrinology. In: Givens JR. The infertile female. Chicago: Year Book Medical Publishers. Panel III, 1979:332.

Gruhn JG, Kaser RR. Hormonal regulation of the menstrual cycle. The evolution of concepts. New York: Plenum Medical Book Co., 1989.

Hassan MDM, Killick SR. Asymptomatic polycystic ovaries not associated with infertility. Fertil Steril 2003; 80:966-75.

Herzog AG, Seibel MM, Schomer DL, Waitukaitis JL, Geschwin N. Temporal lobe epilepsy: an extrahypothalamic pathogenesis for polycystic ovarian syndrome? Neurology 1984; 33:1389.

Legro RS, Strauss III. Policistic ovary syndrome. In: Fauser BCJM. Reproductive medicine. molecular, cellular and genetic fundamentals. Boca Raton: Parthenon Publishers, 2003.

Legro RS. Diagnostic criteria in polycystic ovary syndrome. Sem Reprod Med 2003; 21(3):267-75.

Lobo RA. A disorder without identity "HCA", "PCO", "PCOD", "PCOS", "SLS". What are we to call it? Fertil Steril 1995; 63:1158-60.

Lobo RA. Androgen excess in women. The enigma of the hirsute female. Obstet Gynecol Clin North Am 1987; 14(4):59-77.

Machado LM. Anovulação e ovários policísticos – Causa e efeito. Femina 1979; 7:764-5.

Machado LM. O estroma ovariano e suas implicações clínicas. Femina 1976; 4:680-5.

Machado LV. Deixemos o ovário em paz II. Femina 1988; 16:1091-3.

Machado LV. Deixemos o ovário em paz. Femina 1986; 14:227-36.

Machado LV. Endocrinologia ginecológica. Rio de Janeiro: Medbook, 2006:15-23.

Machado LV, Halbe H, Serzedello MA et al. Um inquérito: anovulação e ovários policísticos. Femina 1979; 7:702-6.

Machado LV, Pardini H, Sales JM. Hiperplasia suprarrenal congênita. Rev Bras Ginecol e D'Obstet 1963; 6:179-98.

Macklon NS, Fauser BCJM. Follicle development before and during the menstrual cycle. In: Te Velde ER, Pearson PL, Broekmans FJ. Female reproductive aging. New York: The Parthenon Publishing Group, 2000:111-22.

Mahesh VB, Phil D, Greenblatt RB. The syndrome of the enlarged polycystic ovaries. In: Mack HC. The ovary. Proceedings of the Second Annual Symposium on the Physiology and Pathology of Human Reproduction. Springfield: Charles C Thomas Publisher, 1968:149-65.

Mahesh VB. Current concepts of the pathophysiology of the polycystic ovary syndrome. In: Tozzini, Reeves G, Pineda RL. Endocrine physiopathology of the ovary. Amsterdam: Elsevier/North Holland Biomedical Press, 1980:275-94.

Pittaway DE. Neoplastic causes of hyperandrogenism. In: Infertility and reproductive medicine. Clinics of North America. Philadelphia: W.B. Saunders, 1991; 2:531-45.

Redmond GP. Androgenic disorders. New York: Raven Press, 1995: xii.

Rittmaster RS. Clinical relevance of testosterone and dihydrotestosterone metabolism in women. Am J Med 1995; 98(suppl 1A):1 A-17S-1A-21S.

Robinson MR. Surgical treatment of ovarian dysfunctions: clinical and pathological study. Am J Obstet Gynecol 1935; 30:18-36.

Scully R. Androgenic lesions of the ovary. In: Grady HG, Smith DE. The ovary. Baltimore: The Williams & Wilkins Co., 1963:143-74.

Shearman RP, Cox RI. The enigmatic polycystic ovary. Obstet Gynecol Surg 1966; 21:1.

Smith GVW, Johnson LC, Hertig AT. Relation of ovarian stromal hyperplasia and thecoma of the ovary to endometrial hyperplasia and carcinoma. N Engl J Med 1942; 226:365-9.

Stein IF, Leventhal ML. Amenorrhea associated with bilateral polycystic ovaries. Am J Obstet Gynecol 1935; 29:181.

The Rotterdam ESHRE/ASRM-Sponsored PCOS Consensus Workshop Group. Rotterdam, The Netherlands. Fertil Steril 2004; 81:19-23.

The Task Force on the Phenotype of the Polycystic Ovary Syndrome of the Androgen Excess Society. Position Statement: Criteria for defining Polycystic Ovary Syndrome as a predominantly Hyperandrogenic Syndrome: an Androgen Excess Society Guidelines. J Clin Endocrin Metab, Ago 2006.

Yen SSC. Polycystic ovary syndrome (hyperandrogenic chronic anovulation). In: Yen SSC, Jaffe RB, Barbieri RL. Reproductive endocrinology. Philadelphia: W. B. Saunders Co., 1999:437.

Zawedzki JK, Dunaif A. Diagnostic criteria for polycystic ovary syndrome: towards a rational approach. In: Dunaif A, ed. Polycystic ovary syndrome. Boston: Blackwell Scientific, 1992:377-84.

Índice Remissivo

D

I

L

M

N

O

P

Q

R

S

T

U

V

W

Z